JN189332

新戦略に基づく
麻酔・周術期医学

麻酔科医のための

リスクを有する患者の周術期管理

専門編集◉横山正尚 高知大学

監　修◉森田　潔 岡山大学

編集委員◉川真田樹人 信州大学
廣田　和美 弘前大学
横山　正尚 高知大学

中山書店

【読者の方々へ】

本書に記載されている診断法・治療法については，出版時の最新の情報に基づいて正確を期するよう最善の努力が払われていますが，医学・医療の進歩からみて，その内容がすべて正確かつ完全であることを保証するものではありません．したがって読者ご自身の診療にそれらを応用される場合には，医薬品添付文書や機器の説明書など，常に最新の情報に当たり，十分な注意を払われることを要望いたします．

中山書店

シリーズ刊行にあたって

現代は情報収集と変革の時代と言われています．IT 技術の進歩により，世界の情報はほとんどリアルタイムに得ることができます．以前のように，時間と労力をかけて文献を調べる必要はなくなっています．一方，進歩するためには，そのめまぐるしく変わる状況にあわせ変化し，変革を遂げていくことが必要です．

麻酔科学領域の診療に関してもここ数年で大きな変化がありました．麻酔薬はより安全で調節性がよいものとなり，モニターもより多くの情報が得られるとともに正確性を増しています．そして，その変化は今も続いています．このように多くの変化がある中で，麻酔は手術侵襲から生体を守るという大原則に加え，麻酔の質が問われる時代になりました．たとえば，麻酔法が予後を変える可能性があるという報告もあります．また，麻酔科医の仕事として，手術中の麻酔だけでなく，術前および術後管理，すなわち周術期管理の重要性が加えられています．今まさに手術という侵襲から生体をシームレスに守る学問の一つの分野として，周術期管理が重要視されています．

今回，周術期管理に焦点を絞り，麻酔科医の知識と技術の向上を目的に，シリーズ《新戦略に基づく麻酔・周術期医学》が刊行されることになりました．周術期管理は，麻酔と同様，全身管理を目的にした学問です．呼吸，循環，体液・代謝，酸塩基平衡，栄養，疼痛管理など幅広い分野が対象になります．これらすべての分野をシリーズで，昨今のガイドラインが示す標準医療を含め最新の情報を系統的に発信する予定です．また，いわゆるマニュアル本ではなく，基礎的な生理学，薬理学などの知識を基にした内容にしたいと考えています．これらの内容は，麻酔科の認定医や専門医を目指す医師だけでなく，すべての外科系各科の医師にも理解できるものとなることを確信しています．

多忙な毎日の中，このシリーズ《新戦略に基づく麻酔・周術期医学》が，効率的な最新の情報収集のツールとなり，読者の皆様が日々変革していかれることを希望します．

2013 年 4 月

国立大学法人岡山大学長
森田　潔

序

最近の医学技術の目覚ましい進歩は，過去には不可能とされた困難な手術へのチャレンジへと繋がり，一方で超高齢社会の到来という時代背景は，合併症を抱える割合の多い高齢者の手術症例の劇的な増加を招いている．その結果，過去に比べて極めてリスクの高い患者の手術が施行される件数が圧倒的に増加している．この傾向が今後ますます増加することは容易に想像され，ハイリスク患者に対して，現状以上の質の高い周術期管理を麻酔科医に強く求める時代がまさに到来したといえる．本書『リスクを有する患者の周術期管理』は，そのような背景のもとに《新戦略に基づく麻酔・周術期医学》シリーズの９冊目として刊行された．

過去においても「リスクを有する患者の麻酔」に関してはいくつかの書籍が刊行されているが，本書の特徴は上記のような背景を配慮したうえで，日常臨床において特に重篤な問題となるリスクを有する患者の周術期管理に焦点を当てたところにある．さらに，本書の冒頭では「リスクを有する患者での麻酔の考え方」の章を設け，吸入麻酔，静脈麻酔，区域麻酔のそれぞれの特徴を活かしたハイリスク患者への使用法について述べ，専門医としての麻酔科医の知恵と工夫の実際を概説した．さらに，最近大きな問題となっている筋弛緩薬およびオピオイドの使用法に関しても概説し，モニタリングの活用法とあわせて，安全な周術期管理に重点を置いた．また，後半では「リスクを有する患者の緊急手術」に焦点を当て，日常臨床に際して生死を大きく左右する患者管理においても，すぐに役立つ症例を重点的に配した．

本書もシリーズの他巻と同様に，できるだけ最新のエビデンスを取り入れ，麻酔科医にとって日常臨床に必要な周術期医学をコンパクトにまとめることを編集の基本とした．また図表を充実させ，必要に応じて Topics の項目をつけるなど，内容を整理しやすい工夫も心がけた．忙しい臨床業務のなかで，前後に関係なく必要な章や項目だけを読んでも理解できるように編集している．

本書はそのような観点からも新戦略に基づいた情報をコンパクトな一冊としてまとめている．本シリーズの他巻と同様に，皆さまの臨床の傍らに常に置いていただける一冊となれば，編者としてはこのうえない幸せである．

2018 年 4 月

高知大学医学部麻酔科学・集中治療医学講座教授
横山正尚

新戦略に基づく麻酔・周術期医学
麻酔科医のための **リスクを有する患者の周術期管理**

CONTENTS

1章 リスクを有する患者での麻酔の考え方

2章 リスクを有する患者の周術期管理の実際

3章　リスクを有する患者の緊急手術での対応

◆執筆者一覧（執筆順）

平田直之　札幌医科大学医学部麻酔科学講座
山蔭道明　札幌医科大学医学部麻酔科学講座
木山秀哉　東京慈恵会医科大学麻酔科学講座
河野　崇　高知大学医学部麻酔科学・集中治療医学講座
横山正尚　高知大学医学部麻酔科学・集中治療医学講座
羽間恵太　川崎医科大学麻酔・集中治療医学１教室
中塚秀輝　川崎医科大学麻酔・集中治療医学１教室
今町憲貴　島根大学医学部麻酔科学講座
齊藤洋司　島根大学医学部麻酔科学講座
寺田雄紀　奈良県立医科大学麻酔科学教室
川口昌彦　奈良県立医科大学麻酔科学教室
石橋克彦　千葉大学医学部附属病院麻酔・疼痛・緩和医療科
磯野史朗　千葉大学大学院医学研究院呼吸・循環治療学研究麻酔科学領域
國分　宙　千葉大学医学部附属病院麻酔・疼痛・緩和医療科
萩平　哲　関西医科大学医学部麻酔科学講座（呼吸器外科麻酔部門）
岡本浩嗣　北里大学医学部麻酔科学教室
戸田雅也　北里大学医学部麻酔科学教室
濱場啓史　桜橋渡辺病院麻酔科
林　行雄　桜橋渡辺病院麻酔科
大西佳彦　国立循環器病研究センター手術部麻酔科
黒川　智　東京女子医科大学医学部麻酔科学教室
松﨑　孝　岡山大学病院集中治療部
森松博史　岡山大学大学院医歯薬学総合研究科麻酔・蘇生学分野
波平紗織　琉球大学医学部附属病院麻酔科
垣花　学　琉球大学大学院医学研究科麻酔科学講座
兼村大介　琉球大学大学院医学研究科麻酔科学講座
合谷木 徹　秋田大学大学院医学系研究科病態制御医学系麻酔・蘇生・疼痛管理学講座
尾崎　眞　東京女子医科大学医学部麻酔科学教室
早瀬一馬　京都府立医科大学麻酔科学教室
佐和貞治　京都府立医科大学麻酔科学教室
山口重樹　獨協医科大学医学部麻酔科学講座
矢田部智昭　高知大学医学部麻酔科学・集中治療医学講座
青山　文　高知大学医学部麻酔科学・集中治療医学講座
三好寛二　広島大学大学院医歯薬保健学研究院麻酔蘇生学
河本昌志　広島大学大学院医歯薬保健学研究院麻酔蘇生学
向田圭子　広島県立障害者リハビリテーションセンター麻酔科
角倉弘行　順天堂大学大学院医学研究科麻酔科学・ペインクリニック講座
奥田泰久　獨協医科大学越谷病院麻酔科
鈴木博明　獨協医科大学越谷病院麻酔科
久米村正輝　順天堂大学医学部附属静岡病院麻酔科
鈴木昭広　東京慈恵会医科大学麻酔科学講座
阿部まり子　静岡県立こども病院麻酔科
石川真士　日本医科大学麻酔科学教室
坂本篤裕　日本医科大学大学院疼痛制御麻酔科学分野
荻原幸彦　東京医科大学麻酔科学分野
内野博之　東京医科大学麻酔科学分野
伊藤秀和　名古屋市立大学大学院医学研究科麻酔科学・集中治療医学分野
祖父江和哉　名古屋市立大学大学院医学研究科麻酔科学・集中治療医学分野
徐 民恵　名古屋市立大学大学院医学研究科麻酔科学・集中治療医学分野
甲斐沼 篤　京都府立医科大学麻酔科学教室
藤原祥裕　愛知医科大学医学部麻酔科学講座
加藤栄史　愛知医科大学病院輸血部
戸田雄一郎　川崎医科大学麻酔・集中治療医学２教室

1

リスクを有する患者での麻酔の考え方

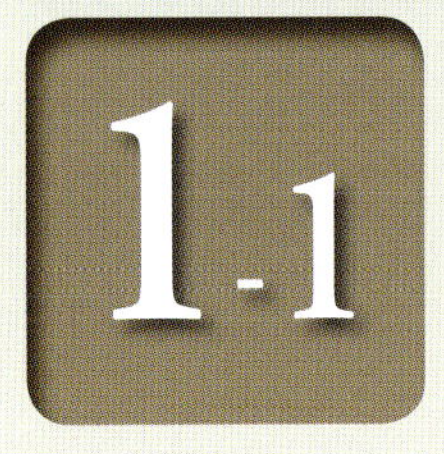

吸入麻酔薬の有用性

- 患者の高齢化や手術技術の革新に伴い，手術患者の背景および術式は多様化している．術式自体が高リスクである場合や，さまざまな合併症を有する重症患者の手術において，周術期合併症を最小限に抑えるためには，麻酔管理に使用する薬剤や管理方法を広く理解し，術式や対象患者に応じて適切な方法を選択することが重要である．吸入麻酔薬はその特性を十分に理解して使用することで，高リスク手術やさまざまな合併症を有する患者にとって有用となる可能性がある．
- 本項では，総論として「高リスク手術における吸入麻酔薬の有用性」について述べ，各論として「リスクを有する患者における吸入麻酔薬の有用性と問題点」について述べる．

1 高リスク手術における吸入麻酔薬の有用性

a. 低潅流，再潅流に伴う臓器傷害

高リスクの手術では低潅流，虚血再潅流による臓器傷害が生じる可能性がある

- 開心術，大血管手術，肝切除術など侵襲の大きい高リスク手術では，血行動態の変動，ストレスホルモンの分泌などにより，ダイナミックな生体反応が生じる．循環抑制が大きい場合には，臓器は低潅流により臓器機能が障害される．麻酔科医は，臓器潅流を保つために輸液や循環作動薬を用いて潅流の維持を行うが，再潅流の際にも臓器機能は障害される（虚血再潅流傷害）（Column 参照）．
- 人工心肺を用いる開心術だけではなく，侵襲の大きい非心臓手術においても，低潅流，再潅流による臓器傷害が生じていることが最近の臨床研究により明らかにされている．3,224 名の 60 歳以上の非心臓大手術患者を対象とした最近の研究では，術後心筋傷害が 22％の患者で生じていた[1]．また，同じく非心臓大手術を受けた 300 名を対象とした研究でも，術後心筋傷害が 30％の患者で生じることが報告されている[2]．後者の研究では，術中低血圧（術前収縮期血圧の 50％以下の収縮期血圧が 5 分以上継続）が術後心筋傷害のリスク因子としてあげられており，低潅流，再潅流による臓器傷害と考えられる．

臓器傷害は長期予後に影響する

- いずれの研究においても術後臓器傷害のバイオマーカーとしてトロポニンを連続的に測定することで，本結果が得られており，麻酔科医が想定している以上に，組織や細胞レベルで臓器傷害が生じている可能性が示唆される．重要な点は，このような臓器傷害は長期予後に影響することである．van Waes ら[1]の研究では，術後トロポニンの上昇レベルに応じて，1 年後の死亡率が上昇することが示されている．興味深いことに，その 1 年後の死亡原

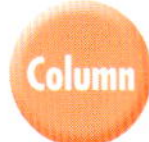

虚血再潅流傷害の機序

臓器が虚血や低潅流に陥ると酸素不足により嫌気性代謝が優位となり細胞内 pH が急速に低下する．その結果，細胞膜上の Na^+/H^+ 交換系が細胞内の H^+ を排出し，Na^+ が細胞内に流入する．ATP 産生が減少するため，徐々に Na^+/K^+ATPase による Na^+ の排出や ATP 依存性 Ca^{2+} チャネルの筋小胞体への再取込や細胞外への排出が阻害される．さらに pH 低下により濃度依存性 Na^+/Ca^{2+} 交換体および Na^+/H^+ 交換系活性が低下することで，最終的に細胞内に Ca^{2+} の集積が生じる．Ca^{2+} の集積により筋原線維過収縮や蛋白分解酵素カルパインが活性化され細胞内構造が分解され，再潅流が行われなければ壊死に陥る．

再潅流時には細胞外 pH が上昇し，Na^+/H^+ 交換系により H^+ が細胞外へ排出されるが，同時に Na^+ の流入も生じる．続いて，濃度依存性 Na^+/Ca^{2+} 交換体が活性化され Na^+ は排出し Ca^{2+} が流入し，細胞内 Ca^{2+} の上昇が再び生じる．また，好気性代謝の回復によりミトコンドリアによる酸化的リン酸化が再開されるが，虚血中に傷害された電子伝達鎖は酸素を適切に消費できず大量の活性酸素種が発生する．Ca^{2+} の再上昇と活性酸素種の大量発生によりミトコンドリアを膨化し機能を失い，再潅流時にも細胞傷害が生じる（図1）．

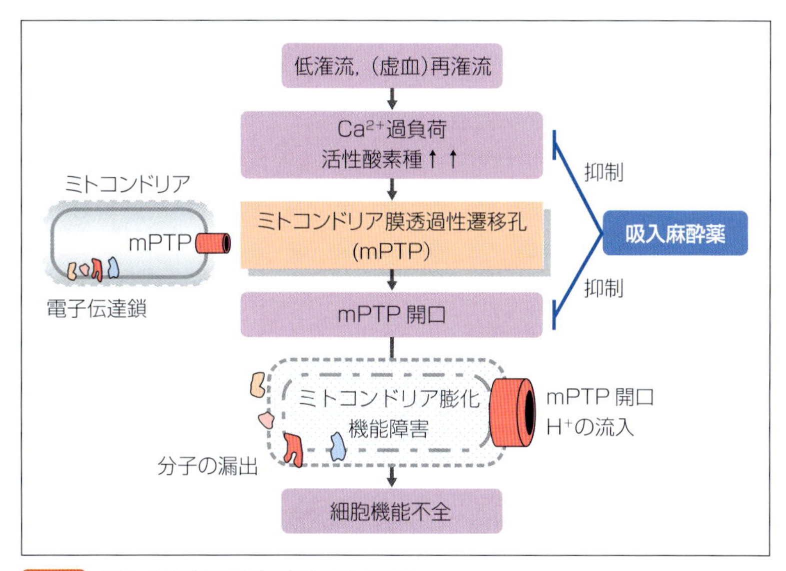

図1　吸入麻酔薬の心保護作用の機序

吸入麻酔薬は，虚血再潅流時の Ca^{2+} の集積および活性酸素種（ROS）の発生を抑制し，ミトコンドリア膜透過性遷移孔（mitochondrial permeability transition pore：mPTP）の開口を抑制することでミトコンドリアの膨化を抑制し，心筋保護作用を示す．

因は心イベントよりも，敗血症，脳血管障害が多かった．術後臓器傷害の鋭敏なバイオマーカーとしてトロポニンを用いた評価がなされているため，心筋傷害が予後にかかわっているように思えるが，実際には，心臓以外の主要臓器でも何らかの臓器傷害が生じていることが示唆される．

- 以上から，心臓手術だけではなく非心臓手術においても低潅流および虚血再潅流による臓器傷害が想定以上に生じていることを念頭に周術期管理を行うことが重要である.

b. 虚血再灌流傷害に対する吸入麻酔薬の有用性

- 吸入麻酔薬は，上述した低灌流，再灌流による臓器傷害を軽減する可能性がある．虚血再灌流傷害に対する吸入麻酔薬の臓器保護作用は心臓，肝臓，腎臓などの主要臓器においてよく知られている.

心保護作用

- 「心臓における虚血再灌流傷害をいかに制御するか」というテーマに関する研究は1980年代から行われてきた．循環器領域において，長時間の心筋虚血の前に短時間の虚血を繰り返すことで，その後の長時間の心筋虚血再灌流後の心筋傷害を抑制することが報告され，プレコンディショニングとして臨床応用されてきた．その後，麻酔科領域において，吸入麻酔薬を虚血前に投与することで，虚血後の心機能低下や心筋梗塞サイズを軽減させる作用をもつことが報告された.
- Kersten ら[3]は，60分間の冠動脈左前下行枝結紮前にイソフルランを投与すると，その後の60分間虚血，180分間再灌流後に生じる虚血再灌流傷害，すなわち心筋梗塞範囲が減少することを報告した．麻酔薬プレコンディショニングとよばれる本現象は，多くの基礎研究で再現され臨床応用されている．さまざまな機序が明らかにされてきたが，吸入麻酔薬の最終的な標的は心筋ミトコンドリアであり，ミトコンドリア内にあるミトコンドリア膜透過性遷移孔（mPTP）の開口を抑制することでミトコンドリアの機能障害が抑制されると考えられている（図1）.

▶mPTP：mitochondrial permeability transition pore

吸入麻酔薬はmPTPの開口を抑制することで心保護作用を示す

- 臨床研究では，冠動脈バイパス術を対象とした研究において，吸入麻酔薬とプロポフォールによる麻酔の影響を検討したところ，吸入麻酔薬群は，プロポフォールを投与した群と比較して，冠動脈吻合直後の心拍出量が増加し，術後のトロポニンIの上昇が抑制された[4]．さらに，術後のICU滞在期間や入院期間を短縮させ，術後1年の死亡率も減少させた[4,5]（図2）．メタ解析においても，心臓手術の周術期心筋梗塞発生率や術後30日死亡率は吸入麻酔薬使用群で低いことが報告されている[5].
- このような臨床研究結果をふまえ，アメリカ心臓病学会とアメリカ循環器学会から発表されている「非心臓手術患者の周術期心血管系評価ガイドライン」において血行動態の安定した心筋虚血発症のリスクを有する患者に対する非心臓手術においても，吸入麻酔薬の使用が推奨されている（クラスIIa）[6]．実際の心臓手術や非心臓大手術の手術中に，吸入麻酔薬の心保護作用を実感することはほとんどないが，高齢患者が増加している現状を鑑みれば，長期予後を考慮し，心臓手術や心リスクのある患者では吸入麻酔薬の使用が望ましいと考えられる.

心臓手術や心リスクのある患者では吸入麻酔薬の使用が望ましいと考えられる

肝保護作用

- 吸入麻酔薬は，halothaneによる肝毒性が問題となった時期があるが，現

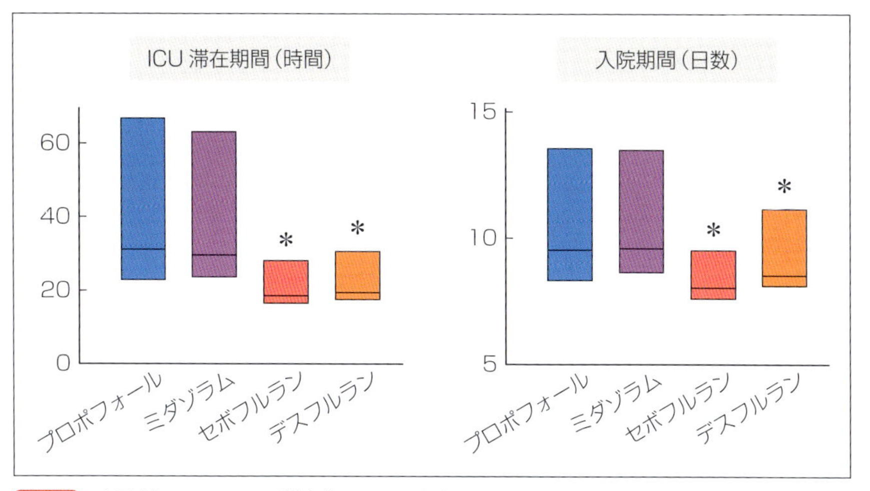

図 2 麻酔薬によるICU滞在期間と入院期間の比較

セボフルラン，デスフルランで麻酔を行った群では，静脈麻酔薬を用いた群よりICU滞在期間，入院期間が短い．

*$p<0.05$ 対 静脈麻酔薬．

(De Hert SG, et al. Anesthesiology 2004; 101: 9-20[4] より)

在，臨床使用されているセボフルラン，デスフルランはいずれも生体内代謝率はきわめて低く，臨床的に問題となるような肝機能障害が生じる可能性はほとんどない．一方，肝切除術，肝移植術のような肝虚血および再灌流による肝機能障害を軽減することが知られている．

▶TNF：tumor necrosis factor

▶IL：interleukin

- 肝動脈血流と門脈血流を遮断させるプリングル手技を伴う肝切除術において，イソフルラン麻酔とプロポフォール麻酔を比較した研究では，イソフルラン麻酔群で術後の肝逸脱酵素の上昇が抑制された[7]．術後の白血球数および TNF-α，IL-6 などの炎症性サイトカイン値もイソフルラン群で有意に低かったことから，イソフルラン麻酔ではプロポフォール麻酔と比較して，術後の炎症反応を抑制し肝傷害を軽減することが示唆される[7]．
- 肝切除術において，セボフルランのプレコンディショニングを検討した研究も行われている[8]．肝血流遮断を行う前に3.2%セボフルランを投与したところ，非投与群と比較して術後の肝逸脱酵素の上昇が抑制された．さらにサブグループ解析において，① 脂肪変性あり，② 術前に化学療法を受けた患者，そして③ 60 歳以上の患者，において肝逸脱酵素の上昇が強く抑制され（図 3），術後合併症の発生率についてもプレコンディショニング群で有意に少なかった（$p=0.006$）．
- 肝移植ドナーを対象とした研究では，デスフルラ

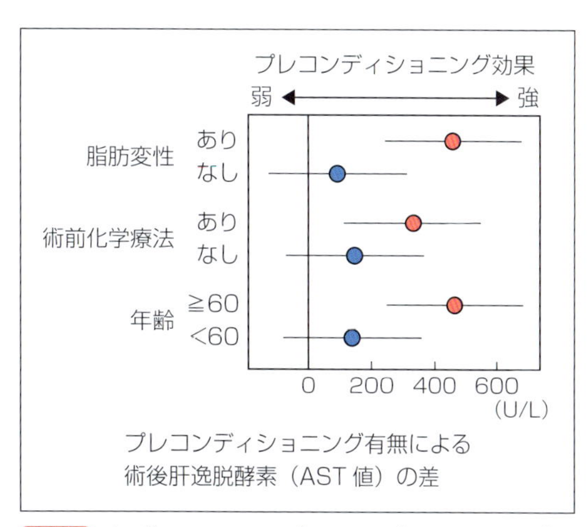

図 3 セボフルランのプレコンディショニングによる術後肝逸脱酵素上昇抑制作用

サブグループ解析では，① 脂肪変性あり，② 術前化学療法あり，③ 60 歳以上で，より肝逸脱酵素の上昇が抑制されていた．

AST：aspartate transaminase．

(Beck-Schimmer B, et al. Ann Surg 2008; 248: 909-18[8] より)

ン麻酔とプロポフォール麻酔で術後肝傷害を比較したところ，デスフルラン群において術後のプロトロンビン時間，総ビリルビン値が低く，肝切除術においてデスフルランが有利であると考えられる[9]．

吸入麻酔薬の虚血肝保護作用は心保護作用とは異なった機序が考えられている

- 吸入麻酔薬による虚血肝保護作用の機序にはヘムオキシゲナーゼ-1，低酸素誘導性因子-1α，誘導型一酸化窒素合成酵素（iNOS）の関与が明らかにされており，心保護作用とは異なった機序で細胞保護がなされていると考えられる[10]．

腎保護作用

- 患者の高齢化に伴い，高血圧，糖尿病，腎機能障害など心血管合併症を有する患者が増加している．術前に心血管系合併症を有する患者では，術中低血圧などが契機となり急性腎傷害を生じる．急性腎傷害は患者の予後へ影響するため，術中の適切な血行動態維持を試みることはもとより，臓器保護作用を有する薬剤の使用が望まれる．吸入麻酔薬はメトキシフルラン使用時に発生するフッ素による腎傷害が歴史的に知られているが，現在使用されている吸入麻酔薬では無機フッ素による腎毒性のリスクはほとんどない．セボフルランは低流量麻酔において，CO_2 吸収剤との反応で生じるコンパウンド A が腎毒性を有することが動物実験で示され詳細に検討されてきたが，現在では臨床において大きな問題にはならないと考えられる．

吸入麻酔薬は虚血性腎障害に対し保護的に作用することが明らかにされている

- 一方，吸入麻酔薬は虚血性腎障害に対し保護的に作用することが，基礎研究と臨床研究において明らかにされている．基礎研究では，腎虚血前にイソフルランやセボフルランによるプレコンディショニングを行うことで，白血球遊走やサイトカイン産生が抑制され腎機能障害が抑制された[11]．臨床研究では，人工心肺使用冠動脈バイパス術において，セボフルランを用いたプレコンディショニングにより，腎機能障害の指標であるシスタチン C 濃度の上昇が抑制されたという報告がなされている[12]．一方，生体腎移植において，吸入麻酔薬とプロポフォールによる麻酔が，移植腎機能に与える影響について調べた研究がいくつかなされているが，術後腎機能に対して吸入麻酔薬とプロポフォールに差を認めていない[13]．腎保護作用に関しては，吸入麻酔薬と静脈麻酔薬を比較したさらなる臨床研究が待たれる．

c. 肺手術における吸入麻酔薬使用の是非

吸入麻酔薬と低酸素性肺血管収縮

▶HPV：hypoxic pulmonary vasoconstriction

- 肺手術の際には一側肺換気が行われるが，一側肺換気に伴う換気血流不均衡を是正する生体機能として低酸素性肺血管収縮（HPV）は重要な役割を果たすと考えられている．吸入麻酔薬は HPV を抑制すると考えられ，一側肺換気手術においては静脈麻酔薬が有利であると認識されてきた．しかしながら，臨床研究では吸入麻酔薬が HPV を抑制し，酸素化へ影響していることを明確に示すエビデンスはほとんどない[14,15]．肺切除術において，セボフルラン麻酔とプロポフォール麻酔を用いて，一側肺換気中の血中酸素濃度を調べた研究では，同じ鎮静深度においてセボフルラン群とプロポフォール群で血中酸素濃度に有意な差は認めなかった[15].

- 実臨床においては，心拍出量の変動や手術操作が肺血流量に影響するため HPV の評価自体が難しいとも考えられるが，吸入麻酔薬には少なくとも臨床的に問題となるような HPV 抑制作用はないと考えられる.

吸入麻酔薬には臨床的に問題となるような HPV 抑制作用はないと考えられる

一側肺換気時の炎症反応抑制作用

- 肺手術時に用いられる一側肺換気では，健側肺の換気量や気道内圧の上昇により，炎症性メディエーターが誘導され肺傷害を生じる[16]．近年，吸入麻酔薬は一側肺換気に起因する炎症性メディエーターの誘導を抑制することが報告されている[16, 17]．セボフルランとプロポフォールを比較した研究では，一側肺換気後の気管支肺胞洗浄液に含まれる TNF-α，IL-6，IL-8，MCP-1 などの炎症性メディエーターの上昇がセボフルラン群において有意に抑制され，術後肺炎，無気肺，肺水腫などの術後合併症も少なかった[16]．これまでの臨床研究をまとめたメタアナリシスにおいても，セボフルランは，プロポフォールと比較して，術中の炎症性メディエーター上昇を抑制し（図 4），術後合併症を軽減し在院日数を減少させることが示されている[17].

吸入麻酔薬は一側肺換気時の炎症性メディエーター誘導を抑制するとの報告がある

▶MCP：monocyte chemoattractant protein

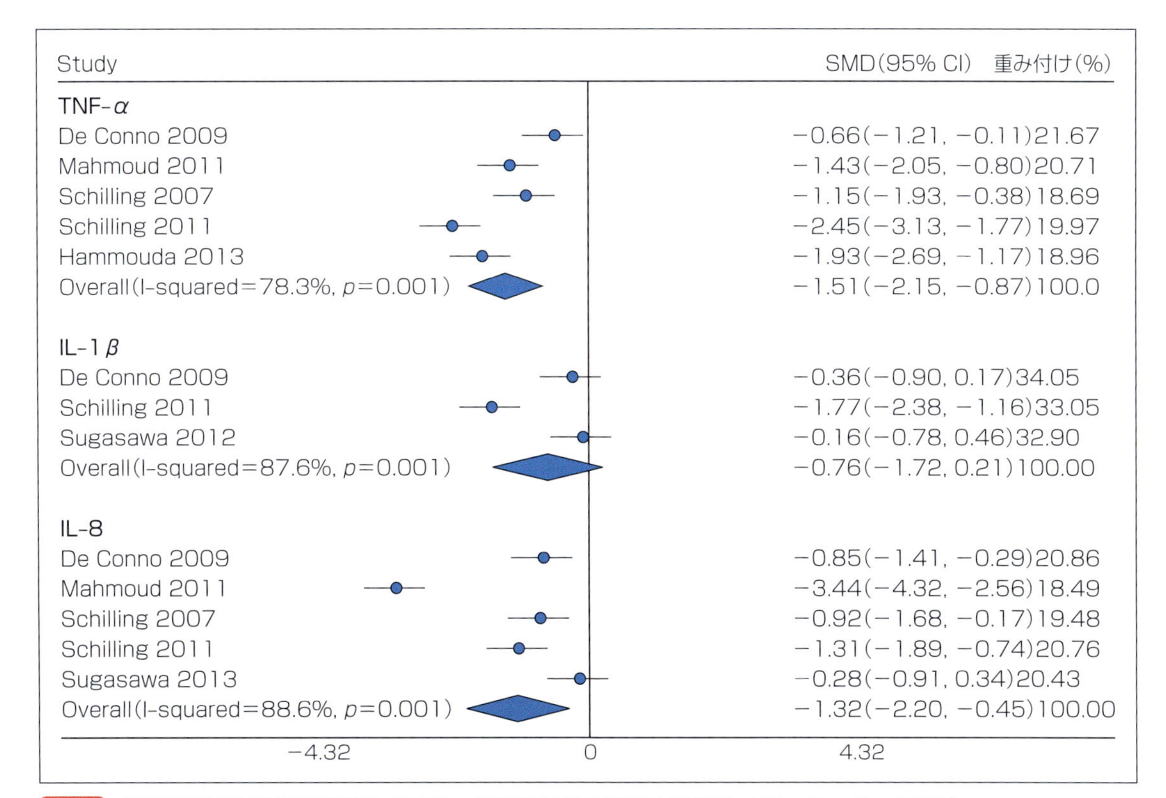

図 4 吸入麻酔薬と静脈麻酔薬における一側肺換気後の肺胞内炎症性メディエーターの比較

注：重み付けは変量効果解析により算出.

SMD：standardized mean difference.

(Sun B, et al. J Anesth 2015; 29: 570–9[17] より)

2 リスクを有する患者における吸入麻酔薬の有用性と問題点

- これまで，高リスク手術における吸入麻酔薬の臓器保護作用という観点から述べてきたが，ここからは，気道（Airway），呼吸（Breathing），循環（Circulation），中枢神経系（Dysfunction of central nerve system）の各種臓器機能にさまざまなリスクを有する患者における，吸入麻酔薬の有用性および問題点について概説する．

a. 気道，呼吸のリスク：気管支喘息と吸入麻酔薬

- 気管支喘息は日常臨床でしばしば遭遇する合併症である．継続的な治療を受け，症状がコントロールされた患者では，喘息発作を含む周術期合併症の危険性はきわめて低いとされる一方，喘息発作が一度生じると手術の延期や喘息に対する加療のため必要な手術を遅延する可能性がある．吸入麻酔薬は気管支平滑筋を弛緩させる作用を有することから，喘息患者には有用であるかもしれない．気管支平滑筋弛緩作用は，平滑筋細胞内への Ca^{2+} の流入抑制と cyclic AMP 濃度の上昇抑制がその機序として考えられている[18]．
- 静脈麻酔薬チオペンタールと比較した場合，セボフルラン，イソフルランは気管挿管後の気道抵抗を減少させることから，喘息患者では吸入麻酔薬が有利であると考えられる[19]．一方，デスフルランは，*in vitro* では気管支平滑筋を弛緩させるが，*in vivo* では気道抵抗減弱作用がほとんどないため，有症状の喘息患者での使用は注意が必要である．また，吸入麻酔薬は難治性の喘息重積発作の治療に用いられることがある．吸入麻酔薬療法が有効であったとする症例報告が散見されるが，ランダム化比較試験が存在しないため，標準的な治療法としては推奨されていない．

吸入麻酔薬は気管支平滑筋弛緩作用を有するため喘息患者に有用な可能性がある

▶AMP：adenosine monophosphate

b. 循環のリスク：心不全患者と吸入麻酔薬

- 高齢化に伴い，心不全や虚血性心疾患を有する患者は増加している．非心臓手術では，心不全を有する患者の予後は，心不全のない患者と比較すると死亡率が高い傾向にあり，麻酔や手術に伴う血行動態の変動や体液変動を最小限にとどめ，心不全の増悪を回避することが重要である．
- 吸入麻酔薬は濃度依存性に心筋収縮抑制作用を有するが，心機能が正常な患者では，吸入麻酔薬による心筋収縮抑制が臨床的に問題となることはほとんどない．心不全は収縮機能障害と拡張機能障害に分類されるが，吸入麻酔薬による心筋収縮抑制作用が，不全心では増大する[20]．基礎研究では，吸入麻酔薬は不全心の拡張能も低下させると考えられてきたが，経食道心エコーを用いた最近の臨床研究では，吸入麻酔薬を用いることで拡張能を維持または改善させたという報告がなされている．Sarkar ら[21]は，虚血性心疾患患者において，吸入麻酔薬が左室拡張能の指標である E/A ratio，減速時間（DT），Em/Am，等容性弛緩時間（IVRT）を改善することを示した（図5）．拡張障害の程度は，心不全患者の予後に影響することから，拡張能に対する吸入

吸入麻酔薬を用いることで不全心の拡張能を改善させたという最近の報告がある

▶DT：deceleration time

▶IVRT：isovolumetric relaxation time

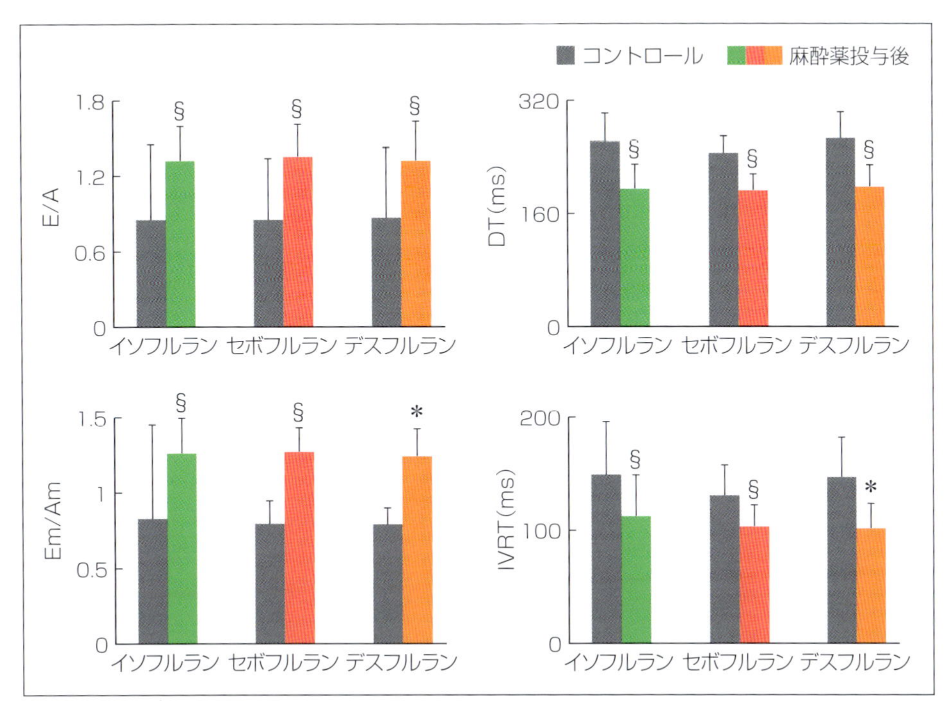

図5　吸入麻酔薬は弛緩障害型心筋の拡張能を改善する

麻酔薬はすべて1 minimum alveolar concentration (MAC). DT：減速時間, IVRT：等容性弛緩時間.

* $p<0.01$, § $p<0.001$ 対 コントロール.

(Sarkar S, et al. Ann Card Anaesth 2010; 13: 130-7[21]より)

麻酔薬の影響が期待される.

c. 中枢神経のリスク：術後認知機能障害と吸入麻酔薬

▶POCD：postoperative cognitive dysfunction

- 術後認知機能障害（POCD）は，術後に生じる長期的な脳機能障害の一種である．POCDは術後患者のQOLを低下させ長期予後を悪化させる．POCDの危険因子として高齢，脳血管障害の既往などがあげられるが，選択する麻酔薬も影響を及ぼす．
- 冠動脈バイパス手術患者を対象とした無作為試験において，POCD発病率に与えるプロポフォールとデスフルランの影響を調査した研究では，術後早期のPOCDの発生率はプロポフォール群で有意に高かった[22]．一方，60歳以上の高齢者で腹腔鏡下胆嚢摘出術患者を対象とした無作為化試験では，POCDの発生率は，イソフルランやセボフルランと比較してプロポフォール群で有意に低かった．また，術後の神経炎症マーカーであるS100βや$A\beta_{1\text{-}40}$，そのほか炎症性サイトカイン濃度もイソフルランと比較するとプロポフォール群で有意に低下していた[23]．
- デスフルランとセボフルラン[24]またはイソフルラン[25]を比較した研究では，いずれもデスフルラン使用群で高次脳機能の回復が早いことやPOCDを軽減する傾向にあり，麻酔薬の種類というよりは，すみやかな覚醒と質の良い

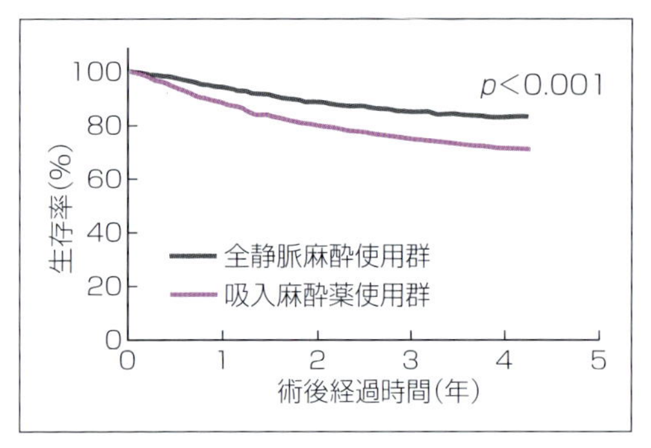

図6 吸入麻酔薬および全静脈麻酔による麻酔後の術後生存曲線
(Wigmore TJ, et al. Anesthesiology 2016; 124: 69–79[26] より)

覚醒が POCD を軽減するためには重要であると考えられる.

d. その他：癌手術と吸入麻酔薬

- これまで述べてきたように，吸入麻酔薬はさまざまな臓器保護作用が期待される一方，最近，吸入麻酔薬は静脈麻酔薬と比較すると癌手術患者の長期予後を悪化させるという報告がなされた[26]．本後ろ向き研究では，過去3年間の待機的癌手術患者 11,395 名を対象として，麻酔法と長期生存率との関係を調べた．吸入麻酔薬または全静脈麻酔を傾向マッチングし解析したところ，単変量解析において吸入麻酔薬使用群は，死亡ハザード比 1.59，多変量解析においても，吸入麻酔薬使用群は死亡ハザード比 1.46 であった（図6）．吸入麻酔薬がナチュラルキラー細胞の機能を抑制すること，細胞増殖や血管新生にかかわる低酸素誘導因子やアポトーシス抑制にかかわるインスリン様成長因子を促進することがその背景にあると考察されている．
- 本研究は後ろ向き研究であることから，今後，大規模な前向き無作為試験による知見の集積が望まれる．

（平田直之，山蔭道明）

文献

1) van Waes JA, et al. One-year mortality, causes of death, and cardiac interventions in patients with postoperative myocardial injury. Anesth Analg 2016; 123: 29–37.
2) Hallqvist L, et al. Intraoperative hypotension is associated with myocardial damage in noncardiac surgery: An observational study. Eur J Anaesthesiol 2016; 33: 450–6.
3) Kersten JR, et al. Isoflurane mimics ischemic preconditioning via activation of K_{ATP} channels: Reduction of myocardial infarct size with an acute memory phase. Anesthesiology 1997; 87: 361–70.
4) De Hert SG, et al. Choice of primary anesthetic regimen can influence intensive care unit length of stay after coronary surgery with cardiopulmonary bypass. Anesthesiology 2004; 101: 9–20.
5) Uhlig C, et al. Effects of volatile anesthetics on mortality and postoperative pulmonary and other complications in patients undergoing surgery: A systematic review and meta-analysis. Anesthesiology 2016; 124: 1230–45.
6) Fleisher LA, et al. 2014 ACC/AHA guideline on perioperative cardiovascular evaluation and management of patients undergoing noncardiac surgery: A report of the American College of Cardiology/American Heart Association Task Force on practice guidelines. J Am Coll Cardiol 2014; 64: e77–137.
7) Yang LQ, et al. The effect of isoflurane or propofol anaesthesia on liver injury after partial hepatectomy in cirrhotic patients. Anaesthesia 2010; 65: 1094–100.
8) Beck-Schimmer B, et al. A randomized controlled trial on pharmacological preconditioning in liver surgery using a volatile anesthetic. Ann Surg 2008; 248: 909–18.
9) Ko JS, et al. The effects of desflurane and propofol-remifentanil on postoperative hepatic and renal functions after right hepatectomy in liver donors. Liver Transpl 2008; 14: 1150–8.

10) 趙 成三，前川拓治．虚血肝・腎保護作用．山蔭道明，平田直之，編．吸入麻酔．東京：克誠堂出版；2014．p.163-77.
11) Hashiguchi H, et al. Isoflurane protects renal function against ischemia and reperfusion through inhibition of protein kinases, JNK and ERK. Anesth Analg 2005; 101: 1584-9.
12) Julier K, et al. Preconditioning by sevoflurane decreases biochemical markers for myocardial and renal dysfunction in coronary artery bypass graft surgery: A double-blinded, placebo-controlled, multicenter study. Anesthesiology 2003; 98: 1315-27.
13) Fukazawa K, Lee HT. Volatile anesthetics and AKI: Risks, mechanisms, and a potential therapeutic window. J Am Soc Nephrol 2014; 25: 884-92.
14) Reid CW, et al. A comparison of the effects of propofol-alfentanil versus isoflurane anesthesia on arterial oxygenation during one-lung ventilation. J Cardiothorac Vasc Anesth 1996; 10: 860-3.
15) Pruszkowski O, et al. Effects of propofol vs sevoflurane on arterial oxygenation during one-lung ventilation. Br J Anaesth 2007; 98: 539-44.
16) Schilling T, et al. Effects of volatile and intravenous anesthesia on the alveolar and systemic inflammatory response in thoracic surgical patients. Anesthesiology 2011; 115: 65-74.
17) Sun B, et al. Effects of volatile vs. propofol-based intravenous anesthetics on the alveolar inflammatory resposes to one-lung ventilation: A meta-analysis of randomized controlled trials. J Anesth 2015; 29: 570-9.
18) Yamakage M, et al. Inhibitory effects of four inhaled anesthetics on canine tracheal smooth muscle contraction and intracellular Ca^{2+} concentration. Anesth Analg 1993; 77: 67-72.
19) Goff MJ, et al. Absence of bronchodilation during desflurane anesthesia: A comparison to sevoflurane and thiopental. Anesthesiology 2000; 93: 404-8.
20) Preckel B, et al. Haemodynamic changes during halothane, sevoflurane and desflurane anaesthesia in dogs before and after the induction of severe heart failure. Eur J Anaesthesiol 2004; 21: 797-806.
21) Sarkar S, et al. Echocardiographic evaluation and comparison of the effects of isoflurane, sevoflurane and desflurane on left ventricular relaxation indices in patients with diastolic dysfunction. Ann Card Anaesth 2010; 13: 130-7.
22) Royse CF, et al. The influence of propofol or desflurane on postoperative cognitive dysfunction in patients undergoing coronary artery bypass surgery. Anaesthesia 2011; 66: 455-64.
23) Geng YJ, et al. Effect of propofol, sevoflurane, and isoflurane on postoperative cognitive dysfunction following laparoscopic cholecystectomy in elderly patients: A randomized controlled trial. J Clin Anesth 2017; 38: 165-71.
24) Rörtgen D, et al. Comparison of early cognitive function and recovery after desflurane or sevoflurane anaesthesia in the elderly: A double blinded randomized controlled trial. Br J Anaesth 2010; 104: 167-74.
25) Zhang B, et al. The effects of isoflurane and desflurane on cognitive function in humans. Anesth Analg 2012; 114: 410-5.
26) Wigmore TJ, et al. Long-term survival for patients undergoing volatile versus IV anesthesia for cancer surgery: A retrospective analysis. Anesthesiology 2016; 124: 69-79.

1-2 静脈麻酔薬の有用性

1 静脈麻酔薬の利点と欠点

- 患者の周術期リスクの大小にかかわらず，吸入麻酔薬と比較して静脈麻酔薬には以下の利点と欠点がある．

利点：①投与量が明確，②少量ずつ投与することが可能，など

a. 静脈麻酔薬の利点

- 投与量が明確．
  - ・カテーテルが静脈内に正しく留置されていれば，体内に投与された量が明確にわかる．一方，吸入麻酔薬はマスクフィットが不十分な場合，気化器の設定濃度と実際に患者が吸入する濃度のあいだに大きな乖離が生じる．
- 少量ずつ投与することが容易 → 足りなければ追加投与できる．
  - ・投与量を正確に知ることができるため，少量ずつ時間をあけて投与することで，リスクの高い患者への慎重投与が可能である．この投与法は一般にタイトレーションとよばれるが，元々の意味は化学実験の「滴定」である．
- 気道確保操作時，airway 周辺が麻酔薬で汚染されない．
  - ・気管支ファイバースコープガイド下の気管挿管のように，フェイスマスクを患者の顔に密着させることが難しい場合，セボフルラン吸入による鎮静では上気道周辺に麻酔薬が漏れる．
- 投与を中止すると迅速に濃度を下げられる（とくにレミフェンタニル，プロポフォール TCI 投与）．
  - ・吸入麻酔薬は濃度調節性が高い薬物であるが，それは換気可能な状況における話である．上気道が閉塞すると換気による体外への排出は不可能になる．一方，静脈麻酔薬の濃度は換気の可否に影響されない．したがって静脈麻酔薬を用いた鎮静下に気道確保を試みる途中，換気が不可能になっても鎮静レベルを浅くすることができる．

▶TCI：target-controlled infusion（目標濃度調節持続投与法）

欠点：①確実に投与されているかを連続的に監視できない，②個体差が大きい，など

b. 静脈麻酔薬の欠点

- 確実に静脈内に投与されているかを，連続的に監視する方法がない．
- 個体差（とくに薬物動態学的な差）が大きい．
  - ・定常状態における薬物の血中濃度は投与速度をクリアランスで除したものに等しい．クリアランスは肝臓，腎臓の機能に影響されるため，肝硬変症や透析中の患者では得られる濃度が健常人とは大きく異なる．
- 全身麻酔中の意図せぬ覚醒（AAGA）を生じる危険[1]．
  - ・投与が中断されると短時間で薬物濃度が低下し，AAGA を生じる危険がある．とくに筋弛緩薬が投与されている場合 AAGA のリスクが高まり，後に PTSD を発症する可能性がある．

▶AAGA：accidental awareness during general anaesthesia（全身麻酔中の意図せぬ覚醒）

▶PTSD：post-traumatic stress disorder（心的外傷後ストレス障害）

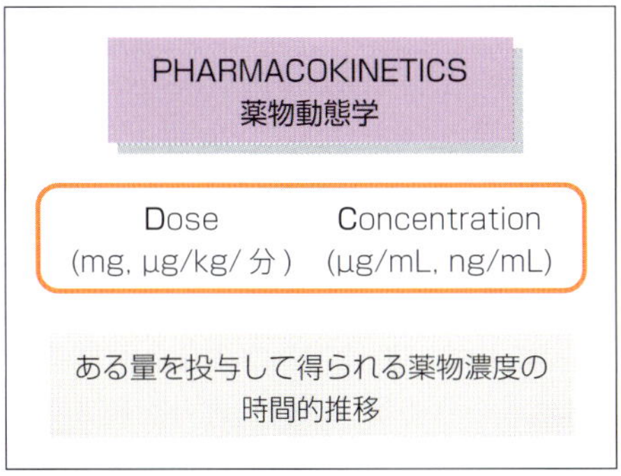

PHARMACOKINETICS
薬物動態学

Dose (mg, μg/kg/分) → Concentration (μg/mL, ng/mL)

ある量を投与して得られる薬物濃度の時間的推移

図1 薬物動態学

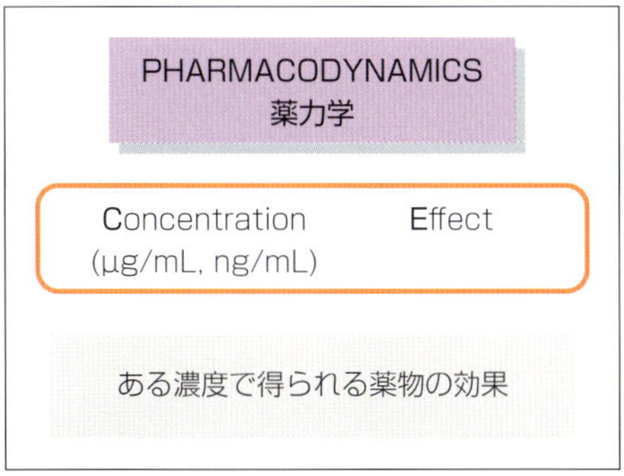

PHARMACODYNAMICS
薬力学

Concentration (μg/mL, ng/mL) → Effect

ある濃度で得られる薬物の効果

図2 薬力学

2 薬物効果の個体差

- あらゆる薬物は何らかの効果を期待して投与される．薬物の投与量と効果のあいだには薬物濃度が介在する．薬物投与後の濃度推移を説明するのが薬物動態学（pharmacokinetics：PK）で（図1），濃度と効果の関係は薬力学（pharmacodynamics：PD）の研究対象である（図2）．
- 効果部位（例：中枢神経，神経筋接合部）における薬物濃度測定は臨床的には困難であるが，吸入麻酔薬は呼気中濃度を容易に実測できる．一方，静脈麻酔薬・鎮痛薬は，リアルタイムで濃度を測定することはできない．薬物の効果には必ず個体差がある．効果の個体差は薬物動態学的ばらつき（同じ量の薬物を投与しても，得られる濃度が同じであるとは限らない）と，薬力学的ばらつき（同じ濃度であっても，同じ効果が得られるわけではない）に由来する．リスクが高い患者に対する薬物投与の原則は「少しずつ，ゆっくり」投与することである．「少しずつ，ゆっくり」の理由を，理論的に考察する．

薬物効果の個体差は薬物動態学的ばらつきと薬力学的ばらつきに由来する

3 リスクを有する患者とは？

- 静脈麻酔薬を投与するうえでリスクを有する患者は，2つのカテゴリーに分けて考えられる：
  a. 薬物動態・薬力学が健常人と大きく異なる患者
  b. 静脈麻酔薬の副作用（呼吸循環抑制）が顕著に現れる患者

a. 薬物動態・薬力学が健常人と大きく異なる患者

リスクを有する1つ目のカテゴリー：薬物動態・薬力学が健常人と大きく異なる患者

- 静脈内に投与された薬物は，当初血流量の多い臓器に分布した後，濃度勾配にしたがって組織間で再分布し，代謝を受け多くは水溶性物質に変化し，非可逆的に体外に排泄される．高齢者や肝腎機能低下がある患者で，これらの過程（再分布，代謝，排泄）が生理的範囲から著しく逸脱していると，健常人と同量（体重あたり）の薬物を投与した後の，薬物濃度の時間的推移は大きく異なる．これが薬物動態学的な差である．一方，仮に薬物濃度が健常人と同じであっても，血漿蛋白濃度低下，中枢神経細胞の機能・数の減少により，薬物の効果がより強く生じる場合がある．これを薬力学的個体差と称する．

リスクを有する2つ目のカテゴリー：静脈麻酔薬の副作用が顕著に表れる患者

b. 静脈麻酔薬の副作用（呼吸循環抑制）が顕著に現れる患者

- 交感神経刺激作用をもつケタミンを除き，静脈麻酔薬の多くは呼吸と循環を抑制する．循環血液量が不足している患者（手術前の脱水，出血，末梢血管拡張等），心疾患患者は健常人と比べてより強い循環抑制が生じる可能性が高い．高齢者に薬物を投与する際，体重あたりの量は添付文書に記載されている推奨投与量範囲の下限値あるいはそれ未満にすべきである．静脈麻酔薬の場合，プロポフォールなら1 mg/kg程度となるが，実際は0.5 mg/kg程度に減らしても，十分に待てば多くの患者は就眠する．

4 ケースシナリオ1 (Difficult Airway 患者の気管挿管)

シナリオ1：57歳の男性，身長173 cm，体重120 kg．Basedow病に対して甲状腺亜全摘術を施行する．予定手術時間3時間．甲状腺はびまん性に腫脹しているが，気管の狭窄や偏位は認めない．抗甲状腺薬，β遮断薬を内服中．現在，血清甲状腺ホルモン（T3，T4）は正常範囲内．閉塞型睡眠時無呼吸症候群のため自宅で夜間CPAPを行っている．血清クレアチニン1.2 mg/dL．

▶CPAP：continuous positive airway pressure

▶BMI：body mass index

- 体格（BMI 40 kg/m²），原疾患，睡眠時無呼吸症候群から困難気道の可能性が予測される患者である．麻酔導入，気道確保をどのように行えばよいだろう？
- 術式，手術時間を考慮して気管チューブによる気道確保を選択する．甲状腺が腫脹しているため，前頚部から外科的に気道にアクセスすることは困難なので経口あるいは経鼻気管挿管の適応である．下記の方法が選択肢となりうる．
  1. 全身麻酔導入後に気管挿管
  2. 口腔，鼻腔の局所麻酔を併用し，鎮静下に喉頭展開，気管挿管
  3. 鎮静薬を投与せず，局所麻酔下に気管挿管
- 患者が選択肢2と3を拒否したため，全身麻酔導入後に気道を確保することになった．静脈麻酔，吸入麻酔のどちらで導入すべきだろう？　従来，困難気道が予測される患者では自発呼吸を温存した吸入麻酔薬による導入が推奨されている．その理由として，①「麻酔深度」調節性に優れる，②挿管困難の場合，呼気に排出される吸入麻酔は覚醒が容易であることがあげられている．上気道の刺激性が低いセボフルラン吸入による緩徐導入を選ぶ麻酔科医が多いと思われるが，本当に静脈麻酔薬の出番はないのだろうか？　上記2つの理由は換気が可能な場合にいえることである．困難気道患者の導入中にマスク換気困難になったら，それまでに投与されたセボフルランを呼出させることは難しくなる．万一，挿管不可/換気（酸素化）不可（CICVあるいはCICO）に陥った場合，たとえ吸入麻酔薬であっても迅速な覚醒は望めない．すなわち気道確保困難が予想される患者における吸入麻酔導入は必ずし

▶CICV：cannot intubate, cannot ventilate（気管挿管不可/換気不可）

▶CICO：cannot intubate, cannot oxygenate（気管挿管不可/酸素化不可）

も安全な方法とは言い切れない．ではなぜ，これまで困難気道の存在下で静脈麻酔薬よりも吸入麻酔薬の使用が推奨されてきたのか？

- プロポフォールが登場するまで，長きにわたって静脈麻酔薬の世界標準であったチオペンタールや NLA に用いられるフェンタニル，ドロペリドールはいずれも濃度調節性の点では吸入麻酔薬に劣っていた．しかし現在，麻酔科医の手中にあるのはプロポフォール，レミフェンタニル，デクスメデトミジンなど，濃度調節性に優れる薬物である．これらの比較的新しい薬物と古典的薬物のあいだには，下記の大きな薬理学的相違がある．

▶NLA：neuroleptanalgesia

静脈麻酔の比較的新しい薬物と古典的薬物では，大きな薬理学的相違がある

a. context-sensitive half-time の長短

- 短時間作用性のプロポフォール，レミフェンタニルは，間欠的投与（例：1 μg/kg を 30 分間隔でボーラス投与等）では血中濃度ひいては臨床効果の維持が難しいため，インフュージョンポンプによる持続静脈内投与が必須である．薬物濃度が低下する速さにかかわる概念が context-sensitive half-time（CSHT）である[2]．これは濃度を一定値に維持するような投与（TCI）を中止後，薬物濃度が維持中濃度の 50% に低下するのに要する時間と定義される（図 3）．
- この時間は各薬物に固有の値ではなく，持続投与時間（これがコンテクストに該当する）によって CSHT は変化する．多くの静脈麻酔薬は投与時間が長くなるに伴い CSHT は延長するが，レミフェンタニルは投与時間の長さによらず，その CSHT は一定（3〜5 分）である（図 4）．すなわちレミフェンタニルの CSHT は実際には context-insensitive といえる．
- これはレミフェンタニルが非特異的エステラーゼによって，オピオイドの活性をもたないレミフェンタニル酸に代謝されることによる（図 5，図 6）．非特異的エステラーゼは組織や赤血球に存在する複数の酵素群で，これらが

レミフェンタニルの CSHT は投与時間の長さによらず，一定（3〜5 分）である

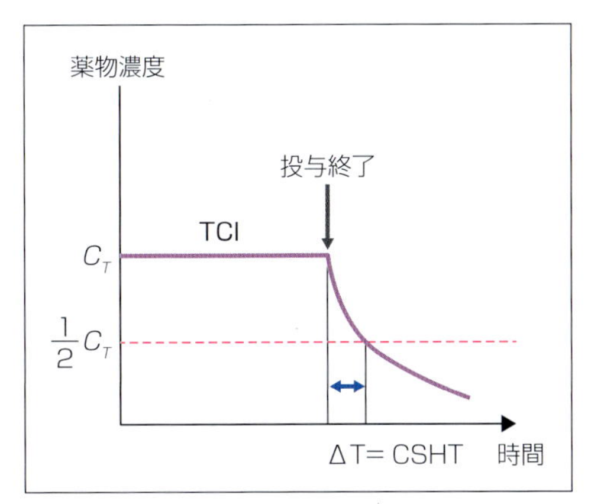

図 3 context-sensitive half-time (CSHT)

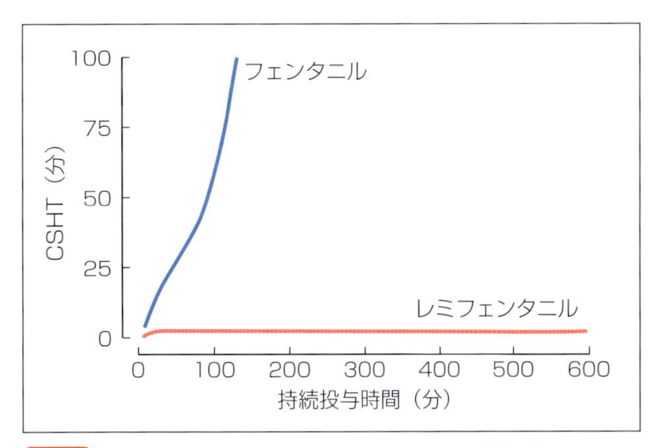

図 4 フェンタニルとレミフェンタニルの CSHT

- フェンタニル（—）を長時間持続投与すると，投与中止後の濃度低下に時間がかかる→術後に呼吸抑制が残りやすい．
- レミフェンタニル（—）を長時間持続投与しても，投与中止後，濃度が半分になる時間は変わらない→術後に呼吸抑制が残らない．

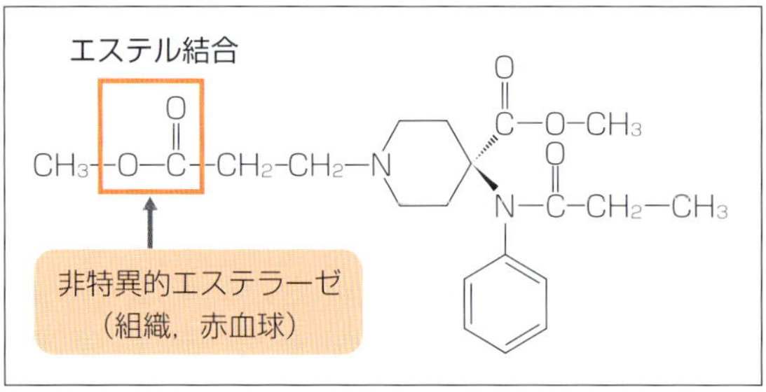

エステル結合

非特異的エステラーゼ（組織，赤血球）

図5　レミフェンタニルの化学構造

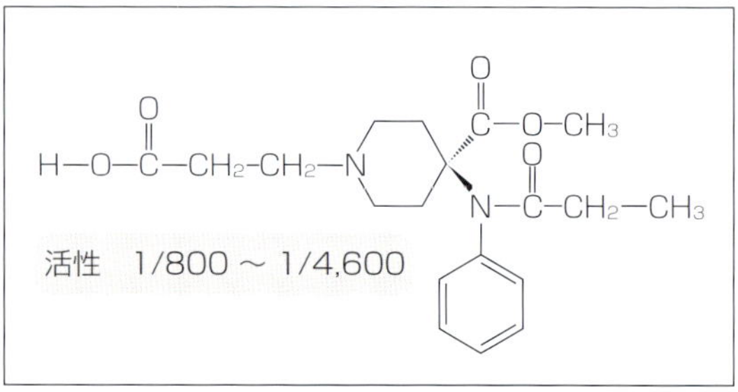

活性　1/800～1/4,600

図6　レミフェンタニル酸の化学構造

完全に欠損している患者はまれである．そのため肝腎機能が著しく低下している患者でも，レミフェンタニル投与中止後の濃度低下が遅延することは少ない．

b. 定常時分布容積（volume of distribution at steady state；Vd_{ss}）の大きさ

- シナリオ1の患者はBMI 40 kg/m^2 である．肥満患者に対する静脈麻酔薬の適正投与量は，薬物の性質（水溶性・脂溶性）と関連する．脂溶性が高い薬物（例：プロポフォール）は水溶性薬物（例：筋弛緩薬）と比べて分布容積が大きい．したがって脂溶性薬物の投与量は一般的に実体重あたりで計算する．しかし脂肪は血流の少ない組織であるため，病的肥満（morbid obesity）の患者ではボーラス投与後の薬物濃度が高くなり，著明な呼吸・循環抑制が生じる恐れがある．逆に標準体重に基づいて初回投与量を決めると十分な効果部位濃度が得られず，筋弛緩状態での覚醒（AAGA）の危険がある．脳波，筋弛緩，循環をモニターしながら，投与量を調節するのが実際的である．
- 循環抑制が懸念される肥満患者の導入に際しては，標準体重と実体重の中間程度の体重としてプロポフォールの投与量を計算し，効果（就眠）を評価して必要であれば追加投与する．

肥満患者のプロポフォール初回投与量は標準体重と実体重の中間体重に基づく

c. 自発呼吸への影響

- 気道確保困難の患者においてとくに懸念されるのは呼吸抑制の副作用である．オピオイド鎮痛薬を含む静脈麻酔薬の多くは自発呼吸を抑制するが，少量ずつ投与することで突然の呼吸停止を予防できる．プロポフォールTCIの場合，目標血中濃度を0.5 μg/mL程度に設定して投与を始める．意識（鎮静度）と自発呼吸を観察しながら目標濃度を0.5 μg/mLずつ段階的に上げる（図7）★1．
- 2018年春時点で，日本ではレミフェンタニルTCI投与に対応するインフュージョンポンプは市販されていない．持続投与開始，あるいは投与速度を変更後，約20～30分でレミフェンタニル濃度はほぼ一定値になる．したがって投与速度を少しずつ増やすことで，レミフェンタニル血中濃度をほぼ階段

★1
図7以降の薬物濃度シミュレーションはTIVAtrainer version 9.1を用いて作成している．本ソフトウェアは欧州静脈麻酔学会のウェブサイト（https://www.eurosiva.eu/）から入手可能である．

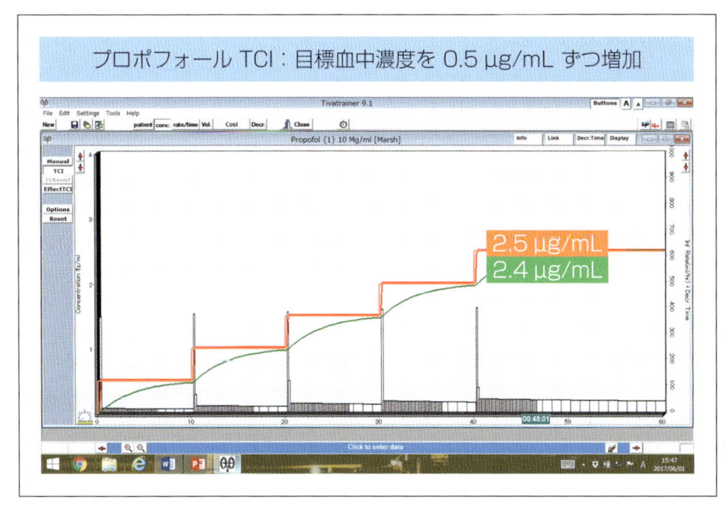

図 7 プロポフォール TCI による階段状投与

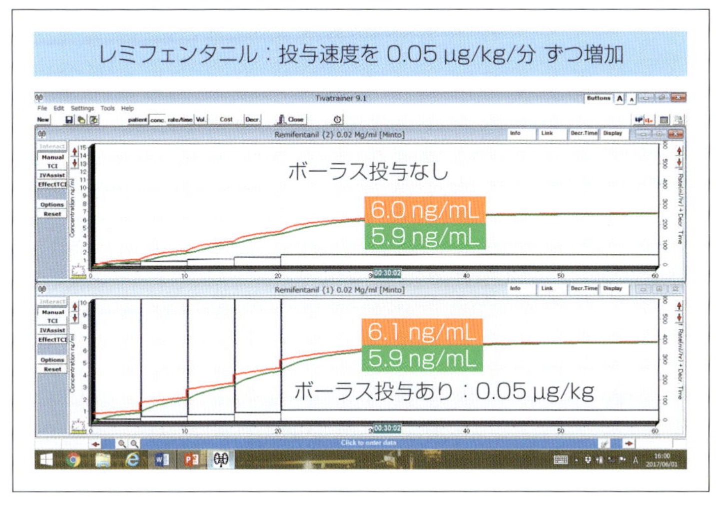

図 8 レミフェンタニル持続投与（漸増法）

状に上昇させることが可能である（**図 8 上**）．少量（0.05 μg/kg）ボーラス投与を併用すれば濃度上昇は多少速くなるが（**図 8 下**），血液と効果部位がほぼ平衡に到達する時点の濃度に大きな差は認めない．

- ボーラス投与により声門閉鎖，体幹の筋硬直が生じて換気不可になる恐れがあるため，困難気道の患者では避けるのが賢明と考える．α_2 アゴニストであるデクスメデトミジンは呼吸抑制作用が軽微なことが特長で，気管挿管を行わない患者の鎮静に適している．

プロポフォール TCI の場合，目標血中濃度を 0.5 μg/mL ずつ段階的に上げる

レミフェンタニルは投与速度を少しずつ増やすことで，血中濃度を階段状に増加できる

d. 効果部位濃度と呼吸抑制

- 自発呼吸下の患者にオピオイド鎮痛薬を投与すると呼吸数が減少する．換気抑制に伴い動脈血二酸化炭素分圧（$PaCO_2$）が上昇し，CO_2 の呼吸促進作用とオピオイドの呼吸抑制作用が均衡する．困難気道が予測される患者にオピオイドを投与して鎮静下気管挿管する場合，多少の呼吸数減少（6〜8 回/分

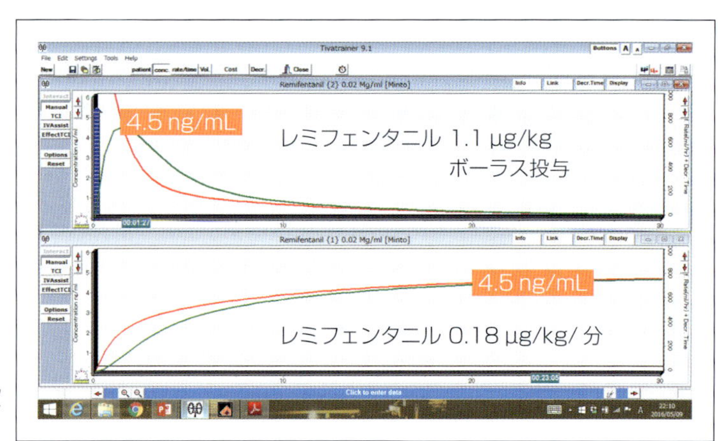

図9 レミフェンタニルのボーラス投与（上）と持続注入（下）

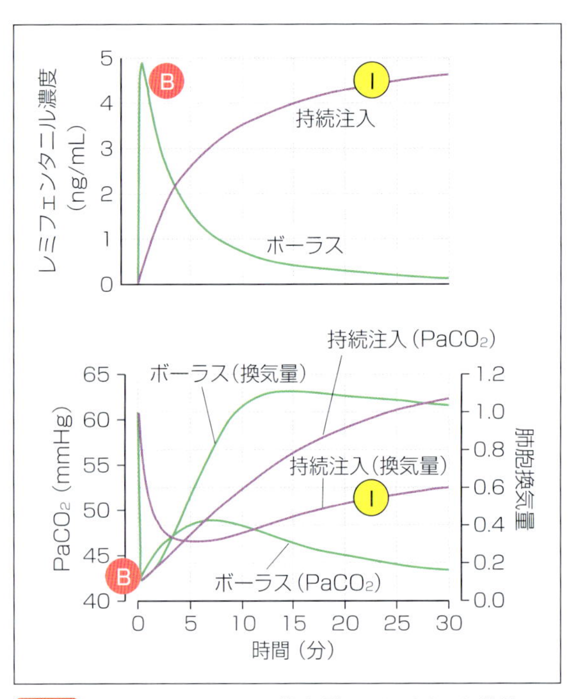

図10 レミフェンタニル投与時の $PaCO_2$ と肺胞換気量

程度）は許容されるが，自発呼吸を温存することが大切である．換気抑制の程度にはオピオイドの効果部位濃度の上昇速度が関係する．レミフェンタニル 1.1 μg/kg をボーラス投与すると，効果部位濃度は 87 秒後に 4.5 ng/mL のピークに達する（図9上）．一方，レミフェンタニルを 0.18 μg/kg/分で持続投与した場合，約 23 分後の効果部位濃度は 4.5 ng/mL である（図9下）．

- 両時点における効果部位濃度は等しいが，換気量と $PaCO_2$ は大きく異なる．図10の B はボーラス投与 87 秒後の状態で，$PaCO_2$ は 42 mmHg と正常範囲内にあるため，二酸化炭素による換気促進が生じない[3]．そのためレミフェンタニル投与前を 1 とした肺胞換気量は 0.2 以下に減少，つまり著明に呼吸が抑制される可能性が高い．一方，レミフェンタニルを持続投与した場合，I のように $PaCO_2$ が 60 mmHg 近くまで上昇するので呼吸が促進され，肺胞換気量は 0.6 程度の減少にとどまる．レミフェンタニルはフェンタニルと比べて効果部位濃度が急速に上昇するため，ボーラス投与は容易に呼吸停止につながることに注意が必要である．

レミフェンタニルは効果部位濃度が急速に上昇するためボーラス投与は注意が必要

e. 薬理作用発現の速さ（k_{e0} の大きさ）

- TCI 投与，マニュアル持続投与いずれも，目標濃度や投与速度を上げるか否かの判断は薬理作用・副作用（鎮静・呼吸抑制）の程度を評価したうえで行う必要がある．薬物の効果がピークに達している時点で評価することが重要である．薬物動態シミュレーションのグラフ上，効果部位濃度が最大値となる時点は，血中濃度曲線と効果部位濃度曲線の交点に一致する．ボーラス

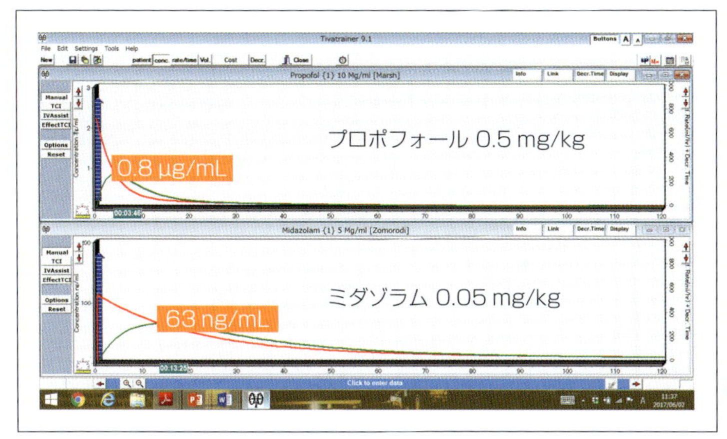

図 11 プロポフォール（上）とミダゾラム（下）のボーラス投与

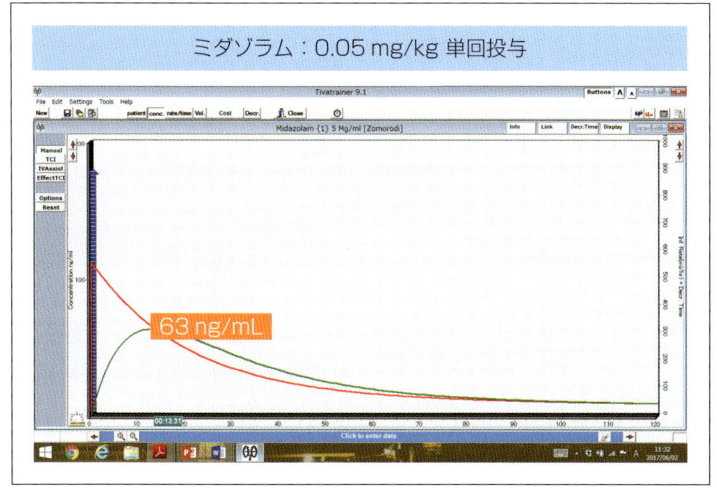

図 12 ミダゾラムのボーラス投与（初回）

投与あるいは目標濃度（TCI）・投与速度を変更してから薬物効果が最大になるまでの時間に関与するのが効果部位の消失速度定数 k_{e0} である[4,5]．

- ボーラス投与後，最大効果部位濃度が得られるまでの時間はプロポフォール（$k_{e0}=0.267$ [min^{-1}]）では 3 分 46 秒，ミダゾラム（$k_{e0}=0.124$ [min^{-1}]）は 13 分 25 秒である（図 11）．k_{e0} の値が大きいほど，効果部位濃度が最大になるまでの時間は短い．$T_{1/2}k_{e0}$ という表記を見かけることがあるが，これと k_{e0} のあいだには下記のような反比例の関係が成り立つ：

$$T_{1/2}k_{e0}=\frac{\ln 2}{k_{e0}}=\frac{0.693}{k_{e0}}$$

- 非挿管患者の鎮静に用いられることが多いミダゾラムは，とくに効果発現が緩徐であるので（図 12），十分に待ってから追加投与を行わないと，遅発性の呼吸循環抑制が強く生じる恐れがある（図 13）．
- これらの薬物動態学・薬力学的特徴を理解してプロポフォール，レミフェンタニル，デクスメデトミジンを適切に投与すれば，困難気道患者を安全に鎮静することができる．その要点は「少量ずつ，効果を評価しながら投与す

ミダゾラムは効果発現がとくに緩徐であるため，追加投与は十分に待ってから行う

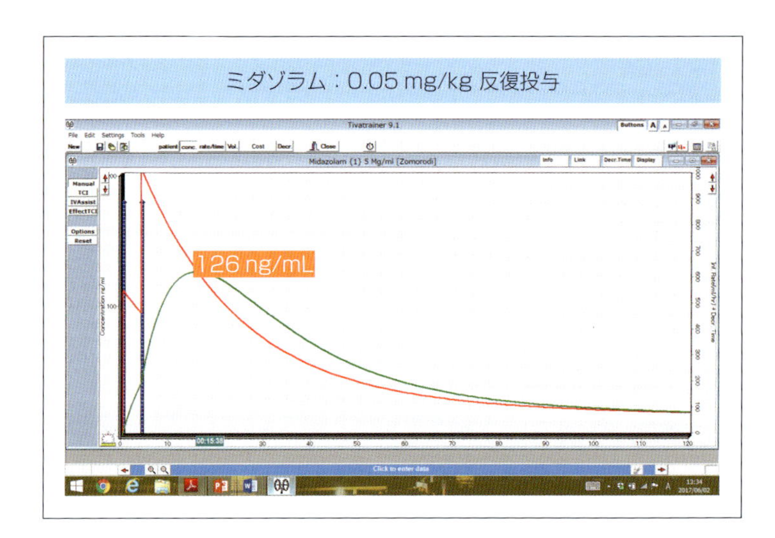

図 13 ミダゾラムのボーラス投与（追加）

る」ことに尽きる．

5 ケースシナリオ 2・3（脳神経外科手術　頭部固定用ピンの刺入）

シナリオ 2：25 歳の男性，身長 170 cm，体重 70 kg．後頭蓋窩腫瘍に対して腫瘍摘出術を施行する．麻酔導入，気管挿管は問題なく完了し，体位を腹臥位とした．レミフェンタニルとプロポフォールの全静脈麻酔（TIVA）を行う．脳外科医が頭部三点固定用のピンを刺入しようとしている．現在の血圧は 140/85 mmHg．血圧上昇を防ぐ目的で，レミフェンタニル 1 μg/kg をボーラス投与した．脳外科医は「もう，ピンを刺してよいか？」と，麻酔科医の指示を待っている．

▶TIVA：total intravenous anaesthesia（全静脈麻酔）

シナリオ 3：80 歳の男性，身長 170 cm，体重 70 kg．高齢である以外，他の全身疾患を認めない．腹臥位で後頭蓋窩腫瘍を摘出予定である．麻酔維持は TIVA．頭部固定用ピンの刺入時，血圧上昇を防ぐために必要なレミフェンタニルの投与量は若年者（**シナリオ 1**）と異なるだろうか？　投与量以外に留意すべき点はあるだろうか？

- 上記 2 つの状況で，レミフェンタニルをどのように投与すればよいだろう？　レミフェンタニルを同身長・体重の 25 歳男性と 80 歳男性に投与した場合の濃度変化（血中および効果部位）を示す．25 歳の患者に 1 μg/kg をボーラス投与すると 1 分 19 秒後に効果部位濃度は最大値 4.0 ng/mL になる（**図 14 上**）．一方，80 歳の患者に同量のレミフェンタニルを投与した場合，効果部位濃度の最大値は 2 分 17 秒後に 4.0 ng/mL である（**図 14 下**）．
- すなわち，同じ体格で年齢が異なる患者に体重あたり同量を投与しても最大薬理効果が得られるまでの時間は有意に異なる．Minto の薬物動態モデルでは k_{e0} は次式で与えられる[6]：

同じ体格，体重あたり同量の投与でも最大効果発現時間は年齢により有意に異なる

$$k_{e0} = 0.595 - 0.007 \times (\text{年齢} - 40)\ [\text{min}^{-1}]$$

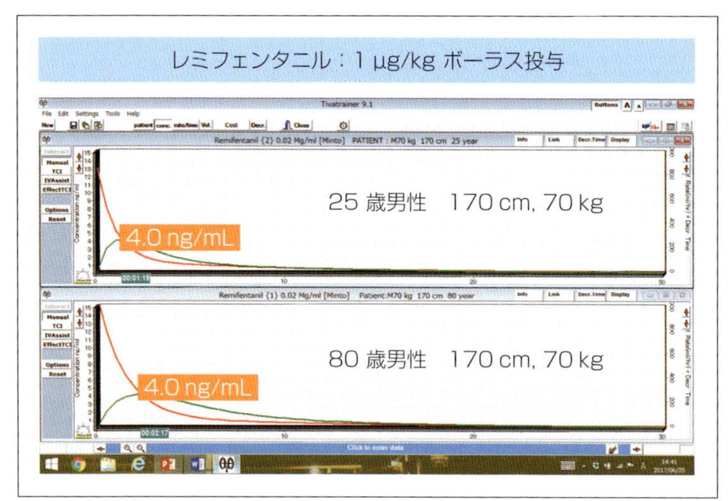

図 14 レミフェンタニルのボーラス投与（若年者〈上〉と高齢者〈下〉）

シナリオ 2・3 の患者の k_{e0} はそれぞれ 0.70, 0.315［min^{-1}］と計算される．**図 14** における血中濃度（赤色）低下は，中央コンパートメント（V_1）から末梢コンパートメント（V_2, V_3）への移行による．この移行の速さに関する薬物動態パラメータが速度定数 k_{12}, k_{13} で，一般に $k_{12}>k_{13}$ である．一方，効果部位濃度（緑色）の上昇は効果部位の消失速度定数 k_{e0} で規定される．中央コンパートメントの容積は年齢による大きな差はないが，80 歳の速度定数（k_{12}, k_{e0}）は 25 歳の半分以下である（**表 1**）．

- k_{e0} が小さい場合，薬物の最大効果が得られるまでの時間が長くなることに留意して，侵襲的操作（**シナリオ 2・3** の頭部ピン固定等）のタイミングを図るべきである．

表 1 レミフェンタニルの薬物動態パラメータ

	25 歳	80 歳
k_{12} (min^{-1})	0.461	0.196
k_{e0} (min^{-1})	0.700	0.315
V_1 (L)	5.42	4.31

6 静脈麻酔薬各論

- プロポフォール，レミフェンタニル，フェンタニルは麻酔科医が熟知している薬物なので，本項では触れない．低血圧を呈する患者（動脈瘤破裂，多発外傷，敗血症など）の導入に際して最も循環抑制が軽微な麻酔薬はケタミンと etomidate である．etomidate は単回投与でも副腎皮質ステロイド合成を有意に抑制する．ステロイド合成抑制と予後悪化の関連も指摘されているが，日本では発売されていない薬物なので，これ以上は言及しない．

ケタミン

- ケタミンは脳血流量を増やし，頭蓋内圧を亢進させるため頭部外傷患者には禁忌とされてきた．しかし調節換気と他の麻酔薬（$GABA_A$ 受容体作動薬）併用，亜酸化窒素を使用しないことによってケタミンの弊害を相殺可能で，むしろ循環動態の安定が予後改善につながるという考え方もある[7,8]．交感神経刺激作用を有するため，ケタミンはショックや心機能低下患者の麻酔導入・維持に適した薬物である．短時間作用性薬物が主流の現在，ケタミンは

▶GABA：gamma-aminobutyric acid

ケタミンは交感神経刺激作用を有し心機能低下患者の麻酔導入・維持に適している

古典的な薬物であるが，重症患者に対して適切に使用できるよう，機会があれば積極的に用いることを推奨する．

（木山秀哉）

文献

1) Pandit JJ, Cook TM, eds. Accidental Awareness during General Anaesthesia in the United Kingdom and Ireland NAP5 Report, Chapter 18 Total intravenous anaesthesia. http://www.nationalauditprojects.org.uk/NAP5report#pt（accessed on August 2nd, 2017）
2) Hughes MA, et al. Context-sensitive half-time in multicompartment pharmacokinetic models for intravenous anesthetic drugs. Anesthesiology 1992; 76: 334–41.
3) Bouillon T, et al. A model of the ventilatory depressant potency of remifentanil in the non-steady state. Anesthesiology 2003; 99: 779–87.
4) 木山秀哉．k_{e0} の謎に迫る．LiSA 2013; 20: 1056–62.
5) 木山秀哉．薬物動態パラメータって何？ 森本康裕，編．周術期管理の謎 22．東京：克誠堂出版；2015． p.95–113.
6) Minto CF, et al. Influence of age and gender on the pharmacokinetics and pharmacodynamics of remifentanil. I. Model development. Anesthesiology 1997; 86: 10–23.
7) Morris C, et al. Anaesthesia in haemodynamically compromised emergency patients: Does ketamine represent the best choice of induction agent? Anaesthesia 2009; 64: 532–9.
8) Persson J. Wherefore ketamine? Curr Opin Anaesthesiol 2010; 23: 455–60.

1-3 区域麻酔の可能性

- 区域麻酔とは，痛みの治療あるいは手術を行うために必要な領域を，主に局所麻酔薬を用いて侵害刺激を遮断する方法である★1.
- 近年の超音波装置の著しい性能向上によりその応用範囲は拡大している.
- 全身麻酔と比較して，リスクの高い症例を安全に麻酔管理できることも多く，かつ優れた術後鎮痛や質の高い回復が期待できる.
- 一方，その手技に限界や合併症の可能性があるため，区域麻酔を計画する際にはその利点と欠点を慎重に考慮する必要がある.
- ここでは，区域麻酔の単独麻酔あるいは全身麻酔と併用することの利点と欠点について概説する.

★1
脊髄くも膜下麻酔，硬膜外麻酔，末梢神経ブロックが含まれる.

重症患者に区域麻酔を施行する場合は，症例ごとにその適応を慎重に考慮する

1 区域麻酔の利点

- 手術に伴う侵害性ストレス反応（表1）の遮断効果が強い.
- 優れた鎮痛効果が術中鎮痛（循環動態の安定，心筋虚血の減少）のみならず術後鎮痛（回復・リハビリの促進）にも利用できる★2.
- 不適切な術後痛管理に伴う有害反応を抑制できる★3（表2）．とくに，硬膜外麻酔は，他の術後鎮痛法と比較して，鎮痛効果が優れていることがエビデンスとして報告されている.
- 日帰り手術においても全身麻酔と比較して末梢神経ブロックの有効性が示されている（表3）[1].
- 多角的鎮痛法（Advice〈p.24〉参照）の一環として使用でき，オピオイド鎮痛薬（表4）の節減効果から全身性副作用（悪心・嘔吐，鎮静，呼吸抑制，瘙痒，便秘，イレウス，尿閉，耐性など）を軽減できる.
- 患者の協力が必要な手術において覚醒下手術が可能となる.

★2
薬理学的アプローチでは困難な無痛が得られる.

★3
術後痛は一過性の副作用ではなく，長期予後にも関連する.

表1　手術侵襲に伴うストレス反応

組織	影響
神経内分泌	コルチゾール・カテコラミンの分泌増加 → 創傷治癒遅延，循環動態の不安定
代謝	筋蛋白分解，インスリン抵抗性 → 高血糖
免疫	ナチュラルキラー細胞・ヘルパーT細胞の機能障害 → 腫瘍免疫の抑制
血液	凝固能亢進 → 深部静脈血栓症

表2　不適切な術後痛管理に伴う有害事象

心血管系	不整脈，心筋虚血の増加
呼吸器系	無気肺の増加
消化器系	イレウス，吻合障害
内分泌系	ストレスホルモンの過剰分泌
凝固系	深部静脈血栓症，肺塞栓
免疫系	感染症，癌再発の増加
精神・心理系	不安，うつ，疲労の増悪
痛覚系	術後遷延痛の発症

表3 日帰り手術における末梢神経ブロックと全身麻酔の比較

	末梢神経ブロック	全身麻酔	*p* 値
麻酔導入時間（分）	19.6	8.8	0.0001
麻酔回復室滞在時間（分）	45.2	72.0	0.0001
麻酔回復室での VAS 値（mm）	9.6	35.8	0.0001
嘔気の発生割合	6.8%	30%	0.0001
追加鎮痛薬が必要な割合	6.2%	42.3%	0.001
高い患者満足度の割合	88.0%	72.0%	0.001

VAS：visual analog scale.

(Liu SS, et al. Anesth Analg 2005; 101: 1634-42[1]より)

表4 オピオイド鎮痛の特徴

- 中枢性のオピオイド受容体を介する作用
- 天井効果がない
- 鎮痛効果および副作用の発現に個体差がある
- 副作用により投与量が制限される

表5 遷延性術後痛の危険因子

術前因子	術中因子	術後因子
痛み 不安 うつ 破局的思考 心的外傷	神経障害 組織の虚血 手術手技 麻酔方法 炎症反応	術後痛覚過敏 化学療法・放射線療法 再手術 心理社会的要因

- 気道確保の必要がなく，気道の問題により全身麻酔が困難な症例にも適応できる可能性がある．
- 全身麻酔単独と比較して，股関節手術後深部静脈血栓症の発生頻度が低いことがメタ解析で報告されている[2]．その機序として，侵害性ストレス反応の抑制，下肢血流の増加，および局所麻酔薬の血小板機能抑制作用が関与していると考えられている．
- 胸部持続硬膜外麻酔は，交感神経抑制作用を介して腸管機能を改善し，術後イレウスの発症頻度を軽減できる★4．
- 局所の筋弛緩効果および出血量減少効果★5から手術視野を改善し，手術時間の短縮に寄与する可能性がある[3]．
- 遷延性術後痛の予防効果が報告されているが，いずれも小規模なパイロット研究であり高いエビデンスはない．遷延性術後痛は多要因性に発生すると考えられており単一の予防法で解決できる問題ではないと考えられる（**表5**）．
- 全身麻酔薬を回避（悪性高熱の既往，筋弛緩薬に対するアナフィラキシーの既往，高度循環・呼吸機能障害など）あるいは節減（高齢者など）することが可能である（Topics 参照）．

★4

その他，呼吸・循環系合併症を減少させることから，術後早期回復（enhanced recovery after surgery: ERAS）の戦略でも硬膜外鎮痛法が推奨されている．

★5

neuraxial anesthesia（脊髄幹麻酔）と出血量

neuraxial anesthesia の使用は全身麻酔単独と比較して手術による出血量が少ないことが報告されている．主な機序として，動脈圧および中心静脈圧の減少によると考えられている．とくに，手術部位での末梢静脈圧の低下が術中および術後の出血量減少に重要であると考えられている．

区域麻酔は術後回復の質を多面的に向上させる

Advice 多角的鎮痛法

多角的鎮痛法とは，複数の鎮痛法を組み合わせて行う鎮痛で，以下の特徴を有する．

1. 複数の異なる機序の鎮痛薬を組み合わせる．
2. それぞれの鎮痛薬は単独使用よりも投与量が少なくなる．
3. 相加のみならず相乗効果が期待できる．
4. 副作用を減らし，かつ優れた鎮痛を目指す．

多角的鎮痛法は，現在，術後痛管理に関するガイドラインで最も推奨されている方法である．術後痛に対しては常に多角的な鎮痛を心がけるべきである．

2 区域麻酔の欠点

- 区域麻酔の多くの利点にもかかわらず，とくに重症患者では禁忌事項（表6）を有することが多く，その使用が制限されることが少なくない．ただし，局所麻酔薬アレルギーに関しては詳細な問診が必要である（Advice〈p.26〉参照）．
- 手技および効果が不確実であり，常に全身麻酔への移行など代替的な方法の準備が必要である★6．
- 手術患者の急速な高齢化および周術期管理の変化により，周術期に抗凝固薬・抗血小板薬が投与される機会が増加している．このような患者では，区域麻酔により重篤な出血性合併症（脊髄硬膜外血腫など）が発生する危険性

★6
超音波ガイド法の進歩により区域麻酔の正確性は改善しているが，完全ではない．

Topics 麻酔薬の神経毒性

近年，人口の高齢化に伴い，術後認知機能異常は高齢手術患者の予後に影響する重要な合併症であることが広く認識されている．術後認知機能異常の発症機序に麻酔自体が関与するかどうかが問題となるが，臨床前研究において，多くの吸入・静脈麻酔薬は神経構造，軸索成長，および記憶の形成に対して抑制的に作用すること，アルツハイマー病の病態を促進すること，神経細胞のアポトーシスやテロメアの機能異常を誘導すること，これらの作用の一部は年齢および曝露する麻酔薬の濃度に依存することなど，が多く報告されている．

これらの臨床前研究結果のヒト外挿性については慎重に考慮する必要があるが，現時点においては，麻酔薬の“overdose”は避けるべきであると考えられる．実際，術中の脳波で burst suppression（深麻酔の指標）時間が長いほど術後譫妄の発生頻度が増加することが報告されている（図1）[4]．したがって，術後認知機能異常の予防の観点から区域麻酔の有用性が推測される．

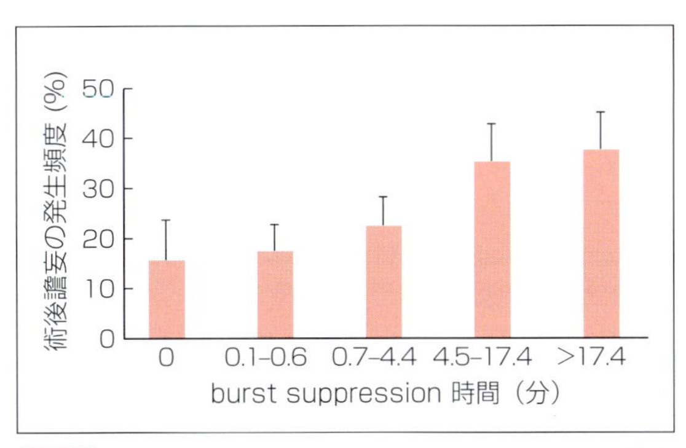

図1 全身麻酔を受けた成人患者（727名）を対象とした観察コホート研究

譫妄はICUにおける譫妄評価法（CAM-ICU）を用いて術後5日目まで評価している．術中の burst suppression 時間が長いほど，譫妄の発生率が高い．

(Fritz BA, et al. Anesth Analg 2016; 122: 234–42[4]より)

表6 区域麻酔の禁忌

絶対的禁忌	相対的禁忌
• 患者の拒否 • 凝固異常（neuraxial anesthesia） • 穿刺部位の感染 • 局所麻酔薬アレルギー • ショック状態（neuraxial anesthesia） • 頭蓋内圧亢進（neuraxial anesthesia）	• 非協力患者（小児，興奮，認知症） • 凝固異常（末梢神経ブロック） • 末梢神経障害 • 全身炎症 • 高度脊椎変形（neuraxial anesthesia）

Advice 局所麻酔薬アレルギー

“真”のアレルギーかどうかの確認が必要である．一部の患者は，歯科治療中のめまい，嘔気を局所麻酔薬アレルギーと思い込んでいる．“真”のアレルギー反応を示唆する呼吸器症状，発疹を伴ったかどうかの問診が重要である．もし“真”のアレルギーが疑われた場合は，どの局所麻酔薬で生じたかの確認が必要である．エステル型局所麻酔薬はその分解産物であるパラアミノ安息香酸（para-aminobenzoic acid: PABA）によるアレルギーをきたすことがある．一方，アミド型局所麻酔薬に対するアレルギー反応はきわめてまれである．エステル型とアミド型の局所麻酔薬間にアレルギーの交差反応はない．

が高くなる．

症例ごとに慎重に適応を考えることが重要である

- 抗血栓療法中の患者に対する区域麻酔は「抗血栓療法中の区域麻酔・神経ブロックガイドライン」★7 を参照にして，慎重にその適応を検討する．

★7
2014年8月，日本麻酔科学会，日本ペインクリニック学会，日本区域麻酔学会の3学会が合同で策定した．
http://www.anesth.or.jp/guide/pdf/guideline_kouketsusen.pdf

3 neuraxial anesthesia による脊髄損傷

- neuraxial anesthesia（脊髄幹麻酔）による脊髄損傷は，穿刺針・カテーテルによる機械的損傷，圧迫，脊髄虚血，血管損傷，神経毒性（局所麻酔薬，鎮痛補助薬，消毒液）などによって引き起こされるが，その多くは予測あるいは予防が困難な症例が多い．
- 穿刺針・カテーテルによる直接的な機械損傷はきわめてまれであり，アメリカ麻酔科学会の closed claims 解析ではすべての麻酔関連中枢神経系合併症に関する訴訟の 0.78％であった．また，スウェーデンの調査では neuraxial anesthesia 170 万症例で 9 症例であったと報告されている[5]．
- 通常，成人では脊髄は第2腰椎（L2）レベルで脊髄円錐となって終了するとされるが，第12胸椎～L4 レベルまでばらつきがある．また，触診による棘間の推定ではその半数が実際よりも低いレベルと誤診すると報告されており注意が必要である[5]．
- 近年，腰部 neuraxial anesthesia の困難例（肥満，脊椎手術の既往，変形など）において超音波ガイド法の有効性を示す報告が多くなされている[6]．

超音波ガイド neuraxial anesthesia の有用性を示すエビデンスが集積しつつある

- 超音波による棘間推定の正確度は 68～76％であり触診と比較して高い．また，超音波ガイド法は，硬膜外腔あるいはくも膜下までの距離の推定（実際に穿刺した針の深さとの相関係数；0.91）に役立つ．また，不成功率の減少にも関連することが示されている．

4 末梢神経ブロックの合併症

- 近年の超音波装置の進歩により，より深部の末梢神経ブロック，あるいは神経周囲へのカテーテル留置の適応範囲が拡大している．
- 超音波ガイド法の使用により末梢神経ブロックの安全性，正確性，有効性が向上する可能性が考えられる．超音波ガイド法は従来法と比較して，ブロック施行時間および作用発現時間の短縮，局所麻酔薬必要量の減少，および血管穿刺頻度の低下が期待できる．しかし，合併症を完全に防ぐことはできない[6]．
- ブロック施行時の異常感覚，痛みなどの症状は末梢神経ブロックに伴う合併症の早期発見・予防に重要な所見であるため，ブロック時の鎮静は可能な限り避け，患者との言語によるコミュニケーションを保つべきである．
- ここでは，末梢神経ブロックの4大合併症である術後神経障害（PONS），局所麻酔薬中毒（LAST），気胸，片側横隔神経麻痺（HDP）について超音波ガイド法の役割とともに概説する．

▶PONS：postoperative neurological symptoms

▶LAST：local aesthetic systemic toxicity

▶HDP：hemidiaphragmatic paresis

PONS，LAST，気胸，HDPは末梢神経ブロックの４大合併症

a. PONS

- 超音波ガイド法を用いた末梢神経ブロックの成人1,000症例あたりのPONS発生率は0.4症例であり，この発生率は従来法と比較して統計的有意差は示されていない[7]．
- PONSは，末梢神経ブロックに関連しない因子，とくに手術や体位に伴う因子，によっても生じ，通常それらを鑑別することは困難である★8．実際に，肩関節鏡手術後には末梢神経ブロックの有無にかかわらず高頻度（19〜30%）でPONSが生じる．したがって，末梢神経ブロックを計画している患者に対しては，PONSに関する十分な術前説明が重要である．
- 使用した局所麻酔薬から予想される時間を超えて麻痺が持続する場合は，神経学的検査を行うとともに，専門医へのコンサルテーションを考慮する．大多数のPONSは一過性で数か月以内に自然寛解する．

★8
PONSの原因としては，麻酔因子によるものよりも，手術あるいは体位に伴う因子のほうが，その影響がより大きいと考えられている．

PONSには術前のインフォームドコンセントが重要

b. LAST

- 末梢神経ブロックによる臨床的意義のあるLASTの発生頻度は10,000症例あたり7.5〜20症例と報告されている[8]★9．
- LASTは前駆症状（興奮，耳鳴）から痙攣，血中濃度が高まると心室性不整脈から心停止に至る（表7）．したがって，前駆症状で発見し，その後局所麻酔薬の追加を行わないことが重要である★10．
- 症候は局所麻酔薬が静脈内投与された直後，あるいは局所麻酔薬が全身に吸収された場合に生じる．過去の症例報告をまとめた研究では，局所麻酔薬の

★9
LASTについての最新情報は，日本麻酔科学会が作成した「局所麻酔薬中毒への対応プラクティカルガイド」（2017年6月）（http://www.anesth.or.jp/guide/pdf/practical_localanesthesia.pdf）にまとめられている．

★10
アナフィラキシー，出血，肺塞栓，心筋虚血など，他の要因によるショック状態との鑑別も重要である．

表7 LASTの症状と症候

中枢神経症状	心血管系症状
自覚症状 　興奮 　聴覚変化 　焦点調節困難 　めまい 　金属味覚 　耳鳴 他覚症状 　昏睡 　振戦 　痙攣 　呼吸停止	心症状 　洞結節ペースメーカー機能障害 　Purkinje 線維・心筋の脱分極障害 　心収縮機能障害 血管症状 　血管収縮（低局所麻酔薬濃度） 　血管拡張（高局所麻酔薬濃度）

表8 局所麻酔薬中毒の治療

援助を依頼する
初期対応
• 気道確保：100％酸素で換気を行う • 抗痙攣療法：ベンゾジアゼピンが第一選択薬である • 体外補助循環の準備を依頼する
循環管理
• 一次・二次救命処置を行う • バソプレシン，カルシウム拮抗薬，β遮断薬，局所麻酔薬の使用は避ける • エピネフリンの1回投与量を1.0 μg/kg未満に減量する
lipid rescue
• 20％脂肪乳剤を使用する • ボーラス投与：1.5 mL/kg（1分以上かけて） • 持続投与：0.25 mL/kg
体外補助循環

単回投与からLAST発症までの時間は52.5秒（中間値，最大60分後）と報告されている[8]．

- 各局所麻酔薬の極量（リドカイン：7 mg/kg，ブピバカイン：2 mg/kg，ロピバカイン：3 mg/kg）を超えての使用は避ける．また，高齢，新生児，腎機能障害，低蛋白血症，心機能低下などはLASTを増悪する可能性があり，さらなる投与量の調整が必要である．
- 現時点でエビデンスは存在しないが，血管穿刺の防止および必要局所麻酔薬の減少効果から，超音波ガイド法の使用によりLASTの発症頻度が減少できることが期待される．
- LASTに対して適切な治療を行うために，他の要因による循環虚脱に対する治療との違いを理解する必要がある（表8）．

局所麻酔薬使用中は常にLASTの可能性を考慮する

c. 気胸とHDP

- 鎖骨近傍での腕神経叢ブロックは気胸（とくに鎖骨上アプローチ）★11およびHDP（とくに斜角筋間アプローチ）の危険性を考慮する必要がある．そのため，低呼吸機能患者ではこれらのブロックは相対的禁忌とされる．
- 超音波ガイド法を用いた鎖骨上アプローチでは，胸膜の位置を確認できるため，気胸の予防に有効であると考えられる．
- 斜角筋間アプローチでは横隔神経ブロックはほぼ必発である．超音波ガイド法を用いて局所麻酔薬の投与量を減らしてもHDPを完全に防ぐことはできない．HDPにより呼吸機能が30％低下すると考えられているため，このことに耐えられない重症肺機能患者では禁忌となる．また，健常人であっても両側ブロックを施行してはならない．

★11
気胸は肋間神経ブロックなどの胸郭周囲のすべてのブロックで生じる危険性がある．

（河野　崇，横山正尚）

文献

1) Liu SS, et al. A comparison of regional versus general anesthesia for ambulatory anesthesia: A meta-analysis of randomized controlled trials. Anesth Analg 2005; 101: 1634–42.
2) Modig J. Influence of regional anesthesia, local anesthetics, and sympathicomimetics on the pathophysiology of deep vein thrombosis. Acta Chir Scand Suppl 1989; 550: 119–24; discussion 124–7.
3) Modig J. Regional anaesthesia and blood loss. Acta Anaesthesiol Scand Suppl 1988; 89: 44–8.
4) Fritz BA, et al. Intraoperative electroencephalogram suppression predicts postoperative delirium. Anesth Analg 2016; 122: 234–42.
5) Neal JM, et al. Anatomy and pathophysiology of spinal cord injury associated with regional anesthesia and pain medicine: 2015 update. Reg Anesth Pain Med 2015; 40: 506–25.
6) Neal JM, et al. The second American society of regional anesthesia and pain medicine evidence-based medicine assessment of ultrasound-guided regional anesthesia: Executive summary. Reg Anesth Pain Med 2016; 41: 181–94.
7) Sites BD, et al. Incidence of local anesthetic systemic toxicity and postoperative neurologic symptoms associated with 12,668 ultrasound-guided nerve blocks: An analysis from a prospective clinical registry. Reg Anesth Pain Med 2012; 37: 478–82.
8) Vadi MG, et al. Local anesthetic systemic toxicity after combined psoas compartment-sciatic nerve block: Analysis of decision factors and diagnostic delay. Anesthesiology 2014; 120: 987–96.

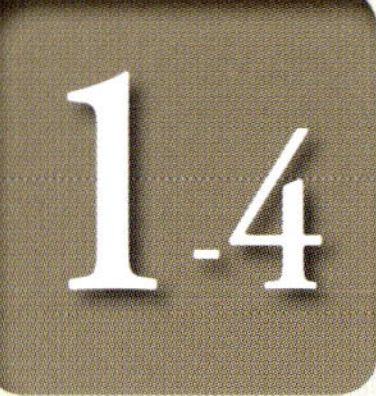

困難症例での筋弛緩薬の使い方

- 現在，腹腔鏡手術などの低侵襲，長時間手術が増加している．そのため術中管理，とくに術中の視野改善のために，筋弛緩薬の重要性は増している．
- 日本では2007年にロクロニウム（エスラックス®），2010年にスガマデクス（ブリディオン®）が上市され，筋弛緩薬の管理が比較的容易になった．しかし，周術期管理の向上に伴って筋弛緩薬の使用が懸念されるハイリスク患者の手術が増加している．
- 本項では，筋弛緩薬の使用に問題が生じる可能性がある状況，ある種の基礎疾患をもつ患者において，どのように筋弛緩薬を使用すればより安全に術中の筋弛緩管理ができるのか解説する．

1 気道確保困難予測患者のマネージメント

a. 気道確保困難ガイドラインにおける筋弛緩薬の位置づけ

- 近年のガイドライン改訂に伴って“cannot ventilate, cannot intubate（CVCI）”症例において筋弛緩薬に関する記載が追加されている．
- 2015年に改訂されたDifficult Airway Society（DAS）ガイドライン[1]では，「気道管理に難渋する症例では完全な神経筋遮断を行うべき」，と筋弛緩薬の積極的使用を推奨している．
- また2014年に改訂された日本麻酔科学会（JSA）の気道管理ガイドライン[2]においても，マスク換気を確認してからの筋弛緩薬投与には安全に関してエビデンスはなく，フェイスマスクによる換気効率も向上する可能性があるとして使用を推奨している．
- アメリカ麻酔科学会（ASA）のガイドライン[3]では筋弛緩薬に関する記載はされていない．

DASガイドライン，JSA気道管理ガイドラインでは筋弛緩薬の使用を推奨している

▶ASA：
American Society of Anesthesiologists

b. 筋弛緩薬投与が望ましくない症例

- 主に咽頭を開大させているのはオトガイ舌筋であるが，オトガイ舌筋が最大限に働いて咽頭気道を開通している状態（重症閉塞性睡眠時無呼吸症候群，腫瘍，扁桃肥大，急性喉頭外炎など）では，筋弛緩薬によるオトガイ舌筋の弛緩により咽頭気道の維持が困難となる可能性がある．
- 気道確保に際して筋弛緩薬投与が有効な理由として，triple airway maneuver（下顎前方移動，頭部後屈，開口）が容易に行えることがあげられる．よってtriple airway maneuverができない状態，ハローベスト装着，顎顔面形態異常など，では気道確保が困難になりうる．

オトガイ舌筋が最大限に働いて咽頭気道を維持している患者には筋弛緩薬は慎重投与

c. 筋弛緩薬投与後の気道確保困難

- 完全な筋弛緩状態が得られているにもかかわらずCVCIにより重篤な低酸素血症へ進行する危険性がある場合，患者を覚醒させることおよび自発呼吸を再開させることを考慮すべきである[2]．

d. 筋弛緩状態からの回復

- ロクロニウムによる筋弛緩状態はスガマデクスで緊急リバース可能である[4]．とくに導入時投与直後では16 mg/kgのスガマデクス投与で回復するとされている．
- 咽頭筋は筋弛緩薬への感受性が高い筋とされており[5]，TOF比0.8でも上気道の維持機能は抑制されている[6]．オトガイ舌筋が最大限に働いて咽頭気道を維持している患者において，筋弛緩状態からの回復が十分でない場合は上気道の維持ができず，重篤な低酸素血症につながる危険がある．よって回復はTOF比0.9以上を目標にスガマデクスを投与すべきである．

▶TOF比：
train-of-four ratio

回復はTOF比0.9以上を目標にスガマデクスを投与

2 重症筋無力症患者のマネージメント

a. 重症筋無力症患者における非脱分極性筋弛緩薬

- 重症筋無力症患者では抗アセチルコリン受容体（AChR）抗体が産生され，神経筋接合部におけるAChRが減少する．その結果，非脱分極性筋弛緩薬に対する感受性は亢進し，その作用遷延のために使用が躊躇されてきた．
- 実際には，非脱分極性筋弛緩薬への感受性は患者によってさまざまであり，亢進している患者は約1/3であるという報告もある[7]．その報告では多変量解析の結果，非脱分極性筋弛緩薬への感受性が亢進する要因として，発症年齢が若い（発症が10歳若いと亢進する確率は約2.4倍），baseline TOF比（baseline TOF比が10%減ると約4倍）があげられており，術前の臨床上の重症度とは関係がなかった．
- 筋弛緩薬の必要量は患者ごとに大きく異なる可能性があり，非脱分極性筋弛緩薬の投与には十分な注意が必要である．よって筋弛緩モニタリングのもと少量ずつ投与すべき[8]とされている．

非脱分極性弛緩薬は筋弛緩モニタリングのもと少量ずつ投与

b. 重症筋無力症患者におけるスガマデクス

- スガマデクスによる拮抗の有効性を示した報告は多数ある．そのためロクロニウム（エスラックス®）の添付文書も改訂され，重症筋無力症患者であってもスガマデクスに対して過敏症の既往がなければ使用可能となった．
- しかし，スガマデクスを用いてもTOF比が十分回復せず，追加でネオスチグミンを使用し回復を得た報告[9]もある．改訂された添付文書では，筋弛緩モニタリングができる状況ならば重症筋無力症に対してロクロニウムを使用してもよいということであり，回復の確認に関しても筋弛緩モニタリングは

▶PTC：
post-tetanic count

TOF 比の改善が十分でなければスガマデクス追加投与かネオスチグミンの投与を考慮

必須である．

- スガマデクスの投与量としては，これまでの報告[10]からは通常どおり（TOF count 2 ならば 2 mg/kg，PTC が出現していれば 4 mg/kg）の投与を行い，TOF 比の改善が十分でなければ追加投与もしくはネオスチグミンの投与を考慮すべきであるとされている．

3 高齢者のマネージメント

a. 高齢者と筋弛緩薬

- 高齢患者において筋弛緩薬投与後の筋弛緩作用が遷延することがある[8]．その理由としては肝機能または腎機能の低下，分布容積の減少（とくにロクロニウムは水溶性が高い），筋肉量の減少（アセチルコリンまたはアセチルコリン受容体の変化）があげられる．実際に肝機能・腎機能障害で筋弛緩薬の作用が遷延する報告は少ないが，どのような反応になるか予想困難なため使用に注意を要する．

b. 高齢者の筋弛緩薬残存と呼吸器合併症

- 作用遷延のために残存筋弛緩は若年者よりもはるかに多いことが報告されている[11]．70～90 歳の高齢者では筋弛緩モニタリングを行わないときには，術後回復室で測定した TOF 値が 0.9 以下の症例は 57.7％存在し，さらに TOF 比が 0.7 以下の症例は 16.8％である．
- 高齢者では，若年者と比較すると部分筋弛緩状態において嚥下機能が 2 倍低下するといわれており[12]，残存筋弛緩状態は呼吸器合併症への影響が高いと思われる．
- 実際に報告において残存筋弛緩のリスクとしては，開腹手術であること，手術時間，年齢があげられており，年齢に関しては 10 歳ごとに 1.21 倍そのリスクが上昇するとされている[13]．さらに術後の呼吸器合併症のリスクとしては，多変量解析の結果から低体温，術後の意識レベル，残存筋弛緩があげられており，残存筋弛緩のリスクが高い高齢者は，術後の呼吸器合併症を起こしやすいとされている．

残存筋弛緩のリスクが高い高齢者は，術後の呼吸器合併症のリスクも高い

c. スガマデクスが高齢者の筋弛緩管理に与える影響

- 日本で 2010 年にスガマデクスが使用可能になってから，術中の筋弛緩管理は劇的に変化した．これは高齢者の筋弛緩管理に関してはとくに影響が大きいと考えられる．
- 術後回復室での残存筋弛緩状態を評価した報告[11]では，筋弛緩薬の拮抗にはネオスチグミンが使用されている（TOF count 3 以上でネオスチグミン 50 μg/kg 投与）．また術後の残存筋弛緩，呼吸器合併症を評価した報告[13]では，ネオスチグミンでの拮抗はスガマデクスと比較すると 1.51 倍，残存筋弛緩のリスクがあるといわれている．

- しかし，スガマデクスを使用しても残存筋弛緩のリスクがなくなるわけではない．とくに高齢者ではロクロニウムの筋弛緩効果とともにスガマデクスによる回復効果も患者ごとに異なる可能性がある．他の薬物と同様に筋弛緩薬においても高齢者では少量から投与を開始し，効果を確認しながら投与量を調整するべきである[14]．高齢者でスガマデクスの投与量をどうすればよいかという報告はないが，残存筋弛緩のリスクを考慮すると通常どおりに投与したうえで，筋弛緩モニターで回復を確認すべきであると考えられる．

通常どおりにスガマデクスを投与したうえで，筋弛緩モニターで回復を確認する

4 小児のマネージメント

a. 小児と成人の違い

- 横隔膜，肋間筋など呼吸筋における筋線維の組成は，成人ではタイプⅠが多いのに対して新生児ではタイプⅡが多い．2歳までにタイプⅠが増加し成人と同様の組成になる[15]．タイプⅠとⅡでは非脱分極性筋弛緩薬に対する感受性が異なる．
- 体内水分分布量は，投与された薬物の感受性に大きな影響を及ぼす．細胞外液は新生児で44%，1歳児で26%となり，その後はほぼ一定である[16]．
- 腎機能は1歳未満では十分発達しておらず，糸球体濾過量は3歳児でも成人より少ない[16]．このことが新生児で血中濃度が高く維持される一つの要因となる．
- 新生児は肝機能が不完全であり，代謝に関係する酵素誘導も未熟である．さらに新生児では乳児よりも血中アルブミンレベルが低く，遊離薬物量が増加する．そのため作用が強く現れる．
- 胎児型アセチルコリン受容体は，成人型アセチルコリン受容体★1よりも非脱分極性筋弛緩薬への感受性が高い．胎児型アセチルコリン受容体が成人型へ変化するのは胎児31週ごろと報告されており[17]，出生児には胎児型は存在しない．しかし，受容体の数およびシナプスそのものの未熟性のため神経筋接合部は1〜2歳までは筋弛緩薬に対する感受性は亢進しており，現在では成熟するのは2歳ごろと考えられている[18]．

★1
アセチルコリン受容体のγサブユニットがεサブユニットに変化し胎児型から成人型へ変化する．

b. 小児における筋弛緩薬

- 小児では1〜2歳ごろまで神経筋接合部が未成熟であり，肝腎機能が十分に発達していないことから筋弛緩薬の作用が遷延する．その後神経筋接合部が成熟し，肝腎が発達すると今度は分布容積が成人と比較して多いことから筋弛緩薬への感受性が低下する．
- 小児患者に筋弛緩薬を使用する際は，年齢によって反応が大きく異なるためモニタリングのうえで投与を行うことが必要である．

筋弛緩薬に対する反応は年齢により大きく異なるためモニタリングのうえ投与する

5 帝王切開時のマネージメント

a. 全身麻酔での帝王切開

- 妊娠時には体重の増加，循環血液量の増加などにより上気道の浮腫状変化をきたしている．よって全身麻酔導入後，気道確保困難におちいることがある．さらに，消化管運動は低下しており，誤嚥のリスクは高い．
- 全身麻酔下に帝王切開を行う際，麻酔導入には十分な注意が必要であり，気道確保の面からも後述のごとく慎重な筋弛緩薬の投与が求められる．

b. スキサメトニウム vs ロクロニウム

- スキサメトニウムは，単回投与後作用発現が非常に早く，また単収縮が回復するまでの時間が非常に早い．さらに妊娠時には分布容積の増加からその回復は早くなる[19]．気道確保困難が予想される妊婦の全身麻酔導入時に汎用されてきた．
- ロクロニウム 0.6 mg/kg を帝王切開時に投与した際，投与から約 80 秒で 90%の患者に気管挿管可能な筋弛緩を得ることができる[20]．さらに，胎盤通過性は低く胎児への影響はなかったと報告されている．近年，スガマデクスの使用が可能となり，ロクロニウムも投与後に急速リバースが可能となった．これらのことからロクロニウムは帝王切開の麻酔導入に適した筋弛緩薬として使用が増えている．
- 帝王切開時にロクロニウムを投与した研究は非常に少なく，とくに胎児への影響（臍帯静脈血中濃度）を調べた報告はロクロニウムを 0.6 mg/kg 投与したものしかない[20]．ロクロニウムによる帝王切開時の全身麻酔導入が母体と胎児に安全かはまだ明らかではない．

ロクロニウムによる帝王切開時の全身麻酔導入における胎児の安全性は未確立

6 その他の病態におけるマネージメント

a. 熱傷

- 熱傷患者ではスキサメトニウムなどの脱分極性筋弛緩薬に対する感受性が亢進しており，高カリウム血症のリスクがある．
- 非脱分極性筋弛緩薬に対しては抵抗性が生じる[21]が，これは腎クリアランスの増加による排泄の増加，分布容積の増加，さらにはアセチルコリン受容体の増加も関与しているとされる[22]．この抵抗性により，小児に関しては熱傷面積の増加に伴いベクロニウムの必要量が増加する，という報告がある[23]．またこの反応は受傷から 24〜48 時間後に出現し，1〜2 年間は継続する．

b. 他の薬物との相互作用

- 非脱分極性筋弛緩薬の作用を増強させる薬剤としては，吸入麻酔薬，フロセミド・サイアザイド系といったカリウム排泄型利尿薬，抗菌薬（アミノグリコシド系，リンコマイシン系，ポリペプチド系，アシルアミノペニシリン系），MAO阻害薬，プロタミン製剤，β遮断薬，リドカイン，ブピバカイン，メトロニダゾール，カルシウム拮抗薬，シメチジン，マグネシウム塩製剤，キニジン，キニーネ，リチウム塩製剤，フェニトインなどがあげられる[8)]．

▶MAO：monoamine oxidase

- 筋弛緩薬の作用を減弱させるのは，塩化カルシウム製剤，塩化カリウム製剤，プロテアーゼ阻害薬（ガベキサート，ウリナスタチン），副腎皮質ホルモン薬，抗てんかん薬（カルバマゼピン，フェニトイン）の長期前投与などである[8)]．

c. 電解質異常

- カルシウムは，運動神経終末からのアセチルコリン放出を促進する．*d*-tubocurarine，pancuronium に対する感受性が低下，筋原線維の興奮収縮連関を促進することで高カルシウム血症患者では筋弛緩薬の作用時間が短縮する[24)]．
- マグネシウムは，非脱分極性筋弛緩薬の作用を増強する[25)]．重症妊娠高血圧症候群患者で子癇予防に投与される場合など，マグネシウム投与患者に筋弛緩薬を投与する場合，筋弛緩モニタリングのもと少量から投与すべきである．
- 低カリウム血症では，筋弛緩薬の作用が増強する[26)]．pancuronium の必要量と血漿カリウム濃度には正の相関が認められている．

（羽間恵太，中塚秀輝）

文献

1) Lacquiere DA, et al. DAS 2015 guidelines for management of CICO. Br J Anaesth 2016; 117: 532–3.
2) 日本麻酔科学会．日本麻酔科学会 気道管理ガイドライン 2014（日本語訳）—より安全な麻酔導入のために．http://www.anesth.or.jp/guide/pdf/20150427-2guidelin.pdf
3) Apfelbaum JL, et al; American Society of Anesthesiologists Task Force on Management of the Difficult Airway. Practice guidelines for management of the difficult airway: An updated report by the American Society of Anesthesiologists Task Force on Management of the Difficult Airway. Anesthesiology 2013; 118: 251–70.
4) Abrishami A, et al. Cochrane corner: Sugammadex, a selective reversal medication for preventing postoperative residual neuromuscular blockade. Anesth Analg 2010; 110: 1239.
5) Isono S, et al. Differential effects of vecuronium on diaphragm and geniohyoid muscle in anaesthetized dogs. Br J Anaesth 1992; 68: 239–43.
6) Eikermann M, et al. The predisposition to inspiratory upper airway collapse during partial neuromuscular blockade. Am J Respir Crit Care Med 2007; 175: 9–15.
7) Fujimoto M, et al. Response to rocuronium and its determinants in patients with myasthenia gravis: A case-control study. Eur J Anaesthesiol 2015; 32: 672–80.
8) 日本麻酔科学会．麻酔薬および麻酔関連薬使用ガイドライン 第3版．Ⅵ 筋弛緩薬・拮抗薬．http://www.anesth.or.jp/guide/pdf/publication4-6_20170227s.pdf
9) Sugi Y, et al. Restoration of Train-of-Four Ratio with Neostigmine After Insufficient Recovery with Sugammadex in a Patient with Myasthenia Gravis. A A Case Rep 2013; 1: 43–5.
10) 富山芳信，ほか．重症筋無力症患者にロクロニウムとスガマデクスを使用した2症例．日

臨麻会誌 2011; 31: 791-7.
11) Murphy GS, et al. Residual Neuromuscular Block in the Elderly: Incidence and Clinical Implications. Anesthesiology 2015; 123: 1322-36.
12) Cedborg AI, et al. Pharyngeal function and breathing pattern during partial neuromuscular block in the elderly: Effects on airway protection. Anesthesiology 2014; 120: 312-25.
13) Stewart PA, et al. The Impact of Residual Neuromuscular Blockade, Oversedation, and Hypothermia on Adverse Respiratory Events in a Postanesthetic Care Unit: A Prospective Study of Prevalence, Predictors, and Outcomes. Anesth Analg 2016; 123: 859-68.
14) Rivera R, et al. Perioperative drug therapy in elderly patients. Anesthesiology 2009; 110: 1176-81.
15) Keens TG, et al. Developmental pattern of muscle fiber types in human ventilatory muscles. J Appl Physiol Respir Environ Exerc Physiol 1978; 44: 909-13.
16) Fisher DM, et al. Pharmacokinetics and pharmacodynamics of d-tubocurarine in infants, children, and adults. Anesthesiology 1982; 57: 203-8.
17) Hesselmans LF, et al. Development of innervation of skeletal muscle fibers in man: Relation to acetylcholine receptors. Anat Rec 1993; 236: 553-62.
18) Hall HZ, Sanes JR. Synaptic structure and development: The neuromuscular junction. Cell 1993; 72: 99-121.
19) Wiqvist N, Wahlin A. Effect of succinylcholine on uterine motility. Acta Anaesthesiol Scand 1962; 6: 71-5.
20) Abouleish E, et al. Rocuronium (Org 9426) for caesarean section. Br J Anaesth 1994; 73: 336-41.
21) Han T, et al. Neuromuscular pharmacodynamics of rocuronium in patients with major burns. Anesth Analg 2004; 99: 386-92.
22) Martyn JA, et al. The neuromuscular effects of pancuronium in burned children. Anesthesiology 1983; 59: 561-4.
23) Mills AK, Martyn JA. Neuromuscular blockade with vecuronium in paediatric patients with burn injury. Br J Clin Pharmacol 1989; 28: 155-9.
24) Waud BE, Waud DR. Interaction of calcium and potassium with neuromuscular blocking agents. Br J Anaesth 1980; 52: 863-6.
25) Fuchs-Buder T, et al. Interaction of magnesium sulphate with vecuronium-induced neuromuscular block. Br J Anaesth 1995; 74: 405-9.
26) Miller RD, Roderick LL. Diuretic-induced hypokalaemia, pancuronium neuromuscular blockade and its antagonism by neostigmine. Br J Anaesth 1978; 50: 541-4.

1-5 オピオイドを使いこなすために

- オピオイドはその強力な鎮痛作用により急性期の周術期での麻酔管理や術後疼痛管理だけでなく，ペインクリニックや緩和ケアでも広く用いられている．
- 周術期での鎮痛はオピオイド中心に行われるため，オピオイドの特徴を知り，リスクのある患者でのオピオイドの使い方を理解することが安全な周術期管理につながる．
- ここでは，オピオイドの一般的な特徴とともに，リスクのある高齢者，肥満患者，呼吸機能低下患者，帝王切開術を受ける妊婦での周術期のオピオイドの使い方を解説する．

1 オピオイドの特徴

a. オピオイドの作用機序

オピオイド受容体を介して生じる作用と副作用を理解する

- オピオイドを使いこなすためには，投与したオピオイドがオピオイド受容体を介して生じる作用と副作用を理解することが必要である．オピオイド受容体にはμ，δ，κ受容体があり，臨床上用いられているオピオイドの鎮痛効果は主にμ受容体を介している．オピオイドがオピオイド受容体に作用して，鎮痛効果以外にも鎮静や呼吸抑制などが生じる（表 1）．
- オピオイドによる鎮痛機序には，脊髄後角から大脳皮質や視床など上位中枢への疼痛伝達を抑制する経路と下行抑制系として中脳水道周囲灰白質から吻側延髄腹側部を介して脊髄後角でのアドレナリン作動性・セロトニン作動性神経系を活性化することで痛覚伝達を抑制する経路がある．

b. 周術期でのオピオイドの使用法

区域麻酔での使用

- 区域麻酔穿刺前に1～2 μg/kg のフェンタニルの静脈内投与をすると穿刺による痛みが緩和される．
- 区域麻酔の鎮痛の補助としてフェンタニルの静脈内投与やレミフェンタニルの持続静脈内投与を行う．
- フェンタニルやモルヒネの硬膜外腔や脊髄くも膜下腔投与では，静脈注射に比べて極少量で鎮痛効果が得られる★1．

★1
レミフェンタニルは，添加物として神経障害作用のあるグリシンが含まれているため，脊髄くも膜下腔や硬膜外腔に投与してはいけない．

表 1　オピオイド受容体と作用・副作用

受容体	作用・副作用
μ	鎮痛，鎮静，呼吸抑制，徐脈，便秘，尿閉，瘙痒，多幸感，身体依存
δ	鎮痛，呼吸抑制
κ	鎮痛，鎮痒，鎮静，呼吸抑制，便秘，利尿，精神異常，身体依存

全身麻酔での使用

- オピオイドは，吸入麻酔薬やプロポフォールなどの静脈麻酔薬とともに用いられる．オピオイドの

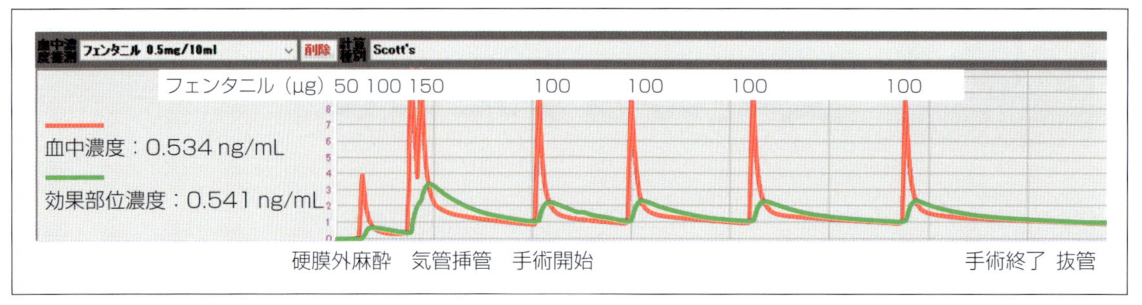

図1 薬物動態・薬力学モデルに基づいてのフェンタニルの投与例
1.0 ng/mL 以上のフェンタニルの効果部位濃度を保つための同量のフェンタニルの投与間隔は時間とともに延びていく.

効果部位での実測値を測定することは難しい．フェンタニルの薬物動態・薬力学（pharmacokinetic and pharmacodynamics：PK/PD）モデルとしてShafer と Scott のモデルが，レミフェンタニルの PK/PD モデルとして Minto のモデルが広く用いられている．最近では，自動麻酔記録の普及に伴い，オピオイドの効果部位濃度のシミュレーションソフトが組み込まれていることも多く，オピオイドの PK/PD モデルに基づいた薬物動態のシミュレーションが簡単にできるようになった．

フェンタニルによる呼吸抑制は通常，効果部位濃度 2.0 ng/mL 以上で生じる

- フェンタニルは，0.8～1.0 ng/mL 以上の効果部位濃度で鎮痛効果が得られ，強い痛み刺激が加わるときは，3.0 ng/mL 以上必要となることがある．呼吸抑制は 2.0 ng/mL 以上で生じる★2.
- 実際にフェンタニルの効果部位濃度を 1.0 ng/mL 以上に維持した症例を提示する（図1）．この症例では，硬膜外麻酔とフェンタニルにより鎮痛のコントロールを行った．麻酔維持中，1.0 ng/mL 以上の効果部位濃度を保つための同量のフェンタニルの投与間隔が時間とともに延びている★3.

★2
患者により適切なフェンタニルの濃度は異なるため，効果部位濃度を参考にしながら，実際の効果を確認し，必要に応じてフェンタニルの投与を行う．また，フェンタニルの効果部位濃度が 1.0 ng/mL 以下でも呼吸抑制を生じることがあるため注意が必要である．

★3
漫然と一定時間ごとにフェンタニルを投与するとフェンタニルの効果部位濃度は上昇していき，必要以上にフェンタニルが蓄積されていく危険性がある．

術後鎮痛

- 局所麻酔薬とフェンタニルやモルヒネとを混合する硬膜外鎮痛やフェンタニルやモルヒネの静脈注射で術後の鎮痛を得る．いずれも患者管理鎮痛法（patient controlled analgesia：PCA）により投与することができる．

c. オピオイドの副作用

呼吸抑制

- オピオイドによる呼吸抑制は，頻度は少ないが最も重篤な副作用の一つである．オピオイドは脳幹での呼吸中枢に直接作用して呼吸抑制が生じる．この呼吸抑制は，用量依存性に生じ，二酸化炭素や低酸素に対する呼吸中枢への反応性が低下する．オピオイドによる呼吸抑制により呼吸数の減少が生じる．

高齢者，高度肥満者，睡眠時無呼吸患者などは呼吸抑制が生じやすい

- 高齢者，高度肥満者，睡眠時無呼吸症候群患者などは呼吸抑制が発症しやすい．オピオイドの静脈注射だけでなく，硬膜外投与や脊髄くも膜下投与でも呼吸抑制は生じることがある．

筋強直

- 麻酔導入時にオピオイド投与により筋緊張が生じて筋強直が起こり，換気困難となることがある．筋強直が生じると肺コンプライアンス，機能的残気量の低下が起こり，低酸素血症や高二酸化炭素血症を生じて危機的な状況となることがある★4．
- 筋弛緩薬を使用しないでラリンゲルマスクによる全身麻酔を施行しているときに，レミフェンタニルの鎮痛より手術による侵襲が強いときに筋強直が生じ，換気困難となることがある．

★4
すみやかに筋弛緩薬を投与すると筋弛緩が得られ，換気が可能となる．

血圧低下

- モルヒネを投与した場合，肥満細胞に作用してヒスタミンが遊離され，末梢血管の拡張が生じることで，血圧が低下することがある．オピオイドは，局所麻酔を用いた硬膜外麻酔や脊髄くも膜下麻酔，静脈麻酔薬，吸入麻酔薬と比べると循環への影響は少ない．

徐脈

- オピオイドが中枢での迷走神経核を刺激することで，徐脈が生じることがある．アトロピンを投与することでオピオイドによる徐脈に対応できる．

悪心・嘔吐

- オピオイドは，延髄の化学受容器引金帯への作用，前庭機能の刺激，消化管の蠕動運動を抑制することなどにより，術後悪心・嘔吐（postoperative nausea and vomiting：PONV）を引き起こす．
- PONV のリスク要因として，女性，非喫煙者，PONV の既往に加え，術後のオピオイド投与があり，これらの因子が 1 つ増えるごとに，PONV のリスクが 20，40，60，80％と上昇する[1]．
- PONV のリスクが高い患者では，極力，術後のオピオイド使用を控える．PONV の予防として，麻酔導入にデキサメタゾン 4～5 mg の静脈注射やドロペリドール 0.625～1.25 mg の静脈注射が有効である[1]★5．

PONV 高リスク例（女性，非喫煙者，PONV 既往等）は術後のオピオイド使用を控える

★5
デキサメタゾンは糖尿病患者には禁忌である．ドロペリドールは錐体外路症状，QT 延長症候群，torsade de pointes に注意する．

痒み

- オピオイドの静脈投与よりも硬膜外投与や脊髄くも膜下投与のほうが痒みの発生率は高く，帝王切開術以外の小手術ではフェンタニルやモルヒネのいずれでも 30％程度の患者に痒みが生じる．

2 リスクのある患者でのオピオイドの使い方

a. ASA 分類

- リスクがある症例では，適切な術前評価とそれに基づく麻酔計画が重要である．最近，アメリカ麻酔科学会では，ASA 分類の定義は変わっていないが，

表2 ASA PS 分類 具体例

ASA PS	具体例
1	健康，非喫煙，アルコールを大量には飲まない
2	機能障害のない全身疾患，喫煙者，アルコール摂取者，妊娠，肥満（BMI 30〜40），軽度の肺疾患，よくコントロールされた高血圧，糖尿病
3	1つ以上の中等度〜重篤な疾患を有するコントロール不良の高血圧，糖尿病，COPD，肥満（BMI≧40），肝炎，アルコール依存，EF低下，ペースメーカ，透析中の末期腎不全，未熟児（在胎60週未満），心筋梗塞，脳血管障害，一過性脳虚血発作，冠動脈疾患，ステント挿入の既往
4	心筋梗塞，脳血管障害，一過性脳虚血発作，冠動脈疾患，ステント挿入の既往（3か月以内），現在の心虚血，弁疾患，EFの著明な低下，敗血症，DIC，急性肺障害，透析をしていない末期腎不全
5	破裂した腹部または胸部大動脈瘤，重症外傷，圧排効果のある脳内出血，心不全や多臓器不全に瀕した腸管虚血
6	脳死患者

BMI：body mass index，COPD：chronic obstructive pulmonary disease，EF：ejection fraction，DIC：disseminated intravascular coagulation.
(American Society of Anesthesiologists. ASA Physical Status Classification System. https://www.asahq.org/resources/clinical-information/asa-physical-status-classification-system[2]より)

具体例が新たに示された（**表2**）[2]★6.

- ASA分類では高齢者が具体例として記載されていないが，ここでは，高齢者，肥満患者，呼吸機能低下患者，帝王切開術を受ける妊婦でのオピオイドの使い方について解説する.

★6
これまで術前検査に異常はなく，合併症もない喫煙者や妊婦はASA PS 1としていた場合でも，この新しい分類ではともに少なくともASA PS 2となる.

b. 高齢者への対応

加齢による生理的機能変化と周術期の影響

- 加齢によりさまざまな生理的な変化が生じ，臓器機能は低下していく（**表3**）．加齢による生理的変化は個人間の差が大きく，同じ個人においても臓器により機能低下にはばらつきがある．高齢者への対応について最近のreviewを主軸として解説する[3].
- 健康な高齢者であっても，手術の侵襲や麻酔などの負荷がかからなければ臓器機能低下が明るみに出ないことがある．ADLに問題がなくても予備能が低下していれば，手術の侵襲や麻酔により循環器系および呼吸器系などの臓器機能が低下することがある.
- フェンタニルやモルヒネの肝除去率のクリアランスには，肝血流の変化が影響し，高齢者ではこれらの薬剤のクリアランスは低下している．加齢により糸球体の数と機能が低下すると，糸球体濾過量が減少する．また，腎血流量も加齢に伴い低下する．高齢者に対する周術期管理では，オピオイドはまず少量投与から開始し，その効果を判定しながら慎重に投与量を調節することが重要である.
- 高齢者では術後譫妄や術後認知機能障害（postoperative cognitive dysfunction：

表3 加齢に伴う生理的変化

- 認知機能低下
- 心拍出量減少，体血管抵抗増加
- 肺活量減少，低酸素症や高二酸化炭素症での換気応答低下
- 腎臓重量低下，腎血流量低下，糸球体濾過量低下
- 肝臓重量低下，肝血流量低下
- 体水分量低下，除脂肪体重低下，体脂肪増加
- 血清アルブミン低下

▶ADL：activities of daily living

表4 高齢者に対するオピオイド投与量例

オピオイド	若年者	高齢者
フェンタニル	1〜2 μg/kg	0.5〜1 μg/kg
モルヒネ	0.03〜0.06 mg/kg	0.02〜0.03 mg/kg
レミフェンタニル	0.1 μg/kg 維持 0.25〜1.3 μg/kg/分	0.05 μg/kg 0.05〜0.3 μg/kg/分

(Rivera R, et al. Anesthesiology 2009; 110: 1176-81[3]より引用改変)

表5 高齢者での IV-PCA の投与量例

オピオイド	ボーラス投与	持続投与	ロックアウト時間(分)
フェンタニル	10〜20 μg	10〜20 μg/時	10〜15
モルヒネ	0.5〜1 mg	—	10〜20

POCD)が起こりやすく，そのことが死亡率上昇につながることが知られている[4]．術後譫妄や POCD の病因は解明されていない★7．

- オピオイドの直接的な関与は明らかになっていないが，適切な術中管理や良好な術後鎮痛により術後譫妄や POCD の予防につながると考えられている．

★7
術前危険因子として高齢，低学歴，脳血管疾患の既往があげられている[4]．

フェンタニル

- フェンタニルは，脂溶性が高いため，作用発現が速く，調節性が良いことから，周術期に最も用いられるオピオイドである．
- フェンタニルの薬物動態パラメータは，年代を問わずほぼ一定であることをふまえると，フェンタニルの必要量の減少には薬力学の変化が関与しているものと考えられている．フェンタニルの必要量は加齢に伴って減少していく．たとえば，フェンタニルの必要量は，20歳のときと比べ80歳では50%少なくてすむ．
- 高齢者にフェンタニルを使用する場合には，年齢に応じて投与量を最大半減する必要がある(**表4**)[3]．最近ではさらに90歳代の患者の麻酔管理も増えてきており，その場合はさらにフェンタニルを減量する★8．
- 術後鎮痛には硬膜外麻酔を施行したときには，低濃度のロピバカインやレボブピバカインなどの局所麻酔薬と1〜2 μg/mL 程度の少量のフェンタニルと併用した硬膜外鎮痛法がよく用いられる．
- 全身麻酔のみのときには経静脈的患者管理鎮痛法(IV-PCA)により術後鎮痛法を行う(**表5**)．

高齢者へのフェンタニル使用は年齢に応じて投与量を最大半減する必要がある

★8
高齢者においてはフェンタニル単独だけではなく，プロポフォールやベンゾジアゼピン系薬物などとの相互作用も考慮しなければならない．これらの薬剤との相乗作用が加わると，麻酔，鎮静作用の増強だけでなく，血圧低下や徐脈などの循環抑制や患者が自発呼吸中であれば，呼吸抑制が生じて低換気に陥る危険性がある．

レミフェンタニル

- レミフェンタニルは，脂溶性が高いため，作用発現が速い．血液中や組織中においてレミフェンタニルは非特異的エステラーゼによりすみやかに加水分解され，代謝産物のレミフェンタニル酸の効力は低いため，作用時間が短く調節性が良く，手術中の鎮痛に有用である★9, ★10.

- 非特異的エステラーゼは加齢に伴って減少していく．しかし，20歳のときと比べ，80歳ではレミフェンタニルのクリアランスはおよそ30％低下するが，レミフェンタニルの代謝が速いため，クリアランスが低下しても臨床上問題となることは少ない．また，レミフェンタニルのクリアランスには，腎臓と肝臓はほとんど影響しない．
- 高齢者においては，レミフェンタニルの分布容量は約20％減少するため，最高血中濃度が若年者と比べて高くなる．高齢者では多量のレミフェンタニルをボーラス投与するときは，高度の低血圧および徐脈が生じる危険性があるので，高齢者に使用するときには細心の注意を払う（表4）[3]．
- 高齢者でもレミフェンタニルを中止するとその鎮痛効果はすみやかに消失するため，レミフェンタニル中心に術中の鎮痛を行う場合は，区域麻酔，アセトアミノフェン，非ステロイド性抗炎症薬（NSAID），IV-PCAなどの鎮痛法を用いた術後鎮痛が必要となる．

★9
レミフェンタニルの適応は全身麻酔の導入および維持における鎮痛のみであり，術後鎮痛には使えない．

★10
小児への適応は商品により異なる．2016年からアルチバ®が1歳～15歳の小児において保険適用が承認されたが，現時点ではアルチバ®以外のレミフェンタニル製剤には小児の適応は承認されていない．

高齢者へのレミフェンタニルボーラス投与は高度の低血圧や徐脈を生じうる

▶NSAID：
non-steroidal anti-inflammatory drug

モルヒネ

- モルヒネは，作用発現が遅く，効果時間が長いため，調節性に乏しい．高齢者では若年者に比べてモルヒネの作用時間は延長する．高齢者にモルヒネを使用する場合は投与量を減量すべきである（表4）[3]．
- 高齢者では糸球体濾過量が減少しているため，モルヒネの活性代謝産物である鎮痛効果を有しているモルヒネ-6-グルクロニドとモルヒネ-3-グルクロニドの除去効率も低下している．
- 術後鎮痛では理解力があれば高齢者においても，投与量を減量すればモルヒネを用いたIV-PCAを用いることができる（表5）．呼吸抑制，低酸素血症，悪心・嘔吐の副作用に注意して設定をする．モルヒネの必要量には個人差があり，とくに高齢者では個々に合わせた投与量の設定が重要である★11．
- 下腹部以下や下肢の手術において脊髄くも膜下麻酔を用いる場合は，術後鎮痛を考慮して通常よりも少ない50～100 μgの少量のモルヒネを投与することで長時間の鎮痛効果が期待できる．高齢者ではオピオイドによる痒みは若年者と比べ少ないが，遅発性呼吸抑制や悪心・嘔吐が生じることがある．

★11
高齢者ではモルヒネの持続静脈注射は呼吸抑制，低酸素血症の危険性があり避けたほうがよい．

c. 肥満患者への対応

分類

- 肥満は，脂肪組織に脂肪が過剰に蓄積した状態であり，体格指数（body mass index：BMI）＝体重（kg）÷身長（m）の2乗で表すことが多い．
- 日本肥満学会による肥満症診療ガイドライン2016では，BMIが25（kg/m^2）以上，WHOでは30（kg/m^2）以上を肥満と定義している[5]．ASA分類では，BMI 30～40でPS 2，BMI≧40でPS 3となる（表6）．

肥満患者の合併症と周術期問題点

- 肥満患者は，単純に体重が重いというだけの問題ではなく，呼吸器系では機

表6 肥満度分類

BMI (kg/m²)	日本肥満学会での判定	WHO 基準	ASA PS
<18.5	低体重	Underweight	
18.5≦〜<25	普通体重	Normal range	
25≦〜<30	肥満（1度）	Pre-obese	
30≦〜<35	肥満（2度）	Obese class I	2
35≦〜<40	肥満（3度）	Obese class II	2
40≦	肥満（4度）	Obese class III	3

（日本肥満学会．肥満症診療ガイドライン 2016．ライフサイエンス出版；2016[5]より引用改変）

能的残気量低下，胸郭コンプライアンス低下，睡眠時無呼吸症候群の合併など，循環器系では，高血圧，虚血性心疾患，肺高血圧，深部静脈血栓症，肺塞栓症など，内分泌代謝系では糖尿病，脂質異常症など，消化器系では胃食道逆流症，脂肪肝などさまざまな全身性の機能低下や疾患を合併していることがある．

肥満患者はさまざまな全身性の機能低下や合併症を有していることがある

- 肥満患者では，皮下脂肪に隠れて静脈が見えづらく静脈ルートの確保が困難であったり，麻酔法でも区域麻酔時の穿刺困難や全身麻酔導入時の気道確保困難の危険性などが問題となることがある．手術も腹部など部位によっては肥満患者では難易度が高くなることがあり，その分，手術時間が通常より延長することもある．

手術の難易度が高くなり，手術時間も延長しうる

肥満患者での薬物投与

- 肥満患者では標準体重の患者とは異なる薬物動態を示すため，PK/PD を念頭においた注意深い薬物の投与が必要である．最近の review に沿って解説する[6]．
- 肥満患者では，除脂肪体重（lean body weight：LBW）は，実体重（total body weight：TBW）が増えるごとに増加していく．しかし，この増加は比例関係ではなく，LBW の絶対値が増加しても，LBW/TBW の比率は減少する．
- 肥満患者では，LBW は心拍出量と相関関係にあり，また，LBW が初期の薬物分布を規定し，LBW の増加とともに薬物のクリアランスも増えていく．オピオイドでは LBW に基づいて投与量を決定することが望ましい．
- 麻酔関連薬には，使用する薬物，投与法ごとに LBW，TBW，理想体重を使い分けて用いることが推奨されている（**表7**）[6]．フェンタニルやレミフェンタニルを TBW を指標として投与すると血中濃度が高くなる結果，過剰投与となり，血圧低下や徐脈，呼吸抑制が生じる危険性があるが，LBW を指標とすると安定した血中濃度で維持することが可能である．

フェンタニルやレミフェンタニルの投与量は LBW を指標とすると過剰投与を避けることができる

- オピオイドによる呼吸器系合併症の多くは肥満患者に生じている．オピオイドの投与により肥満患者では上気道の閉塞が起こりやすい．また，肥満患者

表7 麻酔関連薬剤で用いることが推奨される体重

薬物	用いる体重
フェンタニル レミフェンタニル	除脂肪体重 除脂肪体重
プロポフォール チオペンタール	導入時：除脂肪体重，維持：実体重 導入時：除脂肪体重，維持：実体重
ロクロニウム ベクロニウム スキサメトニウム	理想体重 理想体重 実体重

(Ingrande J, et al. Br J Anaesth 2010; 105: 16–23[6]より)

の中には睡眠時無呼吸症候群を合併していることもあり，この場合，オピオイドの感受性も高くなっており注意が必要である．

- 手術中では，他の麻酔薬同様にオピオイドを用いる場合は，蓄積性の少ない薬物を主体とすることが望ましい．
- レミフェンタニルは調節性が良いが，終了したときに急速に血中濃度が下がるため，通常は，手術終了直前に術後鎮痛対策としてフェンタニルやモルヒネを投与することが多い．しかし，睡眠時無呼吸症候群を合併した肥満患者では気管チューブを抜管したときに上気道閉塞を起こす危険性があり，可能な限り他の鎮痛法で対応する★12．

★12
局所麻酔薬を用いた末梢神経ブロック，硬膜外鎮痛や創部への局所浸潤麻酔が有用であり，アセトアミノフェンやNSAIDも鎮痛効果が期待できる．これらの鎮痛法を組み合わせれば，術中，術後のオピオイドの使用量を減量できる．

▶COPD：
chronic obstructive pulmonary disease（慢性閉塞性肺疾患）

d. 呼吸機能低下例

呼吸機能低下患者の周術期問題点

- 呼吸機能低下例は，軽度肺疾患からCOPDや急性肺障害などさまざまな病態があり，さらに患者ごとにその重症度が異なるため，術前評価が重要となる．
- 四肢の手術では呼吸機能に大きな影響はない．全身麻酔下での胸部や上腹部手術では横隔膜の機能や機能的残気量，肺活量が低下し，また，術後痛により術前からの呼吸機能がさらに低下すると，術後に無気肺，肺炎などの肺合併症の危険性が高くなる．
- 手術終了後には，吸入麻酔薬や静脈麻酔薬の残存や術後痛の影響がある中ではオピオイドの呼吸抑制が起こりやすいことに注意する．
- オピオイドは，直接，呼吸中枢に作用し，炭酸ガス換気応答を抑制する．臨床的には，呼吸数が著明に低下し，分時換気量が減少するため，高炭酸ガス血症や低酸素血症を生じる★13．

★13
オピオイドによる呼吸抑制は意識が保たれていても生じることがあり，麻酔科医が呼吸を促すことで，一時的に呼吸数の低下は解消するが，長くは続かない．外部からの指示や刺激がない状態で自発呼吸数が低下していないことを注意深く観察する．

ナロキソンの投与法

- 呼吸機能低下患者では，呼吸予備能が低下しているため，筋弛緩の拮抗を行い，麻酔薬濃度が十分に低下したのにもかかわらず，自発呼吸が出現しなかったり，呼吸数が少ない場合は，オピオイド拮抗薬ナロキソンの投与を検討する．
- ナロキソンは，添付文書での用法および用量には，1回0.2 mgを静脈内注射すると記載されている．しかし，いきなり全量を投与すると確かに呼吸抑制を拮抗し，呼吸数，1回換気量および分時換気量が増加するが，鎮痛効果も抑制する．また，急激にオピオイドの作用が拮抗されると血圧上昇，頻脈が生じ，循環器系の合併症を起こすことがある．
- オピオイドの呼吸抑制に対するナロキソンの拮抗作用の強さは，鎮痛作用に対する拮抗作用に比べてかなり強いので，ナロキソンの投与のポイントとし

ナロキソンは0.02 mgずつ少量の投与を行い，効果を見極める

ては，0.02 mg ずつ少量の投与を行い，効果を見極めることである．

- ナロキソンの半減期は短く，オピオイドが過量投与の場合，再度，呼吸抑制が生じることがある．この場合は，ナロキソンの持続静脈内投与を行い，患者の呼吸状態を厳重に監視する．

e. 帝王切開術を受ける妊婦への対応

帝王切開術での区域麻酔法

- 出血傾向，抗凝固薬使用，超緊急手術でなければ，日本では脊髄くも膜下硬膜外併用麻酔（combined spinal-epidural anesthesia：CSEA）が選択されることが多い．最近では，局所麻酔薬にオピオイドを混合して脊髄くも膜下麻酔のみ（single shot spinal：SSS）による麻酔法も広がってきている．
- CSEA でも局所麻酔薬のみの場合，麻酔域が十分に広がっている状態では皮膚切開時には痛みがなくても子宮や腹膜に手術操作が加わるときに妊婦は痛みや不快感を訴えることがある．
- 脊髄くも膜下麻酔時に局所麻酔薬にフェンタニルを 10～20 μg 混合すると妊婦は術中の痛みや不快感を訴えることは少ない．また，術後鎮痛目的にモルヒネを 100～200 μg 投与すると術後 12～24 時間は鎮痛効果が得られる．

オピオイド投与の問題点と対応

- 脊髄くも膜下腔にオピオイドを投与した場合は，発生頻度としては低いが呼吸抑制を生じることがある．
- とくにモルヒネを投与した場合は遅発性の呼吸抑制に注意する．モルヒネの影響が残る術後 24 時間は，連続的な酸素飽和度のモニターと呼吸数の観察が必要である．
- 帝王切開手術では，オピオイドにより用量依存性に 50～80％の高い頻度で痒みが生じる．
- 抗ヒスタミン薬は，基礎研究，臨床研究の双方でオピオイドの痒みを直接的に抑制しないことが明らかとなっている★14．
- オピオイドによる痒みの機序として，モルヒネなど μ オピオイド受容体（MOR）作動薬が脊髄後角において MOR のうちスプライシングバリアントである MOR1D 受容体に結合することにより痒み受容体であるガストリン放出ペプチド受容体（GRPR）と二量体を形成することで痒みが生じる[7]．抑制性介在ニューロンである B5-I ニューロンから放出されるダイノルフィンや κ オピオイド受容体（KOR）作動薬が GRPR を抑制することでオピオイドによる痒みは抑えられると考えられている[8]（図 2）．
- オピオイドによる痒みに対する治療や予防に関するガイドラインは現時点ではない．
- オピオイドによる痒みの機序から KOR に作用する薬剤の投与が有効である．胎児娩出後に KOR に作用するペンタゾシンを投与すると痒みの発生率，重症度がともに軽減する[9]．
- 鎮静作用が生じない程度の 10～20 mg の少量のプロポフォールや少量のド

★14
古いタイプの抗ヒスタミン薬には鎮静作用があり，間接的に鎮静作用により痒みが緩和されることはある．

▶GRPR：
gastrin-releasing peptide receptor

ダイノルフィンや KOR 作動薬が GRPR を抑制することでオピオイドによる痒みが軽減する

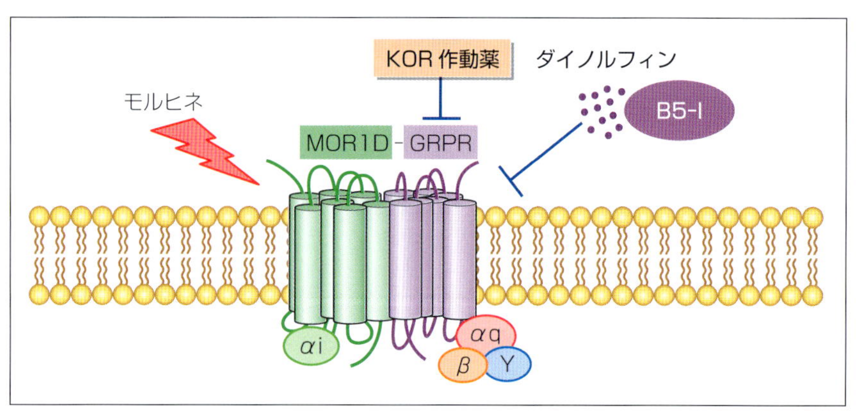

図 2　オピオイドによる痒みとその抑制の機序

オピオイドによる痒みは，モルヒネなどμオピオイド受容体（MOR）作動薬が脊髄後角においてMORのスプライシングバリアントであるMOR1D受容体に結合することにより痒み受容体であるガストリン放出ペプチド受容体（gastrin-releasing peptide receptor：GRPR）と二量体を形成することで生じる．抑制性介在ニューロンであるB5-Iニューロンから放出されるダイノルフィンやκオピオイド受容体（KOR）作動薬がGRPRを抑制することでオピオイドによる痒みは軽減する．

ロペリドールもオピオイドの痒みを抑える可能性がある．

（今町憲貴，齊藤洋司）

文献

1）Gan TJ, et al. Consensus guidelines for the management of postoperative nausea and vomiting. Anesth Analg 2014; 118: 85–113.

2）American Society of Anesthesiologists. ASA Physical Status Classification System. https://www.asahq.org/resources/clinical-information/asa-physical-status-classification-system

3）Rivera R, Antognini JF. Perioperative drug therapy in elderly patients. Anesthesiology 2009; 110: 1176–81.

4）Monk TG, et al. Predictors of cognitive dysfunction after major noncardiac surgery. Anesthesiology 2008; 108: 18–30.

5）日本肥満学会．肥満症診療ガイドライン 2016．東京：ライフサイエンス出版；2016.

6）Ingrande J, Lemmens HJ. Dose adjustment of anaesthetics in the morbidly obese. Br J Anaesth 2010; 105: 16–23.

7）Liu XY, et al. Unidirectional cross-activation of GRPR by MOR1D uncouples itch and analgesia induced by opioids. Cell 2011; 147: 447–58.

8）Sakakihara M, et al. Effects of intrathecal κ-opioid receptor agonist on morphine-induced itch and antinociception in mice. Reg Anesth Pain Med 2016; 41: 69–74.

9）Hirabayashi M, et al. Prophylactic pentazocine reduces the incidence of pruritus after cesarean delivery under spinal anesthesia with opioids: A prospective randomized clinical trial. Anesth Analg 2017; 124: 1930–4.

1-6 モニタリングをいかに活用するか

- 周術期神経合併症リスクを有する患者では，全身麻酔中に神経機能を評価することを目的として各種神経モニタリングを行っており，その重要性から今や標準的なモニタリングとなっている．周術期の神経合併症予防のために，麻酔科医もその内容を理解しておくことは必須である．
- 各種神経モニタリングは，麻酔薬や筋弛緩薬の影響を受けやすく，神経モニタリングを行って信頼性のある結果を得るには，最適な麻酔法を選択することが重要である．
- ここでは，現在臨床で施行されている代表的な神経モニタリングの内容と，そのモニタリングを活用するための麻酔薬・筋弛緩薬の影響について解説する．

1 脳循環代謝モニター

a. 近赤外線分光法（NIRS）

▶NIRS：near-infrared spectroscopy

- NIRSによる局所脳酸素飽和度測定は，近赤外光を用いて非侵襲的に，体内の酸素化状態を反映することができる．発光部から2つの位置に受光部を置くことで，2つの深さのシグナルを得て，浅いシグナルを深いシグナルから引くことによって，脳以外の部分から得たシグナルを排除し，脳組織だけの酸素飽和度情報を得ている．測定する機器やプローブにもよるが，成人では脳の表面より2～3 cmぐらいの深さで，10 mLほどの容積の組織酸素飽和度を反映すると推定されている．その測定部位局所の脳組織の酸素飽和度を示し，非侵襲的かつリアルタイムに年齢や温度を問わず，比較的安定した値を表示することができることが特徴である．

測定部位局所の脳組織酸素飽和度を非侵襲かつリアルタイムに得られる

- 2018年2月時点で本邦において用いられているNIRSにはINVOS™（Medtronic）（図1），NIRO®（浜松ホトニクス），TOS-96®（Tostec），FORE-SIGHT®（CAS Medical Systems）（図2），EQUANOX™（Nonin），O3™ Regional Oximetry（マシモ）の6機種がある．機種によって測定アルゴリズムが異なることに注意が必要である．
- 現在，NIRSの使用頻度が高い手術には，心臓血管外科手術や脳神経外科手術（内頚動脈内膜剥離術や頚動脈ステント留置術など），脳血管合併症のリスク因子を有する患者の手術などがある．

b. 経頭蓋超音波ドプラー（TCD）

▶TCD：transcranial doppler

- 頭蓋骨に超音波を照射し，頭蓋内血管の血流をリアルタイムで評価する方法である．頭蓋骨は超音波を透過しにくいので，TCDに用いる超音波周波数は2 MHzと低い．cranial windowとよばれる超音波が通過可能な箇所にプ

頭蓋内血管の血流をリアルタイムで評価する

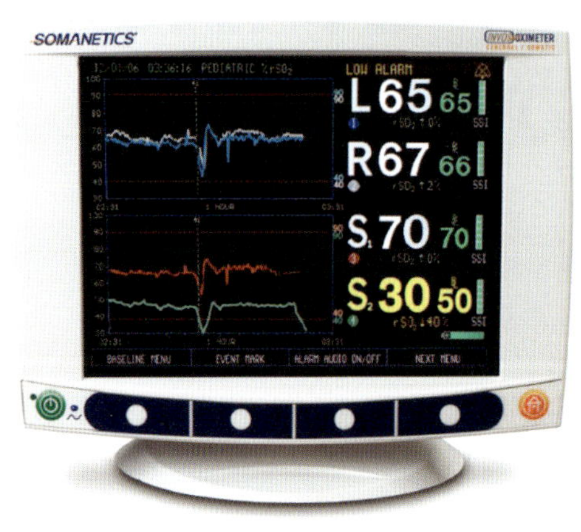

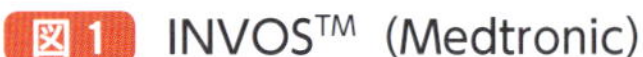
図1 INVOS™ (Medtronic)

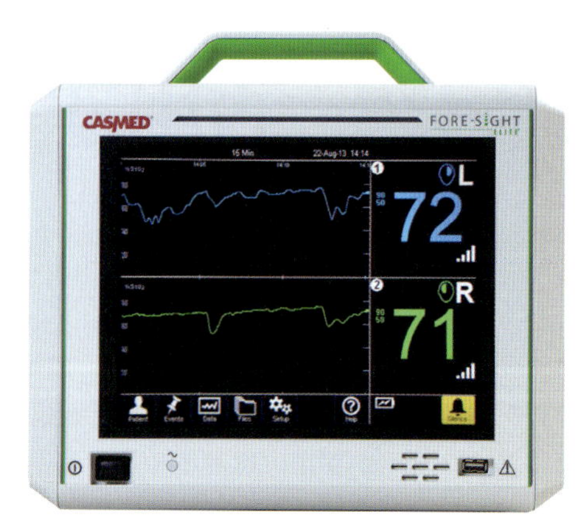

図2 FORE-SIGHT® (CAS Medical Systems)

ローブを置く必要があり[1]，いくつかのアプローチ法があるが，通常は経側頭アプローチで中大脳動脈の血流速度が計測される．

- TCDで通常測定される中大脳動脈は，径が太めで血圧，動脈血二酸化炭素分圧，麻酔薬の影響を受けにくいため，脳血流速度の変化は脳血流の変化と相関する．TCDは微小塞栓の検出や脳血流の評価，さらに内頚動脈内膜剥離術中の内頚動脈遮断前後の血流評価に用いられている．

c. 頭蓋内圧センサー

▶ICP：intracranial pressure

- 頭蓋内圧（ICP）とはテント上の脳脊髄圧である．頭蓋内腔は閉鎖腔であり，構成要素は脳実質（頭蓋内容積の70%），血液（15%），脳脊髄液（15%）である．脳浮腫，脳血液量増加，脳脊髄液貯留によって各々，頭蓋内容量を増加させる．頭蓋内容量の増大が起きても上記3要素が変動しICPは一定範囲に保たれる（Monro-Kellieの法則）が，その代償機構が破綻するとICPは増大し，頭蓋内圧亢進を引き起こす．ICPは脳潅流圧・脳血流量と関連し，

  脳潅流圧＝平均動脈圧－ICP

  脳血流量＝脳潅流圧／脳血管抵抗

  で表され，ICPが上昇すると脳潅流圧および脳血流量が低下することがわかる．脳潅流圧および脳血流量が低下すると脳浮腫を誘発する．

- ICP測定は頭蓋内の局所にカテーテルを留置することで，その留置部位局所の圧が測定可能となる．留置部位には脳室内，脳実質内，硬膜下腔，くも膜下腔などがあり，各部位で信頼性や合併症の発生率が異なる[2]．

ICPモニタリングの有用性に関しては議論がある

- 2007年のアメリカのガイドライン[2]において，重症頭部外傷患者では脳潅流圧を50 mmHg以上，ICPを20 mmHg以下に保つことが推奨されているものの，ICPモニタリングに関しては質の高い研究が少なく，有用性については議論がある[3]．

表1 麻酔薬による CBF, CMR, ICP の影響

麻酔薬	CBF	CMR	ICP	
亜酸化窒素	↑	↑	↑	• 単独では CBF・CMR・ICP を増加 • 他の麻酔薬との併用により CBF 増加は抑制
イソフルラン	↑	↓	→	• 脳血管拡張による CBF 増加と CMR 低下による CBF 低下の相互作用が ICP に影響する • 1.0 MAC より高用量では血管拡張作用が優位となり ICP 増加の可能性あり
セボフルラン	↑	↓	→	
デスフルラン	↑	↓	→	
チオペンタール	↓↓	↓↓	↓	• 最も強い ICP 低下作用　長時間作用性あり
プロポフォール	↓↓	↓↓	↓	• 強い循環抑制作用あり
ケタミン	↑	↑	↑	• 他の麻酔薬との併用により ICP 増加は抑制

CBF：cerebral blood flow, CMR：cerebral metabolic rate, ICP：intracranial pressure, MAC：minimum alveolar concentration.

d. 脳循環代謝モニターと麻酔薬

- 脳循環代謝モニターと麻酔薬という観点から，各種麻酔薬による脳血流量（CBF），脳代謝率（CMR），頭蓋内圧（ICP）への影響について述べる（表1）．
- 静脈麻酔薬，鎮静薬，鎮痛薬は CBF と CMR を低下させるため，ICP に対する悪影響は少ないと考えられる．静脈麻酔薬ではバルビツレートは最も強い ICP 低下作用を有する．プロポフォールも ICP を低下させるが，循環抑制作用があるため血圧低下に注意が必要である[4]．ケタミンは例外であり，CBF と CMR 増加を引き起こし，ICP を上昇させるため，ケタミン単独投与は避けるべきである．ただし，ベンゾジアゼピンやプロポフォール，吸入麻酔薬などと併用すれば，ケタミンによる ICP 上昇は抑制される[5]．
- 揮発性吸入麻酔薬は，用量依存性の脳血管拡張作用を生じる．現在臨床で主に使用されているセボフルラン，デスフルラン，イソフルランなどは 1 MAC 以下の濃度では臨床的に意味のある，有意な作用はないと考えられる[6]．また亜酸化窒素にも脳血管拡張作用がある．ICP 亢進時には，静脈麻酔が望ましいと考えられる．
- 筋弛緩薬では非脱分極性筋弛緩薬は ICP に影響を与えないが，脱分極性筋弛緩薬は筋攣縮によって筋紡錘から脳内へ求心性刺激が伝達され，CBF 増加とともに ICP が上昇する．ただし，その程度はわずかでかつ一過性である．
- 以上のような麻酔薬・筋弛緩薬の脳循環への影響を理解したうえで，脳循環モニターを扱うことが，脳循環モニタリングの活用を成功させることにつながると考えられる．

▶CBF：
cerebral blood flow

▶CMR：
cerebral metabolic rate

▶MAC：
minimum alveolar concentration

麻酔薬・筋弛緩薬による脳循環への影響を理解したうえで脳循環モニターを扱う

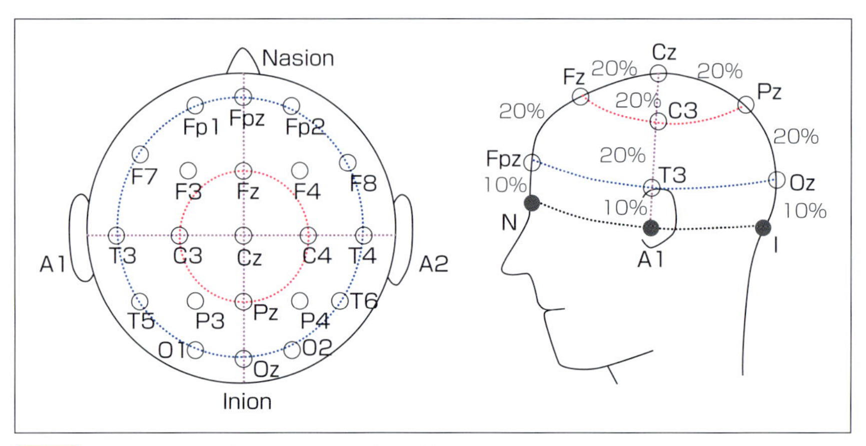

図3 国際 10–20 法による脳波電極の位置

2 脳機能モニタリング

a. 脳波（EEG）

▶EEG：electroencephalogram

- 脳波は大脳皮質の錐体細胞に発生する後電位の総和を頭皮上から記録したものである．記録電極は皿電極や針電極を使用し，国際 10–20 法に基づいて頭皮上に設置する（図3）．それぞれの電極は直下の情報だけを表し，脳波の波形は周波数の小さいものからデルタ（δ）波，シータ（θ）波，アルファ（α）波，ベータ（β）波に分類される．
- 術中脳波は脳の酸素化や代謝率の指標として，また術後の神経機能予後の予測に用いられてきた[7]．記録や評価が煩雑であることから一般的な術中脳機能モニターとしては普及していない．麻酔薬による浅い鎮静では低振幅の速波（β波）が主体であり，麻酔薬濃度の上昇に伴って睡眠紡錘波（α波）が優位となって振幅が増大する．鎮静がさらに深くなると，周波数の低いδ波やθ波が主体となって，麻酔薬濃度の上昇とともに高振幅徐波化する．より深い鎮静レベルになると，平坦脳波と高振幅徐波が繰り返し出現する burst and suppression パターンとなり，鎮静が深くなるにつれ平坦部分が増加し，やがて脳波は完全に平坦化する．
- 脳波解析による麻酔深度モニターとして患者鎮静度を数値化する bispectral index（BIS）が普及している★1．近年 SedLine®（マシモ）（図5）の 4 チャンネル脳波データから算出される patient state index（PSI）も使用されている．BIS や PSI などの麻酔深度モニターは麻酔薬濃度に依存した脳波変化を前頭部に貼付した専用のセンサーで測定し，脳波データベース解析より得られた係数を用いて数値化している．全身麻酔中には BIS 値は 40〜60 程度，PSI 値は 25〜50 程度に維持するように勧められているが，数値のみを指標に麻酔薬を調整するのではなく，実際の脳波波形を確認することが重要である．

★1
BIS モニターには Medtronic の BIS™（図4）などがある．

モニター数値のみを指標に麻酔薬を調整するのではなく実際の脳波波形を確認する

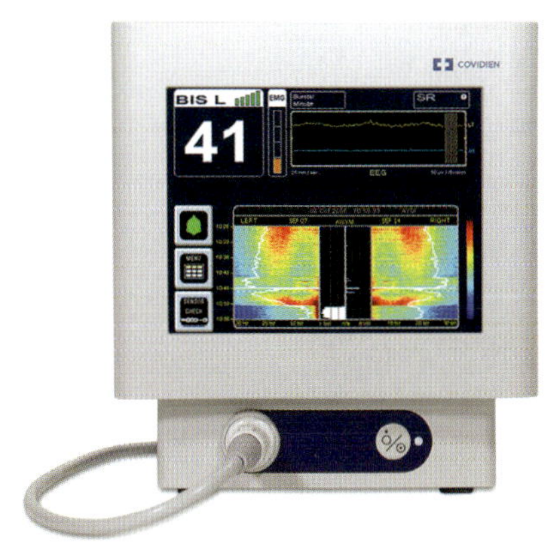

図4 BIS™（Medtronic）

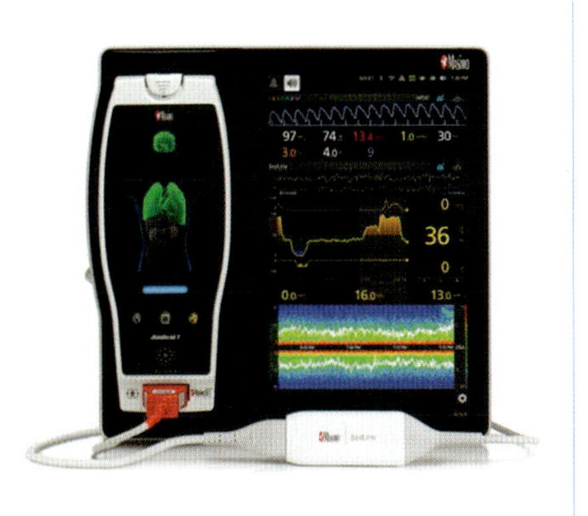

図5 SedLine®（マシモ）

- 手術室での全身麻酔（吸入麻酔薬，プロポフォール）に使用できるが，脳波データベースを解析して得た係数を用いているためデータベースに含まれない麻酔薬を使用する場合には検討を要する．たとえば，セボフルランはBISデータベースに含まれていないが使用可能であることが報告されている．またケタミン単独や各種全身麻酔薬にケタミンを加えた麻酔ではBIS値は本来の鎮静度よりも高くなる．
- 術中には筋電図が混入すると鎮静度に関係なくBIS値は高くなる．鎮痛も重要であり，BISモニターで鎮静度を正しく推定するためには適切な鎮痛が必須である．

BISモニターで鎮静度を正しく推定するためには適切な鎮痛が必須

- 術中覚醒リスクという観点から，BISモニターの有用性を調べた大規模研究では吸入麻酔薬の場合には術中覚醒の確率に有意差は認められていない．これはBIS値が予測値であることと，吸入麻酔薬の感受性の個人差が小さいことが理由であると考えられる．一方で全静脈麻酔の場合にはBISモニターは有用であると考えられている．全静脈麻酔では吸入麻酔薬のように呼気濃度を計測することができないこと，TCI（target controlled infusion）ポンプの設定では薬物動態の誤差もあり適正な維持濃度の個人差が大きいこと，が理由として考えられ，脳波モニタリングの補正が果たす役割は大きいと考えられる．

全静脈麻酔では適正な麻酔濃度維持のためにBISモニターは有用である

b. 運動誘発電位（MEP）

▶MEP：motor evoked potential

- MEPモニターとは，経頭蓋的または直接的に脳表から大脳皮質運動野を電気刺激し，脊髄や筋肉で活動電位を記録する下行性運動経路のモニターである．随意運動をつかさどる下行性運動経路は錐体路（皮質脊髄路）ともよばれる．錐体路は大脳皮質一次運動野→内包後脚→中脳大脳脚→延髄錐体交叉→脊髄側索または前索→脊髄前角細胞→α運動神経→骨格筋へと至る（図6）．

刺激方法と記録部位

- 運動野の電気刺激方法には，経頭蓋刺激または脳表直接刺激，閾値上刺激★2

★2 閾値上刺激

閾値上刺激は，電位が記録できる最小刺激強度（閾値）の20％程度強い刺激強度で行い，運動野に限局した刺激を行うことを目的とする．

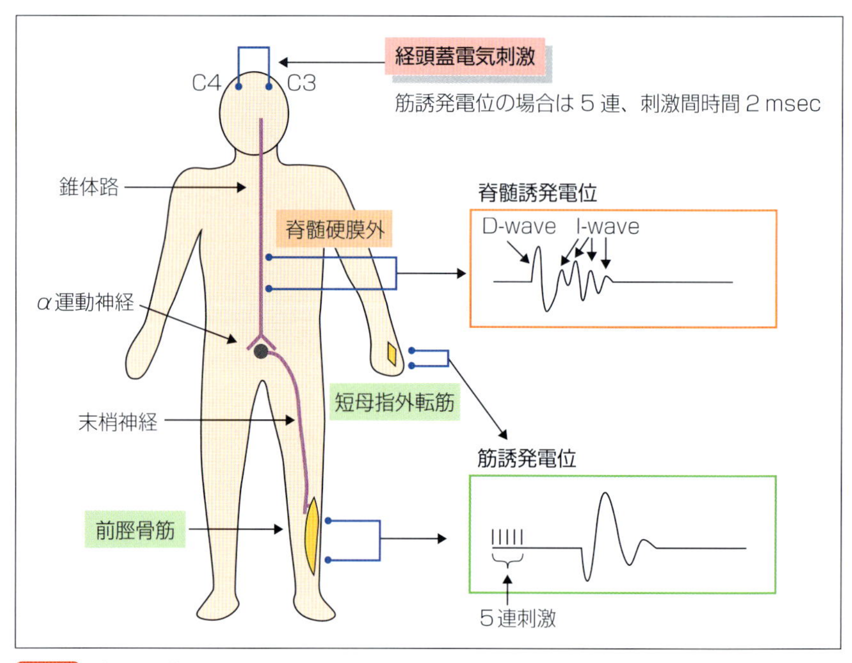

図6 脊髄硬膜外または前脛骨筋で記録する場合のMEP測定法

経頭蓋刺激と直接脳表刺激のそれぞれの特徴を理解する

★3 最大上刺激

最大上刺激とは最大筋収縮力を出すために必要な刺激強度以上の刺激である．脊椎脊髄手術や胸腹部大動脈手術で，両側上下肢すべての記録筋から電位を記録する場合に用いる．最大上刺激は，大きな体動が誘発されるため，刺激前の術者への声かけや舌，口唇，歯牙損傷の予防が必要である．

または最大上刺激★3などの選択肢がある．基本として，脊椎脊髄手術では経頭蓋的に最大上刺激，開頭脳腫瘍手術や脳動脈瘤クリッピング術では経頭蓋または直接脳表から閾値上刺激を加える．

- 経頭蓋刺激はスクリュー電極または皿電極を用いて，頭皮上のC3/C4（国際10–20法）を電気刺激することで上下肢から電位を得ることができる．経頭蓋刺激では電気刺激が頭皮や脳脊髄液へ流れるため，広い範囲が刺激される．
- 脳表直接刺激は直接的に脳表から電気刺激を行う方法で，大脳皮質に限局した刺激を与えることができる．大脳皮質運動野が露出して硬膜下に刺激電極を挿入できる開頭手術で適用される．刺激電極の挿入に伴う出血や脳損傷に注意が必要である．

表2 MEPへの麻酔薬の影響

吸入麻酔薬	イソフルラン	↓↓↓
	セボフルラン	↓↓↓
	デスフルラン	↓↓
	亜酸化窒素	↓↓
静脈麻酔薬	バルビツレート	↓↓↓
	ベンゾジアゼピン	↓↓
	プロポフォール	↓↓
	フェンタニル・レミフェンタニル	－または↓
	ケタミン	－

MEPに影響する因子

吸入麻酔薬，静脈麻酔薬（表2）

- ほとんどの全身麻酔薬はシナプス伝導を抑制するためMEPを減衰させる．なかでも揮発性吸入麻酔薬や亜酸化窒素は容易に抑制させる．とくに麻酔導入時のマスク換気に吸入麻酔薬を高濃度で使用するとMEPが消失することがある．
- 最も影響が少ないのはケタミンであるが，術後の覚醒遅延には注意が必要である．バルビツレート，ベンゾジアゼピンはMEP

を抑制するので避ける．ベンゾジアゼピンの前投薬投与も避けることが望ましい．プロポフォールは吸入麻酔薬と比較するとMEP抑制効果は少ないが，高用量ではMEPを抑制する．

吸入麻酔薬やバルビツレート，ベンゾジアゼピンはMEPを容易に抑制する

- 吸入麻酔薬のなかでも本邦で使用可能となり，使用頻度が増加していると思われるデスフルランについては，セボフルランに比較すると影響は異なり抑制が軽度であるという報告[8]がある一方で，デスフルランとプロポフォールを用いた全静脈麻酔を比較すると，とくに術前からMEPが抑制されている患者では，デスフルランを使用するよりも全静脈麻酔で行うのがよいという報告[9]がある．レミフェンタニルやフェンタニルはMEPを抑制しないか，抑制しても軽度である[10]．
- MEPモニタリング時の全身麻酔ではプロポフォール，レミフェンタニル，フェンタニルによる全静脈麻酔が基本となる．プロポフォールは前述したBIS値やPSI値を指標に投与速度を調整する．プロポフォールを用いた全静脈麻酔でもMEP測定が困難な場合には，プロポフォールの投与量を減量し，ケタミンの使用が考慮される．低用量であればデクスメデトミジンの使用も許容されるが，高用量ではMEPを有意に抑制する[11]．

MEPモニタリング時はプロポフォール，レミフェンタニル，フェンタニルを用いた全身麻酔が基本となる

筋弛緩薬

- 筋弛緩薬は筋電図を測定しているので影響がある．筋弛緩薬の投与は導入時のみとし最小限にするか，持続投与するにしても少量にとどめる．術中に筋弛緩薬を使用する場合は，筋弛緩モニターを使用して単収縮反応の振幅（T1）強度がコントロール（麻酔導入前）と比較して25〜50％程度になるよう一定に維持する．

術中の体温

- 術中の体温によってもMEPは影響を受けるが，28℃程度までの低体温では測定可能である[12]．低体温自体による影響以上に，低体温によって薬物代謝が変化して，プロポフォールや筋弛緩薬が想定外に蓄積することがあり，MEPに影響を与えうるため注意が必要である．

c. 体性感覚誘発電位（SEP）

▶SEP：somatosensory evoked potential

- SEPは上肢または下肢の感覚神経を刺激することで，大脳皮質の体性感覚野に誘発される電位である．SEPモニタリングは体性感覚のうち，主に末梢神経から脊髄，脳幹，大脳皮質に至る深部知覚系の伝導路の機能評価に用いられる．SEPには刺激によって体動が発生せず，手術の進行を妨げることなく連続的にモニターができるという利点がある．
- 上肢では主に正中神経，下肢では後脛骨神経をそれぞれ手関節部，足関節部で電気刺激すると大脳の感覚野に電位が誘発される（図7）．SEPの電位はとても微弱であり，雑音を除去するために加算平均法を用いて測定を行う．そのため，MEPと比較して測定に時間がかかり即時性に欠ける．また，刺激電極，導出電極の貼付をしっかり行うことや，干渉波形が入りやすいので入力ボックスを人の動く方に向けない，といった配慮が必要となる．脳虚血や脊髄虚血のモニタリングとして使用されるが，運動路のモニタリングはで

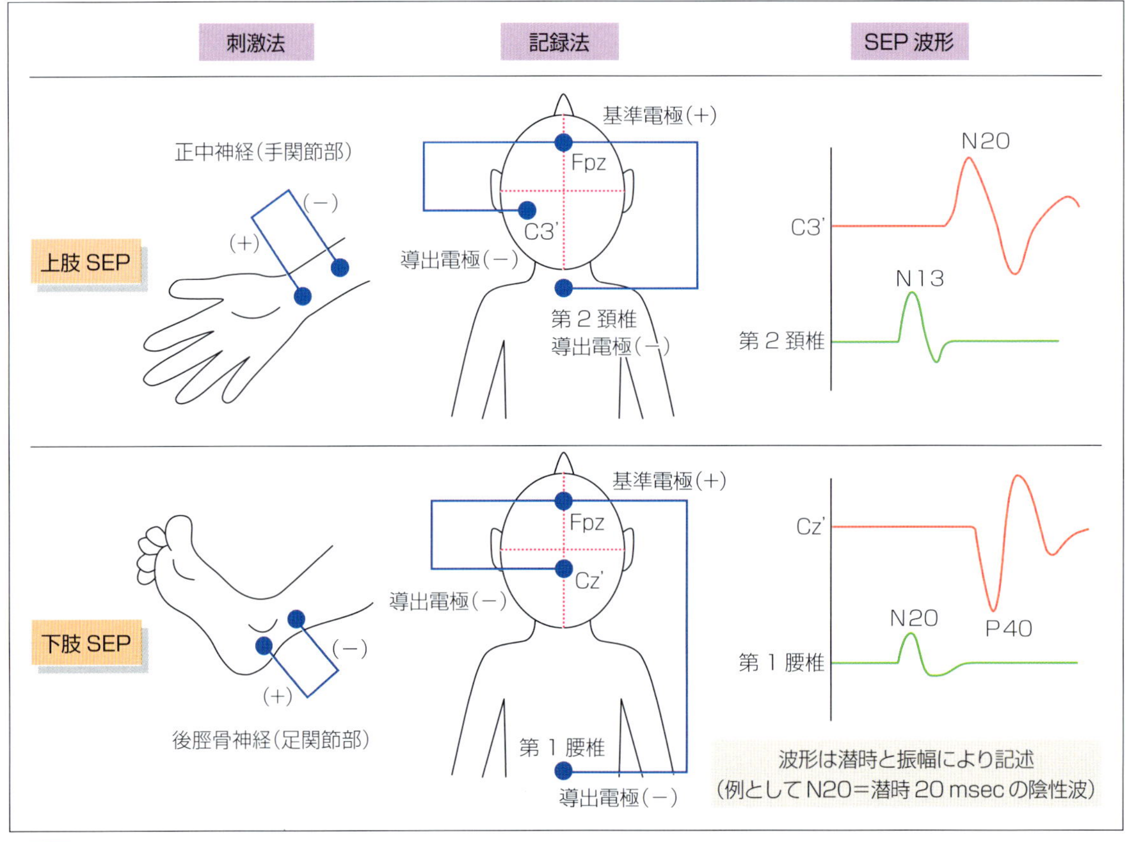

図7 **上肢および下肢 SEP 測定法**
SEP：somatosensory evoked potential.

SEP では MEP に比較すると麻酔薬の影響は少ない

表3 **SEP への麻酔薬の影響**

大	バルビツレート 揮発性吸入麻酔薬 亜酸化窒素
小	レミフェンタニル フェンタニル
なし	プロポフォール ケタミン デクスメデトミジン 筋弛緩薬

▶ABR：
auditory brainstem response

きないので，MEP との併用が望まれる．

- 全身麻酔薬はシナプス伝導を抑制し誘発電位に影響するため，刺激部位から記録部位までのあいだにシナプスが介在しなければ，麻酔薬の影響はほとんど受けない．SEP では MEP ほど多くのシナプスを介さないため，MEP に比較すると麻酔薬の影響は少ない（**表3**）．バルビツレート，揮発性吸入麻酔薬，亜酸化窒素は SEP を大きく減衰する．レミフェンタニル，フェンタニルの SEP への影響は小さく，プロポフォール，ケタミンの SEP への影響はない．デクスメデトミジンも SEP にはほとんど影響を与えず安全に使用することが可能である．
- 筋弛緩薬は SEP には影響しない[10]．
- SEP モニタリング時の全身麻酔薬もプロポフォール，レミフェンタニル，フェンタニルによる全静脈麻酔が基本となる．SEP は MEP との併用が望まれるという観点からも全静脈麻酔が基本となると思われる．

d. 聴性脳幹反応（ABR）

- ABR は音刺激に誘発される聴覚誘発電位の短潜時成分であり，蝸牛神経→

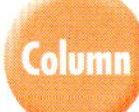

球海綿体反射（BCR）モニタリングの有用性と課題

筆者の所属する病院では，積極的に脳機能モニタリングを行っているが，本文にあげたものに加えて，球海綿体反射（bulbocavernosus reflex：BCR）モニタリングを行っている．BCR は脊髄内では反射弓の機能を反映し，馬尾神経，とくに S2～4 の神経根機能を反映し，適切なモニタリングを行うことによって術後膀胱直腸障害の発生回避につながる可能性がある．

対象となる疾患は決して多くはないが，代表的なものとして新生児・乳幼児における二分脊椎や髄膜瘤が存在する．しかし，新生児・乳児では BCR の測定自体，また膀胱直腸障害の有無を評価することが難しい．また，成人の神経モニタリング時の全身麻酔ではノウハウが蓄積され，プロポフォール・レミフェンタニルを用いた全静脈麻酔で行うことが標準的とされつつあるが，新生児・乳児に対しては当施設でも，高用量レミフェンタニルを用いた全静脈麻酔を行ったり，微量の吸入麻酔薬を併用したり，といまだ手探りの状況である．しかしながら，新生児・乳児には大いなる未来が待っており，避けられたかもしれない機能障害の発生を回避することにはたいへんな意義がある．早急な BCR モニタリングを適切に行う環境の確立を願う．

蝸牛神経核→上オリーブ核→外側毛帯→中脳下丘→内側膝状帯→上側頭回へと至る聴覚路に由来する．術中 ABR モニタリングは聴覚機能，脳幹機能を客観的に評価し，術後の難聴，脳幹障害を未然に防ぐ目的で行われる．聴神経腫瘍摘出術や脳幹近傍の腫瘍摘出術，微小血管減圧術などに適用となる．

- ABR は脳幹や皮質下の活動を反映しているため，吸入麻酔薬，プロポフォール，バルビツレート，フェンタニル，レミフェンタニルなどの麻酔薬および筋弛緩薬の影響をほとんど受けない[10]．

ABR は麻酔薬および筋弛緩薬の影響をほとんど受けない

e. 視覚誘発電位（VEP）

▶VEP：visual evoked potential

- VEP とは網膜への刺激が視神経，視交叉，視索，外側膝状帯，視放線を経て，大脳皮質視覚野まで伝わる電位で，後頭部に設置された電極で記録される．視覚路に障害が及ぶ可能性がある術式がモニタリング対象となり，脳神経外科手術では下垂体腺腫，頭蓋咽頭腫，鞍結節部髄膜腫などの視交叉部の腫瘍の摘出術や視神経，視放線，後頭葉近傍の脳腫瘍の摘出術，また眼動脈の血流を障害するリスクのある内頚動脈瘤クリッピング術などが適用となる．術前から重度の視野欠損や視力低下などの視機能障害を認める症例では VEP 波形の再現性が低く記録困難となる．
- 視経路には網膜から大脳皮質視覚野までに外側膝状帯を含む 3 つのシナプスを介するために麻酔薬の影響を受ける[10]．麻酔薬の影響は MEP の項（前述）の記載に準ずるが，吸入麻酔薬の影響は大きい．プロポフォール，フェンタニル，レミフェンタニル，筋弛緩薬による全静脈麻酔が基本となる．ただし，プロポフォールでも投与量が多くなると VEP を抑制するため，BIS 値，PSI 値を指標に麻酔深度を適宜調整する．

VEP では吸入麻酔薬の影響は大きい

（寺田雄紀，川口昌彦）

文献

1) Fujioka KA, Douville CM. Anatomy and freehand examination techniques. In: Newwell DW, Aaslid R, eds. Transcranial Dopplcr. Ncw York: Raven Press; 1992. p.41–9.
2) Brain Trauma Foundation; American Association of Neurological Surgeons; Congress of Neurological Surgeons. Guidelines for the management of severe traumatic brain injury. J Neurotrauma 2007; 24: S1–106.
3) Chesnut RM, et al. A trial of intracranialpressure monitoring in traumatic brain injury. N Engl J Med 2012; 367: 2471–81.
4) Cole CD, et al. Total intravenous anesthesia: Advantages for intracranial surgery. Neurosurgery 2007; 61: 369–77.
5) Albanèse J, et al. Ketamine decreases intracranial pressure and electroencephalographic activity in traumatic brain injury patients during Propofol sedation. Anesthesiology 1997; 87: 1328–34.
6) Engelhard K, Werner C. Inhalational or intravenous anesthetics for craniotomies? Pro inhalational. Curr Opin Anaesthesiol 2006; 19: 504–8.
7) Mahla M, et al. Neurologic monitoring. In: Miller RD, ed. Miller's Anesthesia. 6th ed. Philadelphia: Elsevier, Churchill Livingstone; 2005. p.1511–50. 武田純三，監修．稲田英一，ほか監訳．ミラー麻酔科学．原著第6版．東京：メディカル・サイエンス・インターナショナル；2007． p.1179–209.
8) Chong CT, et al. Direct comparison of the effect of desflurane and sevoflurane on intraoperative motor-evoked potentials monitoring. J Neurosurg Anesthesiol 2014; 26: 306–12.
9) Malcharek MJ, et al. Transcranial motor evoked potentials during anesthesia with desflurane versus Propofol--A prospective randomized trial. Clin Neurophysiol 2015; 126: 1825–32.
10) Banoub, et al. Pharmacologic and physiologic influences affecting sensory evoked potentials: Implications for perioperative monitoring. Anesthesiology 2003; 99: 716–37.
11) Mahmoud M, et al. Susceptibility of transcranial electric motor-evoked potentials to varying targeted blood levels of dexmedetomidine during spine surgery. Anesthesiology 2010; 112: 1364–73.
12) Sakamoto T, et al. The effect of hypothermia on myogenic motor-evoked potentials to electrical stimulation with a single pulse and a train of pulses under propofol/ketamine/fentanyl anesthesia in rabbits. Anesth Analg 2003; 96: 1692–7.

2

リスクを有する患者の周術期管理の実際

2-1 気道確保手技が困難な症例

- 閉塞性睡眠時無呼吸患者なども，周術期気道管理上，とくに注意すべき症例であるが，多くの場合，麻酔科医の両手でトリプルエアウェイマニューバー★1を行うことで全身麻酔導入時のリスクを軽減できる．臨床的に真に問題となるのは，閉塞性睡眠時無呼吸を合併し，この気道確保手技ができない患者である．気道確保手技は，全身麻酔導入による咽頭閉塞を解除することはできるが，喉頭あるいは喉頭以下の気管レベルの気道閉塞は改善できない．喉頭以下の気道狭窄を伴う患者で，気道管理方法の選択に迷うこともしばしばである．
- 本項では，このような場合に，全身麻酔導入が適切か，その場合にはどのような全身麻酔導入を行うか，全身麻酔導入を行わない場合にはどのような管理を行うか，さらには手術終了後の気道管理をどう行うかに焦点を当てて議論する．もちろん，記述内容が正しいかどうか，科学的なエビデンスが十分あるわけではないので，施設ごと麻酔科医ごとに気道管理方法が異なってもよいが，本項を参考に再検討していただくことに意義があると考える．

★1 トリプルエアウェイマニューバー
triple airway maneuver.
頭部後屈，下顎挙上，開口．

1 疾患の概要[1)]

- 気道確保手技は，麻酔科医が最も得意とする基本的な手技であるが，この手技を適切に行えない症例は，麻酔科医にとって最も危惧する状況である．
- 全身麻酔の急速導入では，横隔膜の活動停止による無呼吸ばかりでなく，オトガイ舌筋などの咽頭気道拡大筋も活動がほぼ停止するため，陽圧人工呼吸と気道確保が必要になる．
- 緩徐導入の場合，横隔膜の収縮による自発呼吸活動は維持されるが，咽頭気道拡大筋活動の低下により咽頭気道が閉塞するため，気道確保が必要である．
- 筋弛緩薬などで筋活動が完全に停止した状態でも，閉塞性睡眠時無呼吸を合併しない患者では咽頭気道は完全には閉塞しないが，閉塞性睡眠時無呼吸患者では咽頭気道が完全に閉塞する．
- 筋弛緩薬投与により，声門部の喉頭気道は最大に拡大する．したがって，気道管理上，全身麻酔導入により最も重要なことは，咽頭気道の閉塞を解除すること，つまり，麻酔科医が行う気道確保手技を確実に行うことである．とくに，閉塞性睡眠時無呼吸患者でこの気道確保手技ができるかどうかは，全身麻酔導入時の安全性に大きく影響する．
- 麻酔科医は，トリプルエアウェイマニューバー，エアウェイ挿入，声門上器具挿入，気管挿管などの気道確保手技を行うことができる．
- 表1に示す状況では，トリプルエアウェイマニューバーやエアウェイ挿入が困難であり，全身麻酔導入後のマスク換気が困難あるいは不可能となる可能

表1 気道確保手技の実施が困難な状況

頭部後屈困難・不適切	下顎挙上困難
・ハローベスト装着中 ・環軸椎以外の頚髄症 関節リウマチ，Down 症 （環軸椎亜脱臼は後屈が整復位） ・頚椎損傷疑い 頭頚部外傷直後など ・頚部瘢痕化 頚部手術後，放射線照射後など	・頚部瘢痕化 ・放射線照射後 ・顎間固定中 ・顎関節骨折，下顎骨折 ・顎関節症
	開口困難
	・顎間固定中 ・顎関節症 ・重症糖尿病（顎可動域制限）

表2 術前気道評価に用いる12の項目

項目	● 睡眠時無呼吸関連リスク	● 気道確保手技困難リスク	● 気管挿管困難リスク
睡眠時無呼吸の診断	●		●
中年以降	●		
男性	●		
肥満	●		
太い首	●		
マランパチ III or IV	●		●
頚部放射線，頚部腫瘤		●	●
頚椎の不安定性や可動制限		●	●
下顎の前方移動制限		●	●
あごひげの存在		●	
短い甲状オトガイ間距離			●
歯牙の存在			●

●：睡眠時無呼吸関連リスク，●：気道確保手技困難リスク，●：気管挿管困難リスク．
（Langeron O, et al. Anesthesiology 2000; 92: 1229–36[3]／Kheterpal S, et al. Anesthesiology 2009; 110: 891–7[4]より）

性がある．

- 麻酔科医は，気道確保の必要性，患者の安全性，患者の忍容性・苦痛，麻酔科医自身の能力，他の麻酔科医の支援，使用できる器具などを総合的に判断して，気道管理方法を決定すべきである．

2 術前評価と麻酔計画[2]

- JSA 気道管理ガイドライン 2014 では，術前に 12 項目の気道評価を行い，導入時マスク換気困難と気管挿管困難が同時に起こるリスクを評価することを推奨している．当てはまる項目数が多くなれば，その確率が高くなる[3,4]．それぞれの項目が，マスク換気困難，気管挿管困難，気道確保手技実施困難のいずれかを知ることで，気道計画はより立てやすくなる（**表2**）．**表1** にリストアップした状況は，この気道確保手技実施困難に該当する患者である．**図1** のフローチャートに従って，覚醒時気管挿管をすべきか，全身麻酔導入が可能かを判断する．
- 術前の睡眠検査が実行できない場合は，STOP 問診で判断する[5]．

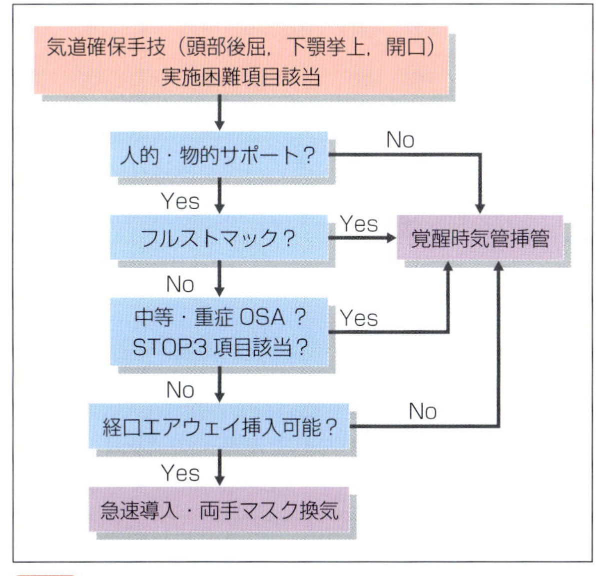

図1 覚醒時気管挿管をすべきか，全身麻酔導入が可能かを判断するためのフローチャート
OSA：obstructive sleep apnea, STOP：Snoring, Tiredness during daytime, Observed apnea, and high blood Pressure.

a. 覚醒時気管挿管を行う場合

覚醒時気管挿管をすべきか，全身麻酔導入が可能かを判断する

- 気管支ファイバースコープ，あるいはビデオ喉頭鏡を用いて覚醒下に気管挿管する．
- 局所麻酔と麻薬による鎮痛を行うが，鎮静薬の投与は，協力の得られない小

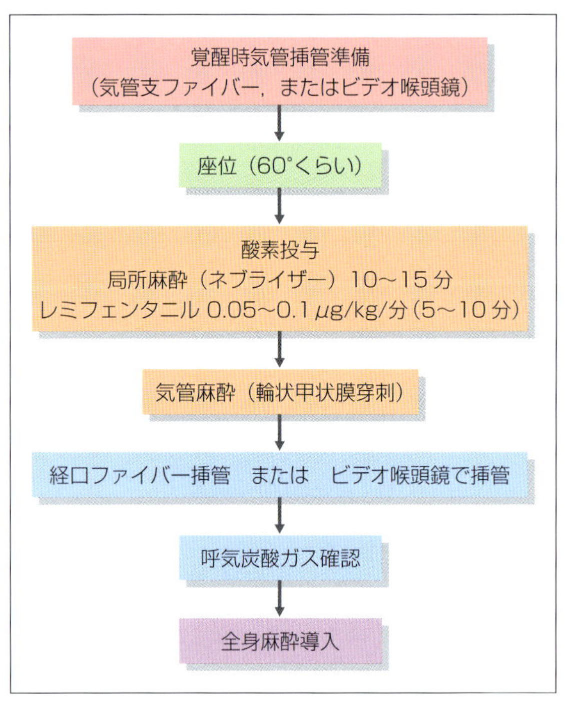

図2 覚醒下気管挿管（千葉大学で行っている方法）

児以外では行わない．以下は，千葉大学でよく行われる覚醒下挿管方法である（図2）．ビデオ喉頭鏡を用いてもよい．

①体位は座位とし，麻酔科医は患者と向き合う．介助者は，頭側に立ち介助する．内視鏡画像を共有できるディスプレイは，麻酔科医の右に位置させる．

②十分な前酸素化を行いながらハンドネブライザーで2〜4%リドカインを吸入させる．少なくとも10分前後は時間をかける．場合によっては内視鏡検査で使用するキシロカインを凍らせたものを舌で転がしてもらった後に行ってもよい．同時にレミフェンタニルを 0.05〜0.1 μg/kg/分で開始する．

③輪状甲状膜を24〜26 G針で穿刺し，リドカイン2%を気管内に噴霧する．

④挿管方法は，やや太めの気管支ファイバーを使用し，経口気管挿管する．咳嗽反射の強いときはファイバーの鉗子孔からリドカイン2%を1 mLと空気をシリンジに満たしたものを気道粘膜，とくに声門に噴霧させゆっくり進む．気道を視野の中心とし，ファイバーで気道粘膜を刺激しないことが嘔吐反射や咳をさせないコツである．視野を失ったときには，その場で1〜2呼吸分待つか，1 mm程度後退する．

⑤声帯を内視鏡が通過し，気管内に気管チューブを留置したのを確認したところで，プロポフォールとロクロニウムを投与して全身麻酔導入する．

⑥頚椎症の患者では，導入後の筋弛緩状態で頚椎に好ましくない体位にならないように注意を払う．

b. 急速導入を選択する場合

イエローゾーン，レッドゾーンになる可能性も念頭におく

- 急速導入を選択する場合は，予想以上のマスク換気困難に備えて，JSA気道管理ガイドラインのイエローゾーン，レッドゾーンになる可能性も念頭に準備する．
- スガマデクスのバイアル，実体重16 mg/kg分を手元に置く．
- 人工呼吸器を，従圧式，最高気道内圧15〜20 cmH_2O，PEEP 10 cmH_2O，IE比1：1.5，呼吸数12〜15回/分に設定しておく．
- 緩徐導入は，上気道閉塞のコントロールがより困難となるので，避けるべきである．
- 導入前に十分な酸素化を行う．呼気酸素濃度が90%近くに達していることを確認する．
- 体位は，30°程度の逆トレンデレンブルグ体位とする．
- 頭位は，気道確保のための最良の位置で開始するが，とくに頚椎症のある場

▶PEEP：positive end-expiratory pressure

▶IE比：inspiratory-expiratory ratio

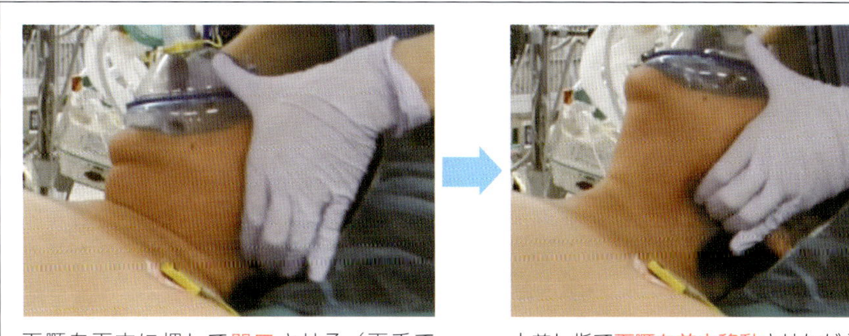

下顎を下方に押して開口させる（両手でCつの形をつくり，親指でマスクを，人差し指で顎関節を押さえる）.

人差し指で下顎を前方移動させながら，頭部後屈させる.

図3 トリプルエアウェイマニューバー

人工呼吸器を，従圧式，最高気道内圧 15〜20 cmH_2O，PEEP10 cmH_2O，IE 比 1：1.5，呼吸数 12〜15 回/分に設定.

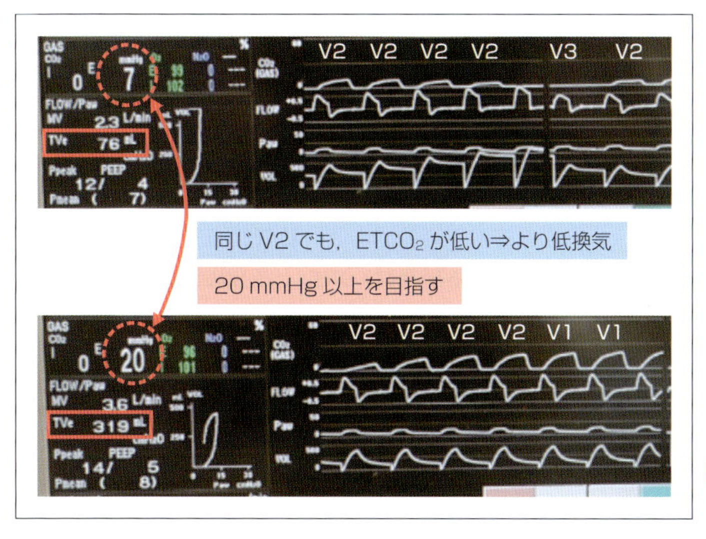

図4 $ETCO_2$ モニターを用いた人工呼吸管理

合には頚髄保護にも十分留意する.

- プロポフォールは，理想体重＋40％あるいは実体重で，一気に投与する．血管痛のための息こらえや体動を避けるために，リドカイン 1〜1.5 mg/kg をゆっくり投与してからの投与がよい.
- 筋弛緩薬は，ロクロニウム 1〜1.2 mg/kg（実体重で）をマスク換気を確認する前に投与してよい.
- 入眠直前まで深呼吸を促し，無呼吸時間を最小にする．入眠とともに人工呼吸器のスイッチを入れて，（経口エアウェイ挿入後に）両手でトリプルエアウェイマニューバーを行い，胸の上がりとカプノグラムを観察する（**図3**）.
- 人工呼吸開始後，5 呼吸程度は V3 であってもその後 V2 となり，呼気二酸化炭素分圧 20 mmHg 以上で 1 回換気量が増加してくれば，そのまま様子をみて，筋弛緩薬が十分効いたところで，気管挿管を行う（**図4**）.

トリプルエアウェイマニューバーを行い，胸の上がりとカプノグラムを観察

筋弛緩薬が十分効いたところで，気管挿管を行う

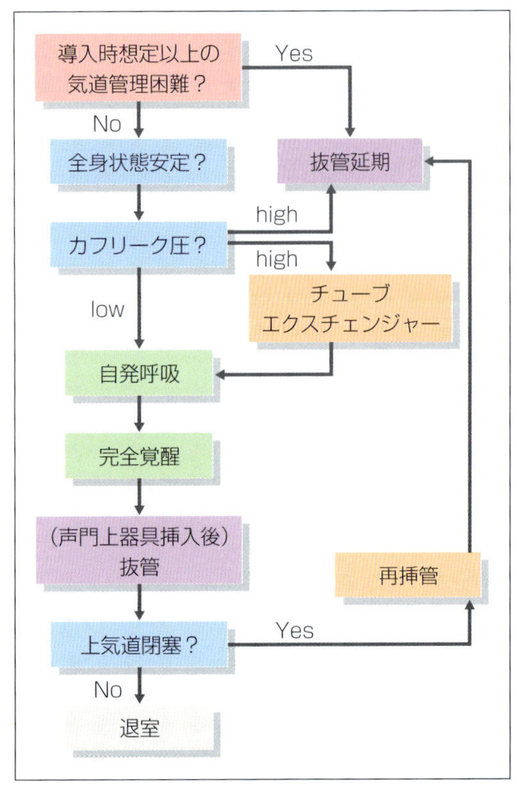

図5 覚醒・抜管のフローチャート

- 気管挿管は，ビデオ喉頭鏡が第一選択であるが，開口が制限され使用できない場合は，経鼻ファイバー挿管の適応である．
- マスク換気の改善に向けて最大限に努力しても，カプノグラムがV3，あるいはV2であっても$ETCO_2$が20 mmHg以下の場合は，一度，気管挿管を行ってもよいが，イエローゾーンに入る準備をすべきである．
- 声門上器具を挿入した場合は，カプノグラムを確認のうえ，声門上器具を用いた気管挿管などを選択してもよい．

c. 覚醒・抜管の計画

- 気道確保手技困難は，導入時ばかりでなく，抜管後の再挿管をさらに困難とする．**図5**に覚醒・抜管のフローチャートを示す．
- 導入時の気道確保が想定した範囲内で，再挿管も可能と判断できれば，手術室での覚醒と抜管を行ってもよい．
- 抜管は，導入時同様に逆トレンデレンブルグ体位で行う．
- 再挿管が不可能であり，抜管後の気道確保も困難が予想される場合は，少なくとも抜管は延期とし，状況が改善してからの抜管とするか，あるいは手術室での気管切開を考慮すべきである．

再挿管不可能，抜管後の気道確保困難が予想される場合は，少なくとも抜管は延期

- 抜管後の気道維持が可能かどうかを予測するときには，覚醒レベルに大きく依存する咽頭レベルと覚醒の有無に大きく依存しない喉頭レベルを分けて考えるとよい．
- 術前に比較してカフリーク圧（Advice参照）が非常に高い場合であっても，①抜管を延期するか，②経鼻エアウェイ留置後に抜管（咽頭レベル），③nasal CPAPやハイフローネーザルカニューラを準備して抜管（咽喉頭レベル），④チューブエクスチェンジャー（咽喉頭レベル）★2留置での抜管などの選択肢があるが，これらの明確な判断基準はない．

▶CPAP：continuous positive airway pressure

★2
千葉大学での使用はまれである．

- 理想的には，抜管前に自発呼吸を出現させ，筋弛緩薬を完全に回復，完全に覚醒した状態で抜管を行うのが望ましい．途中で，咳反射が誘発され，呼吸が不規則となったり，体動が激しく呼吸状態の確認が不可能な場合は，プロポフォールで再鎮静し，仕切り直しが安全である．状況によっては，安全と判断し，抜管することもある．
- 抜管後は，患者に声をかけ呼吸を促すとともに，呼吸パターンを観察し，シーソー呼吸や狭窄音を認めなければ，しばらく様子をみる．完全覚醒しているにもかかわらず気道閉塞した場合は喉頭レベル，そうでない場合は咽頭レベルの閉塞を考える．上気道閉塞パターンを認めた場合は，（チューブエク

完全覚醒していて気道閉塞した場合は喉頭レベル，そうでない場合は咽頭レベルの閉塞く

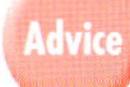

カフリーク圧の測定方法[6)]

カフリークテストは多くの場合喉頭の浮腫が疑われるが，上気道周囲に侵襲が及んだ場合は咽頭の浮腫も念頭におく．反回神経麻痺は，カフリークテストでは判断できない．具体的には，口腔内を吸引した後に以下の手順を行う．

①ベンチレーターを手動換気に切り替える．
② APL（adjustable pressure limiting）バルブを完全に閉め，純酸素で O_2 のフローを 6L/分に調整する．
③気道内圧が 10 cmH_2O まで上昇したら，挿管チューブのカフを完全にデフレートする．
④気道内圧が一定となったときの圧をカフリークプレッシャー（CLP）とする．
⑤オペ終了後，抜管直前にも，筋弛緩をリバースする前に①〜④を繰り返し CLP を記録，術前と比較する．

千葉大学の経験では術前 10 cmH_2O 以下であることが多く，術後の CLP が 20 cmH_2O を超える場合は抜管のリスクがあると考える．気道内圧を上昇させたくないときには，定常流を 3 L/分として，測定値の 2 倍を CLP とする．

スチェンジャーを通して）再挿管，あるいは，経鼻エアウェイ留置，nasal CPAP やハイフローネーザルカニューラの使用を遅滞なく判断する．

- 万が一の再挿管の方法は，麻酔導入時の方法に準じて行うが，抜管前にスタッフ間で打ち合わせておく必要がある．

3 合併症への対応

- 覚醒時気道確保であっても急速導入であっても，さらには抜管後の再挿管時であっても，基本的には，JSA 気道管理ガイドラインのグリーンゾーンではなく，イエローゾーン，レッドゾーンに入る可能性が高い．
- とくに，外科的な気道確保が必要になる可能性も高いので，輪状甲状膜切開や穿刺が直ちにできるように物的人的準備を事前に行うべきである．さらに，症例によっては，体外式膜型人工肺などの予防的・治療的バックアップを考慮する．
- 抜管時の合併症は，原因も対応方法も見つからないまま，進まざるをえないこともある．担当麻酔科医単独での抜管を避け，看護師，外科医，同僚の麻酔科医の力を結集させることが最も解決の近道になるといえる．

4 インフォームドコンセント

- 気道管理に難渋することが，術前から明確な症例であるので，患者本人と家族に，外科的な気道確保が必要となる可能性や致死的な合併症も生じうることも説明したうえで，麻酔管理を行うべきである．
- JSA ガイドラインの術前 12 項目気道評価からのオッズ比などは，説明する

頚椎疾患を合併する場合

環軸椎以外の頚椎に不安定性がある場合

外傷や腫瘍により，環軸椎以外の頚椎に不安定性がある場合，あるいはそのリスクが想定される場合には，マニュアルインライン（MIL）による頚椎保護を行いながら，頚椎の後屈を避けなければならない（図6）．頚椎保護のためのカラーは，気道確保手技の妨げとなるので，導入時は外すべきである．

関節リウマチなどで環軸椎の亜脱臼がある場合は，前屈により脊髄を圧迫し後屈が整復位であるため，スニッフィング位での導入や気道確保での後屈は許容される．関節リウマチの患者の50%以上には，頚椎症が存在し，肥満がない場合でも，OSA（閉塞性睡眠時無呼吸）を合併することが多い．

ハローベスト装着患者

ハローベスト装着患者では，あらゆる気道確保手技が通常よりも困難であり，OSAが軽症であっても，覚醒時気管挿管を考慮すべきである．

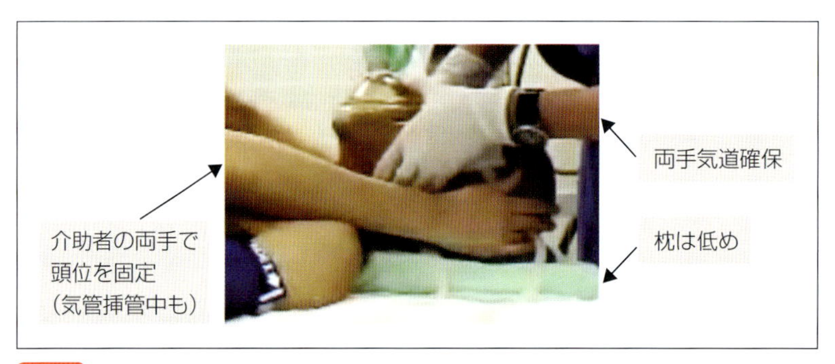

図6 MILによる頚椎保護

うえでは客観的な数値となりうる．過度に不安をあおることはせず，無計画にではなく，必要な器材やスタッフを十分準備したうえで行うことができるので，最良の選択肢と考える旨の説明も重要である．

（石橋克彦，磯野史朗）

文献

1）磯野史朗．上気道・気道維持．磯野史朗，編．麻酔科医として必ず知っておきたい周術期の呼吸管理—解剖生理から気道評価・管理，抜管トラブル，呼吸器系合併症の対策まで．東京：羊土社；2017．p.22–32.

2）Japanese Society of Anesthesiologists. JSA airway management guideline 2014: To improve the safety of induction of anesthesia. J Anesth 2014; 28: 482–93.

3）Langeron O, et al. Prediction of difficult mask ventilation. Anesthesiology 2000; 92: 1229–36.

4）Kheterpal S, et al. Prediction and outcomes of impossible mask ventilation: A review of 50,000 anesthetics. Anesthesiology 2009; 110: 891–7.

5）Chung F, et al. STOP questionnaire: A tool to screen patients for obstructive sleep apnea. Anesthesiology 2008; 108: 812–21.

6）田垣内祐吾．抜管前後の上気道機能評価．磯野史朗，編．麻酔科医として必ず知っておきたい周術期の呼吸管理—解剖生理から気道評価・管理，抜管トラブル，呼吸器系合併症の対策まで．東京：羊土社；2017．p.204–9.

2-2 慢性閉塞性肺疾患（COPD）患者

- 高齢化に伴い，重度肺機能障害を有する患者に対して，手術を施行しなければならない機会が増えている．重度肺機能障害を有する患者は，周術期呼吸器合併症をきたすリスクが高く，慎重な周術期管理が必要である．
- 肺機能障害は，閉塞性障害と拘束性障害に大別されることが多いが，これらが合併することも多い．
- 患者ごとに，主体となる肺機能低下を判断し，周術期呼吸管理方法を決定すべきである．

1 疾患の概要

- COPDの定義[1]：
  - タバコ煙を主とする有害物質を長期に吸入曝露することで生じた肺の炎症性疾患である．
  - 呼吸機能検査で正常に復すことのない気流閉塞を示す．
  - 気流閉塞は末梢気道病変と気腫性病変がさまざまな割合で複合的に作用することにより起こり，通常は進行性である．
  - 臨床的には徐々に生じる労作時の呼吸困難や慢性の咳，痰を特徴とするが，これらの症状に乏しいこともある．
- COPD患者では，病気の進行とともに肺胞や末梢気道周囲の弾性力が低下する．そのため，とくに気道周囲が陽圧となる呼気時に末梢気道が閉塞し，呼気の気流閉塞のため，エアトラッピング（空気とらえこみ）をきたし(auto-PEEP増加)，肺が過膨張してしまう．過膨張した肺胞は，気道を圧迫し，気道抵抗の増悪，肺コンプライアンスの低下をきたし，換気効率をさらに低下させることになる．
- 口すぼめ呼吸は，閉塞部位の気道内圧を高め，auto-PEEPにより気道閉塞を軽減し，換気効率を改善させる．
- COPD患者の炭酸ガス換気応答は，非COPD患者よりも大きく低下しているが，これは，呼吸中枢化学受容器の機能低下が原因ではない．換気量を増加できない呼吸器構造上の制限（横隔膜の平坦化や筋長低下）によるところが大きい．呼吸中枢の呼吸ドライブを反映する $P_{0.1}$★1 は，非COPD患者よりも約2倍大きいことが報告[2]されている．つまり，COPD患者の呼吸中枢は $PaCO_2$ 増加に反応可能である（図1）．
- 低酸素血症を伴う急性呼吸不全状態に陥ったCOPD患者に，高濃度酸素を投与すると約10 mmHgほどの $PaCO_2$ 上昇（59 mmHgから69 mmHg）をきたす[2]．従来，低酸素刺激に依存していた呼吸が，高濃度酸素投与で取り除かれるため換気量が低下するといわれていたが，実際の換気量低下は軽度

▶COPD：chronic obstructive pulmonary disease

▶PEEP：positive end-expiratory pressure

COPD患者の呼吸ドライブは非COPD患者よりも2倍大きい

★1 $P_{0.1}$
呼気の終わりに気道閉塞させ吸気努力開始から0.1秒後の気道内圧で，自発呼吸中の患者の呼吸中枢の出力を反映するものとされる．

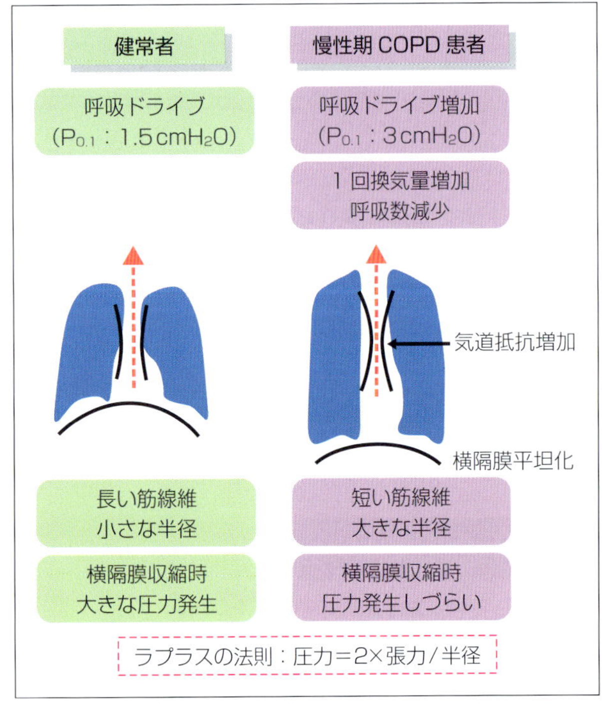

図 1 COPD 患者における呼吸調節系の変化

であり，$PaCO_2$ 上昇は換気量低下以外の機序であることが示されている[2]．さらに，この現象は，古くから CO_2 ナルコーシスとよばれていたが，この程度の CO_2 上昇は中枢刺激作用が主体であり意識消失は生じないという意見もある[3]．

- 代償された慢性期の COPD 患者に高濃度酸素を投与しても，約 3 mmHg 程度の $PaCO_2$ 上昇にとどまる（47 mmHg から 50 mmHg）[2]．したがって，通常手術を受ける COPD 患者では，高濃度酸素投与は臨床的には問題とならない．実際，麻酔覚醒時に，高濃度酸素を投与しても換気量が大きく低下することはないが，換気回復が十分でない場合は，安全域を確保しつつ酸素濃度を低下させてみてもよい．
- 重症化すると二次性肺高血圧症を発症し，肺性心，右心不全へと進行する．
- COPD 患者は術後呼吸器合併症のリスクが高いことが知られている．近年の大規模研究においても，胸腹部手術 30 日後の呼吸器合併症の発生率は，COPD 患者 25.8%，非 COPD 患者 10.2% であり，COPD 群では 2 倍以上高くなる[4]．

2 術前評価と麻酔計画

- まずは，詳細な病歴聴取が重要である（図 2）．呼吸器症状（呼吸困難・胸痛・咳・痰など）の有無や程度について，詳しく評価する必要がある．呼吸困難の評価方法として，わが国では Hugh-Jones 分類が広く用いられているが，世界的には MRC 息切れスケール（表 1）が一般的である．スケール 3 以上の場合，周術期の呼吸器合併症に注意が必要である．

▶MRC：
British Medical Research Council

a. 術前管理

術前検査

MRC スケール 3 以上の患者では，スパイロメトリーを実施すべき

- MRC スケール 3 以上の患者では，スパイロメトリーを実施すべきである．スパイロメトリーは COPD の診断（$[FEV_{1.0}/FVC] < 70\%$）や重症度判定，術前治療や介入の効果判定に有用な検査であり，肺機能や換気予備力を客観的に評価することができる．
- COPD の重症度は，年齢や身長から予測される標準 1 秒量に対する比率（対標準 1 秒量：$\%FEV_{1.0}$）によって，I 期から IV 期に分類される．$\%FEV_{1.0} < 50\%$ である III 期以上の重症 COPD 患者は周術期呼吸器合併症のリスクが高いと考えられる．

▶$FEV_{1.0}$：
forced expiratory volume in one second（1 秒量）

▶FVC：
forced vital capacity（努力肺活量）

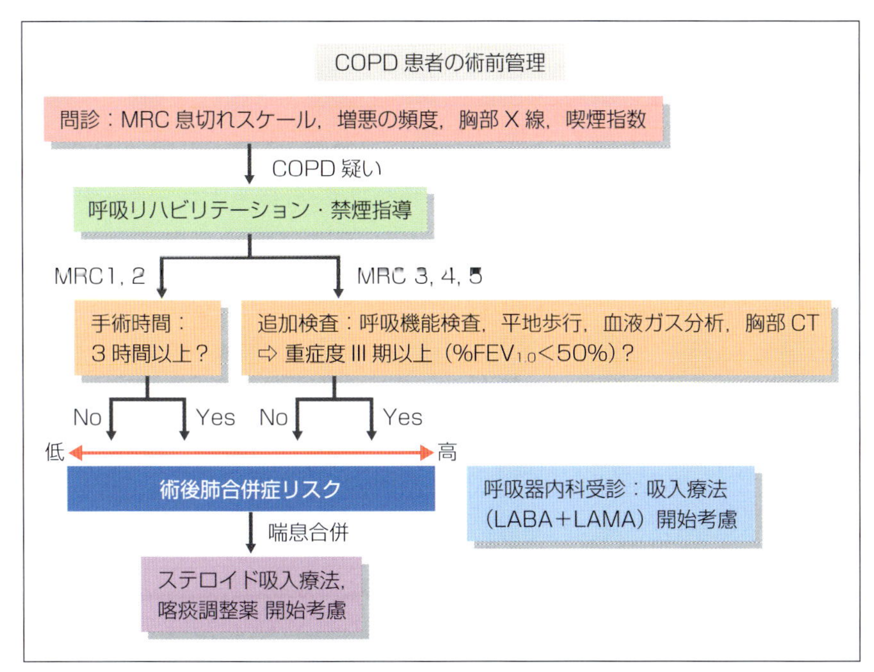

図 2　COPD 患者の術前評価と術前対策フローチャート

MRC 息切れスケール：British Medical Research Council dyspnea scale，$FEV_{1.0}$：forced expiratory volume in one second（1 秒量），LABA：long-acting β_2 agonist，LAMA：long-acting muscarinic antagonist.

表 1　MRC（British Medical Research Council）息切れスケール

Grade	
1	激しい運動時を除き，息切れで困ることはない
2	平地を急ぎ足で移動する，または緩やかな坂を歩いて登るときに息切れを感じる
3	平地歩行でも同年齢の人より歩くのが遅い，または自分のペースで平地歩行していても息継ぎのため立ち止まらなくてはならない
4	平地を 100 m ほど，あるいは数分間歩行しただけで息継ぎのため立ち止まる
5	息切れがひどくて外出ができない，更衣でも息切れがする

- 血液ガス分析によって，低酸素血症（PaO_2 60 mmHg 以下）や高二酸化炭素血症（$PaCO_2$ 45 mmHg 以上）をきたしている患者は術後呼吸器合併症の危険性が高い．
- 6 分間平地歩行テストは，心肺予備能や術前介入や治療効果を評価するために有用である．歩行距離と低酸素血症の重症度を測定する．
- 胸部 CT はブラや気腫性変化など，胸部 X 線に比べて多くの情報が得られるため非常に有用である．巨大ブラや多発性のブラを認めた場合には，麻酔中の陽圧換気によって，ブラの拡大による呼吸機能悪化や，破裂し気胸となる危険性がある．

MRC3 以上かつ III 期以上の重症 COPD 患者は周術期呼吸器合併症のリスクが高い

術前に十分な内科的治療を実施しておく

術前介入

- COPDにより重度肺機能障害をきたしている場合，術前に十分な内科的治療を実施しておくことが重要である．気管支拡張薬，肺理学療法，禁煙，ステロイドの組み合わせにより，周術期肺合併症のリスクが低下すると考えられている．とくに最近では，長時間作用性β_2刺激薬＋抗コリン薬配合（LABA＋LAMA）の吸入薬使用で呼吸器合併症が減少するとの報告もなされている（術後合併症発生率：28% versus 9%）．
- 禁煙指導はとくに重要であり，4～8週間の禁煙が望ましいが，短期間の禁煙でも喀痰量は低下し，COHb量の低下，繊毛運動の回復（このため一時的に喀痰量が増加する時期もある）が期待でき，術後呼吸器合併症のリスクが低下する．
- 気道感染はCOPD増悪の原因となるため，感染症状が認められる場合は早めに抗菌薬を使用する．

▶COHb：carboxyhemoglobin

b. 麻酔計画

麻酔法の選択

術式や病態を十分考慮して麻酔方法を選択する

- 重度肺機能障害患者に麻酔をする場合，全身麻酔よりも区域麻酔が有利とされているが，明確なエビデンスは存在しない．術式や病態を十分考慮して，最適な麻酔方法を選択することが肝要である．
- 全身麻酔を選択した場合には，手術時間をできる限り短くし，人工呼吸管理時間の短縮に努めることも重要である．
- 脊髄くも膜下麻酔や硬膜外麻酔による腹筋や肋間筋などの呼吸筋麻痺が高度になると，低換気や喀痰能力低下のため低酸素血症を招くこともある．
- セボフルランには気管支拡張作用があるため，COPD患者には有用である可能性がある．デスフルランは，覚醒がすみやかで，気道過敏性の少ない高齢COPD患者では使用するメリットもある．
- 手術中のバッキングや咳反射による肺の圧損傷を防止するため，手術的な必要性は少なくとも筋弛緩は深く維持し，手術終了後にスガマデクスで完全回復させるべきである．
- 喀痰が多い場合は，術中気管支鏡による喀痰吸引も考慮する．
- 気道過敏性のある患者では，術中あるいは抜管前に，短時間作用性気管支拡張薬の吸入を予防的に行うことも考慮する．

術中人工呼吸管理・術後（自発）呼吸管理のポイント（表2）

- 術中の呼吸管理として，自発呼吸を温存することにメリットはない．自発呼吸を温存するためには，十分な鎮痛を得るために必要なレミフェンタニルなどの使用が制限されるため，術中は陽圧人工呼吸管理が望ましい．
- しかし，不適切な陽圧人工呼吸により動的肺過膨張とよばれる病態を引き起こし，換気効率の低下さらには循環破綻をきたすこともある．
- 不均一かつ高いauto-PEEPのコントロールが，気流閉塞や動的肺過膨張，さらには周術期治療戦略の重要ポイントである．

術中はauto-PEEPを適切にコントロールする陽圧人工呼吸管理が望ましい

表2 重症 COPD 患者の周術期呼吸管理

術中呼吸管理
麻酔方法：セボフルラン，レミフェンタニル，ロクロニウム（筋弛緩モニター），区域麻酔（硬膜外，神経ブロック）
陽圧人工呼吸管理：従圧式，低い最大吸気圧（15～20 cmH_2O 以下）で1回換気量6～8 mL/kg，PEEP負荷（内因性PEEPと同等），長めの呼気時間，高二酸化炭素血症の許容，積極的吸痰
術後疼痛対策：区域麻酔，フェンタニル（持続）静注，アセトアミノフェン，NSAIDsを可能な限り併用する
覚醒時呼吸管理
十分な安全域を確保できる吸入酸素濃度，抜管前の咳反射誘発を最小限とする，深麻酔下口腔内と気道内の分泌物吸引，逆トレンデレンブルグ体位，気管支拡張薬吸入，十分な吸入麻酔薬ウォッシュアウト，筋弛緩完全回復（スガマデクス），麻酔覚醒前の自発呼吸確認・血液ガスチェック（術前 $PaCO_2$＋10 mmHg程度は許容）
呼吸数の異常低値（10回/分以下）・高値（30回/分以上）チェック，胸鎖乳突筋など呼吸補助筋不使用の確認，完全覚醒後の抜管，抜管後の呼吸苦と痛みの有無確認
抜管不可能と判断した場合は、気管挿管のまま集中治療室管理とする
術後呼吸管理
半座位（35°程度）、必要時HFNCやNIPPVの使用，痛み・呼吸数・呼吸パターンの定期的チェック，吸入療法の早期再開，早期離床

PEEP：positive end-expiratory pressure, NSAIDs：nonsteroidal anti-inflammatory drugs, HFNC：high-flow nasal cannula, NIPPV：non-invasive positive pressure ventilation.

- 麻酔薬が残存し，手術侵襲が加わった状態での自発呼吸は，重症COPD患者にとっては大きな負荷となるが，術後の人工呼吸継続のメリットはなく，原則的に手術室での抜管を目指すべきである．麻酔覚醒前に，自発呼吸を出現させ，呼吸パターンを確認すべきである．この際，筋弛緩からの完全回復はもちろんであるが，吸気努力を減らし，酸素化維持に有利な逆トレンデレンブルグ体位または座位での覚醒・抜管が推奨される．

逆トレンデレンブルグ体位または座位での覚醒・抜管が推奨される

- 閉塞性障害が基本病態であるCOPD患者は，基本的に呼吸数は少なめである．自発呼吸回数が多い場合は，鎮痛が不十分な可能性が高く，積極的に麻薬などにより鎮痛を図るべきである．浅く速い呼吸パターンや胸鎖乳突筋などの呼吸補助筋の使用が認められる場合は，むしろ呼吸不全状態に陥っている可能性が高い．
- COPD患者の確定的な抜管基準は存在せず，個々の患者において判断することとなる．自発呼吸時の呼吸パターンが最も重要な指標であると考える．重症COPD患者では，血液ガスを採取すべきであるが，とくに術前から $PaCO_2$ が高値である重症COPD患者では，意識レベルが回復している状態での高二酸化炭素血症は許容可能である．

抜管基準の最も重要な指標は自発呼吸時の呼吸パターンである

- 不必要に高濃度酸素を投与する必要はないが，CO_2 ナルコーシスの予防を目的とした低濃度酸素投与に対するエビデンスはない．

Column COPD 患者の術中人工呼吸管理：auto-PEEP への対応

気流制限や気道抵抗の増加により，呼出中に肺胞内圧が大気圧まで低下する前に呼気が中断され，呼気終末の静肺コンプライアンスは上昇し肺胞内が陽圧となる．これを auto-PEEP または内因性 PEEP とよぶ．

auto-PEEP を正確に測定するには，呼吸回路内にバルーンまたはバルブを設置し，呼気終末位に気道を閉塞させたときの患者側気道内圧の平衡圧値（図 3 の static auto-PEEP）を求める必要がある．しかし，すべての肺胞の auto-PEEP は均一ではないため，さらに高い auto-PEEP を有する肺胞があれば，測定された auto-PEEP は肺全体の肺胞内圧を過小評価する可能性があるため注意が必要である．

COPD 患者での人工呼吸器の PEEP 設定に関しては議論がある．auto-PEEP と同等かわずかに高い PEEP を付加（external PEEP）すれば，気道の開存を保ち，肺の過膨張や呼吸仕事量の増加を防ぐことができると考えられ，それを支持する研究がある．一方，auto-PEEP より低い external PEEP でも肺の過膨張をきたす危険性が指摘されている[5]．また，PEEP の増加によりエアトラッピングは減少するが，機能的残気量（FRC）は増加するため，全体として肺容量が増加することを示した論文[6]があるが，1 回換気量が 1 L と大きい点や気道内圧の制限がない点など，現代の呼吸管理にそのまま適応できるかどうか疑問であり，注意が必要である．

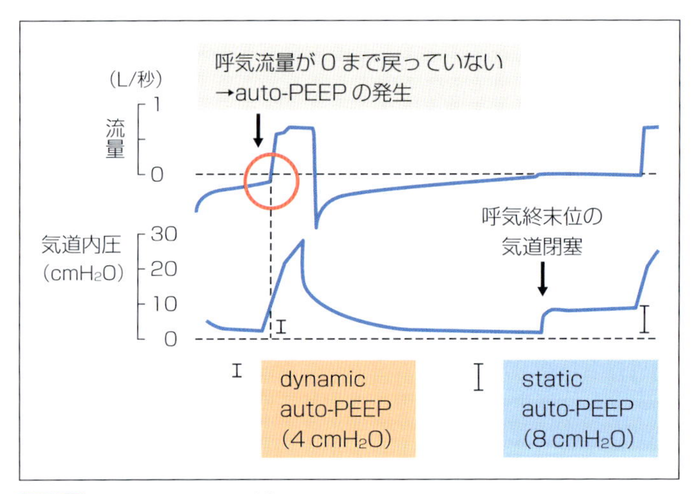

図 3 auto-PEEP の測定

static auto-PEEP は呼吸回路内にバルーンまたはバルブを設置し，呼気終末位に気道を閉塞させたときの気道内圧の平衡値である．一方，dynamic auto-PEEP は人工呼吸中の呼気開始時の呼吸流量が 0 のときの気道内圧であり，dynamic auto-PEEP は static auto-PEEP よりも小さい値となる点に注意が必要である．

（小倉玲美，大塚将秀．麻酔中のモニタリングと血液ガス分析．磯野史朗，編．麻酔科医として必ず知っておきたい周術期の呼吸管理．羊土社；2017．p.159 より引用改変）

▶BiPAP：
biphasic positive airway pressure（二相性陽圧呼吸）

▶NIPPV：
non-invasive positive pressure ventilation

- 抜管基準に達しない場合であっても，気管挿管を継続するメリットがない場合には，BiPAP などの NIPPV による呼吸補助を行いつつ抜管するという戦略もありうる．
- ハイフローネーザルカヌラ（HFNC）は COPD 患者に対して，1 回換気量の増加・呼吸数の減少・$PaCO_2$ の減少などの作用があり[7]，抜管後に使用することで呼吸仕事量を減らし，重症 COPD 患者に対してはとくに有用と考える．

- 人工呼吸管理が長期化する見込みの場合には，経口気管挿管を長期化させず，気管切開による気道・呼吸管理を早期に開始することも考慮すべきである．

術後鎮痛の重要性

- 開胸手術，上腹部手術，長時間手術などは，手術によって肺活量や 1 秒量が大きく低下するため，術後呼吸器合併症のリスクとなる．術後疼痛管理は，呼吸器合併症を防ぐために非常に重要である．疼痛があると，換気量が低下し，喀痰排出が困難となり，無気肺や肺炎のリスクとなる．また，疼痛による交感神経系の緊張により，末梢血管抵抗は増加し，心不全や呼吸不全の誘因となる．
- 開胸手術や上腹部手術の疼痛管理には硬膜外麻酔が最も効果的であり，積極的に使用する．四肢の手術や硬膜外麻酔が施行できない症例では，神経ブロックを積極的に行う．

開胸手術や上腹部手術の疼痛管理には硬膜外麻酔が最も効果的

- フェンタニルなどの麻薬は，呼吸抑制作用のため使用をためらう麻酔科医がいるかもしれないが，筆者は積極的に使用すべきと考える．重症 COPD 患者では疼痛に伴う浅く早い呼吸パターンは肺の過膨張を促進し，病態を悪化させる可能性があり，フェンタニルを使用することで，呼吸パターンを安定化させ，肺の過膨張を抑制できると考える．

フェンタニルの使用は呼吸パターンを安定化し肺過膨張を抑制しうる

3 合併症への対応

a. 術中人工呼吸管理：肺保護戦略

- 重症 COPD 患者の周術期管理の目標は，原疾患を悪化させないこと，陽圧換気に伴う肺障害を防止すること，早期抜管を可能にすることである．そのためには，人工呼吸中の動的過膨張による肺損傷を最小限とし，肺を保護的に管理する肺保護戦略が重要である．
- 肺保護戦略として，高い気道内圧を避け，高二酸化炭素血症を容認する permissive hypercapnia がよく知られている．だが，術中 $PaCO_2$ の上昇をどこまで許容できるか，はっきりとした答えはない．術前の $PaCO_2$ の値，$PaCO_2$ の上昇速度，低酸素血症の有無，併存合併症（頭蓋内病変や肺高血圧など）の有無によって，許容できる $PaCO_2$ の値は変わってくるだろう．一般的に $PaCO_2$ 80 mmHg 以上で不整脈が増加してくるため，注意が必要である．

術中 $PaCO_2$ 80 mmHg 以上で不整脈が増加してくるので注意が必要

- 重症 COPD 患者では，$EtCO_2$ は $PaCO_2$ を反映しないため，経皮的 CO_2 モニタリングが有用となる場合がある．

b. 循環系合併症への対応

- COPD 患者は高齢者が多く，麻酔による血圧低下をきたしやすい．さらに陽圧換気により，肺は過膨張し，静脈還流が減少するため，心拍出量が低下する．重症例では容易に循環虚脱をきたすこともあり，注意が必要である．また，肺性心をきたしているような症例では，輸液負荷などで容易に右心不全をきたす可能性もある．

4 インフォームドコンセントなど

- 重症 COPD 患者は，これまで述べたように周術期合併症リスクが高く，時に命にかかわる場合もあるため，本人や家族に十分なインフォームドコンセントが必要である．
- 術後の人工呼吸器離脱困難や COPD 重症化の可能性とともに，外科医から提案される選択可能なより侵襲性の低い外科治療のメリット・デメリットも麻酔科医の立場で説明することが必要である．さらに，合併症回避のための術前準備や早期離床の重要性を強調し，治療への前向きな取り組みを促すべきである．

（國分　宙，磯野史朗）

文献

1）日本呼吸器学会 COPD ガイドライン第4版作成委員会，編．COPD（慢性閉塞性肺疾患）診断と治療のためのガイドライン第4版．東京：メディカルレビュー社；2013.
2）Aubier M, et al. Central respiratory drive in acute respiratory failure of patients with chronic obstructive pulmonary disease. Am Rev Respir Dis 1980; 122: 191–9.
3）Caroll GC, Rothenberg DM. Carbon dioxide narcosis. Pathological or "pathillogical"? Chest 1992; 102: 986–8.
4）Gupta H, et al. Impact of COPD on postoperative outcomes: Results from a national database. Chest 2013; 143: 1599–606.
5）Ranieri VM, et al. Physiologic effects of positive end-expiratory pressure in patients with chronic obstructive pulmonary disease during acute ventilatory failure and controlled mechanical ventilation. Am Rev Respir Dis 1993; 147: 5–13.
6）Tuxen DV. Detrimental effects of positive end-expiratory pressure during controlled mechanical ventilation of patients with severe airflow obstruction. Am Rev Respir Dis 1989; 140: 5–9.
7）Bräunlich J, et al. Effects of nasal high flow on ventilation in volunteers, COPD and idiopathic pulmonary fibrosis patients. Respiration 2013; 85: 319–25.

2-3 巨大前縦隔腫瘍

- 巨大前縦隔腫瘍では気道だけでなく，大静脈や肺動静脈，心臓などが圧排，圧迫されることにより循環系にも問題が生じるため，これらを総合的に評価して麻酔計画を立てることが重要である．安易に麻酔導入を行うと換気不能となり取り返しのつかない状況に陥る危険性がある．
- ここでは，巨大な前縦隔腫瘍に遭遇した際にどのように対応するかについて解説する．

1 巨大前縦隔腫瘍の概要

- 前縦隔の巨大腫瘍には，奇形腫や胚細胞腫を含む胸腺腫，悪性リンパ腫，甲状腺腫瘍の縦隔への進展などがあげられる．多くの場合，腫瘍が巨大になるまで無症状であり，発見されたときには気道や大血管に狭窄や閉塞が生じていることが多い．とくに奇形腫や胚細胞腫を含む胸腺腫，悪性リンパ腫は小児にみられることもしばしばであり，小児の場合には小児特有の問題から対応がさらに難しくなる．通常の気道管理が不可能である場合にはECMOやPCPSなどの補助循環が必要となるが，小児の場合にはこれらの導入も容易ではない．
- 症例報告の中には心肺停止で救急搬送されてきたケースもあり，このケースでは腫瘍による心圧迫が心肺停止の原因と考えられた．肺動静脈だけでなく心臓そのものへの圧迫の影響もあることを念頭におく必要がある．もしも自病院での対応が困難と判断された場合には十分な対応（補助循環など）が可能な施設へ送ることを考慮すべきである．
- 発生頻度はそれほど多いものではないため，大学病院であっても10年に1例も経験しないところも多いと思われる★1．

▶ECMO：extracorporeal membrane oxygenation

▶PCPS：percutaneous cardiopulmonary support

肺動静脈だけでなく心臓そのものへの圧迫の影響もあることを念頭におく

★1
とくに小児のケースに関していえば問題となるようなケースは年間50例程度であり，その多くは小児専門病院へ送られる．したがって小児専門施設に長く勤務する麻酔科医であれば複数回の経験があると考えられるが，それ以外では経験していることはまれであろう．複数回経験していなければ危険性の評価は容易ではない．

2 巨大前縦隔腫瘍と呼吸

- 下位気道の狭窄では自発呼吸は可能でも，陽圧換気ができないことがある．筋弛緩薬の使用によって腫瘍の保持ができなくなることが問題とする説もあるが，これは適切ではない．麻酔薬の使用により自発呼吸が消失した時点で筋弛緩薬を投与しなくても換気不能に陥ってしまうからである．
- 図1は自発呼吸時の胸郭の動きを示したものである．吸気時には外肋間筋の収縮により肋骨の腹側が持ち上げられ，結果として胸骨が前方に移動する．前縦隔腫瘍は前胸壁とともに動くため自発呼吸の吸気時には気道の圧迫が軽減されることになり，吸気が可能となる．しかしながら，自発呼吸が消失するとこの胸郭の前方への移動も消失し，気道狭窄は改善されず，結果と

自発呼吸の吸気時には気道の圧迫は軽減されるが，陽圧呼吸の吸気時には換気困難となりうる

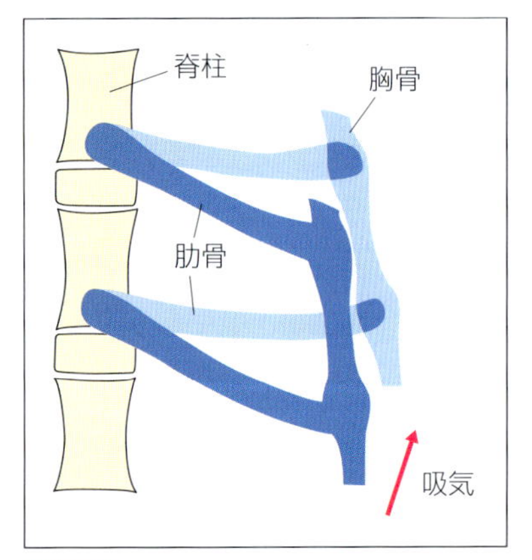

図1 吸気時の胸郭の動き

して陽圧で吸気を送ろうとしても送れないという事態が生じるのである．つまり，重要なポイントは自発呼吸の有無である．

3 巨大前縦隔腫瘍の症状評価，画像診断

- 巨大前縦隔腫瘍では胸腔内で気管や主要な気管支が圧迫され，気道狭窄が生じる．したがって，麻酔中の気道確保および換気の維持が最重要課題となる．ここで注意すべきは，このような声門よりも末梢気道に狭窄がある場合には，気管挿管できても陽圧換気できる保証がないことである．したがって，いわゆる困難気道に対する戦略（DAM：Difficult Airway Management）とは本質的に異なった戦略が必要である★2．
- 前縦隔の巨大腫瘍の進展は時として急激であるため，可能な限り手術前日にCT画像を再検したほうがよい．とくに手術が近くなって自覚症状もしくは他覚的所見が悪化している場合には手術前日の画像診断は必須と言っても過言ではない．
- 全身麻酔が必要な場合には，管理の目標は，最低でも片肺の換気を確保することである．さらに加えるなら，この際には，後述するように，換気する肺の肺血流も維持されることが必須である．この目標が達成できているかの判断には術前の画像診断が重要であり，その際の評価のポイントは，①狭窄部の手前だけの操作で換気が可能かどうか，②狭窄部の遠位まで気管チューブを進めることが可能かどうか，の2点に集約される．理想的には狭窄部の末梢側まで気管チューブを進めて，最低でもどちらか一側の肺の換気が確保できれば少なくとも術中にトラブルが生じる危険性は，ほぼなくなる．狭窄部の手前にチューブの先端を置く方法は次善の策であり，この場合には術中いかなるときにも換気ができなくなる危険性が残る．
- たとえば図2の症例[1]では，術中にチェックバルブ様になり肺が過膨張して換気困難となったため，チューブ位置を調整して改善させた．図3の症例では，生検終了間際に換気不能となり，気管支ファイバースコープ★3で気管分岐部の狭窄の悪化を認めたため，シングルルーメンのチューブを左主気管支まで進めて左片肺換気とした．

a．狭窄の評価

- Azizkhanら[2]はCT画像の気管の断面積（CSA）が通常の50%未満である場合（%CSA<50）には重篤な呼吸症状が生じていると述べている．確かにCT画像での気管断面では客観的な評価が可能であるように思われるが，実際には気管は三次元の構造物であり，一部の断面から状況を評価できるものではない．図4の症例[1]では%CSA<50であったが調節呼吸は可能であった．一方，図5の症例では最初からPCPSを使用したが，調節呼吸は不可能であった．画像としては3D-CT画像で気管気管支の三次元再構成をするのがよいが，それでも狭窄の形状によって気道抵抗は変わるし，狭窄部の

★2
専門医試験にも巨大前縦隔腫瘍はたびたび出題されているが，口頭試験では受験生の多くは問われるとDAMの話を始めることが多かった．上気道と下気道は根本的に異なることに注意していただきたい．

巨大腫瘍の進展は急激であるため，可能な限り手術前日にCT画像を再検する

★3 気管支ファイバースコープ（FOB）
気道に問題のある（上気道でも下気道でも）症例の麻酔を担当する際には，必ず気管支ファイバースコープ（FOB）がいつでも使用できるように準備しておくことを推奨する．トラブルが生じた際にそのトラブルの実態を把握するにはFOBは最も強力なツールとなるからである．同時に，異常な気道では，その解剖をFOBの画像から正しく判断することがかなり難しいことも認識しておく必要がある．

▶CSA：
cross sectional area

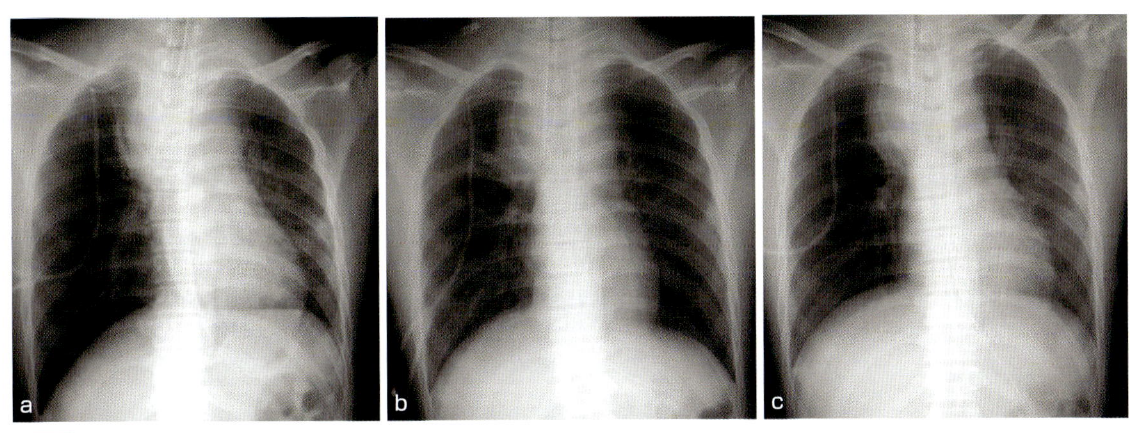

図2　15歳男性の悪性リンパ腫

a：換気不全発生時，b：気管チューブを狭窄部まで進めたとき，c：少しだけ気管チューブの位置を浅くしたとき．

（萩平　哲．日臨麻会誌 2010; 30: 727-34[1]より）

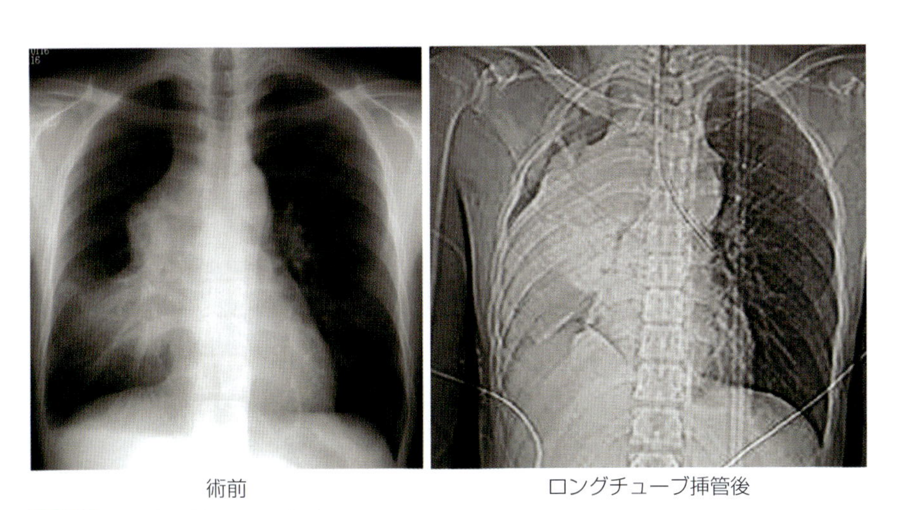

術前　　ロングチューブ挿管後

図3　24歳男性の胚細胞腫

拡張性に関しては評価が困難である．

- Shamberger[3]や King ら[4]は呼吸機能検査における PEFR が予測値の 50%未満である場合には全身麻酔を避けるように勧告している．もちろん可能な限り全身麻酔を避けることが望ましいが，必要な場合にはやむをえない．あくまで一般論であるが，覚醒時に呼吸困難感を訴えていない場合には比較的軽症であることが多い．もちろんこういったケースでも，後述のように，慎重な麻酔導入を行う必要がある．

▶PEFR：peak expiratory flow rate

b. 拡張性の評価

- 一般に気管軟骨にはそれなりの硬度があるが，背側の気管膜様部や気管周囲の正常組織は柔らかい．したがって，腫瘍による圧迫が特定方向からの場合には，見かけ上気道が高度に狭窄していても気管チューブを通せば気管は腫瘍の存在しない側に広げられ，狭窄部の遠位まで挿入できることが多い．画

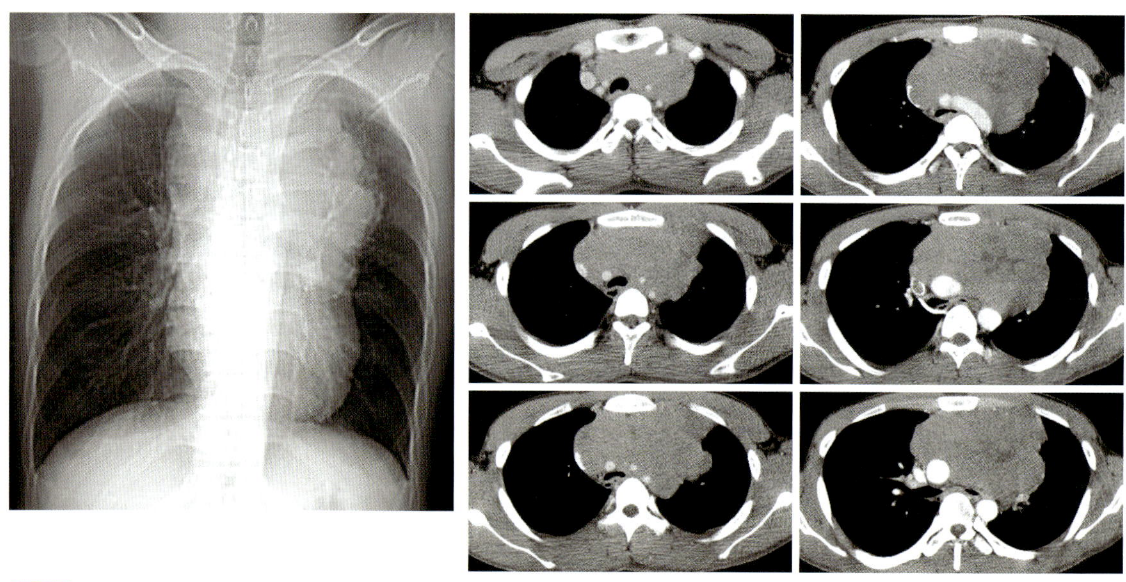

図4　19歳男性の胚細胞腫

（萩平　哲．日臨麻会誌 2010; 30: 727-34[1]より）

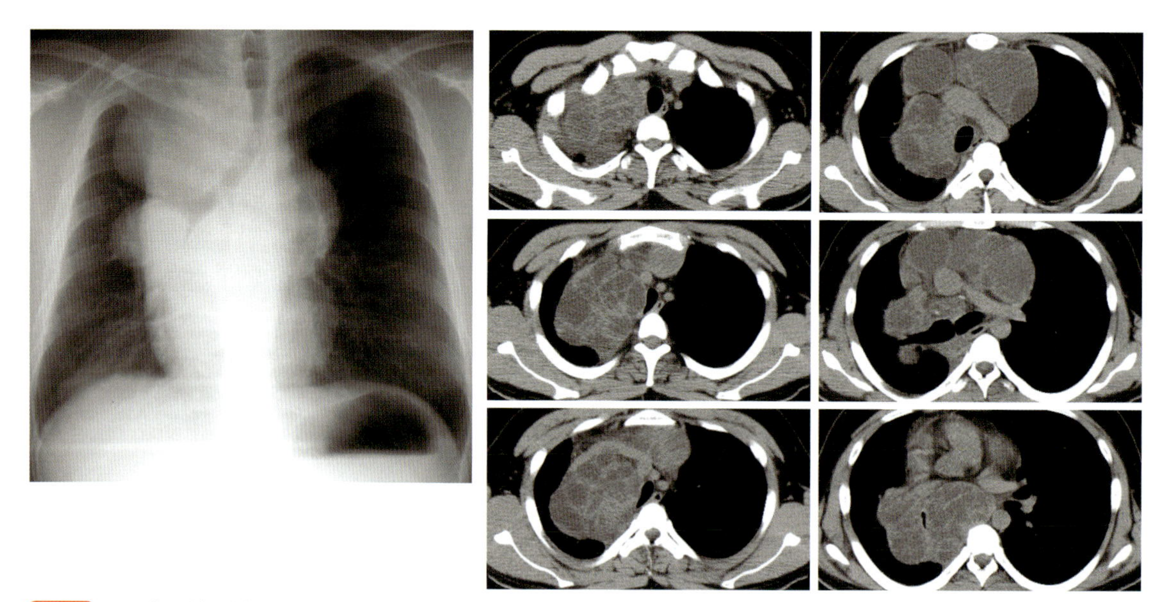

図5　27歳男性，精巣腫瘍の肺・縦隔多発転移

像上気管がほとんど閉塞しているような状態であっても，気管チューブを通すことができればチューブが支えとなり換気ができることが期待される．もちろん，ある程度以上の狭窄がある場合には慎重な対応が必要であることはいうまでもない．

- 気管膜様部が椎体に近い場合には，椎体と腫瘍のあいだに気管が挟まれて拡張できないこともあるため注意が必要である．
- 一方で悪性腫瘍の組織は一般に硬く，気管が全周性に腫瘍に取り囲まれている場合には狭窄部の遠位まで気管チューブを挿入できないことが多い.

c. 血管系の評価

- 血管系でとくに注意すべきは上大静脈症候群である. 腫瘍が上大静脈を圧排し, 上半身からの静脈還流が阻害されると上肢や頚部の静脈が怒張し, 急性期には頭蓋内圧も上昇して意識障害が生じる場合もある. 上気道も浮腫が生じ, 気道確保そのものに影響することがあるため注意しなければならない. 静脈圧上昇に伴い気道分泌物も増えるため, 下位気道の狭窄症状が増強したように判断されることもあり, このような場合には狭窄の評価に慎重を期す必要がある. 一般的には急性期を過ぎれば側副血行路ができるため症状は軽減するが, 巨大縦隔腫瘍の場合には急性期に処置を必要とすることも多い★4.
- 無名静脈が閉塞すると左上肢の浮腫や腫脹が生じる. この場合には左上肢や左側の頚静脈からの血管確保は避けなければならない.
- 上大静脈以外にも肺動脈が圧迫されて肺血流が障害されることもある. 換気側の肺血流が阻害されると換気は可能であるにもかかわらず, 酸素化が困難となる. 植田ら[5]が報告した症例では, 術中に換気側の肺血流がほぼ途絶したため心停止に近い状態に陥った. したがって, 術前の画像診断では, 肺動脈に圧迫が生じているかどうかの評価も必要である. 造影CTを行えば詳細な評価が可能である.
- 第1節(「巨大前縦隔腫瘍の概要」)で述べたように, 心臓に対する圧迫の有無にも注意しておく必要がある. 肺静脈は背側にあるため前縦隔腫瘍で血流が阻害される可能性は低いが, 同時に評価しておくとよい.

上大静脈症候群は気道確保そのものに影響することがある

★4
太い静脈が圧排, 閉塞している場合にはその上流での静脈路確保は避けるべきである. 輸液をポンピングしても末梢にうっ滞するだけになったり, 薬剤を投与してもなかなか心臓を経て効果部位に到達しないため効果発現が遅れるなどの問題がある.

d. 体位と呼吸障害

- 術前に, どの体位が最も楽に呼吸できるかを患者に確かめておくとよい. 呼吸が楽になる体位は気道狭窄が最も軽くなる体位であると考えられるからである. 術中に換気不能に陥った場合には, この体位にしてみると換気が改善することがある.

4 巨大前縦隔腫瘍を有する患者の麻酔

- 先に述べたように生検のみが目的の場合には, 患者が成人であれば局所麻酔や区域麻酔を第一選択とする. 気道に狭窄がある場合には可能な限り全身麻酔★5を避けたほうがよい. 腫瘍以外に腫脹しているリンパ節があるなら, これを摘出することで目的は達成できる.
- 一方で, 腫瘍の摘出が目的である場合には全身麻酔は避けられない. また, 自発呼吸を残した管理も非現実的である. 気道が不安定のまま手術を行った場合に換気困難に陥ると致命的になるからである. また, 小児の場合にも全身麻酔を避けることは難しいと考えられる.

★5
全身麻酔を選択した場合でもケタミンなどを使用したり, オピオイドを使用せずにうまく麻酔薬濃度を調整しながら区域麻酔などを併用すれば, 自発呼吸を温存した管理も不可能ではない.

生検のみが目的の場合は局所麻酔や区域麻酔, 腫瘍の摘出が目的の場合は全身麻酔

a. 輸液路

- 上大静脈に圧排や閉塞が認められる場合には，静脈路は下肢に確保する．無名静脈に圧排や閉塞が認められる場合には，静脈路は右上肢もしくは下肢に確保する．圧迫された静脈の上流に静脈路を確保した場合には，投与した薬剤が通常と同じ速度で心臓に達して全身に回る保証はないし，輸液速度を上げれば静脈圧がさらに上昇する危険性がある．

b. 全身麻酔の導入

小児でも静脈路を確保してから導入．成人であれば，プロポフォールで導入

▶TCI：
target-controlled infusion

- 麻酔の導入に際しては，小児でも静脈路を確保してから導入を行うべきである．どうしても困難である場合には緩徐導入もやむをえない．成人であれば，プロポフォールで導入することを推奨する．静脈麻酔薬は呼吸と無関係に調節できるからである．
- TCI ポンプを用い，初期設定は 2.0 μg/mL 程度として状態をみながら麻酔レベルを慎重に調節する．意識が低下し自発呼吸が減弱，消失後も用手換気が可能であれば，その時点でオピオイドや筋弛緩薬の投与を考慮する．
- 調節呼吸が困難であった場合には補助換気ができるレベルに調節し，補助循環を導入するもしくは，手術の種類（たとえば生検のみ）によっては補助呼吸で浅い鎮静を行いながら局所麻酔の追加や神経ブロックなどの区域麻酔で処置を行うことを考慮する．ただし，この状況においては補助呼吸で最後まで管理できる保証がないことも念頭におく必要がある．
- 小児の場合には，1.5〜2 mg/kg 程度のチオペンタールなどで少し鎮静したのちに，セボフルランの濃度を少しずつ上昇させながら調節呼吸の可能性を模索するとよい．一気に呼吸停止をきたすような投与量を選択してはいけない．使用に慣れている場合にはケタミンやデクスメデトミジン（保険適用外）などの呼吸抑制のない麻酔薬や鎮静薬を使用したうえで，局所麻酔や区域麻酔を併用しながら生検を行うという選択肢もある．

導入時に調節呼吸が可能かどうかを見極め，困難な場合は補助循環を導入する

- 成人の場合で，明らかに呼吸状態に異常をきたしているような場合や，症状はなくても狭窄が高度と判断された場合には，導入前に大腿動静脈にエラスターを留置しておく．PCPS や ECMO を最初から用いるか，スタンバイするか，それともカニュレーションだけにとどめるかに関しては，外科医とも相談して決めておくとよい．

5 腫瘍切除と分離肺換気

- 分離肺換気に関してはオプションと考えるべきである．まずは換気の確保が最優先であり，それが可能でかつ余裕がある場合に初めて分離肺換気を考慮すべきである．
- なお仰臥位胸骨正中切開で手術を行う場合で，片肺換気を施行する場合には可能な限り換気側が少しでも下になるようにベッドを傾ければ，酸素化はかなり改善される．重力による肺血流のシソトは完全な側臥位でなくても生じ

るからである.

6 巨大前縦隔腫瘍の診断と治療戦略

- 巨大前縦隔腫瘍を伴う主な疾患である悪性リンパ腫の一部と胚細胞腫（=悪性奇形腫）は，組織型に合わせた適切な化学療法を行えば完全治癒が望めるが，最初に不適切な化学療法を行えば多くの場合腫瘍の進展増悪や再発をきたし，治癒はきわめて困難な状況になる．したがって適切な治療法を選択するためには腫瘍組織の一部を採取する生検が必須である．
- 気道圧迫が高度で全身麻酔が危険であると判断された場合には，悪性リンパ腫であればステロイド剤を投与することによって腫瘍の縮小が期待されるため，ステロイド剤投与後に「生検」を行うという戦略が取られることもある★6．いずれにしても，主治医と相談のうえで方針を決める必要がある．あくまで選択肢の一つである．化学療法や放射線療法での治癒が望めない場合には外科的切除をせざるをえない．

適切な治療法を選択するためには生検は必須

★6
しかしこの場合には腫瘍組織の多くがアポトーシス（細胞死）を起こし病理診断が困難となることもあるため，生命の危機にかかわるときを除き先行投与は避けるべきとされている．もっとも坂口らは，ステロイド剤を先行投与しているが病理診断が可能であったケースを報告している[6]．

7 PCPSとECMO

- PCPSを用いて呼吸サポートを行うときには，ポンプの流量次第では，自己の肺を通った血液が冠血管や右腕頭動脈，左総頚動脈に流れることになる．肺での酸素化が行えないと酸素飽和度が70%を下回るような血液が心臓や脳に送られることになり，心筋虚血や脳虚血が進行する危険性がある[1]．脳虚血をモニターするためには右手や右の耳朶にパルスオキシメータのプローブを装着する．同時に心電図の変化にも注意する．
- veno-venous（vv）-ECMOの場合には酸素化の効率はPCPSよりも劣るが，上記のような部分的な虚血は生じないため，ある程度以上の肺での酸素化が期待できるならECMOのほうが安全ともいえる．
- いずれにしても施設で慣れた方法を用いるのがトラブルを回避するためには重要と思われる．

PCPSを呼吸補助として用いる場合，心筋虚血・脳虚血や心電図の変化に注意する

8 患者および家族への説明

- 筆者は過去に2件，巨大前縦隔腫瘍の麻酔に関する事故の外部調査委員および裁判の鑑定を行った経験がある．緊急手術の場合には麻酔科医による術前説明が省略される施設も存在するが，鑑定のコメントに筆者は「麻酔科医自身による術前説明は必要であった」と記載した．医学的な意味ではなくあくまで心情的なものにすぎないが，術前説明で最悪「生命にかかわる病態だ」と伝えておくかおかないかで，本人や家族にとっても予期しないトラブルが生じた際の納得度に差が生じる可能性があると考えている．
- 麻酔科医は狭窄気道の恐ろしさ，難しさをきちんと認識して適切な説明を行っておく必要がある．

狭窄気道が有するリスクや難しさを十分認識して，患者に適切な説明を行う

狭窄気道に対する HFJV の使用を推奨しない理由

狭窄気道に対してジェット換気（high frequency jet ventilation：HFJV）の有用性を唱える麻酔科医も存在するが，HFJV は原則として開放気道で使用するべきものであり，狭窄気道に使用した場合には呼気のための気道が十分に開存していないと肺胞損傷の危険性があるため，筆者は狭窄気道に対する HFJV の使用を推奨しない．

9 まとめ

- 巨大前縦隔腫瘍に対する対応について解説した．麻酔においては，最悪の事態も想定して十分な準備を行ったうえで臨むことが重要である．また，通常は1分1秒を争うほどの緊急手術とはならないので，呼吸器外科，心臓外科，麻酔科の担当医（および ME，手術室の看護師）が十分に打ち合わせをして，対処するための戦略を練って麻酔に臨むべきである[7]．慎重な対応が肝要である．

▶ME：medical engineer

（萩平　哲）

文献

1）萩平　哲．狭窄気道へのアプローチ．日臨麻会誌 2010; 30: 727–34.
2）Azizkhan RG, et al. Life-threatening airway obstruction as a complication to the management of mediastinal masses in children. J Pediatr Surg 1985; 20: 816–22.
3）Shamberger RC, et al. Prospective evaluation by computed tomography and pulmonary function tests of children with mediastinal masses. Surgery 1995; 118: 468–71.
4）King DR, et al. Pulmonary function is compromised in children with mediastinal lymphoma. J Pediatr Surg 1997; 32: 299–300.
5）植田一吉，ほか．全身麻酔下で生検手術中にガス交換不全に陥った前縦隔腫瘍の1例．日臨麻会誌 2003; 23: 276–9.
6）坂口　豪，ほか．全身麻酔が危険であると判断した小児巨大前縦隔腫瘍の3症例．麻酔 2011; 60: 609–14.
7）Inoue M, et al. Efficient clinical application of percutaneous cardiopulmonary support for perioperative management of a huge anterior mediastinal tumor. J Thorac Cardiovasc Surg 2006; 131: 755–6.

2-4 高度心機能低下

- 高度心機能低下の周術期管理を考えるにあたって，心機能低下を正しく理解する必要があるため，心機能低下について総説する．続いて，高度心機能低下患者の循環管理を中心とした周術期管理について述べる．

1 心機能低下の分類

- 心機能低下は心臓の形態や機能不全により生じる．
- さらにその分類には，急性心機能低下／慢性心機能低下，左心機能低下／右心機能低下，収縮機能低下／拡張機能低下などの分類法がある．

2 高度心機能低下の臨床症状とその術前診断

- 心機能低下の症状はさまざまで，かつ多くの場合長いあいだ無症状の時期があるので，表1のような臨床症状が出始めたときには高度心機能低下が引き起こされていると考えるほうがよい．
- 臨床所見としては表2のようなものがある．術前に，臨床的に高度心機能低下が疑われる場合は，後に述べるような評価とケアを開始する必要がある[1]．

表1 高度心機能低下の症状

- 倦怠感
- 安静時や軽度労作時の息切れ
- 湿性咳
- 起座呼吸や呼吸困難
- 浮腫
- 乏尿

3 心機能低下の原因と高度心機能低下の評価とケア[1]

- 心エコーの評価を中心としていくつかの心機能低下の原因と評価方法を考える必要がある．急性か慢性の低下か，右心機能低下か左心機能低下かを見分けることが第一である．そのうえでの原因は冠動脈疾患，弁疾患，心内膜炎，心筋炎，肥大性心筋症，拡張型心筋症，拘束型心筋症，不整脈源性右室異形成，サルコイドーシス，その他の代謝病などがある．
- 高度心機能低下の臨床的な重症度評価は最も一般的な評価分類法のNYHA分類のIII～IV度にまず分類されるはずである．たとえば左室（LV）の収縮機能低下の場合LVEF（左室駆出率）により段階的に40～50%，30～40%，20～30%，10～20%に分けられる．35～50%を軽度，35%以下を高度低下症例と考えればよい．
- また，高度心機能低下時には臓器機能もかなり低下している可能性を同時に考慮しなければならない．本項の高度心機能低下患者の周術期管理の際は，それぞれの病態に応じた術前・術中・術後の状態およびリスク評価と循環作動薬等による治療あるいは安定化を並行して行い管理することが望ましい．

表2 高度心機能低下の身体所見

- 不整脈
- 末梢冷感
- 微弱な脈や奇脈
- ラ音や喘鳴
- 腹水や肝腫大
- ギャロップ音

▶NYHA：New York Heart Association

慢性か急性の低下か，右心機能低下か左心機能低下かをまず見分ける

4 高度心機能低下患者の周術期管理

a. モニタリング

- 高度心機能低下患者においては，以下に述べる種々のモニタリングから得られる指標を駆使して行うことが望ましい．

ECG

▶ECG：electrocardiogram

- 高度心機能低下症例における ECG の大きな役割は，①病態に応じた適正な心拍数を保持する，②とくに頻脈性不整脈の早期発見とその防止，である．12 誘導心電図も何らかの異常を伴うことが多いため，術前評価の段階で重要な位置を占める．

動脈血圧

- 動脈血圧とくに観血的動脈圧モニタリングは，高度心機能低下時には，従来から使用されているモニタリングの中心的存在である．
- 最近の重症症例の周術期動脈血圧管理報告では，一律に収縮期動脈血圧が 80 mmHg にならないように適宜昇圧薬を使用するような管理より，個々の病態や従前の血圧から許容範囲を同定し持続的なノルアドレナリン投与で動脈血圧を保つ管理のほうが周術期臓器不全をきたさないとされており，注目に値する[2]．

心室充満圧モニタリング（静的モニタリング）

▶CVP：central venous pressure

▶PAWP：pulmonary artery wedge pressure

右室の場合は CVP が，左室の場合は PAWP が指標となる

- 心室充満圧は，高度心機能低下症例では，必ずしも高ければ良いとはいえない．各臓器に分配するのはポンプとしての機能をもつ右室と左室であり，高度機能不全に陥っている場合は負荷が多すぎるとポンプが破綻してしまう．そのため，その心臓にとって適正な充満を保ちながら周術期管理を行う．その指標となるのが，右室の場合，中心静脈圧（CVP；右心房圧・右室拡張末期圧を反映），左室の場合は肺動脈楔入圧（PAWP；左心房圧・左室拡張末期圧を反映）で，CVP や PAWP の値をモニタリングしながら管理を行う．
- 最近は，充満圧ではなく心室充満量である右室拡張末期容量や左室拡張末期容量を測定できるモニタリング機器もあるので，使用可能なときには同時に参考にする．
- 高度心機能低下症例では，一般的に，心室充満圧や充満量は正常上限かそれよりも高めである．具体的には CVP，PAWP とも陽圧換気時 10 mmHg 以上のやや高いところで管理することが多いが，クリティカルなレベルである 18～20 mmHg にならないように注意する．

動的モニタリング

- 心室充満圧が静的モニタリングであるのに対し，動的モニタリングとは循環

系のパラメーターの生理的変動を指標にしたモニタリングのことである．1回心拍出量（SV）や脈圧（PP），脈波還流インデックス（PI）などの呼吸性変動すなわちSVV，PPV，PVIのモニタリングとその指標が現在臨床使用可能である．

- しかしながら，高度心機能低下患者においては，SVVの減少が必ずしも循環血液量の減少を示さないことが多いので，動的モニタリングの解釈にはとくに注意が必要である．

▶SV：
stroke volume

▶PP：
pulse pressure

▶PI：
perfusion index

▶SVV：
stroke volume variation

▶PPV：
pulse pressure variation

▶PVI：
pleth variability index

▶TEE：
transesophageal echocardiography

心形態学的モニタリング

- 形態学的あるいは解剖学的モニタリングの代表格は心エコーである．その中でも経食道心エコー（TEE）は，高度心機能低下の周術期管理を行ううえで非常に有用である．左室，右室それぞれの駆出率や心室充満量を直接監視しながら管理を行うことが可能である．
- また，閉塞性肥大型心筋症による循環虚脱時において，左室流出路の機能的閉塞のモニタリングを中心とした循環管理にTEEは有用である．

TEEは高度心機能低下の周術期管理に非常に有用

心拍出量モニタリング

- 高度心機能低下の周術期管理においては，心拍出量を連続的にモニタリングすることが望ましい．Swan-Ganzカテーテルやフロートラックを使用した心拍出量の測定がそれに当たる．

酸素需給バランスのモニタリング

- 高度心機能低下が起きると組織代謝に必要な酸素が送り込めないため，酸素需給バランスは負に傾く．それゆえ，周術期管理において混合静脈血酸素飽和度（SVO_2）や上大静脈血酸素飽和度（$SCVO_2$），脳局所組織酸素飽和度など（rSO_2）の酸素需給バランスのモニタリングを行うことは大切である．正常心機能ではどちらも70%以上をその管理目標とするが，高度心機能低下時は60%台にとどまることも多いため，65%以上を目標値とする．
- また，必要に応じて酸素運搬量を増加させるための赤血球輸血や吸入気酸素濃度の軽度の増加を行う際にも，酸素需給バランスのモニタリングは指標となる．

SVO_2，$SCVO_2$などの酸素需給バランスのモニタリングは65%以上を目標とする

その他のモニタリング

- 高度心機能低下症例でも，管理が適切になされていれば，血中乳酸の上昇やアシドーシスの進行は抑えられ悪化しないはずである．ゆえに動脈血pHや血中乳酸濃度のモニタリングは重要である．

b. 麻酔薬や麻酔法の選択[1)]

- どの麻酔薬や麻酔法が高度心機能低下の周術期管理に適しているかを示すエビデンスは，ほとんど見当たらない．しかしながら，経験的に，いくつかの管理上のポイントが存在する．

高濃度の投与は避け，少量をバイタルサインの変化を監視しながら投与する

- まずは各麻酔薬の投与量である．心拍出量や薬物代謝が低下しているため，一般的に，麻酔薬の効果発現が緩徐でしかも遷延する．したがって高濃度の投与は避け，少量をバイタルサインの変化を監視しながら投与する．静脈麻酔薬なら高用量のボーラス投与は避け，低濃度の持続投与から開始することが望ましい．
- 麻酔法に関しては，手術部位により全身麻酔や区域麻酔★1 のいずれを選択してもよいが，患者の術前状態を把握し循環動態を中心として起こりうる変化を予測・早期発見できる体制をとることと，集中治療室に帰室させ術後鎮痛を中心とした周到な術後管理を計画することが重要である．

★1 区域麻酔
硬膜外麻酔，脊髄くも膜下麻酔，超音波ガイド下神経ブロック．

c. 高度心機能低下の周術期輸液と循環作動薬の選択と管理

- 高度心機能低下患者は，すでに減塩治療を受けている患者が多く，腎機能も同時に低下しているため高ナトリウム性高クロール性アシドーシスを引き起こしやすいという理由でリンゲル液のほうが好ましいといえる．ただし低ナトリウム血症が存在する患者に使用する場合は注意が必要である．
- 低アルブミン血症は予後を悪化させるため，アルブミン製剤については積極的に使用する．ヒドロキシエチルスターチ（HES）のようなコロイド製剤は血管内にとどまる時間と割合が多いので，間質浮腫の可能性が高い高度心機能低下患者の輸液管理には有用である．
- 輸血については，高度心機能低下症例では腎性貧血を伴うことがあり，しかも組織への酸素運搬量が不足しているため，貧血があれば積極的に赤血球輸血を行うべきである．
- 高度心機能低下患者で許容できる心室充満圧の上限まで輸液を施行しても，血圧あるいは心拍出量や静脈血酸素飽和度，TEE などで診た心臓のポンプ機能が改善しない場合がありうる．このような場合，ドブタミンやドパミン，ノルアドレナリンなどの強心薬やニトログリセリンなどの血管拡張薬を併用して循環管理を行い，心機能を改善させ，同時に輸液負荷を行う必要がある．心房細動やその他の上室性頻拍等の不整脈が循環を悪化させているときはβ遮断薬を使用することもありうる．
- 最近，海外から，カルシウムチャネル感受性増強薬の levosimendan の投与が高度心機能低下の周術期管理に有用であったとの報告が増えていることは，注目に値する[3]．

▶HES：hydroxyethyl starch

d. 高度心機能低下の周術期管理における機械的循環補助

- 大動脈内バルーンパンピング（IABP）の高度心機能低下症例における予防的使用については，明確な有用性はない[1]．しかしながら，急性冠症候群など虚血性心疾患が原因の場合には考慮されうる．
- 経皮的心肺補助装置（PCPS）や左心補助（LVAD），右心補助（RVAD）を行うことも，高度心機能低下の周術期管理には適応されうる．また，体外循環を利用した肺補助（ECMO）や腎代替療法（CHDF など）も，場合によっては併用する．

▶IABP：intra-aortic balloon pumping

▶PCPS：percutaneous cardiopulmonary support

▶LVAD：left ventricular assist device

▶RVAD：right ventricular assist device

▶ECMO：extracorporeal membrane oxygenation

▶CHDF：continuous hemodiafiltration

e. 高度心機能低下の原因による周術期管理の違い

高度右心機能低下

- 右心機能低下患者は左心機能低下患者と違い，より高い右室の充満圧を示すことが多いので，CVP の管理の許容限界を 18 mmHg までとし，肺動脈圧の同時モニタリングも推奨される．

冠動脈疾患による高度心機能低下

- 冠動脈疾患による高度心機能低下患者の場合，心筋血流は冠動脈の潅流圧に左右されることが多く，血管収縮薬による血圧上昇が優先されることがある．

弁疾患による高度心機能低下

- 重症大動脈弁狭窄症などの弁疾患で高度心機能低下に陥った症例の周術期管理は最難関である．動脈血圧・心拍数や充満圧を非常に狭い範囲に保つような管理が必要である．理想的には CVP や PAWP を 13〜15 mmHg に保ちながら，血圧上昇や頻脈を避け，強心薬で心筋収縮力を補助しながら管理を行う．

拡張不全による高度心機能低下

- 駆出率がほぼ正常にもかかわらず拡張能がかなり障害されているために起こる心機能低下である．このような症例の場合，輸液負荷に伴う充満圧の増加が著しいので，輸液負荷の速度を遅くしかつ再評価の時間間隔を短縮する必要がある．
- 左室拡張不全による高度心機能低下患者の場合，非常に肺水腫を起こしやすいため，PAWP および TEE によるモニタリングは輸液管理上必須である．ニトログリセリンなどの肺血管拡張薬やミルリノンなどのホスホジエステラーゼ阻害薬を併用し拡張能を維持しながらの周術期管理が望ましい．
- 右室拡張不全による高度心機能低下の場合には，不整脈が非常に起こりやすいことと，肝臓・腎臓・腸管などの内臓の機能低下が著しいことは周術期管理上とくに注意が必要である．

高度心機能低下の原因（冠動脈疾患，拡張不全など）に応じた周術期管理を行う

（岡本浩嗣）

文献

1) 日本循環器学会．非心臓手術における合併心疾患の評価と管理に関するガイドライン（2014 年改訂版）．http://www.j-circ.or.jp/guideline/pdf/JCS2014_kyo_h.pdf
2) Futier E, et al. Effect of indivisualized vs standard blood pressure management strategies on postoperative organ dysfunction among high-risk patients undergoing major surgery: A randomized clinical trial. JAMA 2017; 318: 1346–57.
3) Mehta RH, et al. Levosimendan in patients with left ventricular dysfunction undergoing cardiac surgery. N Engl J Med 2017; 376: 2032–42.

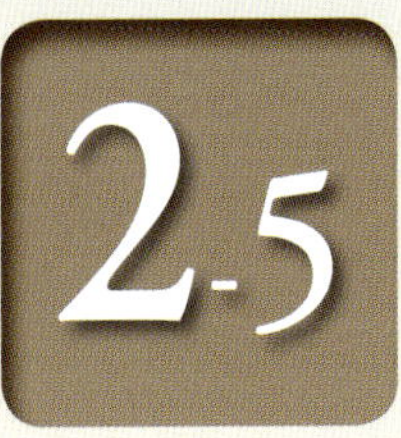

2-5 たこつぼ型心筋症既往患者

1 疾患の概要

心尖部収縮障害と心基部の過収縮を特徴とする左室造影所見

- たこつぼ型心筋症の最初の報告は1990年代に日本からである[1]．収縮末期の心尖部収縮障害と心基部の過収縮を特徴とする左室造影像が「たこつぼ」に似ていることから命名され，当初は，多発する冠動脈の攣縮が原因とされた．アジア人女性に多い疾患とされてきたが，病態の理解が進むにつれ欧州，北米でも同様に起きていることがわかっている．

▶ACS：
acute coronary syndrome

症状がACSと類似しており，その鑑別が臨床上問題となる

- 臨床症状として，突然の胸痛や呼吸困難，心電図や心筋バイオマーカーの異常など，急性冠症候群（ACS）と類似しており，その鑑別が臨床上問題となる．
- 発症の誘因として，強烈な精神的・身体的ストレスがあり，stress-induced cardiomyopathy とよばれる場合もある．

精神的・身体的ストレスを誘因とし，メカニズムはいまだ不明な点が多い

- メカニズムとして，カテコラミンによる微小血管の攣縮や機能不全による心筋の気絶や，カテコラミンの直接的な心筋への毒性が考えられているが，不明な点が多い．
- 頭部外傷や褐色細胞腫などのカテコラミン過剰となる疾患で，たこつぼ型心筋症様の病態が報告されており，カテコラミン仮説を支持している．高齢女性の発症が多いとされるが，エストロゲンには心保護作用があるとされ，閉経女性でのエストロゲン産生減少が発症に関与することも考えられている．
- たこつぼ型心筋症の診断基準として初期は Mayo Clinic Criteria I[2]があるが，病態が認知され各国で診断基準が整備されてきている．Mayo Clinic Criteria II[3]では，一過性の左室機能不全，閉塞性の冠動脈疾患がない，急性のプラーク破綻がない，新たな壁運動異常や心原性酵素の上昇がない，心筋炎，褐色細胞腫，頭部外傷，頭蓋内出血，閉塞性肥大型心筋症がない，が明記されている（**表1**）．
- 注意点として，たこつぼ型心筋症では冠動脈造影で20％程度の患者で冠動脈病変が発見されるが[4]，壁運動障害を説明できるほどではない場合（bystander coronary disease）は，たこつぼ型心筋症と診断される★1．

★1 たこつぼ様心筋収縮障害

また除外基準の頭部外傷，頭蓋内出血，褐色細胞腫などのカテコラミン過剰に続発する心筋障害は，たこつぼ様心筋収縮障害として区別される．

- 左室の機能不全は心尖部収縮障害と心基部の過収縮を呈する心尖部型が大半を占めるが，心室中部型，心基部型，局所型も報告されている．カテコラミン受容体分布の多様性によるものと考察されている．収縮異常は右室が含まれる場合もある．

a. 心電図所見

前胸部のST上昇，前胸部のlow QRS，一過性Q波，進行性QT延長など

- たこつぼ型心筋症の代表的な心電図変化として，前胸部のST上昇，前胸部のlow QRS，一過性Q波，進行性QT延長がある．ACSと重複する心電図

- 急性期の volume overload（容量過負荷）では利尿薬の投与が行われる．
- 左室内血栓や高度左室収縮障害を呈する場合，血栓イベントの予防に抗凝固療法も行われる．
- たこつぼ型心筋症には不明な点はあるが，カテコラミン過剰が病態に強くかかわっていることが考えられるため，内因性カテコラミンの産生を防ぐためにストレスを適切にコントロールする必要がある．
- 術前の精神的ストレスの有無が発症の原因になるかは不明であるが，不安感が強い症例では抗不安薬などの麻酔前投薬も考慮する．
- 周術期のたこつぼ型心筋症の発生は，気管挿管時，心臓手術，非心臓手術，移植手術後，電気痙攣療法などで報告がある．また手術終了後の早い時期で発生するとされる．喉頭刺激を最小限に抑えるためのスムーズな麻酔導入，覚醒に留意し，術中刺激および術後疼痛管理も重要である．
- 循環作動薬の使用に関しては，左室流出路狭窄の合併例では陽性変力作用薬の使用は血行動態を悪化させることがあり，注意が必要である．更なるカテコラミン投与による心筋障害が危惧され，PDE 阻害薬の使用も好ましいと考えられる．

内因性カテコラミンの産生を防ぐためにストレスを適切にコントロールする

▶PDE：phosphodiesterase

b. 麻酔の実際

- 周術期の麻酔法に関しては，全身麻酔でも区域麻酔でも構わない．動物実験モデルでのイソフルランの抗アドレナリン効果，ケタミンによるカテコラミン放出や交感神経緊張の増加などの知見が参考になるが，ストレスを防ぐための multimodal な管理が重要である．
- 周術期の発症を想定した厳密な循環系モニタリングが必要である．低侵襲心拍出量モニターの使用が有用である．

低侵襲心拍出量モニターなどによる厳密な循環系モニタリングが必要

TTE，TEE は①既往患者の心機能評価，②予後不良患者の抽出，③合併症の検出に有用

心エコー

- 冠動脈造影と心エコーの施行が診断のゴールドスタンダードではあるが，術中モニタリングとしての経食道心エコー（TEE），術前後の経胸壁心エコー（TTE）は重要である（表 4）．
- 心エコーは，①既往患者の心機能評価や周術期の再発の早期発見と鑑別，②リスクの高い患者の抽出，③まれだが発生すると重篤な合併症の検出に力を発揮する．
- 既往患者の心機能評価では，左室流出路狭窄を伴う場合は，TEE で評価しながら心室内容量の最適化と循環作動薬の調整を行う．
- 手術前にたこつぼ型心筋症が診断されれば手術は中止されるが，術中の発生が疑われる場合の他の原因を否定することも重要である．血管内脱水，アナフィラキシー，左室流出路狭窄，心筋梗塞などがあり，TEE が有用である．
- 前述の Italian Network では心エコー所見と有害事象との関係を検討している[6]．急性心不全，心原性ショック，入院時死亡など

表 4 たこつぼ型心筋症既往患者の心エコーのポイント

既往患者の壁運動モニタリング
• 再発による壁運動異常の早期発見 • 左室流出路狭窄の有無による心室内容量の適正化
予後不良患者の抽出
• 左室駆出率低下 • 中等度・重度の僧帽弁閉鎖不全症 • 左室流出路狭窄 • 右室病変
まれな合併症の検出
• 心室内血栓 • 心破裂

の主要有害事象の有無により検討したところ，左室駆出率低下，左室流出路狭窄，右室病変，僧帽弁閉鎖不全などで有意差が認められている．心尖部と心室中部の壁運動低下による tethering からの可逆的中等度・重度僧帽弁閉鎖不全症，左室流出路狭窄の発生が考えられている．TTE，TEE による連続的なモニタリングが高リスクの予後不良患者の抽出に有用と考えられる．

3 合併症への対応

- 心原性ショックへの対応が重要である．
- まれだが重篤な合併症として，心室内血栓と心破裂があり，TTE，TEE による早期発見が重要である．血栓形成の合併率は 2.5％程度であり，すみやかな治療介入が必要である．心破裂は症例報告レベルであるが，高い致死率である．
- 輸液負荷や積極的な陽性変力作用薬の投与で改善しない場合は，IABP，ECMO，VAD の導入を考慮し，主要臓器の低潅流状態からすみやかに離脱するべきである．
- 循環器内科医，心臓血管外科医，ME など関連部署と連携をとり，個々の施設の設備が伴わない場合は，より高度な医療機関への転送を急ぐ必要がある．

▶IABP：intra-aortic balloon pumping

▶ECMO：extracorporeal membrane oxygenation

▶VAD：ventricular assist device

▶ME：medical engineer

4 インフォームドコンセント

- たこつぼ型心筋症は比較的新しい疾患概念であり，不明な点も多い．罹患患者の急性期および長期予後を含めた疫学的なデータは集積してきているが，たこつぼ型心筋症既往患者の周術期アウトカムに関するデータは依然乏しい．
- 予想される病態の変化の説明を綿密に行い，それに即座に対応できる周術期モニタリングの準備と医療体制についての説明が必要である．

（戸田雅也，岡本浩嗣）

文献

1）佐藤　光，ほか．多枝 spasm により特異な左室造影「ツボ型」を示した stunned myocardium．児玉和久，ほか編．臨床からみた心筋細胞障害—虚血から心不全まで．東京：科学評論社：1990．p.56–64.
2）Bybee KA, et al. Systematic review: Transient left ventricular apical ballooning: A syndrome that mimics ST-segment elevation myocardial infarction. Ann Intern Med 2004; 141: 858–65.
3）Prasad A, et al. Apical ballooning syndrome（Tako-Tsubo or stress cardiomyopathy）: A mimic of acute myocardial infarction. Am Heart J 2008; 155: 408–17.
4）Templin C, et al. Clinical features and outcomes of takotsubo（stress）cardiomyopathy. N Engl J Med 2015; 373: 929–38.
5）Kosuge M, et al. Differences in negative T waves between takotsubo cardiomyopathy and reperfused anterior acute myocardial infarction. Circ J 2012; 76: 462–8.
6）Weiner M, et al. Takotsubo cardiomyopathy: A clinical update for the cardiovascular anesthesiologist. J Cardiothorac Vasc Anesth 2017; 31: 334–44.

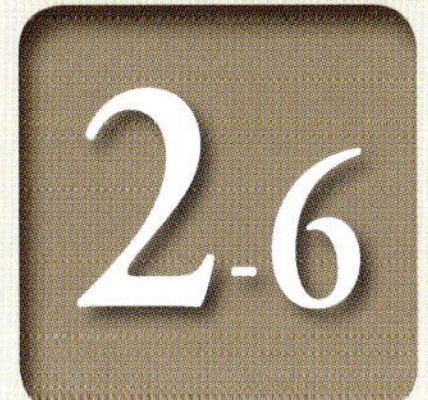

重篤な不整脈を有する患者

- 麻酔中の不整脈は突発的である．重篤な不整脈が生じた場合，適切な対処は患者予後を左右する．本項では，潜在的に重篤な不整脈を招くリスクがあるものも含めて周術期管理を述べる．

1 総論

- 術前で患者に不整脈が見つかった場合，自覚症状がなければそのまま麻酔管理を引き受けてよい．続いてACC/AHA 非心臓手術時の周術期心血管系評価・管理の改訂ガイドライン（2014）の基本的な考え方は，それぞれの不整脈疾患のガイドラインに沿って対処を求めている[1]．個々の不整脈疾患のガイドライン[2-4]でその不整脈に治療適応がなければ，そのまま麻酔管理を行う．
- 治療適応があれば原則は術前の治療が望ましい．ただし，不整脈治療のガイドライン[2-4]は麻酔管理を前提としたものでなく，患者のQOLや予後を改善するためのものなので，周術期管理を乗り切るという観点からその必要性を吟味したい．不整脈治療を優先する場合は患者の予定手術は延期を余儀なくされるので，手術の緊急性を考慮したうえで不整脈の治療と手術のいずれを優先させるかについて主科および循環器内科とのあいだでコンセンサスを得ることが肝要である．また，多形性心室頻拍などによる植え込み型除細動器（ICD）植え込み適応患者については手術中にICDを原則オフにするので，麻酔管理上ICD植え込みの利益はなく，術前のQOLの上昇や術後管理のメリットという点からの考慮が必要で，術中は体外式除細動器を準備しなければならない．

▶ACC/AHA：
American Heart Association/American College of Cardiology

▶ICD：
implantable cardioverter defibrillator

2 各論 I：不整脈と周術期管理

a．心房細動

疾患の概念

- その発生機序に異所性刺激生成説とリエントリー説があり，心房内の無秩序な電気活動の融合の結果生じる．無秩序な電気活動のなかで心房収縮は失われ，不規則な刺激に房室結節はさらされ，心室の興奮が生じたときに不規則な拍出が得られる．洞調律に比して1回心拍出量は減少し，高齢者になるとより減少量が大きくなる．十分な拍出を得るにはある程度の左室内充満時間が必要であるので，頻脈は血行動態破綻のリスクをもつ．心房細動でいちばん致命的となるのは左房内に生じた血栓による塞栓症である．

術前評価

術前評価のポイントは，①循環のコントロール，②左房内血栓

- 術前評価のポイントは2点，循環のコントロールと左房内血栓である．頻脈は循環動態破綻のリスクをもつので，術前にそれが十分にコントロールされていることが望ましい．薬剤によるコントロールが不良であれば，手術前にアブレーションを行うかどうか，関係各科で協議したい．また少数だが，極端な徐脈で有症状の場合はペースメーカの植え込みを検討する．
- 術前に左房内血栓が見つかった場合，理想は薬剤による血栓の溶解を待って手術を行いたいが，ガイドライン[1)]では手術操作が胸腔から左房に影響する場合は関係各科との協議が望ましいとしており，血栓があることだけで麻酔管理を引き受けない理由とはならない．ただし，麻酔中に仮に血栓が剥がれて塞栓症を生じた場合，患者の自覚症状がないので，対処が遅れて重症化する可能性は術前のインフォームドコンセントに含みたい．

麻酔管理

レートコントロールに徹して頻脈，徐脈を避ける．頻脈に有効な薬剤はβ遮断薬とCa拮抗薬．徐脈にはβ刺激薬とペースメーカ

- 麻酔中に電気的除細動を行うことは有用ではない．レートコントロールに徹して頻脈を避ける（Column 参照）．有効な薬剤はβ遮断薬（エスモロール，ランジオロール）とCa拮抗薬（ベラパミル，ジルチアゼム〈ヘルベッサー®〉）であるが，速効性と短時間作用性でβ遮断薬が勝る．血圧の低下もβ遮断薬，とくにランジオロールは起こしにくいので使いやすい．麻酔薬は概して心抑制的に働き，刺激伝導系にも抑制的であるので，術中に徐脈に陥ることもありうる（図1）．とくに術前から徐脈の既往があれば一過性ペーシングの準備はしておきたい．薬物治療としては，刺激伝導系がβ刺激で活

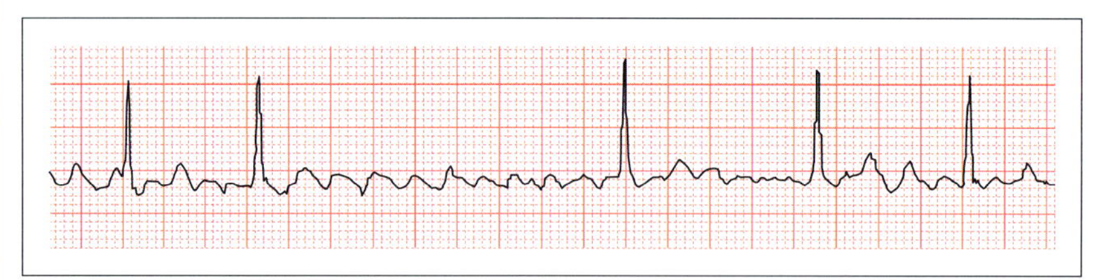

図1 心房細動の患者が麻酔中に一過性に徐脈に陥ったときの心電図

> **Column**
>
> **心房細動の治療：リズムコントロール vs レートコントロール**
>
> 電気的除細動や薬理学的除細動を行い洞調律維持を目指す治療をリズムコントロール，これに対して洞調律維持にこだわらず心拍数の調節を行う治療をレートコントロールとよぶ．大規模試験★1にて心房細動に対していずれでも臨床アウトカムに差はないとされており（心臓細動治療〈薬物〉ガイドライン[4)]），周術期においても無理に洞調律維持を目指す必要はない．術中に首尾よくリズムコントロールができたとしても，それは一過性で終わってしまうからである．

★1
PIAF study，AFFIRM study，RACE study，STAF study．

性化されるのでβ刺激薬を用いる．

- 左房血栓については麻酔中に塞栓化を予防する方法はない．血栓のモニタリングとしては経食道心エコーがあるが，剥がれて塞栓化した場合には決定的な対策がない．脳塞栓に対してはBISモニターや近赤外線脳酸素モニターが考えられるが，小さな塞栓症が生じても有意な変化は生じないので有効性は高くない．

▶BIS：bispectral index

b. 洞不全症候群・房室ブロック

疾患の概念

- 洞房結節，あるいは刺激伝導系の機能不全に伴う．いずれも極端な徐脈に陥ると十分な心拍出量が維持されなくなり，失神，めまいや心不全症状を呈する．

術前評価と麻酔管理

- 徐脈が何らかの自覚症状を伴うか否かが術前評価のポイントである．薬物治療よりペースメーカ植え込みの対象となる．洞不全症候群，房室ブロックそれぞれのペースメーカ植え込み適応を**表1**[2]および**表2**[2]に示す．緊急手術などで植え込みの余裕がなければ，一時的ペースメーカを麻酔導入前か導入後に挿入して周術期を乗り切る．術前にペースメーカ植え込みの必要なしと判断したものの麻酔中に極端な徐脈に陥ることもありうるが，アトロピンやβ刺激薬（エフェドリン，イソプロテレノールなど）で対処しつつ，一時的ペースメーカを考慮する．また体外式ペースメーカのパッドをあらかじめ装着するのも選択肢の一つである．

薬物治療よりペースメーカ植え込みの対象となる

c. 上室性頻拍

疾患の概念

- 心房および房室結節起源の頻拍．通常は症状に乏しいが，心拍数が150～200程度の発作性上室頻拍になると動悸，胸部不快感から血圧の低下，失神発作を招く危険がある．発作を招くものには心房細動やWPW症候群（後述）のような基礎疾患があるものが多い．頻拍は心房頻拍と房室結節依存性頻拍に分けられる．

▶WPW症候群：Wolff-Parkinson-White syndrome

術前評価と麻酔計画

- 重篤な症状がある発作性上室頻拍があるか否かが評価のポイントである．上室性頻拍には薬物治療よりカテーテルアブレーションの効果が期待できるので，術前のカテーテルアブレーションを考慮したい．カテーテルアブレーションの適応は，症状を有し，薬物治療が無効な場合やQOLの低下がある場合，発作が繰り返し生じる場合（インセサント型），である[2]．なお，術中の頻脈発作に対する対策は，次節「心室頻拍」で一括して述べる．

薬物治療よりカテーテルアブレーションの効果が期待できる

表1 洞機能不全症候群に対するペースメーカの適応

Class I	1. 失神，痙攣，眼前暗黒感，めまい，息切れ，易疲労感などの症状あるいは心不全があり，それが洞結節機能低下に基づく徐脈，洞房ブロック，洞停止あるいは運動時の心拍応答不全によるものであることが確認された場合．それが長期間の必要不可欠な薬剤投与による場合を含む
Class IIa	1. 上記の症状があり，徐脈や心停止を認めるが，両者の関連が明確でない場合 2. 徐脈頻脈症候群で，頻脈に対して必要不可欠な薬剤により徐脈をきたす場合
Class IIb	1. 症状のない洞房ブロックや洞停止

Class I：有益であるという根拠があり，適応であることが一般に同意されている
Class IIa：有益であるという意見が多いもの
Class IIb：有益であるという意見が少ないもの

（日本循環器学会．不整脈の非薬物治療ガイドライン〈2011 年改訂版〉．http://www.j-circ.or.jp/guideline/pdf/JCS2011_okumura_h.pdf〈2018 年 3 月閲覧〉[2]より）

表2 房室ブロックに対するペースメーカの適応

Class I	1. 徐脈による明らかな臨床症状を有する第 2 度，高度または第 3 度房室ブロック 2. 高度または第 3 度房室ブロックで以下のいずれかを伴う場合 ①投与不可欠な薬剤によるもの ②改善の予測が不可能な術後房室ブロック ③房室接合部のカテーテルアブレーション後 ④進行性の神経筋疾患に伴う房室ブロック ⑤覚醒時に著明な徐脈や長時間の心停止を示すもの
Class IIa	1. 症状のない持続性の第 3 度房室結節内ブロック 2. 症状のない第 2 度または高度房室ブロックで，以下のいずれかを伴う場合 ①ブロック部位が His 束内または His 束下のもの ②徐脈による進行性の心拡大を伴うもの ③運動または硫酸アトロピン負荷で伝導が不変もしくは悪化するもの 3. 徐脈によると思われる症状があり，他に原因のない第 1 度房室ブロックで，ブロック部位が His 束内または His 束下のもの
Class IIb	1. 至適房室間隔設定により血行動態の改善が期待できる心不全を伴う第 1 度房室ブロック

（日本循環器学会．不整脈の非薬物治療ガイドライン〈2011 年改訂版〉．http://www.j-circ.or.jp/guideline/pdf/JCS2011_okumura_h.pdf〈2018 年 3 月閲覧〉[2]より）

d. 心室期外収縮・心室頻拍

疾患の概念

- 心室の起源を有し，リエントリーなどの機序で早期収縮を招くもの．その原因はさまざまで，心室細動のような致命的な不整脈から比較的循環動態が保たれるものまでが含まれるため重症度も多彩である．心筋梗塞などの明らかな器質的な疾患のある場合とない場合（特発性）がある．

術前評価

- 心筋梗塞などの基礎疾患があればその治療が優先されるが，それを術前に行うか否かは関係各科のコンセンサスが必要である．基礎疾患がなく，不整脈に伴う自覚症状が乏しい場合は術前に治療を行う必要はない．術前に繰り返

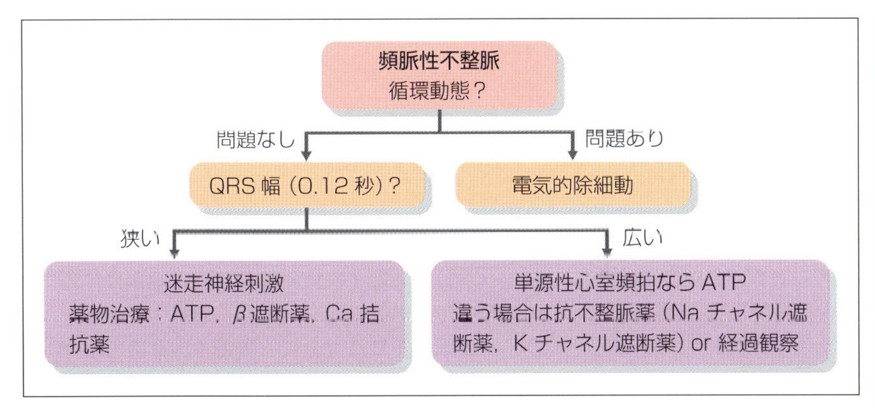

図2 頻脈性不整脈治療のアルゴリズム
ATP：adenosine triphosphate.

し発作が起こり，循環動態に支障が生じる場合は治療の適応がある[2,3]．薬物治療（β遮断薬，Ca 拮抗薬など）あるいはカテーテルアブレーションを行う．最近はカテーテルアブレーションの効果が安定してきている点から，可能であれば，アブレーション後の麻酔管理が望ましい．

可能であれば，アブレーション後の麻酔管理が望ましい

麻酔管理

- 麻酔管理は，発作時に循環動態が破綻する最悪のケースを想定したうえで，電気的除細動を準備する．一般的に麻酔薬，とくに揮発性麻酔薬は抗不整脈作用があるので，循環動態が許すなら十分な麻酔深度を保つことも肝要である．麻酔中の頻脈性不整脈に対する対応を**図2**に示す．
- 抗不整脈薬の選択には QRS 幅が重要である．QRS が狭ければ上室性不整脈と判断し，β遮断薬や Ca 拮抗薬で頻脈をコントロールする．一方，QRS が広い場合は心室性不整脈と判断し，Na チャネル遮断薬や K チャネル遮断薬を使う（Advice，**図3**参照）．

QRS 幅が狭ければβ遮断薬や Ca 拮抗薬，広い場合は Na チャネル遮断薬や K チャネル遮断薬

3 各論 II：遺伝性不整脈疾患

a. WPW 症候群

疾患の概念

- 正常な房室間の伝導は房室結節のみであるが，それ以外に連絡路を有することがあり，いちばん多いのが Kent 束である．Kent 束は房室結節より早期に（房室結節の伝導速度が実は遅い；Column 参照）心室に電気伝導を伝えるため，正常より早く心室収縮が起こる．それが心電図上にみられるデルタ波である（**図4**）．
- 本疾患では心室への電気伝導が 2 か所あり，房室結節は遅いがこれを通過すると刺激伝導系を通りすみやかに心室に伝わる．一方 Kent 束は，通過に遅れは生じないが心室伝導は細胞間を伝わるので時間がかかる．そのため心電

Kent 束（副伝導路）を有し，心電図上デルタ波としてみられる

QRS が wide でも上室性頻拍という例外：偽性心室頻拍

図3 の心電図（V_2）をみてほしい．「緊急入院時の心電図（**a**）から心室頻拍と診断，原因として急性心筋梗塞の可能性を疑い，緊急カテーテル検査へ．しかし，冠動脈は正常．そのうちポツポツと narrow QRS が混ざってきた（**b**）．循環器内科医は，ここで偽性心室頻拍と気がついた.」正常化した心電図（**c**）は一見正常にみえる．精査すると背景に WPW 症候群があった．上室性頻拍で心室内の伝導が刺激伝導系を通らない（WPW では Kent 束を下行すると刺激伝導系を通らない）または脚ブロックがあると wide QRS となり，一見心室頻拍にみえる（**a**）．これを偽性心室頻拍とよぶ．

患者背景の情報なしで心電図だけをみて，心室頻拍と偽性心室頻拍を区別することは循環器内科の専門医でも容易でない．もし，麻酔中に遭遇したら，まずは重症度が高く，緊急性が高い心室頻拍として治療する．その後上室性とわかった時点で治療方針を変えるのが実践的である．

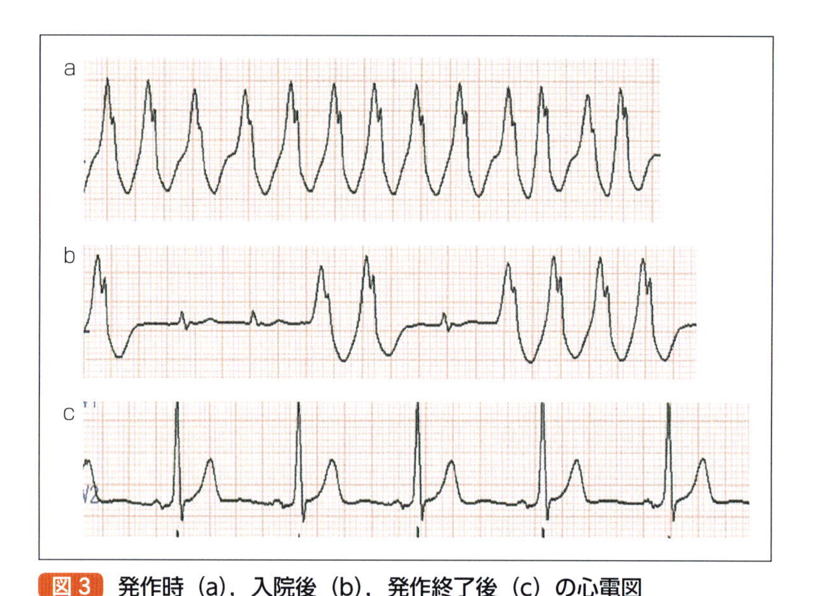

図3　発作時（a），入院後（b），発作終了後（c）の心電図

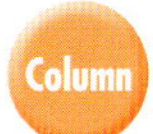

房室結節

房室結節の発見者は田原淳（たはらすなお）博士（九州大学第２病理初代教授）．日本人であることは意外と知られていない．田原博士はこれに続く His 束から Purkinje 線維の末端までの連絡路を発見し，刺激伝導系と名づけた．刺激伝導系といえば，電気伝導の高速回路であるが，その出発点である房室結節に限っては伝導速度が非常に遅い．心筋細胞は脱分極の主役が Na チャネルであるが，房室結節は Ca チャネルが主役のためと説明される．よく教科書でみられるたとえ話だが，「房室結節は高速道路のインターチェンジの入口のようなもので，多くの車の流れ（心房からの電気伝導）を集約しているので時間がかかる」と．そのため心電図上では，P 波の後いったん基線に降りてしばらくして QRS が起こる．

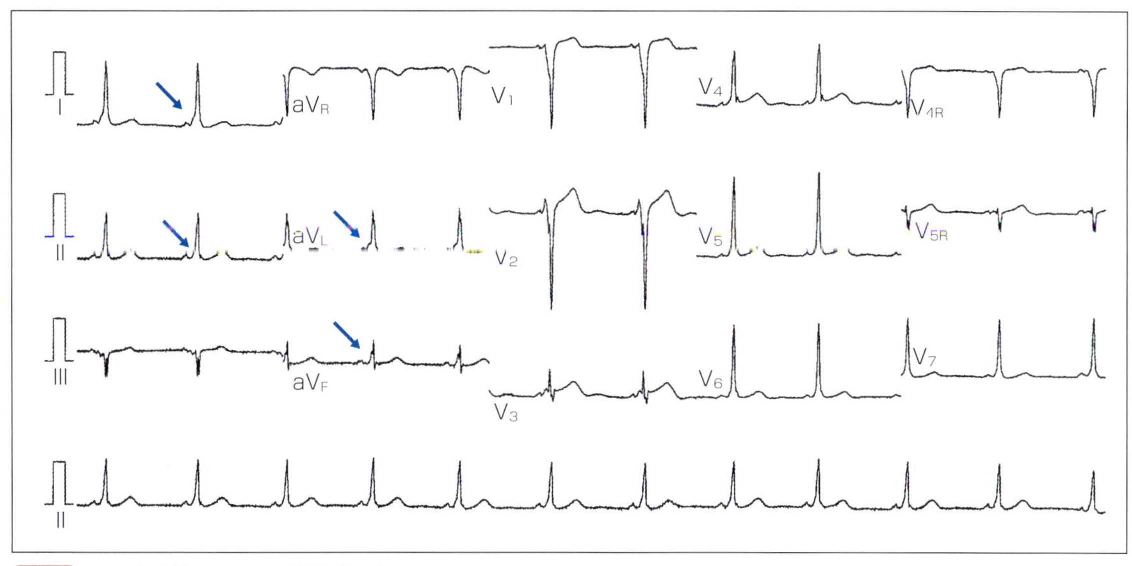

図 4　27 歳男性，WPW 症候群の心電図
デルタ波（↘）と早期収縮に伴う PQ 間隔の短縮に注目してほしい．

表 3　WPW 症候群患者の麻酔管理：頻拍発作への対策

洞調律の場合	• 迷走神経刺激：Valsalva 法 • 房室結節での伝導の抑制：ATP，ベラパミル • 交感神経抑制：β 遮断薬（ランジオロール） • ジギタリスは使わない（副伝導路への影響がはっきりしないため） • 副伝導路の不応期を延長：Ia 抗不整脈薬（プロカインアミド）
心房細動の場合	• ジギタリスおよび Ca 拮抗薬は禁忌 • プロカインアミドが第一選択 • 電気的除細動

ATP：adenosine triphosphate.

図はこの 2 つの伝導が融合された形（少し QRS が長くなる）となる．2 つの経路があるためタイミング次第では，この 2 つを通るリエントリー回路が成立すると頻拍発作を招く．洞調律ならばそのリスクは少ないが，心房細動や心室期外収縮が伴うと起こりやすい．

術前評価

- WPW 症候群であっても普段は自覚症状がないことも珍しくない．ポイントとなるのは頻拍発作の有無である[2]．現在，WPW 症候群に対するカテーテルアブレーションの治療効果は大きいので，症状の伴う頻拍発作には術前にカテーテルアブレーションを施行したい．

カテーテルアブレーションの治療効果は大きい

麻酔管理

- とくに麻酔薬選択の制限もない．術中の頻拍発作への対策に尽きる（**表 3**）．心房細動が合併すると重篤な頻脈発作が起きやすいため，電気的除細動器は

術中の頻拍発作への対策に尽きる

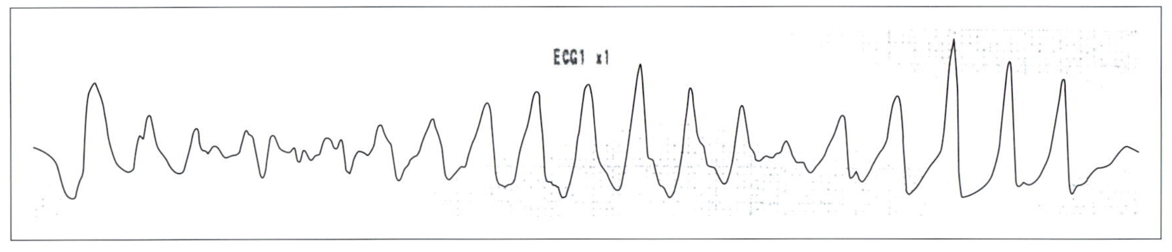

図5 torsade de pointes の心電図の一例

torsade de pointes とは QRS の形がらせん状にゆれるように変化する形態をフランス語で表現したものであり，日本では QT 延長を伴う多形性心室頻拍のことを指し，QT 延長を伴わない多形性心室頻拍では用いない．

表4 後天性ＱＴ延長症候群の原因

薬剤	抗不整脈薬（Ia 群，Ic 群，III 群，IV 群のベプリジル）/抗ヒスタミン薬（terfenadine，astemizole）/抗精神病薬（フェノチアジン系，三環系抗うつ薬）/制吐剤（ドロペリドール，ドンペリドン）/利尿薬，バソプレシン/抗悪性腫瘍薬（ドキソルビシン，シクロホスファミド）/抗菌薬（エリスロマイシン，ST 合剤，アンピシリン）/抗真菌薬（ケトコナゾール，イトラコナゾール）/脂質代謝改善薬（プロブコール）/消化管運動促進薬（cisapride）/抗潰瘍薬（シメチジン，ラニチジン，ファモチジン）
電解質異常	低カリウム血症，低マグネシウム血症，低カルシウム血症
代謝異常	神経性食思不振症，飢餓，糖尿病，甲状腺機能低下症
心疾患	心筋梗塞，冠動脈疾患（spasm），心膜炎，心筋症，心不全，僧帽弁逸脱症
徐脈	洞不全症候群，房室ブロック
中枢神経疾患	頭蓋内出血，脳梗塞，頭部外傷
	リウマチ熱
	女性，頚動脈手術，脳外科手術，低体温，アナフィラキシー

（Atlee JL. Anesthesiology 1997; 86: 1397-424/山下武志．心筋細胞の電気生理学．メディカル・サイエンス・インターナショナル；2002．p.176-8／Roden DM. N Eng J Med 2004; 350: 1013-22／井上　博，ほか編．不整脈学．南江堂；2012．p.500 を参考に作成）

手元に置いておく．

b. QT 延長症候群

疾患の概念

TdP がコントロールされれば予後良好

- 心電図上 QT 時間の延長（QTc≧440 msec）を伴い，心室期外収縮から多形性心室頻拍，心室細動をきたして突然死に至る．QT 延長症候群でみられる多形性心室頻拍は torsade de pointes（TdP）（**図5**）とよばれる．TdP がコントロールされれば予後良好である．本疾患は先天性と後天性（二次性）に大別され，後天性を招く因子は多彩である（**表4**）．

術前評価

- 頻拍発作がコントロールされていれば十分，麻酔管理に耐えうる[5]．心室細動の既往や発作の既往がある患者では ICD 植え込み適応となるが，ICD の植え込みを術前に行うか否かは関係各科との協議に委ねる（本項の総論参照）．

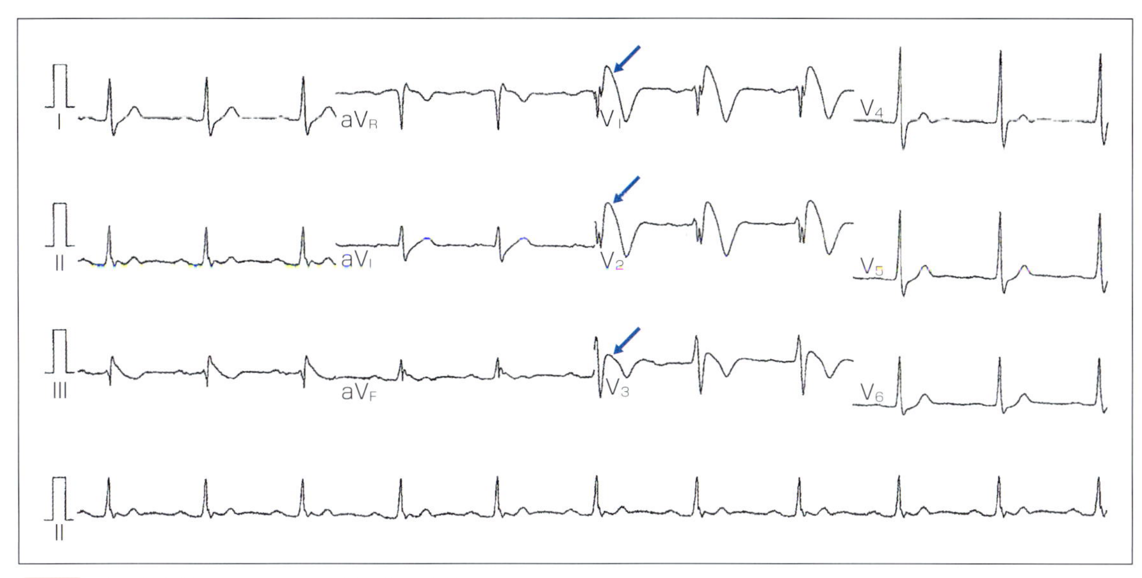

図6 53歳男性，Brugada症候群の心電図
右側胸部誘導で右脚ブロック様のST上昇（↙）に注目してほしい．

麻酔管理

- 周術期は薬剤や電解質異常，徐脈でQT延長が助長される可能性や，不安などの精神的ストレスや疼痛から交感神経が緊張することでTdPが起こりやすくなる．TdP発症を回避するためには，QT延長につながる因子（**表4**）を可能な限り取り除くことが重要である．患者へのストレスをできるだけ軽減すべきで，麻酔導入時の環境調整や前投薬の考慮，浅麻酔の回避，十分な疼痛コントロールなども考慮したい[5]．術中のTdPへの第一選択はマグネシウム（2gの静注と5～20mg/分での持続点滴）である．また電気的除細動の準備はいうまでもない．

QT延長につながる因子を可能な限り取り除く

c. Brugada症候群

疾患の概念

- 右側胸部誘導でBrugada型心電図とよばれる右脚ブロック様のST上昇を示す（**図6**）．男性に多く，心室細動が安静時や夜間睡眠時に生じやすい．
- β遮断薬やNaチャネル遮断薬，Ca拮抗薬など，普段抗不整脈的に用いる薬剤が増悪因子（**表5**）とされている点に注意．
- Brugada症候群と早期再分極症候群を包括したJ波症候群という概念が提唱されている（Topics参照）．

通常抗不整脈的に作用する薬剤が増悪因子となりうる

術前評価

- 心停止，心室細動，多形性心室頻拍，失神発作などの既往があればICD植え込み適応となる（総論参照）．術前にとくに行うべきことはない．麻酔管理にはよく耐えうると考えられる[6,7]．

表5 Brugada 症候群の増悪因子

生理的な因子	副交感神経刺激，発熱，徐脈，虚血，糖負荷（インスリン），食事，立位，深呼吸
薬剤	Na チャネル遮断薬，β遮断薬，α刺激薬，ムスカリン剤（アセチルコリン），Ca 拮抗薬，三環系抗うつ薬，四環系抗うつ薬，抗ヒスタミン薬

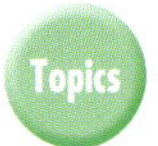

早期再分極症候群

QRS 波と ST 部分の境界点（J 点）を含む ST 上昇が 1～2 mm 以上の場合を，総じて早期再分極症候群とよぶ．健常若年者や運動選手に多く認められ病的意義は低いとされてきたが，近年 J 波や J 点の上昇をきたした再分極症候群と特発性心室細動との関連性の報告があり，Brugada 症候群と早期再分極症候群を包括した J 波症候群という概念が提唱されている[8]．周術期管理についての報告は乏しいが，術前に早期再分極の心電図を有する患者は麻酔後短期予後で心血管イベントが多いとする報告がある[9]．

麻酔管理

前胸部誘導の心電図モニターは必須で，ST 上昇が頻拍発作の前兆

- とくに麻酔薬に制限はないが，プロポフォールは，長期使用により Brugada 様心電図が生じたとする報告がある[10]ので，あえて選択する理由はない．通常量の局所麻酔薬としてのリドカインは安全に使用できるが，硬膜外麻酔での高用量のブピバカインの使用で心電図変化を誘発した報告があるため厳密なモニタリングが必要である[6]．前胸部誘導の心電図モニターは必須であり，ST 上昇が頻拍発作の前兆である．本疾患では V_1, V_2 を通常より 1 肋間上（第 3 肋間）でモニターすると ST 上昇がとらえやすいので，その場所に電極をつけたい．術中に ST 上昇を認めたり，心室性不整脈が散発する場合は，electrical storm の予防としてイソプロテレノールを持続投与し（0.01 μg/kg/分），心電図変化を確認しながら投与量を調節する．電気的除細動も準備をしたい．

d. 不整脈原性右室心筋症（ARVC）

▶ARVC：arrhythmogenic right ventricular cardiomyopathy

疾患の概念

右室拡大，右室壁運動異常，右室起源の致死的な心室頻拍を伴う心筋症

- 原因不明の心室頻拍を合併する右室拡大，収縮不全の症候群．右室壁心筋の脂肪変性に伴い壁運動や収縮能の低下，右室優位の心拡大を認め，しばしば致死的な心室頻拍を伴う心筋症の一つである[11]．心室頻拍や失神発作があると ICD の適応となる．進行性で，最終的には心臓移植となる．

術前評価

- 本疾患のいちばん厄介な点は，術前から ARVC と診断がされておらず，術中のトラブルから ARVC との最終的な診断に至ることである．術前から確

定診断がなされている場合はかなり進行しており，重篤な心不全を有する患者の麻酔管理を余儀なくされるので，手術適応の有無から議論される．

麻酔管理[12)]

- 本疾患はまれなため，明確な麻酔管理のガイドライン等はない．体内のアドレナリン優位になる状態，つまり交感神経が優位となる状態は心室頻拍など致死的不整脈を誘発させる危険性が高まるおそれがある．そのため，適切な前投薬の投与および浅麻酔の回避は麻酔管理の基本となる．またアドレナリン含有の局所麻酔薬の使用は可能な限り回避すべきである．実践でいちばん留意すべきは「何も知らずに麻酔を引き受け，昇圧目的でβ刺激薬を用いると血圧は上がらず，心室性不整脈が頻発した」という状況でこの疾患を疑うことであろう．その際はβ刺激薬を避け，容量負荷とα刺激薬で循環管理を行う．

アドレナリン含有の局所麻酔薬の使用は可能な限り回避する

（濱場啓史，林　行雄）

文献

1) Fleisher LA, et al. 2014 ACC/AHA guideline on perioperative cardiovascular evaluation and management of patients undergoing noncardiac surgery: A report of the American College of Cardiology/American Heart Association Task Force on Practice Guidelines. Circulation 2014; 130: e278–333.
2) 日本循環器学会．不整脈の非薬物治療ガイドライン（2011 年改訂版）．www.j-circ.or.jp/guideline/pdf/JCS2011_okumura_h.pdf
3) 日本循環器学会．不整脈薬物治療に関するガイドライン（2009 年改訂版）．www.j-circ.or.jp/guideline/pdf/JCS2009_kodama_h.pdf
4) 日本循環器学会．心房細動治療（薬物）ガイドライン（2013 年改訂版）．www.j-circ.or.jp/guideline/pdf/JCS2013_inoue_h.pdf
5) Kies SJ, et al. Anesthesia for patients with congenital long QT syndrome. Anesthesiology 2005; 102: 204–10.
6) Kloesel B, et al. Anesthetic management of patients with Brugada syndrome: A case series and literature review. Can J Anaesth 2011; 58: 824–36.
7) Cordery R, et al. Brugada syndrome and anesthetic management. J Cardiothorac Vasc Anesth 2006; 20: 407–13.
8) Antzelevitch C, Yan GX. J wave syndrome. Heart Rhythm 2010; 7: 549–58.
9) Ota C, et al. Prevalence and prognostic value of early repolarization in low risk surgical patients. Biomed Res Int 2015; 2015: 309260.
10) Junttila MJ, et al. Induced Brugada-type electrocardiogram, a sign for imminent malignant arrhythmias. Circulation 2008; 117: 1890–3.
11) Fontaine G, et al. Stimulation studies ans epicardial mapping in ventricular tachycardia: Study of mechanisms and selection for surgery. In: Kulbertus HE, ed. Re-entrant Arrhtymias: Mechanism and Treatment. Lancaster MTP Press Limited; 1977. p.334–50.
12) 加藤佳子，林　行雄．不整脈原性右室心筋症と麻酔管理．麻酔 2014; 63: 39–48.

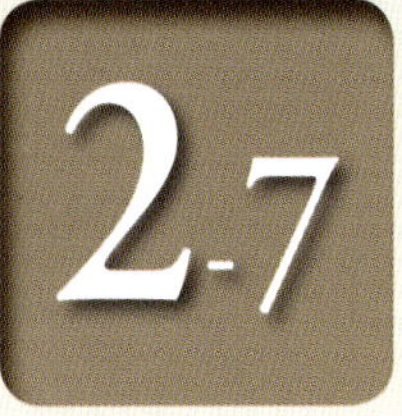

2-7 心臓移植後の患者

1 心臓移植後症例の概要

a. 日本における心臓移植後症例数と生存率

- 2010年の臓器移植法改訂後，日本における心臓移植症例数も年間50症例程度となり，生存している心臓移植後症例も300例を超えてきた（表1）．日本での心臓移植後の10年生存率は90%近くと非常に良い成績であり，今後心臓移植後の症例が新たな手術を受ける機会も増加してくることが予測される（図1）．

b. 心臓移植後症例の問題点

- 心臓移植後の症例での問題点はいくつかあげられる．一つは免疫拒絶反応であり，多臓器不全や腎機能悪化が大きく予後に影響してくる．長期的には移植心冠動脈に対する慢性拒絶反応が20〜30%程度みられ，冠動脈狭窄や弁逆流が問題となる．免疫反応に対してはさまざまな免疫抑制療法が必要となるが，サイトメガロウイルスや心筋症など重篤な感染症が起こりやすいという問題があるだけでなく，EB（Epstein-Bar）ウイルスなどの感染による悪性疾患の発症が問題となる[1]．さらにドナー心の状態，心機能や冠動脈石灰

表1 日本における臓器移植件数と生存数（2017年7月31日現在）

	移植数	生存数
心臓	343	325
肺	365	316
心肺同時	3	3
肝臓	402	351
肝腎同時	11	11
膵臓	58	57
膵腎同時	244	235
腎臓	582	559
小腸	14	9
合計	2,022	1,866

（日本臓器移植ネットワーク．移植に関するデータ．https://www.jotnw.or.jp/datafile/offer_brain.html）

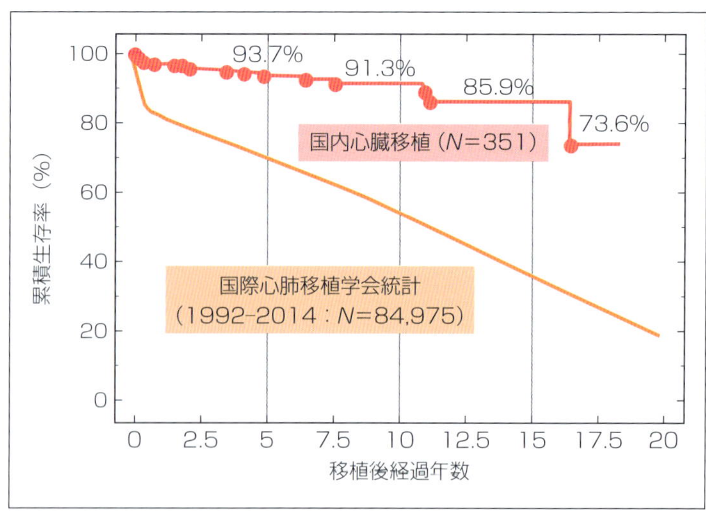

図1 日本における心臓移植後の累積生存率（2017年8月31日現在）
（日本心臓移植研究会．http://www.jsht.jp/心臓移植 20170831.pdf）

化病変，長期的心不全による右心系機能不全，リエントリーによる不整脈，除神経心による問題などが絡み合って病変を悪化させてくると推測されている．

- したがって心臓移植後の症例に特異的な手術として，冠動脈バイパス術や弁手術，悪性腫瘍除去術などがあげられる．もちろん，年齢に応じた一般的手術適応も考えられる．

2 心臓移植症例の術前管理

a. 免疫療法の検討

- 普段の維持として使用されている免疫抑制治療量から周術期の免疫療法を決定する．多くの症例では，ステロイド系の投与のみであり，2～3倍量程度でのステロイドカバーを周術期に行う必要がある．慢性拒絶反応や腎機能低下症例ではタクロリムス系が使用されていることもある．

使用されている免疫抑制薬と現状の拒絶反応の程度を把握して，ステロイドカバーの量を決定する

b. 感染予防対策

- 感染症対策として使用する抗菌薬の決定も重要となる．抗真菌薬とともに嫌気性菌，サイトメガロウイルス，単純ヘルペス，帯状疱疹ウイルスなど広域効果のある抗菌薬複数が使用されることになる．サイトメガロウイルス感染の既往がない症例ではサイトメガロウイルス陰性血液をオーダーする必要がある．
- 感染症専門医と相談して周術期の使用量，回数を決定する．感染が疑われる症例では高力価免疫グロブリン製剤投与が必要となる．また，免疫抑制薬の影響などにより，貧血が進んでいる症例も多い．HLAを合わせた輸血製剤を多めにオーダーしておく必要がある[2]．

周術期は厳密な感染予防対策と適切な抗菌薬投与を施行する

▶HLA：
human leukocyte antigen

c. 心機能評価

- 心機能評価も重要であり，シスタチンCやトロポニンTなどのマーカーが上昇している症例では冠動脈狭窄からの左心機能低下が推測される．冠動脈造影や心エコーによる診断が追加施行される．
- 不整脈も重篤な合併症の一つであり，縫合部位近辺でのリエントリーによる頻脈性不整脈がみられることもある．反対に房室ブロックなどの徐脈性不整脈がみられる症例もある．
- 長期経過した移植心では慢性的拒絶反応の影響で，冠動脈の内膜肥厚と求心性狭小化が起こり，冠血流が減少している．また，心筋の線維化から拡張能低下となり心機能低下がみられる．心予備力を含めた評価診断が重要となる．また，挿入される弁のジオメトリや機能不全から三尖弁逆流がみられることが多く，右心不全を伴うこともある[3]．

心機能では冠動脈狭窄の程度，不整脈の程度と種類，弁逆流，右心不全の程度を把握する

3 心臓移植症例の術中管理

a. 感染予防対策

- 感染予防のため，ライン類確保時には適切な消毒を施行する．中心静脈ライン確保には必ずガウンテクニックを行う．輸液輸血回路は原則閉鎖式を用いる．気管内挿管操作などでもできる限り清潔操作を心がける．不整脈対策のため，使い捨てDCパッドを胸部左右に装着する．必要な症例では経静脈的テンポラリペーシングの使用を考慮する．

b. 麻酔管理

- 一般的に移植心の心拍数は除神経心のため80〜90 bpmと若干高めである．また，アトロピン，エフェドリン，ネオスチグミンなどの薬剤は効果が減弱する．ドパミン，ドブタミン，エピネフリン，ノルエピネフリンなどのカテコラミン類の作用も遅延して若干減弱する[4]．心収縮力はFrank-Starling曲線に従うため，また刺激などによる反射も低下することから輸液輸血などの前負荷管理に大きく左右されることになる．冠動脈血流維持のために体血圧低下を予防することが大事である．腎保護のためにhANP持続静注が有効となるかもしれない．
- 麻酔薬の使用に大きな制限はない．脊髄くも膜下麻酔や硬膜外麻酔などによる後負荷軽減がより大きく影響する可能性はある．急激な後負荷減少に対しては予備力の少ない心機能では対応ができないことがあるため，動脈性血管拡張薬の使用は慎重に行う必要がある．輸液輸血負荷は早めに対処する．心臓手術などではペーシングにより90〜110 bpmを維持するほうが管理しやすい．

▶hANP：
human atrial natriuretic peptide

十分量の前負荷投与と適度の後負荷軽減が有用となる

除神経のため心拍数は90〜100 bpm程度で管理を行う

c. 移植後に施行される心臓手術

- 移植後の心臓手術としては，ドナー心の石灰化病変や元々の冠動脈狭窄，慢性拒絶反応による経時的冠動脈狭窄などから冠動脈バイパス術が最も多く施行される．三尖弁形成術，僧帽弁形成術（置換術）も多く施行される[5]．それ以外では脳血管病変や脳出血に対する開頭術も比較的多い．悪性腫瘍除去術や骨折整復術，抜歯術など一般的手術が全身麻酔下で施行されることもある．

d. 移植後長期経過した症例への対応

- 移植後長期経過した症例では，拡張能が低下した拘束性障害の心臓が多い．カテコラミン類の効果が乏しい症例では大動脈バルーンパンピングや経皮的心肺補助装置などの機械的補助を早期に導入することも考慮する．

4 心臓移植症例の術後管理

- 術後はクリーン・ルームのある集中治療室で管理を行う．筋弛緩リバースにネオスチグミン（ワゴスチグミン®）は原則使用しない．必要に応じた免疫抑制療法と抗菌薬投与を計画的に行う．日和見感染や一般的な細菌感染，真菌感染から容易に敗血症へと移行するリスクがある．術後はできるだけ早期に心臓カテーテル検査を行い心機能評価をする．

5 インフォームドコンセント

- 心臓移植後の症例は半年までは頻回な検査が，1年後以降でも年1～2回の検査が必要となること，継続した免疫療法が必要であることなどから主治医との関係は良好であることがほとんどである．
- 基本的には心臓移植を受けた施設での手術がほとんどであり，感染対策や免疫抑制薬服用を含めた十分な説明が行われる．他施設で手術が施行される場合でも，術前術後管理に関しては移植施行施設から説明されることがほとんどである．

（大西佳彦）

文献

1) 戸田宏一，ほか．心臓移植における長期成績とその問題点．移植 2016; 51: 324–30.
2) Herborn J, Parulkar S, et al. Anesthetic considerations in transplant recipients for nontransplant surgery. Anesthesiol Clin 2017; 35: 539–53.
3) Birati EY, Rame JE, et al. Post-heart transplant complications. Crit Care Clin 2014; 30: 629–37.
4) 林　行雄．移植心を持つ患者の麻酔管理．日本臨床麻酔学会誌 2001; 21: 300–3.
5) Holmes TR, et al. Cardiac surgery is successful in heart transplant recipients. Heart Lung Circ 2014; 23: 703–10.

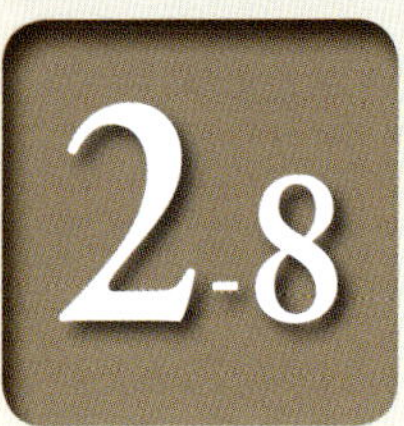

2-8 複雑心奇形術後の成人患者

1 疾患の概要

▶ACHD：adult congenital heart disease

a. 成人先天性心疾患（ACHD）の分類

- ACHDはその病変の複雑さを基に単純，中等度，複雑の3つに分ける分類が提唱され，広く適用されている（表1）．以下の記述でもこの分類を適用する．本項では，この分類で中等度および複雑に分類される疾患・病態を主に対象にする．

b. ACHDの疫学

- 日本における先天性心疾患患者数は，1997年時点で成人患者が小児患者数を上回り（全先天性心疾患患者の51％），2007年時点でACHD患者数は約41万人であった．1997年以降の毎年9,000人と計算されるACHD患者数増加率を勘案すると，現在は約50万人と推定される[1)]．

より複雑な病変・病態の比率が増加している

- 疾患もより複雑な病変・病態の比率が増加し，1997年時点では単純型が75％を占め，中等度と複雑型は合わせて25％にすぎなかったが，2007年には1/3を占めるに至り，同様の増加率を期待するならば現時点では4割弱にまで割合が増加していると推測できる[1)]．

表1 先天性心疾患の分類（複雑度）

単純（simple）	中等度（moderate）	複雑（complex）
未治療 ・孤発性先天性大動脈弁疾患 ・孤発性先天性僧帽弁疾患（パラシュート弁・弁裂隙は除く） ・小さい心房中隔欠損症 ・小さい心室中隔欠損症 ・軽症肺動脈狭窄 ・小さい動脈管開存症 外科治療後 ・結紮後・閉塞した動脈管 ・心房中隔欠損症閉鎖後（続発症なし） ・心室中隔欠損症閉鎖後（続発症なし）	・大動脈–左室瘻 ・完全・部分肺静脈還流異常症 ・房室中隔欠損症 ・大動脈縮窄症 ・Ebstein奇形 ・漏斗部右室流出路閉塞 ・心房中隔一次口欠損 ・動脈管開存症 ・中等度–重症肺動脈弁逆流 ・中等度–重症肺動脈弁狭窄 ・Valsalva洞動脈瘤・瘻孔 ・静脈洞型心房中隔欠損症 ・大動脈弁下・弁上狭窄症 ・Fallot四徴症 ・心室中隔欠損症（弁欠損，大動脈弁逆流，大動脈縮窄症，僧帽弁疾患，右室流出路狭窄，房室弁錯位，大動脈弁下狭窄を伴う）	・導管 ・チアノーゼ性疾患 ・両大血管右室・左室起始症 ・Eisenmenger症候群 ・Fontan循環 ・僧帽弁閉鎖症 ・単心室症 ・肺動脈閉鎖症 ・肺静脈閉鎖症 ・完全大血管転位症 ・三尖弁閉鎖症 ・総動脈幹症 ・クリスクロス心，内臓錯位，心房相同

c. ACHD患者に対する手術

- ACHD患者は，心臓手術や心臓カテーテル治療（とくに中等度および複雑型では心臓再手術）および非心臓手術，さらに女性では妊娠・分娩の管理を受ける機会があり，患者数増加とともにこれらの件数も増加している．
- 2007年に日本で行われた循環器内科，心臓外科および小児循環器科領域の専門医修練施設を対象とした調査では，年間20件以上の心臓手術を行う施設は全体の3%，年間20件以上の妊娠・出産の管理を行う施設はわずか1%と集約化がなされておらず[2)]，麻酔科医にとっては麻酔管理を求められる機会が増加する一方で，十分に修練できる施設・機会がないのが実状である．

2 術前評価と麻酔計画

- 個々の手術に対する麻酔計画を立案するには，予定される手術・処置に関連した周術期死亡・合併症リスクを把握すること，個々の患者が有する固有の心疾患の病態や問題点およびその重症度を把握すること，他に心臓以外の合併症を把握することが重要で，それらを総合的に勘案して患者ごとに術式や病態に最も適合する麻酔計画を立てる必要がある．
- ここでは，まず術式に基づくリスクについて，心臓再手術，カテーテル手技，非心臓手術，妊娠・分娩管理について過去の報告を取り上げて解説する．次に患者固有のリスクについて診断・病態や術前心臓外合併症を取り上げて解説し，最後に注意すべき評価項目やモニタリングについて解説する．

a. 手術リスク評価

心臓手術（再手術を含む）・カテーテル手技

手術死亡率

- アメリカ胸部外科学会のデータベースでは約2%（2000〜2009年：2.1%[3)]，2000〜2013年：1.6%[4)]），他の欧米諸国からの報告でも1.3〜2.0%と低い．5〜6%台と高い報告もあるが，サンプル数が少ないこと，研究期間が古いことや高リスク手術が多く含まれたことが影響した可能性がある．

手術死亡率は，アメリカ胸部外科学会データベースでは約2%

術後合併症

- 発生率はおおむね20〜40%程度と報告されている．重症合併症には，長期人工呼吸，機械補助（IABP, ECMO）を要する循環不全，血液浄化療法を要する腎不全，中枢神経障害，心室性・心房性不整脈などが含まれる．術後合併症発生の危険因子としてあげられるものに，Fontan再手術，チアノーゼ，術前ヘマトクリット値（多血症），心不全の既往，体外循環時間などがある[5)]．
- 別の報告では，周術期死亡・合併症の危険因子として，高齢，女性，腎不全，脳梗塞の既往，肥満，放射線治療の既往，心不全，CABGの既往，緊急，心損傷（心損傷があると死亡率は25%に及ぶ〈ない場合は6.5%〉）[6)]，単心室循環，既往正中切開数をあげている[7)]．

術後合併症の発生率は，おおむね20〜40%

▶IABP：
intra-aortic balloon pumping

▶ECMO：
extracorporeal membrane oxygenation

▶CABG：
coronary artery bypass grafting

心臓手術術式

- 施設ごとに扱う術式は異なるが，CHD 手術を数多く手がける施設では必然的に中等度～複雑型に対する再手術が多くなる．初回手術は比較的高齢者の心房中隔欠損閉鎖術が多い．再手術ではとくに右室流出路再建術や肺動脈弁置換術が多いことが ACHD における大きな特徴で，ACHD 心臓手術の約 20％を占める．ほかにも Ebstein 奇形に対する手術など右心系を標的にした手術が多く，右室体心室における手術や Fontan 再手術も含めて右心不全の管理が求められる．このため，麻酔科医は右心不全の生理・管理の要点を理解することが必須である．
- アメリカ胸部外科学会のデータベースを基にした解析では，術式別では Fontan 再手術の死亡率がきわめて高く（2000～2009 年：11％[3]，2000～2013 年：10.3％[4]），とくに手術死亡率の高い術式の一つとして認識すべきである★1．

Fontan 再手術の死亡リスクはきわめて高い

体外循環時間・胸骨正中切開の回数に依存して重篤な合併症の発生率が上昇する

★1

東京女子医大病院における 2009～2011 年の ACHD 心臓手術 92 件の検討では，死亡 5 例中に Fontan 完了術 1 例，TCPC（total cavo-pulmonary connection）変換術 2 例，Damus-Kaye-Stansel 吻合を伴った TCPC 後 D-K-S 吻合部瘤手術 1 例が含まれ，Fontan 完了および再手術はやはり最も死亡率の高い術式であり，Fontan 循環は死亡リスクの高い疾患・病態として認識される[8]．

胸骨正中切開回数

- 胸骨正中切開の既往は縦隔内および心臓と胸骨の癒着の原因となり，再正中切開では心損傷の危険を伴う．手術時間の延長，出血量の増加をきたし，体外循環時間および胸骨正中切開の既往回数に依存して重篤な合併症の発生率が上昇することが示されている[5]．

前回の胸骨正中切開からの期間

- 前回の正中切開からの期間が血管新生や癒着の質に影響し，6～12 か月以内である場合には血管増生・癒着とも密になるため縦隔の剥離が困難になる一方で，期間が長くなると一般的に血管分布・癒着とも粗になるため出血やそれに関連する合併症の危険は軽減するとされる[6]．

心臓カテーテル治療

- 15,000 件に及ぶ ACHD 患者における心臓カテーテルによる電気生理学的検査および治療における死亡率，合併症発生率を非 ACHD 患者における 86 万件と比較した研究では，死亡率に差はなかったものの（ACHD 群 0.45％ 対 非 ACHD 群 0.68％），カテーテル後出血，血管合併症，心臓合併症，呼吸合併症および神経学的合併症のいずれにおいても ACHD 患者で高く，合併症全体では 12.4％に及び，ACHD 患者における合併症発生のオッズ比は 1.95 に及んだ[9]．

▶ACC：
American Collage of Cardiology（アメリカ心臓病学会）

▶AHA：
American Heart Association（アメリカ心臓協会）

▶NYHA：
New York Heart Association

Advice 心臓再手術のリスク軽減のために

心臓再手術に際しては，疾患・病態や再手術術式はもちろんのこと，胸骨切開回数や手術アプローチ，手術チームの経験などもリスクに影響を及ぼすため，これらを把握するとともに，術式，体外循環確立の手順や合併症対策などを手術にかかわるすべての多職種間で共有することが重要である．

非心臓手術

- ACC/AHA のガイドラインでは，非心臓手術の危険因子として肺高血圧症，チアノーゼ，NYHA 分類 III あるいは IV，重症体心室機能低下（駆出率<35％），重症左心閉塞疾患を高リスク，人工弁あるいは導管，心内シャント，中等度体心室機能低下，中等度左心閉塞疾患を中リスクとしてあげている．中等度以上のリスクでは先天

性心疾患に習熟した麻酔科医へのコンサルトをすること，さらに，とくに高リスクの複雑心奇形を有する患者における非心臓手術は専門性の高い施設で行うことが推奨されている[10)].

- 北米で施行されたACHD患者に対する10,004例の非心臓手術を対象とした調査では[11)]，年齢・性別・人種・手術年度・緊急/非緊急手術・合併症スコアなど背景因子を一致させた37,581例の非ACHD患者における手術と比較し，手術死亡率のオッズ比は1.13（さらに上記に加えて病院規模やタイプ，保険などの条件を一致させた場合には1.29）であった．急性腎障害や肺炎などすべての合併症でオッズ比は1を超え，いずれかの合併症を起こす合併症発生率のオッズ比は1.44と死亡率・合併症発生率ともに有意に高かった．疾患・病態別の死亡率の解析では単心室循環などが含まれる複合複雑奇形が7.3%と最も高く，次に右心不全をきたすEbstein奇形，Fallot四徴症，心室中隔欠損症（おそらくEisenmenger症候群を多く含む）で5.8～6.3%と高いことが示され，これらの疾患・病態群でリスクが高いことがうかがえる．

妊娠・分娩の管理

- ACHDを4群に分類し，母体死亡・心合併症発症のリスクを評価しているWHO分類が役立つ（表2）.

b. 患者固有のリスク

外科的介入の既往

- 手術前（手術介入なし），姑息術後あるいは根治術後なのか把握する．成人になるまで根治に至っていない患者は根治術の適応がなかったと考えられる．より複雑な問題点を抱えている場合が多く，右左短絡疾患や単心室循環ではチアノーゼを呈し，いずれの外科治療を受ける場合にも高リスクであ

表2 ACHD妊娠のWHOリスク分類

WHOリスク分類I：母体死亡率上昇なし，合併症発生上昇なしもしくは軽度	•軽微な病変：細い動脈管開存，軽症肺動脈狭窄症 •修復成功後の単純奇形
WHOリスク分類II：母体死亡率軽度上昇，合併症発生率中等度上昇	•修復していない心房・心室中隔欠損症 •修復後Fallot四徴症
WHOリスク分類II～III：個々の症例に依存	•軽度心室機能低下を伴う病変 •弁疾患 •修復後大動脈縮窄症
WHOリスク分類III：母体死亡率の有意上昇，重症合併症発生のリスク	•機械式人工弁 •解剖学的右室体心室 • Fontan循環 •チアノーゼもしくは他の複雑型病変
WHOリスク分類VI：母体死亡率・重症合併症発生率がきわめて高い：妊娠禁忌	•肺高血圧症 •高度体心室機能低下 •重症左心系閉塞性病変（大動脈縮窄含む）

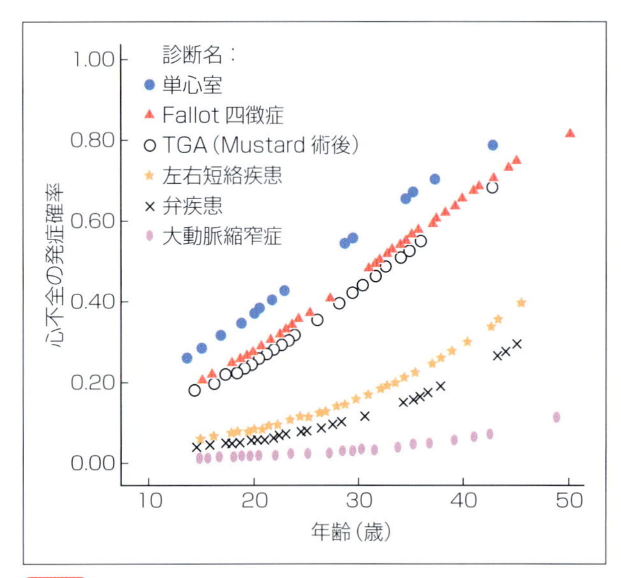

図1 ACHD の心不全発症リスク

TGA：大血管転位症.

(Norozi K, et al. Am J Cardiol 2006; 97: 1238-43[12] より)

る．根治術後であっても遺残病変や続発症を有する場合が多く，それらの種類や重症度に応じて，病態は修飾され重症度は異なる．

高リスク疾患・病態

- いくつかの疾患や病態は心不全発生リスクが高く，自然経過における生命予後も不良なことが知られており，これらの疾患・病態では外科治療に関連した死亡あるいは合併症発症のリスクも当然高くなると考えられる．

経過観察中の心不全発生リスク

- さまざまな ACHD における心不全発症の確率を示した研究では，取り上げた疾患のうち大動脈縮窄症で最も低く，40 歳に至るまでほとんど確率は増加せずに経過する．次に弁疾患，左右短絡疾患において低かった（40 歳で約 25～30%）が，Mustard 術後の完全大血管転位症や Fallot 四徴症で確率は約 2 倍（40 歳で約 60%）に増加し，単心室ではさらに高く，調査された疾患群で最も高かった[12]．つまり，単心室循環，Fallot 四徴症，解剖学的右室体心室が心不全を起こす危険が高いことがわかる（図1）．

単心室循環，Fallot 四徴症，解剖学的右室体心室が心不全を起こすリスクが高い

注意すべき評価項目

運動耐容能

▶CPET：cardiopulmonary exercise testing

▶6MWT：6-minute walking test

- 運動耐容能を評価する検査法として心肺運動負荷検査（CPET）と 6 分間歩行検査（6MWT）がある．CPET はより客観的な検査法である一方で，6MWT は体格・年齢や整形外科的疾患の影響や被検者および検査者の取り組み方にも影響されるのが欠点で，CPET の代替検査とはならないとされる．同一患者での治療前後の比較や長期経過での推移などを観察するには有用と考えられる．

▶VE/VCO_2：minute ventilation-to-carbon dioxide output

▶ASD：atrial septal defect（心房中隔欠損症）

- CPET では最大酸素消費量（peak VO_2），VE/VCO_2 slope，心拍数予備（HR reserve）が運動耐容能を示す指標となる．ACHD 患者では，未治療の場合には ASD に代表される単純型であっても健常者と比較して明らかに低下する．複雑型においては著しい低下を示し，右室体心室，チアノーゼ性疾患，Fontan 循環および肺高血圧で最も低くなる[13,14]．
- 運動耐容能低下は予後不良の予期因子である．peak VO_2 低下に伴い，短中期の心不全による入院治療あるいは死亡する確率が上昇すること[13]，同様に peak VO_2 と心拍数予備の低下が短中期の死亡を予期するうえで信頼しうる予期因子となることが示されている[15]．

peak VO_2 と心拍数予備の低下が短中期死亡の信頼しうる予期因子となる

- 患者の自覚症状を基に NYHA 機能分類が評価されるが，ACHD 患者ではし

ばしばNYHA分類と運動耐容能検査結果が解離する[13]．このため，自覚症状のみに基づいて運動耐容能を推測すると過大評価となることに留意しなければいけない（図2）．

自覚症状のみに基づいて運動耐容能を推測すると過大評価となる

- 6分間歩行では歩行距離とともに酸素飽和度の低下を評価する．

心筋障害

- Fallot四徴症，解剖学的右室体心室，単心室では心筋虚血による心筋障害が原因となり右室障害が起こる．右室仕事量と心筋血流の不均衡による無症候性心筋虚血が繰り返され，心筋線維化や瘢痕化が進行し，最終的に右室機能障害に至る．解剖学的右室体心室，単心室あるいは冠動脈移植手技を伴う手術後などさまざまな成人先天性心疾患・病態において，心筋血流および冠血流予備が研究された結果，安静時の心筋血流はおおむね正常もしくは正常を上回るレベルで良好に維持される一方で，アデノシン投与時には血流増加は正常以下にとどまり，両者の比である冠血流予備も低下することが示された（図3）[16]．
- これらの冠血流特性と心筋虚血の因果関係は直接的に証明されていないが，潜在的な心筋虚血が心筋障害に深く関与することが示唆された．Fallot四徴症，単心室，解剖学的右室体心室あるいは冠動脈移植を伴う術式の既往を有する患者では，術前心筋シンチグラフィー検査による心筋障害の有無，広がりの評価が有用である．

BNP

▶BNP：brain natriuretic peptide

- ACHD患者においてBNPがNHYA分類あるいは心室機能障害の程度に応じて増加することが示され

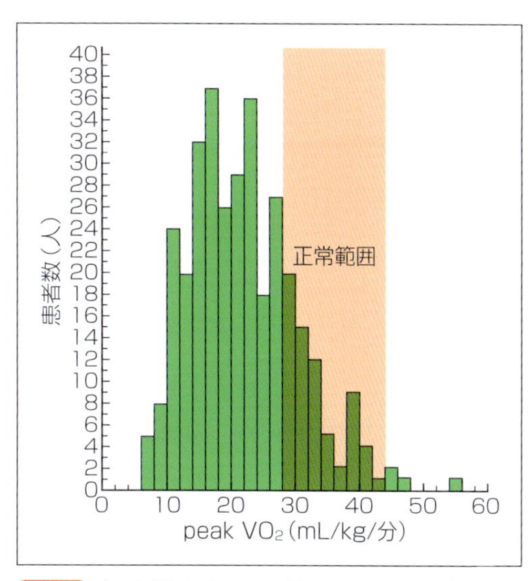

図2 無症候ACHD患者におけるpeak VO_2分布

(Diller GP, et al. Circulation 2005; 112: 828–35[13]より)

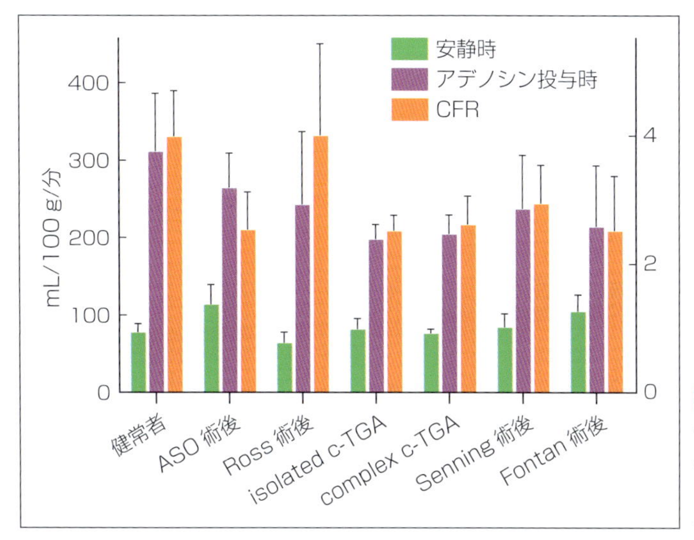

図3 各種ACHDにおける冠血流特性

CFR：冠血流予備，ASO：動脈スイッチ手術，c-TGA：修正大血管転位症．

(黒川 智．Cardiovascular Anesthesia 2012; 16: 49–58[16]より)

た．BNP は NYHA 分類 III あるいは IV ではおよそ 55 pmol/L まで，心室機能障害では中等度でおよそ 70 pmol/L，重症で 250 pmol/L までそれぞれ上昇することが示された[17]．運動耐容能や心筋障害の程度を推測する手がかりになるかもしれないが，周術期死亡もしくは合併症発症リスクを判定する明確なカットオフについて言及した研究はない．

腎機能

▶GFR：glomerular filtration rate

- 腎機能を GFR 90 mL/分/1.73 m^2 以上を正常，60 以上 90 未満を軽度低下，60 未満を中等度以上低下と定義し，ACHD 患者を 3 群に分類し比較すると，軽度低下群は正常群に比較して経過観察中の死亡率が有意に増加し，中等度以上低下群では正常群の約 5 倍に死亡率が上昇することが示された[18]．

貧血

- ヘモグロビン値 13 g/dL 未満を貧血と定義し，ACHD 患者を貧血群および非貧血群に分類して両群の予後を比較した研究では，貧血群の経過観察中の死亡率は非貧血群の約 3 倍に達することが示された[19]．

3 合併症への対応

a. 開胸・出血対策

- 大腿動脈サイズ★2，大腿静脈開存性の評価★3，体外循環確立のタイミング（胸骨正中切開に先行して確立するか否か），送血部位の決定（上半身からの送血の可能性）★4,★5 について，術前に検討しておく．
- 心損傷の可能性のある部位の同定とその心腔内圧の評価（体血圧に近い右室圧高値では損傷時に動脈性の激しい出血）を行う．動脈性の出血では術野吸引による脱血は期待できないかもしれない．
- 有意な大動脈弁逆流が存在する場合には，低体温による心室細動が起こると左室過膨張を引き起こす可能性があり，ベンティングの方法についても検討しておく必要がある．

★2
ACHD では小児期から長期に及び低心拍出状態が持続することにより，動脈が細いことが多い．下行大動脈～大腿動脈，鎖骨下動脈のサイズなどを，あらかじめ CT や超音波で確認しておく．

★3
繰り返すカテーテル検査および治療の既往により大腿静脈が閉塞している場合もあり，これもあらかじめ確認する必要がある．

★4
体格に見合ったサイズのカニューレを直接カニュレーションできない場合には人工血管を吻合して送血することも検討する．

★5
大腿動脈から十分な流量を送血できない場合には中枢神経保護の観点から上半身への送血確保を検討する．

b. 各種病変・病態への対応

チアノーゼ

- 成人期に至ってチアノーゼを呈する病態としては，肺血管床発達不良あるい

Topics 東京女子医大病院で行っている開胸・出血対策

内頚静脈もしくは大腿静脈に 7Fr のシースを挿入し，ポンプによる高速輸血が直ちに使用できる準備をしている．症例ごとに術者・体外循環技師・看護師とともに送脱血管挿入部位・手順など体外循環確立について，あらかじめ方針を共有している．心損傷リスクが高いと判断した場合には，胸骨正中切開に先行して体外循環を確立し，積極的に右心系の減圧を図っている．

は肺高血圧症のために根治術の適応がなかった単心室循環の病態や中枢肺動脈の低形成かつ外科的形成が適応とならなかった肺動脈閉鎖が考えられる．肺血流が体肺シャント，MAPCAで維持され，肺体血流バランスがうまく均衡したことで生存しえた．この状況では，肺血流は体血圧に依存しており，チアノーゼのために多血症となっていることが多い．

▶MAPCA：major aortopulmonary collateral artery

- 肺血流は体血圧に依存するため，積極的に血圧を維持することが重要になる．
- 酸素飽和度低下が高度になると急激に心機能が低下することに注意が必要である．
- 側副血行の発達により出血が増加しうることに留意する．
- 臓器・末梢組織への酸素供給を考慮するとヘモグロビン値を高く維持する必要があり，頭部の近赤外線分光モニターや混合静脈血（あるいは中心静脈血）酸素飽和度が輸血開始のタイミングを計る指標となりうる．
- 高濃度酸素吸入は動脈血酸素飽和度を高く維持するうえで有用である．

右心不全・右室体心室

- 右室サイズ・収縮性評価には心臓MRIが最も優れる．
- 心エコーによる右室機能評価法には三尖弁輪収縮移動距離（TAPSE），収縮期波（s′波），右室dP/dt，右室面積変化率（RV-FAC），RV-MPIといった項目があるが，既往手術の影響などにより経胸壁心エコー（TTE）は描出不良のことも少なくない．フォローアップ中の経時的な上記評価項目の推移などから右心機能を把握する．Fallot四徴症根治術後には，続発症として肺動脈弁逆流（PR）がほぼ必発であり，PRが中等度～重症に及ぶと右室拡大をきたし，その後右室収縮能の低下をきたす．

▶TAPSE：tricuspid annular plane systolic excursion

- 右心不全では左室機能評価にも注意を要する．TTEでは心室中隔（IVS）と下側壁を通過する走査線上で左室内径短縮率（FS），左室駆出率（EF）を評価するため，右室圧負荷・容量負荷に伴うIVS壁運動異常の影響により左室サイズ・収縮性ともに過小評価となる可能性を念頭に検査結果を解釈する．

TTEでは左室サイズ・収縮性ともに過小評価となる可能性を念頭に結果を解釈する

- 右室圧高値の病態では体血圧が低下した場合，右室圧は相対的高値（右室圧/左室圧比上昇）となるため，IVSが左室側に偏位し，左室機能・右室機能ともさらに低下する．このため麻酔導入時など体血圧低下をきたす状況では積極的に体血圧維持に努める．

麻酔導入時など体血圧低下をきたす状況では積極的に体血圧維持に努める

- 右室機能を補助するためには，積極的にβ受容体作動薬を使用するとともに肺血管抵抗（PVR）低下あるいは上昇回避を考慮する．
- 陽圧換気における呼吸条件の設定は重要で，軽度過換気として二酸化炭素分圧低下および呼吸性アルカローシスとする．平均気道内圧を低く維持し，1回換気量が十分維持できる（7～10 mL/kg）範囲で呼気時間を長く設定する．無気肺を予防する目的で軽度のPEEP（3～5 cmH_2O）を適用する．

▶PEEP：positive end-expiratory pressure

Fontan循環

- 術前検査で，肺動脈圧（中心静脈圧），心室収縮能，心室拡張末期圧および左房圧，肺循環駆動圧（TPG），房室弁逆流の有無および重症度，心拍出量，右左シャントの有無および肺血管抵抗について可能な限り把握する．

- Fontan 循環では，一般的に心拍出量は健常心の70%程度とされる．心拍出量維持には心室前負荷の維持がきわめて重要で，血管内容量不足（hypovolemia）は回避しなければいけない★6, ★7．同時にPVRの低下もしくは上昇回避が要点となり，前述した換気設定に注意する（前述の「右心不全・右室体心室」参照）．
- 体循環と肺循環が直列に連結した回路を一つの駆動ポンプで流すため，体低血圧は回避すべきで，低血圧では中心静脈圧高値と相まって臓器・組織の潅流圧は低下し，容易に臓器低潅流状態をきたす．
- 心耳−肺動脈吻合（APC）後，TCPC後は中心静脈圧のモニターが有用である★8．しかし，同時に血栓形成のリスクにも留意が必要である．Glenn吻合まででとどまった単心室循環では，上大静脈領域で肺動脈圧，下大静脈領域で左房圧を推定することが可能になる．
- 長期間に及んだうっ血に伴い，肝機能障害や脾腫がみられうる．血液凝固検査や血小板数に注意を払う必要がある．

c. 疼痛対策・術後管理

- 術後疼痛は，とくにACHD患者では非ACHD患者以上に呼吸・循環への影響が大きく，循環不安定・循環破綻の契機ともなりうるため，オピオイド，区域麻酔，神経ブロックなどを駆使して積極的に疼痛管理をすべきである．
- 術後は医療者の監視が行き届く環境が望ましく，非心臓手術後もICUあるいはHCUに収容することが望ましい．

4 インフォームドコンセント

- 上述したリスク評価の情報を基に予定される術式のリスク，個々の患者の疾患・病態における固有のリスクについて評価を行い，考えうる予後・合併症のリスク評価について患者および家族に説明する．
- とくに自覚症状が軽度であることが多く，運動耐容能検査所見などの他覚的所見と解離する．このため患者本人や家族は疾患・病態の重症度の認識が希薄であることが多く，外科手術での周術期合併症の危険の理解も十分でない場面によく遭遇する．
- 成人先天性心疾患はいまだ確立されていない領域であり，治療成績はもとより治療に伴うリスクについても十分な知見が集積しているとはいえない．麻酔自体の危険についても同様に不明な点が多いが，考えられるリスクについて十分な時間をかけて本人および家族に説明し，あらかじめ理解していただくことが大切である．

（黒川　智）

▶TPG：
transpulmonary gradient

★6

hypovolemiaを回避し，低用量ドパミン（3〜5 μg/kg/分）を併用することで循環が比較的安定する．中心静脈圧の目標値を低く設定しすぎない．

★7

Fontan循環を有するACHD患者では，ニトログリセリン静注ではPVR低下による心拍出量増大を実感することはなく，体血管抵抗低下による血圧低下が前面に現れることを多く経験し，東京女子医大病院では積極的には使用していない．一酸化窒素（NO）経路による肺血管拡張を期待するのであれば，NO吸入を試すべきと考えている．

★8

東京女子医大病院では，小手術を除いて，中心静脈圧モニターを適用している．

オピオイド，区域麻酔，神経ブロックなどを駆使して積極的に疼痛管理をする

▶ICU：
intensive care unit

▶HCU：
high care unit

文献

1) Shiina Y, et al. Prevalence of adult patients with congenital heart disease in Japan. Int J Cardiol 2011; 146: 13-6.
2) Toyoda T, et al. Nationwide survey of care facilities for adults with congenital heart disease in Japan. Cir J 2009; 73: 1147–50.
3) Mascio CE, et al. Outcomes in adult congenital heart surgery: Analysis of the Society of Thoracic Surgeons database. J Thorac Cardiovasc Surg 2011; 142: 1090–97.
4) Fuller SM, et al. Estimating mortality risk for adult congenital heart surgery: An analysis of the Society of Thoracic Surgeons congenital heart surgery database. Ann Thorac Surg 2015; 100: 1728–35.
5) Giamberti A, et al. Morbidity and mortality risk factors in adults with congenital heart disease undergoing cardiac reoperations. Ann Thorac Surg 2009; 88: 1284–9.
6) Said SM, Dearani JA. Strategies for high-risk reoperations in congenital heart disease. Semin Thorac Cardiovasc Surg Pediatr Card Surg Annu 2014; 17: 9–21.
7) Holst KA, et al. Risk factors and early outcomes of multiple reoperations in adults with congenital heart disease. Ann Thorac Surg 2011; 92: 122–30.
8) Kurokawa S, et al. Clinical features and risk assessment for cardiac surgery in adult congenital heart disease: Three years at a single Japanese center. Egyptian Journal of Anaesthesia 2014, 30: 203–10.
9) Maxwell BG, et al. Complications of catheter-based electrophysiology procedures in adults with congenital heart disease: A national analysis. J Cardiothorac Vasc Anesth 2015; 29: 258–64.
10) Warnes CA, et al. ACC/AHA 2008 guidelines for the management of adults with congenital heart disease: A report of the American College of Cardiology/American Heart Association Task Force on practice guidelines. J Am Coll Cardiol 2008; 52: e143–263.
11) Maxwell BG, et al. Perioperative outcomes of major noncardiac surgery in adults with congenital heart disease. Anesthesiology 2013; 119: 762–9.
12) Norozi K, et al. Incidence and risk distribution of heart failure in adolescents and adults with congenital heart disease after cardiac surgery. Am J Cardiol 2006; 97: 1238–43.
13) Diller GP, et al. Exercise intolerance in adult congenital heart disease. Comparative severity, correlates, and prognostic implication. Circulation 2005; 112: 828–35.
14) Kempny A, et al. Reference values for exercise limitations among adults with congenital heart disease. Relation to activities of daily life -- single centre experience and review of published data. Eur Heart J 2012; 33: 1386–96.
15) Inuzuka R, et al. Comprehensive use of cardiopulmonary exercise testing identifies adults with congenital heart disease at increased mortality risk in the medium term. Circulation 2012; 125: 250–9.
16) 黒川 智．成人先天性心疾患患者の麻酔管理：心臓麻酔．Cardiovascular Anesthesia 2012; 16: 49–58.
17) Bolger AP, et al. Neurohormonal activation and the chronic heart failure syndrome in adults with congenital heart disease. Circulation 2002; 106: 92–9.
18) Dimopoulos K, et al. Prevalence, predictors, and prognostic value of renal dysfunction in adults with congenital heart disease. Circulation 2008; 117: 2320–8.
19) Dimopoulos K, et al. Anemia in adults with congenital heart disease relates to adverse outcome. J Am Coll Cardiol 2009; 54: 2093–100.

2-9 肝不全

- 肝不全を合併している患者が手術を受ける際に，注意すべき点がいくつかあげられる．肝切除の場合は術後肝不全を生じるリスクが高いため，術前に肝予備能をチェックすることで，手術の適応に関して十分な評価が必要となる．非肝臓手術の場合も，心臓手術や食道手術など高度の侵襲を伴う手術において，術後合併症を併発するリスク（肺炎，腎不全，肝不全）が低リスクの手術に比較すると高いため，術前に手術適応とタイミングに関して十分な検討を行い，術者や家族，本人へのインフォームドコンセントを行い手術に臨むことが肝要である．

1 疾患の概要

急性肝不全の病態は，劇症肝炎と acute on chronic に分類される

- 急性肝不全の病態は，急激に全身状態が増悪する“劇症肝炎”と慢性肝炎の状態から，何らかの要因で急性肝不全に至る“acute on chronic”に分類される．劇症肝炎は超急性，急性，亜急性の3つのタイプに分類される．

▶HBV：hepatitis B virus

▶HAV：hepatitis A virus

▶HEV：hepatitis E virus

日本ではウイルス性肝炎による要因が大部分

- 要因に関しては，日本では他国に比較してアセトアミノフェンによる劇症肝炎の頻度が少なく，ウイルス性肝炎による要因が大部分である（HBV42%，HAV7%，HEV1%）．要因不明が約1/3に認められ，他の薬剤や代謝性疾患も要因となっている[1]．
- acute on chronic はベースにC型肝炎や代謝異常（Wilson 病），原発性胆汁性肝硬変，原発性硬化性胆管炎が存在しており，ウイルス感染，薬物，アルコールや虚血，手術などの侵襲を契機に肝不全が進行し，全身状態が増悪する．排泄能低下に伴う高ビリルビン血症や高アンモニア血症，蛋白合成能低下のため凝固異常や低アルブミン血症を生じる[2]．

2 術前評価と麻酔計画

a. 術前評価

意識レベル

- 肝不全患者は，慢性的な高アンモニア血症を生じており，羽ばたき振戦や傾眠，意識障害を生じ，脳波で三相波を示し，肝性脳症を合併する．睡眠薬や鎮痛薬を服用している患者では薬剤の遷延する可能性を考慮し，術前服用薬は必ず確認することが重要である．

呼吸

- 低アルブミン血症に伴い胸水や腹水が貯留している場合があるため，呼吸機

能検査としてスパイロメトリーや胸部X線またはCTで肺の評価を行う.

循環

- 心臓の動きは，敗血症に類似した血行動態として知られており，低アルブミン血症による相対的血管内脱水が存在するため，高拍出量の状態である（hyperdynamic state）．アルコールが要因で肝硬変を呈する場合には，アルコール性心筋症を合併していることもあるので，術前に心エコーによる心機能評価は必須である.

肝機能

- 肝予備能の指標として，シンチグラフィーが日本では使用されている．肝切除の際にK-GSAを計算することで，0.1以下は肝予備能が少ないことを反映するため，術後の肝不全発症のリスクが高く注意を要すると報告されている[3]．手術適応を決定するうえでどの予測因子が一番優れているかに関しては今後も検討が必要であるが，手術を行う際には肝硬変の重症度を評価して，肝予備能がどの程度あるかを計算することで，手術のリスクに応じて周術期管理に反映させることは大事である.

腎機能

- 肝腎症候群に伴い腎機能が障害を併発していることが多いため，注意が必要である[4]．相対的血管内脱水があるため，腎前性の腎不全を除外する必要がある．クレアチニンクリアランスの評価を行い，薬剤投与量（麻酔薬や抗菌薬）を調節する必要がある.

栄養状態

- 肝硬変に伴う門脈圧亢進症で胃食道静脈瘤の合併から消化管出血を生じている場合は，絶食で管理を行うため低栄養状態（サルコペニア）を呈することが多い．肝硬変患者はグルコースや脂質，蛋白の代謝異常が生じることで，筋肉量の減少を引き起こし，70%にサルコペニアを合併している．術前サルコペニアと予後に関する関連性も報告されており，薬剤投与量や術後の早期栄養管理を考慮する必要があり，術前に筋肉量や血清プレアルブミン値などの栄養状態の評価を行うことは重要である[5].

呼吸機能，心機能，肝予備能，クレアチニンクリアランス，栄養状態の評価が重要

▶PT：prothrombin time

出血傾向

- 肝硬変に伴い脾機能亢進に伴う汎血球減少が生じるため，易感染性や貧血，血小板減少が引き起こされる．凝固障害も併発しているためPT 40%を切るような場合は，手術の内容にもよるが新鮮凍結血漿や血小板，赤血球の補充を行う準備が重要である[6].

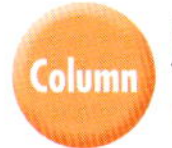

肝腎症候群（hepatorenal syndrome）

組織的な異常がない尿細管において，腎動脈の収縮により機能的な異常が生じると報告されており，正確なメカニズムは解明されていないが，腎不全の除外診断により診断が行われる．Type 1とType 2に分類されるが，肝移植により改善が見込まれる.

感染症

- 肝硬変患者は，全身状態の増悪に伴い免疫機能が抑制されている傾向にあるため，手術の処置に応じて予防的抗菌薬の投与が重要である．腹水穿刺を数回施行している患者においては腹水の感染を起こしている可能性があるため，常に培養を確認し必要ならニューキノロン系抗菌薬の使用を検討する[7)]．

b. 具体的な方法とコツ：麻酔計画

全身麻酔の導入

迅速導入が必要．導入時の低酸素血症に注意する

- 肝硬変患者は意識レベルも悪く，腹水で横隔膜の挙上や胸水貯留が認められ呼吸状態が悪い患者が多いので，導入時の低酸素血症には注意が必要である．頭高位で十分な酸素化を行い，誤嚥のリスクが高いため迅速導入が必要である．
- 胃管の挿入を行ってから麻酔導入を行うかに関しては，食道静脈瘤を有する場合もあるため胃管挿入は適応を慎重に検討する必要がある．
- 相対的血管内脱水のため，静脈麻酔薬による血管拡張で低血圧が生じやすいので輸液負荷の準備（アルブミン低値であれば，アルブミン補充）と昇圧薬（フェニレフリン）の準備が肝要である．
- ライン確保においても易出血性であるため，FFP や血小板の準備を早期から行い麻酔導入を施行することが重要である．中心静脈穿刺を行う際には必ずエコーを使用して行い，動脈穿刺を避けることが大事である．

▶FFP：fresh frozen plasma

局所麻酔を併用するかの選択

硬膜外麻酔は原則，使用しない

- 凝固異常や血小板低下を併発している傾向にあるので，硬膜外麻酔は原則併用しない．ASRA のガイドラインを満たしていても，術後の凝固異常が遷延する可能性や臨床的出血傾向（くも状血管腫の存在）があるため，適応に関しては慎重な検討が必要である．末梢神経ブロックも禁忌ではないが，出血の合併症リスクが高いため，誤って動脈穿刺を起こした場合には慎重な対応が必要である．局所麻酔の利点と欠点を考慮して，適応は最終的に考慮する必要が示唆される[8)]．

▶ASRA：American Society of Regional Anesthesia and Pain Medicine

全身麻酔の維持および覚醒

肝硬変患者における麻酔薬の選択

- 肝硬変患者において術後合併症や予後に関して，麻酔の維持を吸入麻酔で施行する場合と全静脈麻酔（TIVA）で施行する場合のどちらが優れているかは結論が出ていない．長時間手術の場合，プロポフォールは吸入麻酔に比較して効果が遷延する傾向が認められるため，手術室で抜管を検討する際には吸入麻酔を選択するほうが管理しやすい可能性が考慮されるが，今後も検討が必要である★1．
- 筋弛緩薬はロクロニウム（エスラックス®）が使用されているが，肝硬変患者においては代謝が遷延することが多いので，追加投与する際には必ず TOF モニターを利用して筋弛緩の程度を確認する必要がある．スガマデクスでリバースする際も，中途半端な筋弛緩状態でリバースを施行すると術後

★1
数十年前は，肝血流を増加する点で，イソフルランが他の吸入麻酔薬に比較して優れているとされ好まれてきたが，現在ではエビデンスは乏しく，血液ガス分配係数が低く覚醒は早いため，セボフルランまたはデスフルランが使用される[9)]．

▶TOF：train-of-four

に筋弛緩が残存する可能性があるため（再クラーレ化），十分に筋弛緩から回復した状態を確認してリバースを行う[10]．気になる場合には必ず回復室または集中治療室で注意深く観察する必要がある．

- 基本的に肝機能低下患者において，どの薬剤も効果が遷延する可能性があるため，使用に際して筋弛緩モニターやBISに加え，フェンタニル，レミフェンタニル血中濃度のシミュレーションが可能な環境においては併用して，モニタリングを行い注意深く管理する必要がある．

筋弛緩モニター，BIS，血中濃度シミュレーションなどによるモニタリングが必要

▶BIS：
bispectral index

肝硬変患者の輸液管理

- 肝硬変患者では高拍出量で相対的血管内脱水を呈するために，低血圧が遷延する場合は，輸液製剤としてアルブミンまたは新鮮凍結血漿など膠質液を第一選択として使用する．大量の細胞外液使用は浮腫や術後胸水など呼吸器合併症を併発する可能性もあり，過剰投与は避けるべきである．輸液の指標として中心静脈圧（CVP）や動脈圧波形からstroke volume index（SVI）やstroke volume variation（SVV）が利用され，術中のCVPを低く管理すると，肝切除術において出血量が少なく管理できるという報告もあるが，CVPの正確性という点において今後も検討が必要である[11]．

▶CVP：
central venous pressure

- 肝硬変患者における循環動態においてSVVやSVIの信頼性や正確性に関しても引き続き検討が必要であるが，極端な血管内脱水や過剰な輸液を避けることは術後合併症を軽減する可能性があるため重要である．

極端な血管内脱水や過剰な輸液を避ける

肝硬変患者の術中管理における注意点：その他

- 肝硬変患者は低体温を引き起こしやすく，34℃以下に中枢温が低下すると容易に凝固障害を発生し，止血困難となるためベアハッガーの使用や，輸液製剤の保温を行い体温維持に努める必要がある★2．

★2
肝血流維持目的にプロスタグランジン製剤（PGE_1）を使用する試みも以前はなされたが，ポジティブな報告も単施設でのデータであり，エビデンスは乏しいため現在ではルーチンの使用は推奨されていない[9]．

術中の出血量を減らす試みとして麻酔科医ができること

- 輸液量を制限する戦略として，CVP値を低く管理する方法（Low CVP<5 cmH_2O）が報告されている．CVPの信頼性が現在問題視されており，動脈圧を用いたSVVまたはSVIによりプロトコール化した輸液管理が，出血量を軽減する可能性も報告されている[11]．その他としては，希釈された血液を出血させて，止血時に血小板作用を含有する希釈性自己血輸血の施行や，1回換気量を低くすることで，良好な術野を確保することにより出血量の軽減を得る可能性が報告されているが，エビデンスは乏しい．

肝切除における術中のステロイド投与の可能性

- 60％以上の肝切除，長時間のPringleが必要な症例や，ベースの肝機能低下症例にはステロイドを考慮したほうが良いという，システマティックレビューの報告もあり，Pringleに伴う虚血再潅流障害予防に，メチルプレドニゾロン10 mg/kgを再潅流前に投与するプロトコールが多いが，投与量やタイミングに関してコンセンサスは得られていない[12]．

肝硬変患者の術後管理

- 鎮痛方法は，肝硬変の重症度が高いほど局所麻酔の使用が困難（とくに硬膜外鎮痛）であるため，patient-controlled analgesiaを用いたオピオイドの静

patient-controlled analgesiaを用いたオピオイドの静脈内投与が中心

脈内投与が中心となる．

▶NSAID：nonsteroidal anti-inflammatory drug

- NSAIDも腎機能の問題や，アセトアミノフェンも肝機能の問題もあり使用には注意が必要であるが，オピオイドの副作用が強い場合には，multimodal analgesiaとして，末梢神経ブロックおよびオピオイドとフルルビプロフェンアキセチル（ロピオン®）またはアセトアミノフェンを組み合わせた鎮痛方法が選択される．
- オピオイドの蓄積に伴う呼吸抑制の発生頻度も肝硬変患者では高いため，十分なモニタリングと見守りが使用にあたって必要となる．どの鎮痛方法が優れているかに関してエビデンスが得られていないのが現状である．

3 合併症への対応

- 肝切除に伴う合併症は術後出血，術後腎不全，低アルブミン血症に伴う低栄養や肝不全があげられる．

a. 術後肝不全

▶ISGLS：International Study Group of Liver Surgery

▶T-Bil：total bilirubin

▶BMI：body mass index

切除量が大きくなるほど術後肝不全のリスクは高くなる

術後肝不全予防のため，可能な限り栄養状態の改善を行い手術に臨む

- 国際肝臓手術学会（ISGLS）が提唱する術後肝不全の定義は，「術後5日目：INR＞1.7，T-Bil＞2.9 mg/dLを満たすこと」を条件とし，重症度をA，B，Cに分類し，死亡率はA：0％，B：12％，C：54％と判定した．術後肝不全の頻度は1.2～32％（肝疾患なし：5％）であり，報告により相違があるのが現状である．
- 肝切除後肝不全の危険因子として報告されているのが，患者因子は，肝疾患（脂肪肝，肝硬変，薬剤性肝障害），70歳以上の高齢，糖尿病合併，BMI＞30，門脈圧亢進の合併であり，術中因子は大量出血（＞1,000～1,250 mL），広範囲肝切除量，長時間のPringle（＞30分）である．肝切除量に関しては，正常な肝機能であれば80％，軽度の脂肪肝であれば70％，肝硬変を伴う場合は60％未満の肝切除は許容範囲内であることは報告されているが，切除量が大きくなるほど術後肝不全のリスクは高いので注意が必要である[13]．
- 術後肝不全の予防に関して，術前にできることとして肝硬変患者は低栄養状態にあるため，可能であれば経腸栄養または高カロリー輸液を併用することで，少しでも栄養状態の改善を行い手術に臨むことが必要である．出血量軽減や予備能を改善する試みとして，門脈塞栓や脾動脈の塞栓を行うことが有用であることも報告されており，放射線科と相談を行うことも重要である．

b. 術後出血

- 国際肝臓手術学会が提唱する戦略としては，重症度を分類し，対応策として凝固系補正や，昇圧薬の使用，放射線科と相談のうえ出血点を塞栓療法で対応するか，再開腹を行うべきかを早期にチームで話し合い，対応する必要性が提唱される[14]．

手術前の血清 AST/ALT が上昇傾向

待機手術であるならば延期を考慮する．急激な肝酵素の上昇はウイルス性肝障害または薬剤性肝障害の可能性があり，使用薬剤の確認や要因精査目的の肝臓内科または循環器内科への紹介を検討する．手術前に血清 ALT の上昇がみられる場合は術後の死亡や予後とも関連がある可能性があるため，要因を十分に考慮して，手術の全身麻酔に臨む必要がある[15]．

▶AST：aspartate aminotransferase

▶ALT：alanine aminotransferase

c. 術後腎不全

- 肝切除術後に急性腎不全を発症する術前の危険因子として，女性・血清ビリルビン値 1.7 mg/dL 以上・年齢が 60 歳以上・血清 ALT 値が 50 U/L 以上・冠動脈病変の有無や糖尿病，慢性腎不全の有無によりスコアリングを行い 7 点以上は 80％以上の確率で急性腎不全を発症するという報告も認められる[16]．
- 腎不全を予防するためにカルペリチド（ハンプ®）を少量使用やフロセミドの投与に関しては予防という点でエビデンスは低いが，術後の乏尿に対しては使用が検討される．

d. 低アルブミン血症

- 肝硬変患者におけるアルブミン補充療法は，腹水（4 L 以上の穿刺）（1A），肝腎症候群（1A）を合併している症例に対するエビデンスは高いが，慢性的なアルブミン＜2.0 g/dL（C）に対する補充療法は推奨されていない[17]．

4 インフォームドコンセント

MELD と Child-Turcotte-Pugh スコアは予後因子として有用

▶MELD：Model for End-Stage Liver Disease

- 肝硬変を有する患者の非肝臓手術において，手術の侵襲にも影響されるが，MELD と Child-Turcotte-Pugh スコアは予後因子として有用であり，門脈圧亢進を有する症例は要注意で，急患はできるだけ避けることが推奨されている．
- また，合併症と予後を考えて，手術適応や術式の内容をチームで共有し十分なインフォームドコンセントを行い，十分吟味して手術に臨むことが重要である．

（松﨑　孝，森松博史）

文献

1）Bernal W, Wendon J. Acute liver failure. N Engl J Med 2013; 369: 2525–34.
2）Bernal W, et al. Acute-on-chronic liver failure. Lancet 2015; 386: 1576–87.
3）Kaibori M, et al. Usefulness of Tc-99m-GSA scintigraphy for liver surgery. Ann Nucl Med 2011; 25: 593–602.

4) Fagundes C, Ginès P. Hepatorenal syndrome: A severe, but treatable, cause of kidney failure in cirrhosis. Am J Kidney Dis 2012; 59: 874-85.
5) Montano-Loza AJ. Clinical relevance of sarcopenia in patients with cirrhosis. World J Gastroenterol 2014; 20: 8061-71.
6) Yates SG, et al. How do we transfuse blood components in cirrhotic patients undergoing gastrointestinal procedures? Transfusion 2016; 56: 791-8.
7) Moon AM, et al. Use of antibiotics among patients with cirrhosis and upper gastrointestinal bleeding is associated with reduced mortality. Clin Gastroenterol Hepatol 2016; 14: 1629-37.
8) Neal JM, et al. The Second American Society of Regional Anesthesia and Pain Medicine Evidence-Based Medicine Assessment of Ultrasound-Guided Regional Anesthesia: Executive Summary. Reg Anesth Pain Med 2016; 41: 181-94.
9) Rahimzadeh P, et al. Anesthesia for patients with liver disease. Hepat Mon 2014; 14: e19881.
10) Fujita A, et al. Rapid reversal of neuromuscular blockade by sugammadex after continuous infusion of rocuronium in patients with liver dysfunction undergoing hepatic surgery. Acta Anaesthesiol Taiwan 2014; 52: 54-8.
11) Correa-Gallego C, et al. Goal-directed fluid therapy using stroke volume variation for resuscitation after low central venous pressure-assisted liver resection: A randomized clinical trial. J Am Coll Surg 2015; 221: 591-601.
12) Richardson AJ, et al. Use of pre-operative steroids in liver resection: A systematic review and meta-analysis. HPB (Oxford) 2014; 16: 12-9.
13) Qadan M, et al. Management of postoperative hepatic failure. Am Coll Surg 2016; 222: 195-208.
14) Jin S, et al. Management of post-hepatectomy complications. World J Gastroenterol 2013; 19: 7983-91.
15) Kunutsor SK, et al. Liver enzymes and risk of all-cause mortality in general populations: A systematic review and meta-analysis. Int J Epidemiol 2014; 43: 187-201.
16) Bredt LC, Peres LAB. Risk factors for acute kidney injury after partial hepatectomy. World J Hepatol 2017; 9: 815-22.
17) Mirici-Cappa F, et al. How albumin administration for cirrhosis impacts on hospital albumin consumption and expenditure. World J Gastroenterol 2011; 17: 3479-86.

2-10 肝移植後の患者

- 肝移植は末期肝硬変における最終的な治療として確立されている．近年，手術手技の向上，術中の麻酔管理，術後管理の向上により長期の生存率が得られている．日本における傾向として，脳死ドナーが少なく生体肝移植が多く施行されてきた歴史的背景があるが，脳死ドナーの法律が改正されて以来，脳死肝移植も近年，増加傾向である[1]．

1 術前評価と麻酔計画

a. 術前評価

肝移植手術の内容と術後経過の把握

- 肝移植後の患者が再び予期せぬ骨折や腫瘍により全身麻酔を必要とする手術件数も増加傾向である．代表的な手術として脳外科手術，婦人科や腹部外科手術，胸部外科手術，心臓手術，整形外科手術や再建手術が行われる可能性がある．術前評価を行ううえで重要な項目を以下にまとめる．

①移植後何年経過しているか？

②なぜ手術が必要であるかなど，手術内容の要因を理解する．

③肝移植の内容について確認する（生体肝移植または脳死肝移植）．移植後どのような経過をたどったのか，など病歴を確認し，現在の移植肝機能の状態を把握することが重要である．

- 肝移植の予後に影響する因子は，患者因子として術前の肝機能低下の重症度や併存疾患（心血管系・呼吸器・腎障害・胃腸障害・中枢神経障害），手術因子は，長い虚血時間や大量出血，不安定な循環，術後因子としては，急性腎不全の合併や再開腹の有無などが報告されているため，虚血時間の情報や術後合併症の情報を確認することは周術期管理を行ううえで重要である[2]．
- small for size syndrome★1 であったか，またはABO不適合移植★2 であったかなど確認することは，術後経過を把握するうえで大切である．
- 移植肝機能を評価し，安全に手術を行うために輸血などの万全の準備を行うことが肝要である．

生体肝移植と脳死肝移植では術後経過に差がある可能性があるため，移植の内容を確認する

★1 small for size syndrome

定義はいくつか提唱されているが，グラフト/体重比が0.6以下で意識障害や凝固異常，黄疸，腹水が遷延する状態．肝腫大に伴い徐々に肝機能が立ち上がるため時間が必要である[3]．large for size syndromeは小児生体肝移植でよく認められ，グラフト/体重比が4倍を超える場合に定義される．グラフトが大きすぎると，下大静脈の圧迫が引き起こされ低血圧や低換気（abdominal compartment syndrome）となり閉腹が困難となるため注意が必要である．

Column 脳死肝移植と生体肝移植の相違点

脳死肝移植は生体肝移植に比較して冷阻血時間が明らかに長いため，虚血再潅流障害は必発である．血清カリウムの急激な上昇と低体温の影響で，再潅流時に心停止の発生も報告されているため注意が必要である．レシピエントの状態は，脳死肝移植では，ドナーが現れる時期が不明であることが多く術前状態が非常に重症であることが特徴である．生体肝移植では，グラフトサイズが小さいため，術後にsmall for size syndromeを起こす可能性があり，立ち上がりに時間を要することが多いので術後管理に注意が必要である[4]．

④長期に免疫抑制薬を使用しているので，ステロイドカバーを考慮することや，カルシニューリン阻害薬★3 の血中濃度の管理が重要である．

- 抗菌薬の長期使用により，多剤耐性菌を有することも多く，周術期の感染対策には十分な対応策が必要とされる．
- 移植後に合併する病態を理解し，術中や術後管理に備え安全な周術期管理を行う．

術前の精神疾患合併の確認

脳症による精神症状

- 移植後に精神症状を合併する可能性があることが知られている．薬剤性はまれではあるが，免疫抑制薬使用に伴うタクロリムスまたはシクロスポリンによる脳症が報告されている[6]．血中濃度にかかわらず発生することも知られており，痙攣を起こした患者や精神症状をきたした患者においては，薬剤の中止および頭部 MRI を確認することが重要である．posterior reversible encephalopathy と称され，MRI で特徴的な画像所見（可逆的．T2 強調画像で後頭葉領域に高信号）を呈する．

認知機能障害

- 要因やメカニズムははっきりしないが，移植を受ける患者の半分に短期・長期記憶の障害や気分障害が引き起こされることが報告されている[7]．
- 術前より肝性脳症を合併している患者やアルコール飲酒歴のある患者は危険因子として報告されているが，術後譫妄を発症する可能性があるために術前より注意が必要である．譫妄の既往がある患者が手術を受ける場合には，術後再度譫妄を発症するリスクが高いために術前より，精神科の介入や譫妄対策として，環境整備（家族の付き添い）や薬物療法の介入を検討するべきである．

うつ状態，不安神経症

- 肝移植後にうつ状態や不安神経症を合併することも報告されている．術後2年以上では，不安神経症やうつ状態を持続的に有する患者の割合は，23～29％に認められる．影響を及ぼす要因として免疫抑制薬使用に伴う精神状態の変化（ステロイド），主治医の移植後経過に関する説明不足，合併症発生に付随する不安，移植リスト登録後の移植待機期間が長期に及ぶうちに全身状態が増悪すること，などがあげられている．精神状態は死亡率には無関係であるが，QOL に影響する可能性が考慮される[8]．

心血管系合併症の確認

- 肝移植後のカルシニューリン阻害薬（タクロリムスまたはシクロスポリン）使用による可逆性の心筋症も報告されている[9]．左室壁の肥大により一過性に肥大型心筋症のような症状を呈して，心不全症状に至った症例もあり，心不全の既往がある患者においては，術前にエコーによるスクリーニングとして心機能評価が必要である．小児や成人でも同様に報告されており，血中濃度が上昇した際には注意が必要である．

★2 ABO 不適合移植

ドナーとレシピエントの ABO 血液型が一致しない移植で，拒絶反応が生じるハイリスク症例である．超急性拒絶反応である液性拒絶を予防するため，術前2週間前からリツキシマブ（リツキサン®）の投与や血漿交換を行い，A 抗原や B 抗原に対する抗体価を下げて移植に臨む必要がある．術後も定期的に抗体価の測定を行い必要があれば，抗ヒト胸腺細胞ウサギ免疫グロブリン（サイモグロブリン®）の投与や血漿交換を検討する．強力な免疫抑制を施行するためサイトメガロウイルスや真菌など感染にも対策が必要である[5]．

★3 カルシニューリン阻害薬

タクロリムスとシクロスポリンの2剤がある．T リンパ球の活性をよく抑制する免疫抑制薬で，どの臓器の移植においても重要な役割を果たす薬剤である．濃度依存性に急性腎障害（尿細管障害），中枢神経障害（脳症），汎血球減少，高血圧，糖尿病が生じることが知られている．

手術の内容により術後の免疫抑制薬使用において急激な血中濃度の変化をきたす可能性があるため，手術内容を確認する

- 肝移植術後からのカルシニューリン阻害薬の使用により，血中エンドセリンが関与することで高血圧を合併することも報告されている[10]．降圧薬使用の有無を確認し，Ca 拮抗薬や β 遮断薬，α 遮断薬は原則継続するが，ARB は術前の夜より中止する．肝移植術前に門脈圧亢進から肺高血圧を生じる場合もあるので，症例により肺高血圧の評価も定期的に施行することが大切である．

▶ARB：
angiotensin II receptor blocker

移植肝機能評価

- 移植後のグラフト機能や拒絶の有無，感染の合併および他臓器機能に関しては必ず評価が必要である．以前に拒絶反応を有した患者は，予後が悪い可能性も示唆されており拒絶反応の有無に関しては術後合併症と関連する可能性があるため十分な評価が必要である．
- 移植後肝機能に及ぼす合併症は，要因として免疫抑制に伴う原疾患の再発，急性および慢性拒絶反応，血栓による血流不全（肝動脈・門脈血栓），外科的手技に伴う血流の狭窄や胆管狭窄，長期の薬剤使用（サイトメガロウイルス感染予防のため予防的抗ウイルス薬や真菌薬の使用など）などが考慮される．肝生検によりある程度診断は可能であるが，不明である場合も認められるため病態に関しては慎重な検討が必要である．
- 通常の手術同様，一般的な肝機能評価（血清 AST/ALT または T-Bil，凝固能や蛋白合成能）や肝予備能を評価する K-GSA も可能であれば施行する．肝障害の重症度は MELD スコア（Model for End-Stage Liver Disease）または Child-Turcotte-Pugh スコアを用いて評価する．MELD は年齢，血清直接ビリルビン値，血清クレアチニン値，PT-INR を加えて計算を行い，点数が高いほど重症度が高いとされている．Child スコアは，腹水の有無や血清アルブミン値，直接ビリルビン値，脳症の有無で算出し点数が高いほど重症を示唆する．手術を受ける患者において Child-Turcotte-Pugh スコアで 8 点以上，MELD スコアで 15 点以上は予後不良であることが示唆されているので，注意が必要である[11]．
- いずれにしても，手術の内容に応じて大量出血に備え輸血の準備（血小板や新鮮凍結血漿を含む）を万全に行うことが患者の命を守るうえで重要である．

▶AST：
aspartate aminotransferase

▶ALT：
alanine aminotransferase

▶T-Bil：
total billirubin

▶GSA：
galactosyl human serum albumin

▶PT-INR：
prothrombin time-international normalized ratio

糖尿病，メタボリックシンドローム

- 肝移植後に小児では 10％の頻度で新規に糖尿病を発症する（NODAT）ことが報告されており，危険因子として使用免疫抑制薬の影響（ステロイドやカルシニューリン阻害薬）や，疾患では，原発性硬化性胆管炎（PSC）で発症しやすいことが知られている[12]．治療はインスリンの使用が検討されるが，脂質異常症，アルブミン尿，高血圧や網膜症などについて定期的に評価を行うことが重要である．
- 術後に脂質異常症や，高血圧，糖尿病を合併し，肥満となりメタボリックシンドロームが引き起こされることが知られている．無症候性に病態が進行するため，術前に HbA1c や脂質異常症の有無を定期的に調べ，必要なら内服薬を調節する．術後血栓のリスクが高いため，早期に予防を検討する．

▶NODAT：
new onset diabetes after transplantation

▶PSC：
primary sclerosing cholangitis

骨粗鬆症

- 術中・術後に使用するステロイドや，ホルモンバランスの低下が要因になるが，圧迫骨折からQOL低下につながるため，定期的に骨密度を測定し，低下がある場合にはホルモン療法などの薬物療法を早期に行う．合併している患者において，長時間の手術が予測される場合に術中の体位に注意する必要がある．

慢性腎不全

移植後の病態を把握して，術前の問題点を明らかにし周術期管理に臨むことが重要である

- カルシニューリン阻害薬の使用や糖尿病を合併した患者ではリスクが高いため，定期的に腎機能評価を行う．造影検査を施行する場合や感染症を併発した場合，拒絶反応を起こした場合には増悪する可能性があるため注意が必要である．

免疫抑制薬の管理

- 普段のカルシニューリン阻害薬血中濃度をどのように管理しているかを確認する．基本的には内服が可能である患者では継続を行う．イレウスを呈した場合など開腹手術が必要でしばらく経口摂取が困難な場合には，いったん静脈内投与を検討する．ステロイドを使用している場合には種類，投与量，投与期間や，最終的に手術侵襲を考慮して，周術期のステロイドカバーを検討する．中等度から高度侵襲の場合には積極的なカバーを施行する．

b. 麻酔計画（実際のコツ）

術前管理

- 手術の内容に応じて準備を行うことは，通常の麻酔管理と大きく変わりはないが，肝移植患者特有の問題点としては，長期に治療を受けている患者が多く，点滴確保困難が予測されるケースが多いので，術前に中心静脈ラインを

Topics　肝移植後の患者が受けた手術の検討

12,075人のレシピエントを対象に行われた肝移植術後の調査では，1,505人（12.5%）が最初の入院中に再手術を受けた．再手術の要因としては約68%が出血性イベントで，15%が胆道系合併症であった．再手術は患者の予後に影響し，術前の凝固異常と腎機能障害は出血性イベントとの関連が，末梢血管病変と凝固異常は血管イベントとの関連が認められた．COPD（慢性閉塞性肺疾患）を有する患者は創感染のリスクが高い傾向がみられた．予期せぬ術後の再開腹症例を防ぐ戦略に関しては，今後も検討が必要である[13]．

Ersoyらの報告では，545人の肝移植後患者が受けた手術をレビューし，麻酔の方法は手術の種類や，患者の希望や麻酔科医の判断で決められた．70%が全身麻酔で，19%が局所麻酔で施行された．全身麻酔と代謝・心血管系の異常および合併症との関連は認められなかった．術後に7%の創感染が発生しているが予後には関連がなかった[14]．

考慮するなど準備を行うことが必要である.

- 予防的感染症対策も通常の症例に比較すると，真菌感染やウイルス感染などのリスクが高いため，対策が必要である.
- 開腹の既往を有するため，再度の開腹手術が施行される場合には腸管の癒着が予測されることから，長時間手術に備えた準備が必要である．体位や体温の管理には注意を要する．術後鎮痛に対して，可能であれば局所麻酔の併用を考慮し，積極的な術後疼痛管理を行う.

小児患者の場合

- 小児患者では，成人に比較すると移植の要因となる疾患は，胆道系疾患（胆道閉鎖症，葛西術後肝不全）が多く，開腹歴が多数あり術後早期では腹膜炎やイレウス，胆道系感染など再度開腹手術を受けるケースが認められる．成人に比較すると術後の肝動脈狭窄症も多く発生する傾向が認められるため，術後に血圧の低下やヘマトクリット値の上昇を避ける管理が必要となる[15]．移植後後期では，サイトメガロウイルス感染に伴う腹膜炎やリンパ球増殖性疾患による再開腹手術の必要性が報告されており，移植後の経過年数により手術内容も異なるため移植後特有の合併症を認識することも重要である.

術中管理

- 移植肝機能が問題なければ，麻酔薬の使用は，通常の合併症がない患者同様に行うべきである．予防的抗菌薬の使用は通常の管理同様に施行し，可能であれば胃腸障害や腎毒性を考慮してNSAIDは避けることが重要である.
- 全身麻酔に使用する薬剤は，プロポフォール，フェンタニル，ロクロニウムで導入および維持を行い，吸入麻酔はデスフルラン，セボフルランまたはイソフルランを使用する．亜酸化窒素の併用に関しては禁忌ではないが，PONVや環境面の問題から麻酔維持の使用には注意が必要である.
- ステロイドカバーも，手術の前にステロイドフリーとなっている患者では，原則カバーを考慮しないが，手術の際にステロイドを使用している患者や高侵襲の手術では，メチルプレドニゾロン（プレドニン®）1 mg/kgの使用が検討される．長期にステロイドを使用している患者が多く，とくにプレドニン®を10 mg以上服用している場合には，侵襲にもよるがステロイドカバーを検討する.
- 移植後患者においては，他の合併症がない患者に比較して術中に循環動態が不安定で（低血圧の頻度が高い），輸血を受ける頻度が高い傾向も報告されているため，輸液管理に関しても，過剰な輸液や脱水を避ける適切な管理が必要である.

小児患者の場合

- 小児肝移植後の麻酔薬に関しては，静脈ルートがない場合は，麻酔導入では亜酸化窒素またはセボフルランが使用され，維持にはセボフルランまたはデスフルランが使用される．静脈麻酔薬に関して，卵アレルギーがある小児ではプロポフォールを避け，ミダゾラムまたはチオペンタール（ラボナール®；喘息患者では注意）を使用する．静脈性鎮痛薬はレミフェンタニルまたはフ

▶NSAID：nonsteroidal anti-inflammatory drug

▶PONV：postoperative nausea and vomiting（術後悪心・嘔吐）

▶TOF：train-of-four

ェンタニルを使用し，筋弛緩薬はロクロニウムを選択する．スガマデクスの筋弛緩リバース使用は，アナフィラキシーの報告もあるためTOFモニターを使用して，できる限り最小限に管理する．局所麻酔の併用を考慮する際は，必ず血小板の数値と機能，凝固機能を確認することが重要である．

2 術後管理

- 術後管理では明確なガイドラインは存在していない．移植肝機能が不良にならずに周術期管理を終えることが重要である．
- カルシニューリン阻害薬の血中濃度が周術期に変化することが多く，移植後早期であれば絶飲食に伴い急激な低下を招き拒絶反応を起こす可能性があるため，投与方法を静脈内投与に変更して血中濃度を維持する必要性が検討される．術後譫妄のリスクが高い場合には，リエゾンチームの早期介入などチームでの対応が必要である．
- 抗菌薬の選択に関しては，予防的に積極投与を行うが，移植肝機能や腎機能を考慮して，術中の培養を必ず参考にし，早期にデエスカレーションや中止を検討する．血栓症のリスクを有する患者に対しては，術後出血の問題がなければ早期に予防を行う．

ICU入室の必要性

- すべての患者が術後にICUに入室する必要はないが，大量出血をきたした症例や術後に肝機能が増悪する可能性のある手術（肝切除や術中低血圧が遷延した手術）は，拒絶反応を念頭においた術後管理が必要である．問題がなければ，早期に内服を再開して通常どおりの管理を行うが，術後に絶食が必要な手術では，カルシニューリン阻害薬の管理やステロイドカバーに関してモニタリングが必要である．

拒絶反応

- 移植後半年以上経過した場合でも，細胞性拒絶が発生することは知られており，診断は肝生検により行われる．急激な発熱，意識障害（譫妄），腹水または胸水の増加，T-Bil上昇，AST/ALT上昇が認められた際は拒絶反応を疑う．肝生検の際に出血のリスクがあるため，凝固系や血小板の補正を行い，処置に伴う出血には注意が必要である．
- 拒絶反応の予防にカルシニューリン阻害薬の濃度を高めに維持し，ステロイドパルス療法を施行するが，抵抗性の場合にはサイモグロブリン®投与や血漿交換を検討する．拒絶の兆候を見落とさないことが重要である．

急性腎不全

- 術後透析サポートを必要とするかどうかは，術後の合併症やICU滞在日数などアウトカムに影響する．
- 急性腎不全の要因は複合的である．血管内脱水が要因となる腎前性の腎不全

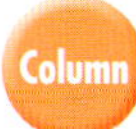

肝移植後の妊娠に関して

薬剤の進歩や術後管理の向上により，妊娠数は増加傾向であるが，通常妊娠より妊婦や胎児の危険性が高いことが報告されている[6]．アメリカでは1991年1月から2014年12月までの25年間において，233人のレシピエントが310回の出産/431回の妊娠を報告している．すべての免疫抑制薬についての胎児奇形に関する安全性は確立されていないが，すべての症例において妊娠早期における免疫抑制薬（カルシニューリン阻害薬）は安全に使用できたことが報告された．妊娠中血清AST/ALT/ALPは通常，軽度上昇する可能性が知られているが，1.5倍以上の上昇や血清ビリルビンとPT-INRの上昇は移植肝機能精査の必要性を推奨している．

妊娠を成功させる因子として，多職種のチームで情報を共有し対応していくことが重要であるとまとめた．

がないことや，造影剤や抗菌薬，カルシニューリン阻害薬の要因による腎性腎不全を検討する．腎血流を維持する目的でhANPやドパミンが使用されるが，腎保護作用に関するエビデンスは乏しい．術前から慢性腎不全や糖尿病などの危険因子を有する患者では，術後は利尿薬を使用して尿量維持を確保する管理が必要であるが，利尿薬の使用に関するコンセンサスは得られていない．

▶hANP：human atrial natriuretic peptide

3 インフォームドコンセント

- 麻酔科医の役割として，術前状態が少しでも良好な状態で予定手術または緊急手術に臨めるように，必要な病歴の聴取や主治医，家族とのコミュニケーションが重要である．
- 術中管理は，移植肝機能増悪を防ぐための免疫抑制薬に関する取扱い（ステロイドカバー）や感染を防ぐためにどのような抗菌薬を使用するかなど，外科医とのコミュニケーションが必須である．
- 万一，術後肝不全をきたした場合には要因が何であるかが重要であるが，再移植を念頭においた全身管理が必要となる．術後拒絶反応による肝不全は，経過とともに肝再生が進み，全身状態の改善が得られることがあるため，あきらめずに全身管理を継続する．いつまで侵襲的な治療を継続すべきか悩む場合もあるが，移植コーディネーターや主治医，家族の意向をふまえて集中治療医は対応していく必要がある．可能であれば，家族へのインフォームドコンセントは術前から術後まで，移植外科医とともにかかわることが重要である．

（松﨑　孝，森松博史）

文献

1) Egawa H, et al. Current status of organ transplantation in Japan. Am J Transplant 2012; 12: 523–30.
2) Perilli V, et al. Anaesthesiological strategies to improve outcome in liver transplantation recipients. Eur Rev Med Pharmacol Sci 2016; 20: 3172–7.
3) Selvaggi G, Tzakis A. Surgical considerations in liver transplantation: Small for size syndrome. Panminerva Med 2009; 51: 227–33.
4) Jawan B, et al. Review of anesthesia in liver transplantation. Acta Anaesthesiol Taiwan 2014; 52: 185–96.
5) Raut V, Uemoto S. Management of ABO-incompatible living-donor liver transplantation: Past and present trends. Surg Today 2011; 41: 317–22.
6) Chavarria L, Cordoba J. Encephalopathy and liver transplantation. Metab Brain Dis 2013; 28: 285–92.
7) Kim JM, et al. Central nervous system complications after liver transplantation. J Clin Neurosci 2015; 22: 1355–9.
8) Annema C, et al. Trajectories of anxiety and depression after liver transplantation as related to outcomes during 2-year follow-up: A prospective cohort study. Psychosom Med 2017 Nov 7.
9) Dehghani SM, et al. Tacrolimus related hypertrophic cardiomyopathy in liver transplant recipients. Arch Iran Med 2010; 13: 116–9.
10) Neal DA, et al. Mechanisms of hypertension after liver transplantation. Transplantation 2005; 79: 935–40.
11) Huo TI, et al. Proposal of a modified Child-Turcotte-Pugh scoring system and comparison with the model for end-stage liver disease for outcome prediction in patients with cirrhosis. Liver Transpl 2006; 12: 65–71.
12) Regelmann MO, et al. New-onset diabetes mellitus after pediatric liver transplantation. Pediatr Transplant 2015; 19: 452–9.
13) Moghadamyeghaneh Z, et al. A nationwide analysis of re-exploration after liver transplant. HPB (Oxford) 2017 Nov 9.
14) Ersoy Z, et al. Anesthetic and Perioperative Management of Nontransplant Surgery in Patients After Liver Transplant. Exp Clin Transplant 2017; 15 (Suppl 1): 42–5.
15) Kostopanagiotou G, et al. Anaesthetic and perioperative management of paediatric organ recipients in nontransplant surgery. Paediatr Anaesth 2003; 13: 754–63.
16) Moaveni DM, et al. Anesthetic considerations for the parturient after solid organ transplantation. Anesth Analg 2016; 123: 402–10.

2-11 慢性腎不全・透析

- わが国における2015年末時点の透析患者数は324,986人で，国民385.7人に対し1人が透析患者であることになる．また2015年の1年間で39,462人が新規に透析導入されている．透析患者の生存率も改善傾向にあり，透析患者の麻酔を担当する機会はさらに増えるものと思われる[1]．
- 透析患者はASA-PS分類のクラス3以上に相当し，麻酔のリスクは高い．
- 透析患者に安全に麻酔管理を行うためには，残存腎機能に配慮することだけでなく，併存するさまざまな合併症の評価および管理が重要である．
- 透析患者の死亡原因分類では心不全が最も多く，感染症，悪性腫瘍，脳血管障害が続く．
- 本項では，慢性腎不全の患者，主に血液透析を施行している患者の周術期管理について解説する．

▶ASA-PS：American Society of Anesthesiologists-physical status

1 術前評価

a. 基本的な情報収集

- 人工透析には主に血液透析と腹膜透析がある．
- 血液透析患者では自尿の有無，透析スケジュール，ドライウエイト，ここ最近の透析間の体重増加量，シャント部位と開存状況などを確認する★1．
- 腹膜透析患者では，カテーテル感染徴候がないか，術前に透析量を増加させているか，などを確認する．シャント作成が予定されている場合は左右を確認し，ライン確保や血圧測定を行わないように注意する．
- 基本的にシャント側の血管は穿刺しないことから，非シャント側の上肢で手術時のルート確保可能な部位を見極めておく．また，血管の石灰化や蛇行が著しい患者が多いため，とくに動脈ラインの刺入可能部位を，触診やエコーで確認しておくとよい．術中管理に中心静脈ラインの必要性が想定されない場合でも末梢静脈路確保困難が予想される場合には，中心静脈ライン挿入の説明もあらかじめ行っておく．
- 電解質異常や貧血の補正が必要か確認する．

★1
術前に触診しスリルを確認したりシャント音を聴診したりする．

非シャント側の上肢で手術時のルート確保可能な部位を見極める

b. 合併症の評価

心血管系

- 虚血性心疾患，弁膜症，心不全や肺高血圧，高血圧，心房細動などの不整脈，脳血管障害などについて確認する．
- 虚血性心疾患や弁膜症について，心エコーなどで評価しておく．抗血小板薬や抗凝固薬を内服している場合は手術に十分な休薬期間が取られているか確認する.

透析施行困難がないか確認する

- 透析施行困難がないか確認する. とくに透析中の低血圧で透析続行が困難となったり, 透析時に昇圧薬を必要としたりする患者では, 麻酔導入時や術中の低血圧リスクが高いと考えられる.

呼吸器系

- 肺水腫や胸水の有無を確認する. 術前の酸素化について経皮的酸素飽和度を記録しておく.
- 喫煙している場合は禁煙を指導する.

腎機能

- 電解質異常, 酸塩基平衡の異常, 水分過多などについて評価し, 術前になるべく補正しておく.

血液系

- 高度の貧血がある場合は術前に輸血を行い補正しておく. どの程度のHb値で輸血が必要と判断するかは症例によって異なるが, 術後出血が予想される場合（たとえば, 整形外科手術や開心術など）や消化器系の手術では輸血の可能性が高い. また, あらかじめ術者とも相談することが大事である. 手術内容によっては術者に術中使用する血液の準備を依頼する.
- 抗凝固薬などの内服がなくても凝固異常が存在することも念頭に入れておく.

内分泌系

糖尿病を有している場合は治療薬, インスリン使用量, 低血糖の頻度などを確認する

- 透析導入患者の原疾患の1位は糖尿病性腎症であり, 糖尿病を合併する患者は多い[1]. したがって, 糖尿病を有している場合は治療薬（経口血糖降下薬など）の確認あるいはインスリン使用症例の場合はその使用量と低血糖の頻度などをチェックする.

c. 術前透析

- 予定手術の場合, 術前日に透析を行うことが多い. 過剰な除水により循環血液量不足になっていると麻酔中の危機的低血圧の原因となるため, 除水量や手術室入室前の体重を確認する. また術当日に透析が行われた場合は抗凝固薬の影響が残っていることがあるので注意する.
- 緊急手術の場合は術前透析を行うことが難しい場合があるが, できる限り血液透析を行い電解質異常やHb値を補正する. 術中および術後に高カリウム血症やうっ血性心不全, 高度のアシドーシスなどがみられる場合は緊急透析の必要性を考え準備する.

❷ 麻酔計画と術中管理

a. モニタリング

- パルスオキシメータ，非観血的血圧（非シャント肢で測定），心電図，体温，カプノグラフィといった基本的モニタリングに加え，循環動態の変動が大きいことが予想される症例や全身状態不良でよりリスクが高いと考えられる症例では観血的動脈圧測定やCVP測定なども考慮する[1]．
- BIS®やSEDLINE®などの脳波モニターを用いて鎮静状態を評価することで，麻酔薬の過量投与を避けられる．
- 各合併症に応じて，より高度なモニターを考慮する（脳血流モニターなど）．
- 手術時間や体液喪失量等を考慮し，輸液や輸血の管理を行う．高度の不整脈や心不全がない場合はフロートラックセンサー®等の体外式連続心拍出量測定用センサーが有用なこともある．
- シャント部位の保護および術中に定期的な開存確認（触診や聴診）を行う．血管内脱水や低血圧はシャント閉塞の原因となりうるので長時間持続しないようにする．

▶CVP：central venous pressure

▶BIS：bispectral index

b. 麻酔薬

静脈麻酔薬

- プロポフォールはボーラスでも持続投与でも透析患者に対して健常者と変わらず安全に使用できる[2]．ただし，高齢者や心機能低下がある場合は麻酔導入時のボーラス投与量を加減する．

吸入麻酔薬

- セボフルランは，ある種の二酸化炭素吸収剤と反応して産生されるコンパウンドAや体内で産生される無機フッ素の問題がある．しかし，コンパウンドAはラットで腎毒性が示されるがヒトでは大きな問題にならず，無機フッ素も腎機能正常者と比較し透析患者でも血中消失速度に差はみられず，これまでのところ透析患者においても，とくに問題となることはなく安全に使用されている[2]．
- デスフルランは透析患者にも安全に使用できる[3]．

筋弛緩薬

- 脱分極性筋弛緩薬であるスキサメトニウムは透析患者でも安全に使用できる[2]が，血清カリウム濃度の変化には注意が必要である．
- 非脱分極性筋弛緩薬であるベクロニウムやロクロニウムは腎機能低下患者で明らかに作用時間が延長する[2]．TOFウォッチ®などを用いて残存筋弛緩の評価を行い，必要であれば筋弛緩薬のリバースを行う．
- 筋弛緩薬拮抗薬であるスガマデクスは腎不全患者でも安全に使用できる[2]．

残存筋弛緩の評価を行い，必要であればリバースを行う

▶TOF：train-of-four

オピオイド

- レミフェンタニルは主に血中の非特異的エステラーゼにより加水分解を受け，腎不全に影響されない．また，その代謝産物に活性がないことが示唆されており，腎不全患者でも健常者と同様に使用できる[4]．
- フェンタニルは血漿蛋白結合の減少により非結合分画の量が変化する可能性があるが，腎不全により薬物動態が大きくは変化しない[4]．
- モルヒネはその代謝産物であるモルヒネ6-グルクロニド（M6G）がモルヒネよりも強力なμ受容体作動薬で腎排泄であり，腎不全患者ではM6Gの蓄積により生命に危険を及ぼすような呼吸抑制を起こす可能性がある[4]．

モルヒネは腎不全患者では呼吸抑制を起こす可能性がある

局所麻酔薬

- リドカインやブピバカイン，ロピバカインなどのアミド型局所麻酔薬は主に肝臓で代謝されるが，心不全や腎不全では排泄が延長して中毒症状が起こりやすくなるため，過量投与にならないよう注意する[5]．
- エピネフリンが添加された製剤では急激な循環動態の変化を引き起こす可能性があるので慎重に投与する．

アミド型局所麻酔薬は過量投与にならないよう注意する

c. 全身麻酔

- 上述のような準備をしたうえで行う．
- 麻酔導入時の循環動態の変化に対応できるように昇圧薬などをあらかじめ準備しておく．

d. 区域麻酔

- 脊髄くも膜下麻酔や硬膜外麻酔は透析患者に禁忌ではないが，患者の状態および抗凝固薬の使用状況によっては避けなければならない．
- 末梢神経ブロックは脊髄くも膜下麻酔や硬膜外麻酔が禁忌である症例に対して，また全身麻酔との併用でオピオイドやNSAIDsの使用量を減らすために有用であると考えられる．

▶NSAIDs：nonsteroidal anti-inflammatory drugs

3 インフォームドコンセント

- 麻酔科管理で手術を行った慢性腎不全による透析患者の3%に生命を脅かす危機的偶発症が発生し，1.1%が7日以内に死亡し，偶発症の発生には術前合併症が最も関与していた[6]という報告もあるほど，透析患者の麻酔リスクは高い．
- 透析患者はどれだけ慎重に管理しても重篤な結果が起こる可能性が合併症のない患者に比べて高いということは伝える．そのうえで，私たち麻酔科医が決して悪い結果を望んでいるのではなく患者同様に無事に手術を終了できるよう望んでいること，そのためにしっかりと計画を立て準備をして麻酔に臨み，最大限の努力を払うことを伝える．

（波平紗織，垣花　学）

文献

1) 日本透析医学会．2015 年末の慢性透析患者に関する基礎集計．図説わが国の慢性透析療法の現況 2015 年 12 月 31 日現在．東京：日本透析医学会；2016. p.2–29.
2) Trainor D, et al. Perioperative management of the hemodialysis patient. Semin Dial 2011; 24: 314–26.
3) Martin JL, Njoku DB. Understanding the metabolism and toxicity of modern inhaled anesthetics. In: Miller RD, ed. Miller's Anesthesia. 6th ed. Philadelphia: Elsevier Churchill Livingstone; 2005. 現代の吸入麻酔薬の代謝と毒性．武田純三，監修．稲田英一，ほか監訳．ミラー麻酔科学．原著第 6 版．東京：メディカル・サイエンス・インターナショナル；2007. p.183–215.
4) Fukuda K. Opioids. In: Miller RD, ed. Miller's Anesthesia. 6th ed. Philadelphia: Elsevier Churchill Livingstone; 2005. オピオイド．武田純三，監修．稲田英一，ほか監訳．ミラー麻酔科学．原著第 6 版．東京：メディカル・サイエンス・インターナショナル；2007. p.301–47.
5) 日本麻酔科学会．局所麻酔薬．麻酔薬および麻酔関連薬使用ガイドライン．第 3 版 4 訂．東京：日本麻酔科学会；2017. p.123–40.
6) 沼澤理絵，ほか．透析患者 998 症例における麻酔関連危機的偶発症．透析会誌 2007; 40: 351–9.

2-12 脊髄損傷患者

- 脊髄損傷は外傷によって起きることがほとんどで，若い患者も多く，その後の長い経過のなかで繰り返し手術を受けることがある．そのため，脊椎損傷専門施設でなくても，周術期管理を求められるケースに遭遇する機会もあると考える．
- 頚椎保護の必要性や自律神経過反射（autonomic hyperreflexia：AH）に気をつける必要があることは広く知られているが，実際どのレベルでの損傷でAHが起こるのか，AHの原因や機序などの知識が必要となってくるため，本項では脊髄損傷患者の周術期管理について解説する．

1 脊髄損傷とは

a. 定義と分類

- 脊髄の損傷によりその損傷部位以下の知覚神経，運動神経，交感神経が損傷された状態のことをいう．外傷により起こることがほとんどである．
- 受傷後3〜6週間までを急性期，受傷後6週間以降を慢性期としている．

b. 損傷の評価

- 機能レベルの評価にはASIA（American Spinal Injury Association）Standard Neurological Classification of Spinal Cord Injury（図1）が用いられ，重症度評価にはFrankel分類（表1）が使用されている．

c. 臨床症状

急性期（受傷後3〜6週間まで）

- 神経原性ショック：Th6より高位の損傷で起きる低血圧（交感神経遮断による末梢血管弛緩による）と徐脈（Th1〜4の心臓交感神経遮断による迷走神経優位に起因）が顕著になることがある．
- 起立性低血圧：Th6以上の高位の損傷で起きることがあり，慢性期にも持続する．
- 呼吸機能低下：横隔神経（C3〜5）麻痺による肺活量低下や，肋間筋（Th1〜12）や腹筋群（Th5〜L2）の麻痺による自己排痰能力低下による無気肺，肺炎のリスクが増加する．とくにC3〜4損傷では人工呼吸が必要になることがある．
- 気管支収縮，分泌物の増加：損傷部位以下の交感神経遮断による副交感神経系優位が原因．
- 静脈血栓塞栓症のリスク上昇：長期臥床や脊損による麻痺で深部静脈血栓症

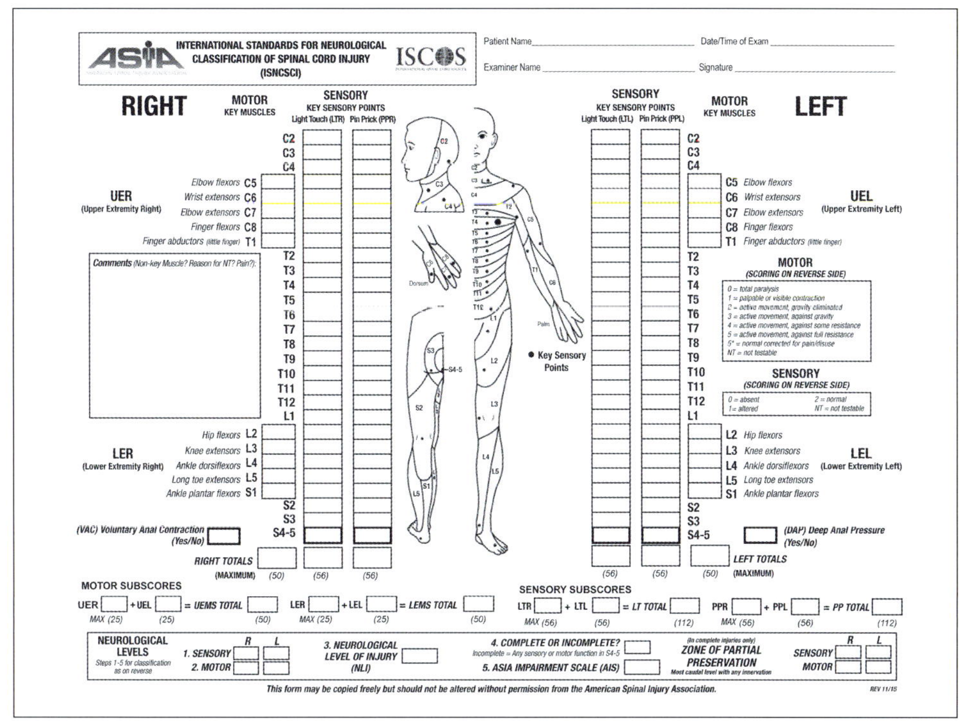

INTERNATIONAL STANDARDS FOR NEUROLOGICAL CLASSIFICATION OF SPINAL CORD INJURY (ISNCSCI)

Patient Name ______　Date/Time of Exam ______

Examiner Name ______　Signature ______

RIGHT

MOTOR KEY MUSCLES

SENSORY KEY SENSORY POINTS Light Touch (LTR) Pin Prick (PPR)

C2
C3
C4

UER (Upper Extremity Right)

Elbow flexors C5
Wrist extensors C6
Elbow extensors C7
Finger flexors C8
Finger abductors (little finger) T1

Comments (Non-key Muscle? Reason for NT? Pain?):

T2
T3
T4
T5
T6
T7
T8
T9
T10
T11
T12
L1

LER (Lower Extremity Right)

Hip flexors L2
Knee extensors L3
Ankle dorsiflexors L4
Long toe extensors L5
Ankle plantar flexors S1

S2
S3
S4-5

(VAC) Voluntary Anal Contraction (Yes/No)

RIGHT TOTALS (MAXIMUM) (50) (56) (56)

Dorsum　Palm　● Key Sensory Points

SENSORY KEY SENSORY POINTS Light Touch (LTL) Pin Prick (PPL)

MOTOR KEY MUSCLES

LEFT

C2
C3
C4

C5 Elbow flexors
C6 Wrist extensors
C7 Elbow extensors
C8 Finger flexors
T1 Finger abductors (little finger)

UEL (Upper Extremity Left)

T2
T3
T4
T5
T6
T7
T8
T9
T10
T11
T12
L1

MOTOR (SCORING ON REVERSE SIDE)

0 = total paralysis
1 = palpable or visible contraction
2 = active movement, gravity eliminated
3 = active movement, against gravity
4 = active movement, against some resistance
5 = active movement, against full resistance
5* = normal corrected for pain/disuse
NT = not testable

SENSORY (SCORING ON REVERSE SIDE)

0 = absent　2 = normal
1= altered　NT = not testable

L2 Hip flexors
L3 Knee extensors
L4 Ankle dorsiflexors
L5 Long toe extensors
S1 Ankle plantar flexors

LEL (Lower Extremity Left)

S2
S3
S4-5

(DAP) Deep Anal Pressure (Yes/No)

LEFT TOTALS (MAXIMUM) (56) (56) (50)

MOTOR SUBSCORES

UER + UEL = UEMS TOTAL　MAX (25) (25) (50)

LER + LEL = LEMS TOTAL　MAX (25) (25) (50)

SENSORY SUBSCORES

LTR + LTL = LT TOTAL　MAX (56) (56) (112)

PPR + PPL = PP TOTAL　MAX (56) (56) (112)

NEUROLOGICAL LEVELS　Steps 1-5 for classification as on reverse

R L　1. SENSORY　2. MOTOR

3. NEUROLOGICAL LEVEL OF INJURY (NLI)

4. COMPLETE OR INCOMPLETE?　Incomplete = Any sensory or motor function in S4-5

5. ASIA IMPAIRMENT SCALE (AIS)

(In complete injuries only) ZONE OF PARTIAL PRESERVATION　Most caudal level with any innervation

R L　SENSORY　MOTOR

This form may be copied freely but should not be altered without permission from the American Spinal Injury Association.

REV 11/15

© 2011 American Spinal Injury Association. Reprinted with permission.

図1　ASIA（American Spinal Injury Association）評価シート

損傷部位，麻痺の程度を詳細に評価するために用いられる．運動スコアは徒手筋力テストにより0点（完全麻痺）～5点（最大抵抗に抗しての自動運動が可能）．知覚スコアはデルマトームに基づき0点（脱出）～2点（正常）で評価される．

（American Spinal Injury Association. http://asia-spinalinjury.org/wp-content/uploads/2016/02/International_Stds_Diagram_Worksheet.pdf より）

表1　Frankel分類

A：完全麻痺	損傷高位以下の運動・感覚の完全麻痺
B：不全麻痺	損傷高位以下の運動は完全麻痺で感覚は不全麻痺
C：不全麻痺	損傷高位以下の運動は不全麻痺であるが，実用性がない
D：不全麻痺	損傷高位以下の運動は不全麻痺であるが実用性があり，歩行補助具の有無にかかわらず歩行可能
E：回復	神経学的脱落所見はない（自覚的しびれ感，腱反射亢進はあってもよい）

（Frankel HL, et al. Paraplegia 1969; 7: 179–92 より）

および肺血栓塞栓症が起こりやすい．

慢性期（受傷後6週間以降）

自律神経過反射（AH）

- Th7より高位の損傷で発症する可能性が高い★1．
- AHは，損傷部位以下の脊髄シナプスの再構成と，上位中枢から下行する抑制伝達系の消失が原因と考えられている．麻痺側からの刺激による異常高血

★1
AHがT7より高位の障害で起きる理由は，血液貯留に大きな役割を果たす腹腔内臓器を支配する交感神経に上位からの抑制が伝達されないためと考えられている．

★2

異常高血圧とは160 mmHg以上の収縮期血圧または術前より30 mmHg以上の収縮期血圧の上昇と定義されている[1]. 尿道カテーテルの閉塞によるAHが原因で小脳出血が起きたという報告[2]もあり，異常高血圧には注意が必要である.

★3

膀胱や直腸の拡張刺激でAHが起こりやすい理由は，自律神経が仙骨内臓神経（S2〜4）からの刺激に反応しやすいからと考えられている[3].

術前に下肢静脈エコー検査で血栓の有無を確認しておく

圧★2，頭痛，損傷部位より上の発汗や皮膚紅潮などの症状が特徴的である．とくに膀胱や直腸の拡張刺激により激しいAHが起こりやすい★3.

2 麻酔管理上の注意点

a. 急性期

術前評価（表2）

- 呼吸状態の確認，動脈血ガス分析，可能であれば呼吸機能検査を行う．
- 胸椎骨折があれば血気胸に注意する．
- 受傷後1か月以内の深部静脈血栓症の頻度は39〜100％との報告があり[4]，術前に下肢静脈エコー検査で血栓の有無を評価しておく．また，肺血栓塞栓症/深部静脈血栓症予防ガイドラインによると[5]，脊髄損傷患者は血栓症の高リスク群となり，予防は可能な限り継続する必要がある．しかし脊椎周囲に血種のある場合は，短期的に抗凝固療法は，禁忌であったり，知覚障害のため長期の間欠的空気圧迫法の使用で潰瘍などの皮膚障害を起こす可能性があり避けるべきとされている．

麻酔方法

- 脊椎固定や多発外傷などの手術では全身麻酔を選択する．

表2 脊髄損傷患者の術前評価チェックリスト

1. 損傷からの時期：スパイナルショックまたは反射亢進の時期か？ スキサメトニウムによる高カリウム血症の危険は3日〜9か月
2. 完全または不完全な損傷か
3. 手術野と感覚レベルの比較は？
4. 麻酔の既往歴はあるか？
5. 筋痙攣や痙性または褥瘡はあるか？
6. 投薬はあるか？：とくに抗凝固薬は？ バクロフェンやダントロレンは？
7. アレルギーはあるか？
8. 血球検査：貧血は一般的で，とくに褥瘡や慢性の感染症のとき
9. 尿素窒素や電解質：腎機能を除外するため
10. 肝機能検査：とくに慢性の感染症が疑われるとき
11. 気道，首の動きに問題はないか？：とくに頚部の手術後
12. 呼吸の評価：とくに高位の障害．気道感染の既往，集中治療や気管切開などが行われたか．C7以上の障害では，肺活量の測定は必須．疑いのある場合は，胸部X線や動脈血ガス測定を行う
13. 心血管系の評価：血圧，心拍数，起立性低血圧の既往．自律神経障害の既往——膀胱充満時の頭痛や発汗はあるか？

(Hambly PR, et al. Anaesthesia 1998; 53: 273-89[3]より)

- 四肢の手術では硬膜外麻酔や末梢神経ブロックや局所麻酔なども選択できる．

術中管理

- 移動や気道確保時の二次損傷の予防が大切になる．カラーを付け固いバックボードに固定した死後40分の患者で調べた研究結果では，頚部脊椎の最大移動は，マスク換気で2.93 mm，経口挿管で1.51 mm，スタイレットスコープで1.85 mm，経鼻挿管で1.20 mmとマスク換気が挿管操作より頚椎の移動が大きい[6]．そのため，気道確保は患者の障害の状況により適切な方法を選択することが必要である．
- 導入後，低血圧などバイタル変化に注意し，観血的動脈圧測定など必要なモニターを考慮する．神経原性ショックが存在する場合は，少量の麻酔薬での導入およびカテコラミンやアトロピンを使用する必要がある．
- スキサメトニウムは受傷後3日以内なら使用可能であるが，それ以降は高カリウム血症やそれに伴う心停止の可能性が高くなるため注意が必要である．
- 体温調節の障害により高体温あるいは低体温になる可能性があり，周術期体温管理に注意が必要である．

二次損傷予防のため，気道確保は患者の障害の状況により適切な方法を選択する

術後管理

- 十分な自発呼吸が確認できれば抜管できる可能性があるが，残存筋弛緩をリバースすることも重要となる．
- 損傷部位によっては術後人工呼吸の継続が必要になることもあり，術後数日はしっかりモニターできる体制で管理することが必要である．

b. 慢性期

術前評価

- 知覚の残存部位の評価を行う（手術部位に知覚が残っているか）．
- 手術中のAHのリスクを評価する（日常生活でAHがあるかの確認，原因となる因子の存在の有無〈表3〉，血圧の日内変動や起立性低血圧の有無など）．

麻酔方法

全身麻酔

- 手術部位に知覚が残存している場合，またはAHが起きる可能性がある場合．ただしAHの予防およびその発症に対応するには比較的高用量のレミフェンタニルが必要との報告[7]もあり，十分な麻酔深度を保つ必要がある．

脊髄くも膜下麻酔

- 全身麻酔によるリスクがあり，手術部位が下位レベルで短時間の場合有用となる．とくに泌尿器科手術において膀胱刺激からのAHを抑制することができる．麻酔レベルの判定は

表3 自律神経過反射の原因の例

- 膀胱の充満あるいは拡張（カテーテルの閉塞，あるいはねじれによる）
- 宿便（便秘など）
- 感染（膀胱など）
- 検査や処置（膀胱鏡検査，婦人科検査）
- 褥瘡
- 外傷による疼痛
- 温熱刺激
- 日焼け
- 衣服の締め付け
- 睾丸や陰茎の圧迫
- 激しい月経痛や陣痛
- 胃潰瘍
- 薬剤性
- 性行為

自律神経過反射は，受傷前から兆候があり，疼痛や不快感を生じる可能性があるものが原因となることが一般的．

困難であるが，麻酔前に存在していたBabinski徴候，膝蓋腱反射，痙縮の消失を確認することによって麻酔効果を判定することができるという報告[8]がある．

硬膜外麻酔

- 全身麻酔と併用されることがほとんどで，術後AHの抑制に効果的である．ただし，脊椎の変形がある場合は広がりが不十分となることがある[1]．

局所浸潤麻酔

- Th7より下の脊髄損傷で完全麻痺かつ手術部位が損傷部位より下位であればAHが起きるリスクは低いため，局所浸潤麻酔や無麻酔でも手術可能である（下肢の手術など）．

術中管理

適切な輸液と昇圧薬の準備が必要

- 頚髄損傷の患者では循環血液量の減少と交感神経遮断による代償機能の欠如のために，麻酔導入後，低血圧をきたしやすい．適切な輸液と昇圧薬の準備が必要である．
- 脊髄損傷の患者では交感神経の活動が低下しているため，血中カテコラミン濃度が低いが，感受性は亢進しているため昇圧薬使用に際して反応性が良好なことが多い．

術後管理

- 麻酔覚醒後も手術部位からの刺激でAHが起きる可能性がある．硬膜外カテーテル挿入症例では，硬膜外麻酔の併用によりAHを防ぐことができる．

（兼村大介，垣花　学）

文献

1）Schonwald G, et al. Cardiovascular complications during anesthesia in chronic spinal cord injured patients. Anesthesiology 1981; 55: 550-8.
2）横溝由美子，ほか．自律神経過反射により小脳出血を起こした頸髄損傷者の1例．泌尿器科紀要 2010; 56: 659-61.
3）Hambly PR, Martin B. Anesthesia for chronic spinal cord lesions. Anaesthesia 1998; 53: 273-89.
4）長谷徹太郎，森本裕二．脊髄損傷と麻酔管理．臨床麻酔 2012; 36: 1318-26.
5）肺血栓塞栓症/深部静脈血栓症（静脈血栓塞栓症）予防ガイドライン作成委員会．肺血栓塞栓症/深部静脈血栓症（静脈血栓塞栓症）予防ガイドライン．http://www.medicalfront.bit/html/06_books/01_guideline/
6）Crosby ET. Airway management in adults after cervical spine trauma. Anesthesiology 2006; 104: 1293-318.
7）小寺厚志，ほか．慢性期高位脊髄損傷患者における自律神経反射亢進に対してレミフェンタニルを使用した1例．日本臨床麻酔学会誌 2010; 30: 485-9.
8）Takatsuki A, Ohtsuka M. Clinical trial of a method for confirming the effects of spinal anesthesia in patients with spinal cord injury. J Anesth 2012; 26: 914-7.

2-13 脳圧亢進症

1 疾患の概要

a. 脳圧亢進症とは

- 脳圧亢進症とはテント上の脳脊髄圧である頭蓋内圧（ICP）が，緩衝される範囲を超えて上昇した状態である．ICP を測定するには脳室内や脳実質内，硬膜下にカテーテルを留置して測定する．ICP の正常値は外耳口の高さをゼロ点としたときに 15 mmHg（水銀柱）以下である．脳室ドレナージが行われている場合は，液面の高さ（水柱）を水銀柱に変換して算出する[1,2]．
- 脳内の脳実質・血液・脳脊髄液はおおよそ 70％，15％，15％の比率で存在する．頭蓋内はほぼ閉鎖空間であり，腫瘍，出血，浮腫などで容積が増加した場合，ほかの要素を減らして ICP を一定に保とうとする緩衝作用が働く（Monro-Kellie の法則）．緩徐な容積増加であれば静脈床や脳脊髄液量の減少によって末期まで ICP の上昇を認めないこともあるが，その代償機構が破綻してしまうと，少しの容積変化であっても急激に ICP が上昇する（図 1）．急激な容積増加の場合は緩衝作用が十分でないため，早期から ICP 上昇を認め，脳灌流圧（CPP）低下の危険が生じる．

▶ICP：intracranial pressure

代償機構が破綻すると，少しの容積変化であっても急激に ICP が上昇する

▶CPP：cerebral perfusion pressure

b. 臨床症状，画像所見

- ICP 亢進の臨床症状としては頭痛があり，夜間に生じる体位性頭痛が特徴的である．ほかには悪心・嘔吐，視力障害，傾眠傾向，乳頭浮腫などがあげられる．Cushing 現象とよばれる ICP 亢進に伴う血圧の上昇と徐脈が認められる．これは ICP 亢進によって脳血流量（CBF）が減少し，CBF を維持しようと血圧上昇，反射的に徐脈をきたす状態である．
- CT などの画像検査では ICP 亢進の所見として，脳ヘルニアや占拠性病変による midline shift の出現（図 2），基底槽や Sylvius 裂の消失が認められる．CT 画像での正中線の 0.5 cm 以上の偏移は ICP 上昇を示唆する．

▶CBF：cerebral blood flow

c. 治療，管理

- ICP 亢進時の治療，管理として，腫瘍，血腫などの占拠性病変は外科的切除，脳脊髄液は脳室ドレナージによるコントロール，など頭蓋内の容積を減らすことのみである．
- 周術期管理において ICP 亢進時に麻酔科側より関

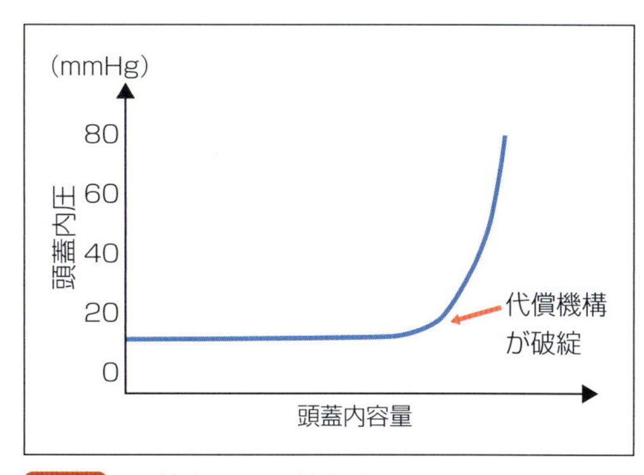

図 1　頭蓋内圧と頭蓋内容量の関係

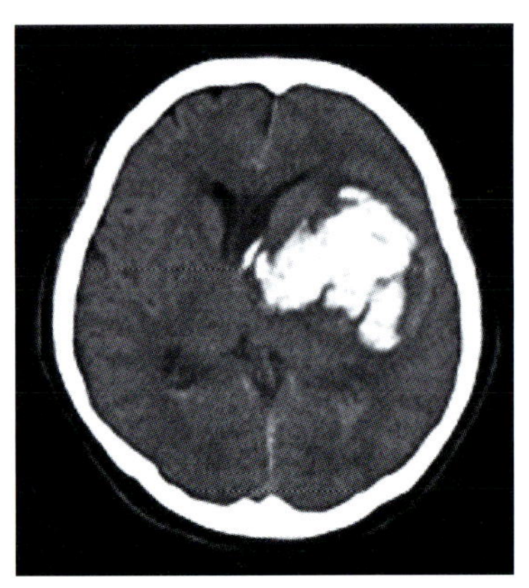

図2 占拠性病変によって midline shift を伴った CT 画像

与できることは，脳血液量（CBV）と脳の神経細胞，間質の浮腫の増大を防ぐ体液部分のコントロールである．ICP 亢進の要因として以下のようなことが考えられる．①二酸化炭素分圧の上昇や酸素分圧低下，麻酔薬や血管拡張薬，高体温，痙攣発作による CBV 増加，②気道内圧や胸腔内圧上昇，頚部伸展や屈曲，頚静脈圧迫による頚静脈圧の上昇，③虚血，神経障害に伴う脳浮腫，④過剰な輸液投与，などである．

- 脳圧管理の目標は CPP を維持しながら ICP 亢進を防止し，すでに上昇している ICP を低下させることにある．CPP は平均動脈圧（MAP）と ICP の差で規定される．ICP 亢進時は CPP を維持するため血圧低下に注意する．脳は CBF の自動調節能を有しており（正常な場合，ICP は低いため CPP＝MAP と考えられる），MAP が 70〜150 mmHg の範囲で CBF は一定に保たれる．高血圧患者では自動調節能が右側（高圧域）に偏移している．とくに脳血管障害や頭部外傷で自動調節能が障害されている場合，CBF は CPP に比例して圧依存性に変化するため，血圧の維持がより重要となる．

▶CBV：cerebral blood volume

▶MAP：mean arterial pressure

CBF の自動調節能が障害されている場合，血圧の維持がより重要となる

2 術前評価と麻酔計画

a. 脳圧亢進症での麻酔薬の選択（表1）

- 静脈麻酔薬，鎮静薬，鎮痛薬は脳血流量（CBF）と脳代謝率（CMR）をともに低下させるため，ICP に対する悪影響は少ないと考えてよい．
- 静脈麻酔薬ではバルビツレートは最も強い ICP 低下作用を有する．プロポフォールも ICP 低下作用があるが，強い循環抑制作用があるため血圧の低

▶CMR：cerebral metabolic rate

表1 麻酔薬の脳循環・代謝に及ぼす影響

麻酔薬	脳血流量	脳代謝率	頭蓋内圧	備考
亜酸化窒素	↑	↑	↑	気脳症では禁忌
イソフルラン	↑	↓	→	頭蓋内コンプライアンス低下患者では頭蓋内圧を上昇
セボフルラン	↑	↓	→	頭蓋内コンプライアンス低下患者では頭蓋内圧を上昇
デスフルラン	↑	↓	→	頭蓋内コンプライアンス低下患者では頭蓋内圧を上昇
バルビツレート	↓↓	↓↓	↓	頭蓋内圧低下目的で使用する際には，体血圧が同時に低下しないよう注意
プロポフォール	↓↓	↓↓	↓	頭蓋内圧低下目的で使用する際には，体血圧が同時に低下しないよう注意
ケタミン	↑	↑	↑	他の麻酔薬と併用すれば，頭蓋内圧が上昇しないこともある
ベンゾジアゼピン	↓	↓	→	頭蓋内圧亢進患者では頭蓋内圧を軽度低下
フェンタニル	→	→	→	体血圧低下とともに頭蓋内圧が上昇する可能性あり

表2 テント上腫瘍の局在と神経症状

障害部位	症状
前頭葉	性格変化，運動性失語，異常反射（交差屈曲反射），錐体路症状
頭頂葉	皮質性感覚障害（立体感覚・位置感覚障害），劣位半球失認，優位半球角回領域であれば手指失認・失算・失読・失書（Gerstmann 症候群），同名下 1/4 半盲または対側下 1/4 半盲
側頭葉	精神運動発作，性格変化，記憶障害，性的行動増加・幻臭・聴覚異常（Klüver-Bucy 症候群），感覚失語，同名上 1/4 半盲
後頭葉	対側の同名半盲，幻視，視覚失認，病態失認

下に注意が必要である[3]．例外はケタミンであり，CBF と CMR 増加を引き起こし，ICP を上昇させるため，ケタミン単独投与は避ける．

ケタミンは CBF と CMR を増加させ ICP を上昇させるため，単独投与は避ける

- 揮発性吸入麻酔薬は，用量依存性の脳血管拡張作用を生じる．ただし，現在臨床で主に使用されているセボフルラン，デスフルランなどの 1 MAC 以下の濃度では臨床的に意味のある有意差はないと考えられる[4]．

▶MAC：minimum alveolar concentration（最小肺胞濃度）

- 筋弛緩薬では非脱分極性筋弛緩薬は ICP に影響を与えないが，スキサメトニウムは筋攣縮によって CMR が増加するとともに ICP が上昇する．ただその程度はわずかかつ一過性であり，迅速な筋弛緩作用が必要な状況での使用は許容される．

b. 予定手術での術前評価

- 脳圧亢進症を伴った予定手術として，脳腫瘍手術などを想定して述べる．術前評価としては，通常の全身麻酔に行われる術前検査（血球計数・生化学・凝固系検査，呼吸機能検査，心電図）のほか，周術期心合併症率から神経外科は中リスクに分類され，耐術には 4 METs 程度の運動耐容能が必要である[5]．

▶METs：metabolic equivalents

- テント上腫瘍は腫瘍の占拠部位，腫瘍体積によっても症状が異なるため，術前診察による患者情報をしっかりと収集し麻酔法を決定する（**表2**）．特徴的な麻酔法として，言語野に腫瘍性病変が存在する場合は，術中に患者を覚醒させ言語機能のモニタリングを行う awake craniotomy が採用されることがある．テント上腫瘍による一般的な問題は何よりも ICP 増大であり，術前の意識状態や痙攣の有無など，身体所見として ICP 亢進状態にあるかの確認が重要である．

テント上腫瘍では，身体所見として ICP 亢進状態にあるかを確認する

- 麻酔管理の目標は，①正常脳に対して適切な酸素化を維持する，②手術操作に最適な脳環境を提供する，③術後神経学的検索を行えるように努める，④術中脳神経学的モニタリングを行えるように努める，などである．

c. 緊急手術での術前管理

- 脳圧亢進症を伴った緊急手術として，ここでは比較的に臨床において経験することが多いと思われる頭蓋内出血などを想定して述べる．緊急手術の場合には評価できる時間や項目は限られる．既往歴・処方薬を家族から聴取す

表3 頭蓋内圧亢進に対する治療

方法		注意点
頭部挙上	15～30°頭高位	十分な輸液で脳灌流圧低下を防ぐ
浸透圧利尿	D-マンニトール 0.25～1.0 g/kg	血清浸透圧が 320 mOsm/L 以上では用いない リバウンド現象の可能性
バルビツレート療法	チオペンタール 2～5 mg/kg/時間を持続静注	循環抑制，肝腎機能障害に注意 投与期間は 3 日以内
過換気療法	調節呼吸下に $PaCO_2$ を 35～40 mmHg に維持 必要に応じて 30～35 mmHg	効果は一過性で短期間であり虚血を助長する危険性 $SjvO_2$ モニター下で実施
軽度低体温	十分な麻酔下に深部体温 34～35℃に維持	シバリング，低カリウム血症，血小板減少，免疫能低下に注意
外科的治療	内減圧術，外減圧術，持続脳室ドレナージ	外減圧の効果は要検討

る．心血管系および呼吸器系の問題や処方薬がないかをチェックする．外傷性頭蓋内出血であれば，合併損傷（胸部・腹部・脊髄・長幹骨）の有無をチェックすることも重要である．存在する画像検査，血液生化学・凝固線溶・末梢血検査，心電図，血液ガスを評価する．意識レベルおよび瞳孔径，瞳孔の左右差，対光反射の有無をチェックする．非常に危険なサインは Glasgow coma scale（GCS）3～8，意識レベルの急速な低下，頭痛・嘔吐，高血圧・徐脈，瞳孔不動である．

- 麻酔管理の目的は，頭蓋内圧亢進対応のため早期の除圧ができること，適度な脳灌流圧維持，適度な鎮痛・鎮静管理，二次性脳障害の起因となるような各パラメータ悪化（低酸素血症，低血圧，高血糖，低血糖，高二酸化炭素血症，低二酸化炭素血症，貧血）の防止，である．麻酔薬および手術の影響でこれらが増悪しないようにする．
- モニタリングとしては通常の心電図，SpO_2，呼気ガスモニター，非観血的および観血的動脈圧測定，中心静脈圧ライン，尿量，などに加えて，症例に応じて必要ならば近赤外線分光法，頭蓋内圧センサー，MEP および SEP モニタリングなどを考慮する．
- フルストマックなど，一般的な緊急手術における注意点に気を払うことは当然である．

▶MEP：motor evoked potential（運動誘発電位）

▶SEP：somatosensory evoked potential（体性感覚誘発電位）

3 合併症への対応

頭部挙上，軽度過換気，浸透圧利尿，バルビツレート投与，軽度低体温など

- 脳圧亢進症の進行により Cushing 三徴（高血圧，徐脈，不規則な呼吸）を呈する．対応策としては，頭部挙上，十分な輸液，軽度過換気，浸透圧利尿，バルビツレート投与，軽度低体温，などがある（**表3**）．
- また，たとえば脳動脈瘤破裂による脳圧亢進症から，交感神経刺激により以

下のような症状が誘発されることがある——①心電図異常・不整脈，②心筋虚血，③異常高血圧（Cushing 反射），④神経原性肺水腫，⑤上部消化管出血（Cushing 潰瘍），⑤高血糖，⑥アシドーシス，など．

- 上記に列挙した症状に対応した管理が求められることがあり，脳灌流圧の改善・血糖値コントロール（80〜200 mg/dL）・抗不整脈薬の投与・適切な呼気終末陽圧・アシドーシスおよび電解質の補正・冠血管拡張薬や胃粘膜保護薬の投与，などが必要となる．ただし，重症頭部外傷に対して低体温療法は明確な脳保護効果が示されていない[6]．発熱は転帰不良と関係することがわかっているので，一般的にはまず常温に維持することを目標とする．

4 インフォームドコンセントなど

- 一般的な全身麻酔に伴う処置と合併症の説明に加えて，術後にも脳圧亢進症の治療を目的として適切な全身管理を行うため，必要に応じて集中治療管理を要することを説明する．
- 術前の患者の状態にもよるが，術後も意識レベル低下が予測される症例や，厳密な ICP 管理のために鎮痛・鎮静が必要な患者には，術後にも気管挿管と人工呼吸管理が必要となることを説明する．また適切な脳灌流圧維持のために循環作動薬を投与することや，前述のような合併症を生じた場合は適宜治療介入が必要となることを説明する．
- 病態や手術内容によっても異なるが，術後は術後出血，手術操作に伴う脳浮腫，てんかん，術後感染症，水分電解質異常，などに注意して管理していく．
- これまで述べてきた治療法の適応と限界，合併症などを理解したうえで，必要なモニタリングを行いながらそれを指標として，脳圧亢進症患者に対する最適な治療法や治療の組み合わせを選択していくことが重要である．

（寺田雄紀，川口昌彦）

術後にも必要に応じて集中治療管理，気管挿管，人工呼吸管理を要することを説明する

文献

1) Steiner LA, Andrews PJD. Monitoring the injured brain: ICP and CBF. Br J Anaesth 2006; 97: 26–38.
2) Hawthorne C, Piper I. Monitoring of intracranial pressure in patients with traumatic brain injury. Front Neurol 2014; 5: 121.
3) Cole CD, et al. Total intravenous anesthesia: Advantages for intracranial surgery. Neurosurgery 2007; 61: 369–78.
4) Engelhard K, Werner C. Inhalational or intravenous anesthetics for craniotomies? Pro inhalational. Curr Opin Anaesthesiol 2006; 19: 504–8.
5) Poldermans D, et al. Guidelines for pre-operative cardiac risk assessment and perioperative cardiac management in non-cardiac surgery. Eur Heart J 2009; 30: 2769–812.
6) Brain Trauma Foundation; American Association of Neurological Surgeons; Congress of Neurological Surgeons. Guidelines for the management of severe traumatic brain injury. III. Prophylactic hypothermia. J Neurotrauma 2007; 24: S21–5.

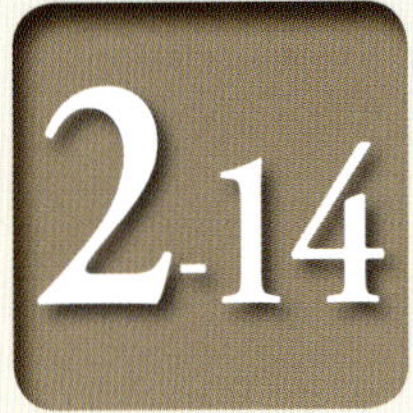

2-14 筋・神経疾患

- 筋・神経疾患患者の麻酔には十分な術前計画が必要となる．また術前だけでなく適切な周術期管理が重要である．
- 代表的な筋・神経疾患の，術前評価，麻酔計画，合併症への対応について解説する．

1 重症筋無力症

a. 疾患の概要

- 2006年の全国臨床疫学調査では患者数は15,100人であり，有病率は人口10万人あたり11.8人である．しかし，特定疾患医療受給者証交付件数からは2006年の14,851件から2011年は19,009件と増加しており，重症筋無力症患者は増加していると考えられる[1]．

Ach抗体のみでなく，MuSK抗体やLrp 4抗体の関与も指摘されている

▶LDL：
low density lipoprotein

- 現在ではアセチルコリン受容体（AChR）抗体が補体を介在して運動終板を破壊することにより，AChRの数が減少することが主たる病態機序といわれている．またAChR抗体のみでなく，筋特異的受容体型チロシンキナーゼ（MuSK）抗体やLDL受容体関連蛋白質4（Lrp4）抗体の関与も指摘されている[1]．
- 症状としては，骨格筋の易疲労性を伴う筋力低下である．眼症状が最も頻度の高い症状であり，次に四肢の骨格筋，さらに構音障害，嚥下障害，咀嚼障害などの球症状，顔面筋力低下，呼吸困難の順に頻度が高いといわれている．しかし，球症状や頚部筋力低下もしくは呼吸症状が他の症状に先行する症例や，それらが唯一の症状の場合もある[1]．

臨床上，クリーゼが問題となる

- 臨床上問題となるのはクリーゼである．クリーゼは重症筋無力症そのものの増悪である筋無力症クリーゼ（myasthenic crisis）と抗コリンエステラーゼ薬の過量投与などで起こるコリン作動性クリーゼ（cholinergic crisis）がある．また混合型も多くみられる[2]．
- 筋無力症クリーゼは呼吸困難，構音障害，眼瞼下垂，瞳孔散大を主訴とする．コリン作動性クリーゼは，ムスカリン症状として発汗，流涙，下痢，悪心，嘔吐，ニコチン症状として嚥下困難，筋攣縮などがあり，瞳孔は縮瞳する．

b. 術前評価

- 重症筋無力症患者の麻酔管理としては，治療として行われる胸腺摘出術時に，しばしば問題となる．胸腺摘出後の合併症として，感染（11％），クリーゼ（6％），反回神経・横隔神経損傷（2％）があげられる[2]．
- 周術期には，感染や精神的ストレスとともに手術そのもののストレスの影響

でクリーゼのリスクが高くなる．とくにそのリスクファクターとして，術前の球症状，クリーゼの既往，血清 AChR 抗体＞100 nmol/L，50 歳以上，肺活量 2.0 L 以下などがあげられる[1,2]．よって術前の筋無力症の症状がコントロールできているかどうかの評価が重要となる．

c. 術前管理，周術期の内服薬

- 症状のコントロールのために周術期の薬物療法は重要である．その術前・術後の薬物投与について以下に述べる．

抗コリンエステラーゼ薬

- 抗コリンエステラーゼ薬は，神経筋接合部におけるアセチルコリン（ACh）の量を増やす目的で使用される．ただし過量投与はクリーゼをきたす可能性があるので投与量には注意が必要である．抗 MuSK 抗体陽性患者では起こりやすいとされている．
- 抗コリンエステラーゼ薬は多くの症例で症状の改善を認め，その反応が早いことから術前の患者にはしばしば使用される．内服は手術当日の朝に中止する．
- 術後は筋無力症の症状によって投与量を調整する．抗コリンエステラーゼ薬の中止に伴ってその感受性が亢進し，コリン作動性クリーゼのリスクが増加するという報告もあり[3]，再開は慎重に行わなければならない．

過量投与はクリーゼをきたす可能性があるため投与量に注意する

ステロイド

- 免疫抑制療法として抗コリンエステラーゼ薬とならんで使用されている．しかし，周術期のステロイド投与に関しては適切な臨床試験が行われておらず，十分なエビデンスがない．術前のステロイド投与は感染や創傷治癒遅延などのリスクを高めてしまう可能性があり，できれば投与を避けたいところではあるが，抗コリンエステラーゼ薬だけでは症状のコントロールが難しい場合，ステロイドの投与が推奨される．また，これまでの研究では胸腺摘出術に際して，重症筋無力症の術前ステロイド投与が術後の合併症に影響を及ぼさなかったといわれている[4]．
- ステロイド投与により一過性に重症筋無力症の症状の増悪を認めることがあり，慎重に投与を行わなくてはいけない．低用量から開始し，最大でもプレドニゾロン 25 mg/日以下の投与量に抑えるべきである[2]．
- ステロイドカバーを行うべきかどうかは，手術の侵襲，ストレスがどの程度かによって判断される．胸腺摘出術では通常，カバーとしてメチルプレドニゾロン投与を行う．
- 術後はすぐに術前の投与量で再開する[2]．通常は経口投与が望ましいが，難しい場合は胃管からの投与も可能である．

抗コリンエステラーゼ薬だけでは症状のコントロールが難しい場合にステロイドを投与

免疫抑制薬

- 日本では，タクロリムスとシクロスポリンが重症筋無力症に対する免疫抑制薬として使用可能である．ともに周術期の使用およびその有効性に関しては報告がない.

d. 麻酔計画

- 全身麻酔に関してはさまざまな報告があり，どの方法が良いというエビデンスはない．重症筋無力症患者では吸入麻酔薬のもつ筋弛緩作用が増幅されるため挿管や術中管理に十分な筋弛緩状態となる[5]といわれている．筋弛緩薬の使用を避けるという意味では，吸入麻酔による全身麻酔が適しているかもしれない.
- 硬膜外麻酔の併用は筋弛緩薬の必要量を減少する．また術後痛による呼吸への影響を減少させる[6]という意味でも有用である.
- 筋弛緩薬の使用に関することが最も問題となる．脱分極性筋弛緩薬では AChR が減少しているために，抵抗性を示す[7]．さらに繰り返し投与により phase II ブロックに移行しやすい[8]ため，脱分極性筋弛緩薬の使用は避けたほうがよい.

脱分極性筋弛緩薬の使用は避けたほうがよい

- 非脱分極性筋弛緩薬に対する感受性が亢進し，その作用が遷延するために使用が躊躇されてきた.
- 実際には，非脱分極性筋弛緩薬への感受性は患者によって多様で，亢進している患者は約 1/3 であるとの報告もある[9]．その報告では多変量解析の結果から，非脱分極性筋弛緩薬への感受性が亢進する要因としては，発症年齢が若いこと（発症が 10 歳若いと約 2.4 倍），baseline TOF 比（baseline TOF 比が 10％減ると約 4 倍）があげられており，術前の臨床上の重症度とは関連がなかった.

▶TOF 比：train-of-four ratio

- 筋弛緩薬の必要量は患者ごとに大きく異なる可能性があるため，非脱分極性筋弛緩薬の使用時には十分な注意が必要である．筋弛緩モニタリングのもと少量ずつ投与すべき[10]である.

非脱分極性筋弛緩薬は筋弛緩モニタリングのもと少量ずつ投与する

e. 術後合併症への対応

- 一過性に筋無力症の増悪が起こることがある．これによる球症状の増悪，呼吸筋の筋力低下により十分な換気が行えなくなる可能性がある．重症筋無力症患者の術後呼吸不全に対しては，迷わず気管挿管のうえ人工呼吸器による管理を行い，呼吸筋を休めることを推奨する報告がある[2].
- エドロホニウムテストにより，筋無力症クリーゼかコリン作動性クリーゼかを鑑別する．しかし，混合性のことも多く鑑別は難しい．人工呼吸器で管理している間は抗コリンエステラーゼ薬を休薬する.
- 症状のコントロールが難しい場合，ステロイドパルスや血漿交換といった治療を考慮すべきである[2].
- 筋無力症クリーゼにより人工呼吸器からの離脱が困難なとき（1 週間以上）は，気管切開を考慮すべきである[2]．ただし，胸骨正中切開により胸腺摘出術を行った場合，術後 2 週間は気管切開を避けるべきとされている[11].

f. 術前のインフォームドコンセント

- 術後の症状増悪に関する説明は必須である．術前の症状のコントロールが良好であっても術後クリーゼの可能性はあり，術後長期間にわたる人工呼吸器管理が必要となる場合もある．
- 筋無力症クリーゼは一過性のことが多いが，離脱困難な場合は気管切開になりうることも伝えておかなくてはいけない．
- 術前・術後のストレスなどがクリーゼを誘発することもあるので，患者にはストレスがないような環境を提供する努力をすべきである．

術後の症状増悪に関する説明は必須

2 筋ジストロフィー

a. 疾患の概要

- 骨格肉の壊死，再生を主とする疾患である．その進行とともにさまざまな合併症を起こす．
- 筋ジストロフィーにはさまざまな疾患があり代表的なものにDuchenne型筋ジストロフィー，Becker型筋ジストロフィーなどがある．
- Duchenne型筋ジストロフィーは遺伝子座Xp21に存在するジストロフィン遺伝子変異により，筋線維膜直下に存在するジストロフィン蛋白が欠損することで生じる[12]．
- 3～5歳に，転びやすい，走れないことで気づかれることが多い．5歳ごろに運動能力のピークとなり，以後徐々に症状が出現する．個体差はみられるものの10歳ごろに呼吸不全，心筋症を認める．呼吸管理導入以前は10歳代後半で生命予後を迎えていたが，近年の集学的治療の向上に伴い，30歳を超えるようになってきている[12]．そのため全身麻酔，鎮静によりなんらかの手術・処置を受ける患者は増加している．

生命予後の延長により，全身麻酔・鎮静による手術を受ける患者は増加している

b. 術前評価と術前管理

- 病気の進行に伴い呼吸機能障害を呈するようになるため，術後の呼吸器合併症のリスクは高い．術前には経皮的酸素飽和度（SpO_2），努力肺活量（FVC），咳のピークフロー（PCF），最大呼気圧（MEP）を測定し，術前リスク評価を行うべきである[12]．
- SpO_2＜95％の症例では二酸化炭素分圧測定を行う[12]．
- FVC＜30％のような高リスク症例では，術前よりNPPVトレーニングを考慮し，術後は抜管直後からNPPVを行うなどの呼吸補助を考慮する[12]．
- PCF＜270 L/分あるいはMEP＜60 cmH_2Oでは有効な咳が行えないリスクがあるので，器械による咳介助（MI-E）などの術前トレーニングを行う[12]．
- Duchenne型筋ジストロフィー患者では，長期的な筋力増強を目的とした呼吸筋トレーニングはエビデンスがなく，むしろむやみに行うと過用を招く危険があり，推奨されない．ただ，手術前などの短期的な呼吸状態改善を目的

▶SpO_2：percutaneous oxygen saturation

▶FVC：forced vital capacity

▶PCF：peak cough flow

▶MEP：maximum expiratory pressure

▶NPPV：non-invasive positive pressure ventilation

▶MI-E：mechanical in-exsufflation

とした呼吸筋トレーニングは効果が期待できる[12]．しかし，術後は呼吸筋トレーニングの有無にかかわらず6週間後から% FVCが低下すると報告されており[13]，呼吸筋トレーニングによる改善は術前の短期間などに限られる．

- 心機能評価は，筋ジストロフィー診断時，もしくは6歳までに行うことが推奨されている．6歳以前でも外科手術前には詳細な心機能評価（心電図，心エコー図検査）を行わなければならない[12]．
- 術前の心機能評価に異常がなくても術中に急性心不全を発症することもあり[14]，注意が必要である．
- 術前の栄養状態が良好なことが大切である．さらに術後に関しても，栄養不良による症状増悪の報告[15]があるので術後の栄養管理も非常に重要である．

c. 麻酔計画

- 全身麻酔に際して心停止が生じる頻度は，正常小児の1：1,000〜3,000に対してDuchenne型筋ジストロフィー患者では1：33であったとの報告がある[16]．この報告では重篤な合併症をきたしたのは，吸入麻酔薬とスキサメトニウムを使用した未診断の小児に限られたとされている．
- 吸入麻酔薬の使用により悪性高熱症，横紋筋融解のリスクが増加し，高カリウム血症や心停止をきたした報告があることから，吸入麻酔薬の使用は避ける[17]．

吸入麻酔薬・脱分極性筋弛緩薬の使用は避ける

非脱分極性筋弛緩薬は筋弛緩モニタリング下に慎重投与

- 脱分極性筋弛緩薬は，悪性高熱症のリスクがあるため使用は避ける[18]．
- 非脱分極性筋弛緩薬が筋ジストロフィー患者に特異的な合併症をきたした報告はないが，神経筋ブロックからの回復が遅れたという報告[19]がある．使用時には筋弛緩モニタリングによる管理下に慎重に投与しなくてはならない．近年，スガマデクスの使用により安全に麻酔管理を行えたという報告が多数あり[20]，術中の筋弛緩管理は行いやすくなると考えられる．
- 局所麻酔薬に関しては疾患特有の合併症はないといわれており[12]，通常と同じ使用法を行う．

d. 術後合併症への対応

- 術後合併症の頻度として高いのは呼吸器合併症である．肺炎に対する治療は一般診療に準じる[12]．通常の肺炎患者とは異なり，呼吸・循環負荷の増大により，呼吸不全，心不全におちいりやすい[12]．
- 人工呼吸の第一選択としてNPPVが勧められている[12]．NPPVで酸素化が改善しないようであれば気管挿管のうえ，人工呼吸器管理をする．長期間にわたり抜管困難であれば気管切開も考慮する．

▶ACE：angiotensin converting enzyme

- 心不全に対しては，通常の心不全治療と同様にACE阻害薬，β遮断薬，また利尿薬，カテコラミンを使用する．

e. 術前のインフォームドコンセント

- 術後の呼吸器合併症のリスクが高いこと，そのため術後呼吸管理が必要となり，さらには気管切開の可能性もあることは話しておかなければならない．

- また術中・術後の心不全の管理に難渋することもあり，術後心不全の治療が必要となる可能性がある．
- Duchenne 型筋ジストロフィー患者の予後は，改善しているとはいえ全身麻酔に対するリスクは非常に高い．手術を行うべきかの判断，また行う場合はそのタイミングに細心の注意を払わなくてはならない．

手術を行うべきかの判断，行う場合のタイミングに細心の注意を払う

3 その他の筋・神経疾患

a. 多発性硬化症

- 脳，脊髄に脱髄巣が出現し，さまざまな神経症状の再発と寛解を繰り返す疾患である．
- 周術期のストレスにより症状増悪をきたす可能性があるので，管理が重要である[21]．
- 運動神経の障害を伴う病態では，脱神経により放出される ACh が減少し，AChR の up regulation が生じる．このような状態では脱分極性筋弛緩薬への感受性は亢進し，投与により筋肉からカリウムが放出される危険があるのでその使用は避けるべきである[22]．
- 神経から筋への信号伝達障害も存在する可能性があるため，非脱分極性筋弛緩薬の作用は遷延する可能性がある[22]．よって筋弛緩モニタリングにより，非脱分極性筋弛緩薬の使用も最小限にとどめるべきである．スガマデクスによる拮抗に関してはまだ報告が少なく，安全性は明らかではないため，拮抗時にも適切なモニタリングにより回復を確認すべきである．
- 局所麻酔薬は，脱髄神経に対する影響の程度が明らかではないので避けたほうがよい[23]．

b. 筋萎縮性側索硬化症（ALS）

▶ALS：amyotrophic lateral sclerosis

- 中年以降に発症し，上位また下位運動ニューロンを障害する．
- 多発性硬化症と同様に，脱分極性筋弛緩薬は高カリウム血症のリスクが高いため禁忌である[23]．
- 非脱分極性筋弛緩薬への感受性は亢進するため慎重な投与が必要である．スガマデクスの登場により安全に抜管できたという報告はある[24]が，多発性硬化症と同様に慎重な拮抗が求められる．

（羽間恵太，中塚秀輝）

文献

1）日本神経学会，監修.「重症筋無力症診療ガイドライン」作成委員会，編．重症筋無力症診療ガイドライン 2014．東京：南江堂；2014.
2）Kadota Y, et al. Perioperative management in myasthenia gravis: Republication of a systematic review and a proposal by the guideline committee of the Japanese Association for Chest Surgery 2014. Gen Thorac Cardiovasc Surg 2015: 63: 201–15,
3）Munsat TL. Anticholinesterase abuse in myasthenia gravis. J Neurol Sci 1984; 64 (1): 5–10.

4) Zieliński M, et al. Safety for preoperative use of steroids for transsternal thymectomy in myasthenia gravis. Eur J Cardiothorac Surg 2004; 26: 407–11.
5) Hirsch NP. Neuromuscular junction in health and disease. Br J Anaesth 2007; 99: 132–8.
6) Abel M, Eisenkraft JB. Anesthetic implications of myasthenia gravis. Mt Sinai J Med 2002; 69: 31–7.
7) Eisenkraft JB, et al. Resistance to succinylcholine in myasthenia gravis: A dose-response study. Anesthesiology 1988; 69: 760–3.
8) Baraka A, et al. Repeated doses of suxamethonium in the myasthenic patient. Anaesthesia 1993; 48: 782–4.
9) Fujimoto M, et al. Response to rocuronium and its determinants in patients with myasthenia gravis: A case-control study. Eur J Anaesthesiol 2015; 32 (10): 672–80.
10) 日本麻酔科学会．麻酔薬および麻酔関連薬使用ガイドライン第3版．VI 筋弛緩薬・拮抗薬．http://www.anesth.or.jp/guide/pdf/publication4-6_20170227s.pdf
11) Bacchetta MD, et al. Comparison of open versus bedside percutaneous dilatational tracheostomy in the cardiothoracic surgical patient: Outcomes and financial analysis. Ann Thorac Surg 2005; 79 (6): 1879–85.
12) 日本神経学会，ほか監修．「デュシェンヌ型筋ジストロフィー診療ガイドライン」作成委員会，編．デュシェンヌ型筋ジストロフィー診療ガイドライン 2014．東京：南江堂；2014.
13) Takaso M, et al. Surgical management of severe scoliosis with high-risk pulmonary dysfunction in Duchenne muscular dystrophy. Int Orthop 2010; 34: 401–6.
14) Schmidt GN, et al. Acute heart failure during spinal surgery in a boy with Duchenne muscular dystrophy. Br J Anaesth 2003; 90: 800–4.
15) Iannaccone ST, et al. Postoperative malnutrition in Duchenne muscular dystrophy. J Child Neurol 2003; 18: 17–20.
16) Breucking E, et al. Anesthetic complications. The incidence of severe anesthetic complications in patients and families with progressive muscular dystrophy of the Duchenne and Becker types. Anaesthesist 2000; 49: 187–95.
17) Yemen TA, McClain C. Muscular dystrophy, anesthesia and the safety of inhalational agents revisited; Again. Paediatr Anaesth 2006; 16: 105–8.
18) Larsen UT, et al. Complications during anaesthesia in patients with Duchenne's muscular dystrophy (a retrospective study). Can J Anaesth 1989: 36: 418–22.
19) Schmidt J, et al. Onset and duration of mivacurium-induced neuromuscular block in patients with Duchenne muscular dystrophy. Br J Anaesth 2005; 95: 769–72.
20) Yamada M, Kimura T. Successful use of sugammadex in a muscular dystrophy patient. Masui 2011; 60: 1205–6.
21) Kono Y, et al. Anesthetic management for a patient with multiple sclerosis. Masui 2005; 54: 906–8.
22) Jones RM, Healy TE. Anaesthesia and demyelinating disease. Anaesthesia 1980; 35: 879–84.
23) 濱田 宏，河本昌志．特殊な病態下での筋弛緩薬の使い方．岩崎 寛，編．筋弛緩薬．東京：克誠堂；2010．p.299–300.
24) Wachi M, et al. Use of sugammadex in a patient with amyotrophic lateral sclerosis. Masui 2011; 60: 1408–10.

2-15 重度リウマチ

- 関節リウマチ（RA）の患者は，全身に影響を及ぼし，慢性的に抗リウマチ薬やステロイド薬を内服し薬物による二次的な影響も出現するため注意が必要である．とくに術前合併症には頚椎，顎関節，喉頭に異常がないか確認し，問題があれば麻酔計画に沿ってあらかじめ備えるべきである．

1 疾患の概要

- 関節リウマチは，慢性の自己免疫疾患の一つで，免疫の異常により滑膜に持続的な炎症が生じて，主に関節に影響を与え，典型的には手の指や足の指などの小さい関節に対称性に関節炎が生じ，時に多臓器へも影響を与える疾患である[1]．
- 人口の0.4～0.5%，70万～80万人の患者数と推定され，30～50歳にピークがみられ，男性に比べ女性に約3倍多くみられる[1]．
- 関節リウマチの発症の原因の詳細はいまだ不明だが，遺伝要因と環境要因の影響が関与しているとされる．MHCクラスII抗原の一つであるHLA-DR4が強く関節リウマチと相関している[1]．
- 関節リウマチ特有の免疫異常にACPA（anti-citrullinated protein/peptide antibody）★1の産生がある[1]．喫煙は関節リウマチの危険因子として知られていたが，なかでもACPA陽性は関節リウマチと相関することが知られている[1]．
- 関節リウマチの発症機序の一つに，関節リウマチ感受性遺伝子の保有があり，環境因子としてシトルリン化★2の過剰産生が起き，ACPAを産生し何らかの因子が働き関節リウマチが発症するということが考えられる[2]．免疫

▶MHC：
major histocompatibility complex

▶HLA：
human leukocyte antigen

★1 ACPA
シトルリン化された蛋白あるいはペプチドに対する抗体の総称．

★2 シトルリン化
アミノ酸の一種アルギニンがPADI(peptidyl arginine deiminase)とよばれる酵素によってシトルリンに変化すること．

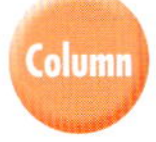

HLAクラスII遺伝子 HLA-DR4との相関

HLA-DR4は，DRB1*0401～DRB1*0424の24種類に分類され，日本人ではDRB1*0405との相関が最も強く，次がDRB1*0401であるが，白人ではDRB1*0401との強い相関がみられる．関節リウマチ感受性のHLA-DRに共通するアミノ酸配列はshared epitose（SE）ともよばれ，このようなHLA-DR型をもつ人はSE陽性と表現される．HLAとの相関は男性患者において強く観察される．

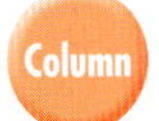

HLAクラスII分子の構造

HLAクラスII（HLA-DR, DQ, DPなど）は，食作用などで取り込んだ外来の15個前後のアミノ酸を溝に埋め込んだような形で，ヘルパーT細胞に提示する．ヘルパーT細胞それ自身は細胞障害活性をもたず，非自己のアミノ酸を確認するとTh1サイトカイン，Th2サイトカインを放出する．Th1サイトカインはキラーT細胞の活性化を促進し，Th2サイトカインはB細胞の免疫グロブリン産生を促進する．

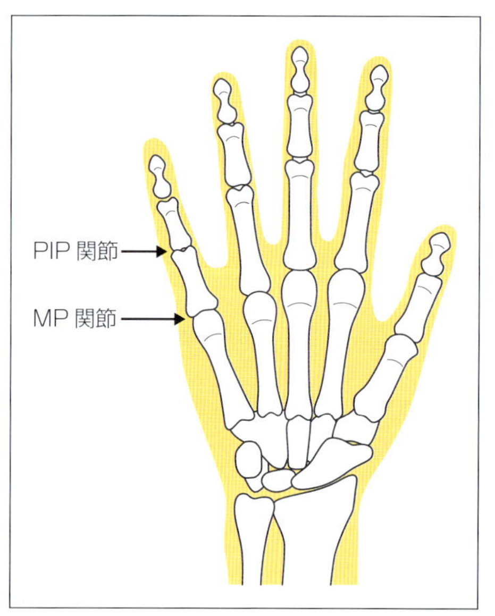

図1 中手指節関節（MP 関節）と近位指節関節（PIP 関節）

系の異常によりCD4⁺T細胞の活性化が起き，関節の毛細血管が増加し血管内より滑膜組織に出現し非自己抗原ペプチドの複合体を認識して，Th1細胞やTh2細胞が活性化される．Th1細胞はIFN-γ，TNFなどを産生し炎症反応を誘導し，Th2細胞はIL-4, 5, 6, 10などを産生しB細胞の形質細胞への分化と増殖を促し抗体産生を促進する[2]．関節内で炎症反応が引き起こされ，滑膜細胞の増殖が起き，痛み，腫脹が出現して，軟骨や骨の破壊が進む．

- 関節リウマチの特徴として，手の中手指節関節（MP関節）と近位指節関節（PIP関節）（図1），足趾や手関節の痛みや腫脹が出現し，熱感があることもある．
- 関節を動かし始めるときにこわばり，動かしにくいが，使っているうちに動かせるようになって，朝起床時によくみられるので朝のこわばり（morning stiffness）とよばれる[3]．
- 関節の炎症が進行すると骨・軟骨が破壊され，関節の変形がみられる．手ではスワンネック変形★3やボタンホール変形★4がある[4]．
- 椎体の変形もみられ，とくに環軸関節亜脱臼が多くみられる．環軸椎亜脱臼は，無症候性のことが多く，脊髄症や四肢麻痺，突然死はまれである．環軸椎亜脱臼は単純写真で3〜44％の割合で発見される[4]．症状がみられれば，関節固定の手術を考慮していくべきだが，近年では手術が少ない傾向がある．
- 顎関節の障害も起きることがあり，食事や咀嚼時に痛みや困難さを訴える場合がある．無症候性でも，麻酔導入後に問題となる場合もある．輪状披裂関節の滑膜炎が生じると嗄声や喉頭違和感が生じ，両側の場合は呼吸困難に及ぶこともある．披裂部の発赤，腫脹，粘膜の肥厚，関節の固着などが出現し，抜管を困難にさせ，抜管後の気道トラブルの原因にあげられる．
- 関節外の症状としては血管への炎症による影響がある．動脈硬化や頸動脈の内膜中膜肥厚は心血管系のリスクになる[4,5]．凝固系ではフィブリノーゲン，Dダイマー，組織プラスミノーゲン活性因子の上昇もみられる．
- 心不全は関節リウマチ患者の主要な死因となり，左室肥大や拡張能低下，伝導障害など心血管合併症が多い[4]．関節リウマチ患者の無症候性心筋梗塞の発生率は2倍になり，突然死は1.9倍増加する[6]．
- 関節リウマチの治療の基本は，非可逆的変化の出現を防止，または，その進展を阻止して患者の身体的・精神的・社会的な生活の質の向上を図ることである．
- 薬物療法と手術療法があり，初期は薬物療法が主体で，治療薬として，非ステロイド性抗炎症薬（NSAIDs），ステロイド剤，抗リウマチ薬，免疫抑制薬・生物学的製剤などがあり，罹患早期よりステロイドやメトトレキサートなどを使用し寛解を得て副作用の少ない薬剤に変更していく方法が一般化している[7]．

▶IFN：interferon

▶TNF：tumor necrosis factor

▶MP：metacarpophalangeal

▶PIP：proximal interphalangeal

★3 スワンネック変形

指の付け根の関節が曲がり（屈曲），中央の関節は真っすぐ伸びて（伸展），指先の関節は曲がっている（屈曲）状態．

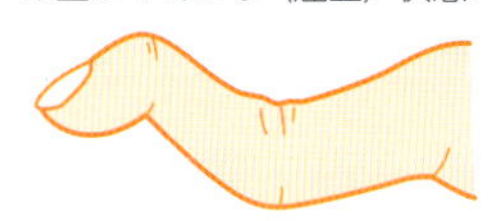

★4 ボタンホール変形

指の真ん中の関節が内側（手のひら側）に曲がったまま固定し，指先の関節は外側（手のひらと反対側）に過剰に曲がった変形．

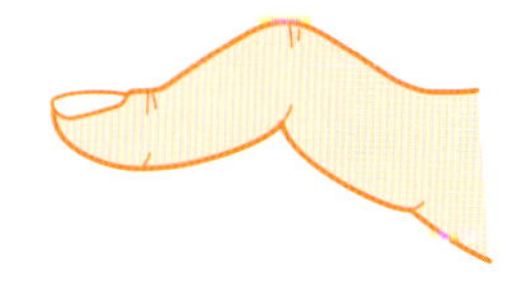

 欧州リウマチ学会（EULAR）合同分類（診断）基準

少なくとも1つ以上の関節で腫れを伴う炎症（滑膜炎）がみられ，その原因として関節リウマチ以外の病気が認められない場合に，①症状がある関節の数，②リウマトイド因子（RF）または抗環状シトルリン化ペプチド（CCP）抗体，③CRPまたは赤沈，④症状が続いている期間，の4項目についてのそれぞれの点数を合計し，6点以上であれば関節リウマチと診断，治療を開始する[8]（図2）．

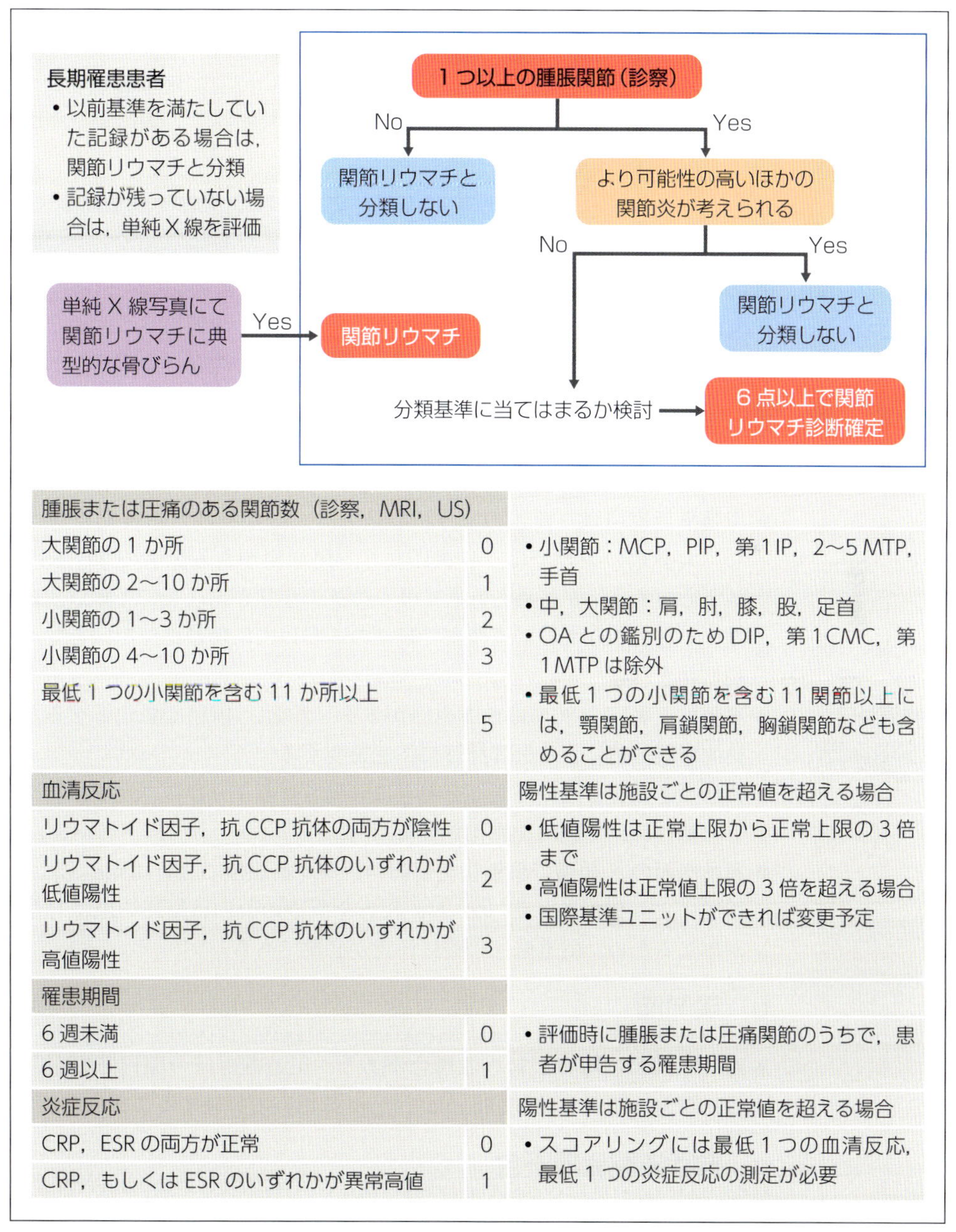

腫脹または圧痛のある関節数（診察，MRI，US）		
大関節の1か所	0	• 小関節：MCP，PIP，第1IP，2〜5MTP，手首 • 中，大関節：肩，肘，膝，股，足首 • OAとの鑑別のためDIP，第1CMC，第1MTPは除外 • 最低1つの小関節を含む11関節以上には，顎関節，肩鎖関節，胸鎖関節なども含めることができる
大関節の2〜10か所	1	
小関節の1〜3か所	2	
小関節の4〜10か所	3	
最低1つの小関節を含む11か所以上	5	
血清反応		陽性基準は施設ごとの正常値を超える場合
リウマトイド因子，抗CCP抗体の両方が陰性	0	• 低値陽性は正常上限から正常上限の3倍まで • 高値陽性は正常値上限の3倍を超える場合 • 国際基準ユニットができれば変更予定
リウマトイド因子，抗CCP抗体のいずれかが低値陽性	2	
リウマトイド因子，抗CCP抗体のいずれかが高値陽性	3	
罹患期間		
6週未満	0	• 評価時に腫脹または圧痛関節のうちで，患者が申告する罹患期間
6週以上	1	
炎症反応		陽性基準は施設ごとの正常値を超える場合
CRP，ESRの両方が正常	0	• スコアリングには最低1つの血清反応，最低1つの炎症反応の測定が必要
CRP，もしくはESRのいずれかが異常高値	1	

図2 ACR/EULAR 関節リウマチ分類基準 2010

(Aletaha D, et al. Ann Rheum Dis 2010; 69: 1580-8 より)

表1 関節リウマチの関節外症状

心血管系	心膜炎 弁機能不全 伝導系異常 肉芽腫性心筋症 拘束型心筋症 （アミロイドーシス）
呼吸器系	胸水 肺結節 肺線維症 拘束性肺疾患 呼吸器ミオパチー
腎臓	糸球体腎炎 尿細管間質性腎炎 アミロイドーシス
血液系	貧血 慢性 薬物毒性・骨髄抑制 消化管潰瘍 血小板減少症 Felty 症候群* リンパ腫
肝臓	肝線維症 肝腫 低アルブミン血症
皮膚/眼	脆弱な皮膚 壊疽性膿皮症 乾燥（Sjögren 症候群） 強膜炎 穿孔性強膜軟化症
その他	ニューロパチー 骨粗鬆症 手根管症候群

* Felty 症候群：関節リウマチ，脾腫，白血球減少を三徴候とする疾患.

2 術前評価

- 関節リウマチの患者では，関節以外の全身の症状を呈する（表1）.
- 関節リウマチ患者の術前評価をする際には，患者の関節リウマチを含めた既往歴の聴取が重要で，罹患期間，内服薬の既往，全身の合併症などを把握する必要がある.

椎体の変形や顎関節の障害もみられ，評価を行う

a. 頚椎

- 環軸椎亜脱臼は，前述のように特徴的で，発症初期から後期にかけても生じ，大多数の患者では，症状はなく，頚部痛がある患者の40～85%で，X線上での不安定が認められる．リウマチの症状が出現して1年以内の関節リウマチ患者100人の経過観察で最初の5年以内に環軸椎亜脱臼を認めたのは12%とされる.
- 環軸椎亜脱臼の80%は前方脱臼が多く（表2），前屈で悪化させるため，直接的な喉頭鏡による気管挿管に注意を要する[4,5].
- 頭部の下に枕を置いて頭部を前方に移動させるようなスニッフィングポジション操作は，亜脱臼を悪化させる.
- 頚椎側面のX線像で環椎歯突起間の距離が前屈位で2.5～3 mm以上開大し，後屈により整復される（図3）．後方や垂直の脱臼は後屈の際に脊髄の圧迫が生じるため，気道確保の際に注意が必要である.

表2 環軸椎亜脱臼

タイプ	頻度
前方	80%
後方	<5%
垂直	10～20%
側方/回旋	5～10%
C2 以下	まれ

b. 顎関節

- 時に顎関節に障害が起きる場合があり，気道確保時の開口障害が問題となる．術前に開口させ Mallampati score を用いて評価することも重要である.

c. 輪状披裂機能不全

- 関節リウマチの患者の80%は喉頭に影響が及んでいるが，一般的には無症状であることが多く，ある場合には，異物感，嚥下障害，呼吸困難，嗄声，吸気性喘鳴（stridor）の聴診，および気道狭窄などがみられる[4,5]．輪状披

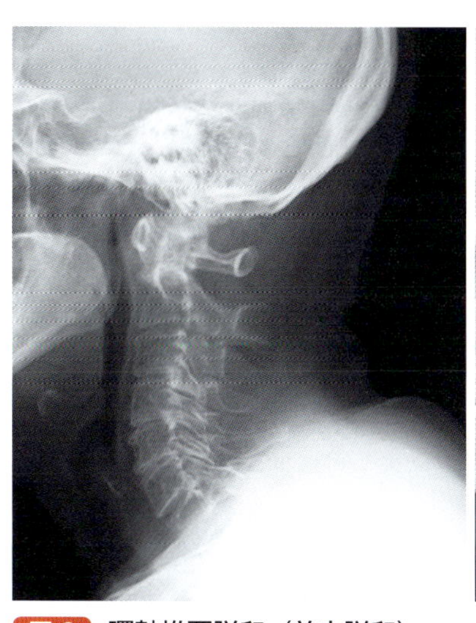
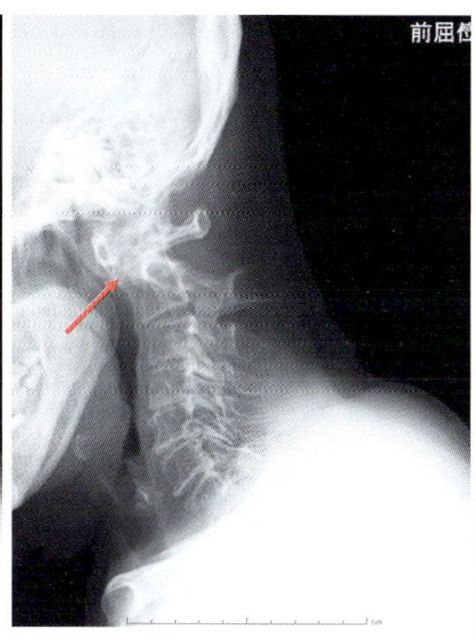

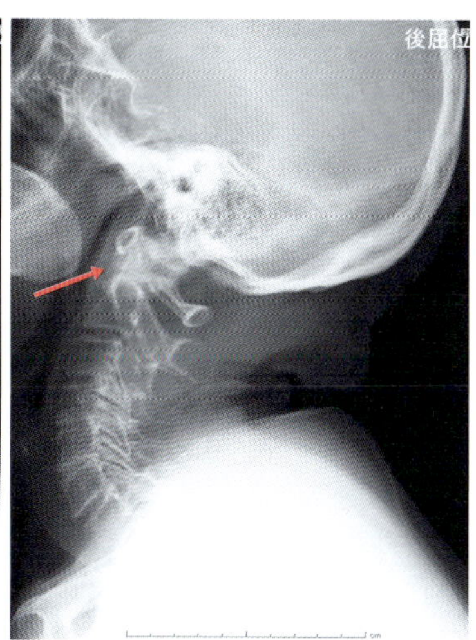

図3　環軸椎亜脱臼（前方脱臼）
前屈により環椎-歯突起前面距離が開大して，後屈により狭くなる．

裂の異常が疑われた場合には，術前に鼻内視鏡での観察が必要である．

- 気管挿管時には細めのチューブを選択し，愛護的な挿管を行い，喉頭の吸引は行わない，そして，抜管時にも細心の注意を払う必要がある．
- 抜管後に再狭窄をきたし，呼吸困難も予想されるため，抜管時にはチューブエクスチェンジャーを留置して抜管後の再狭窄に備えることも必要となる．
- 重症の場合には術前に気管切開が必要なこともある．

輪状披裂機能，呼吸機能，心機能を評価する

抜管時には細心の注意を払う

d. 呼吸器系

- 肺線維症がない場合であっても，1回換気量や全肺容量の減少が時にみられる．リウマチ結節の存在は，炎症のため呼吸困難や胸水貯留などを生じる可能性が高くなる[5]．
- メトトレキサートには副作用として間質性肺炎があり肺障害のリスクとなるため，術前の内服の患者は呼吸機能検査や胸部X線像に注意する．

e. 心血管系

- 関節リウマチ患者は動脈硬化や二次的な脂質異常症がみられ，心不全が主な死因となるため，術前の状態を把握するために，症状に応じて心機能の評価を行うことが望ましい[4,5]．心電図では左室肥大や伝導系の障害に注意する．心エコーでは拡張機能，左心肥大，弁の異常などを観察するが，正常な駆出率と偽って観察される場合もあり，時に左室拡張機能障害を呈しE/A ratioで評価される[4,5]．

f. 腎臓系

- NSAIDsやシクロスポリンの服用は腎機能障害に関連するため，服薬期間や腎機能の評価を行う[5]．投薬による出血や骨髄抑制などにより慢性貧血もみ

られるので，時に術前の輸血が必要になる．

g. 胃腸系

- NSAIDsによる消化管障害，胃潰瘍や消化管出血の既往に注意する．ステロイド服用による消化管障害，穿孔の危険性もあるため，既往歴を聴取する．

h. 内分泌系

内分泌系の評価も行う

- 慢性ステロイド服用によるCushing症候群が有名である[5]．術前にステロイド服用の患者は，術当日に内服させ，ステロイドカバーを考慮する必要がある．
- 運動制限がある患者では深部静脈血栓症のリスクも増加するため，術前に評価を行い，術中・術後には弾性ストッキングやヘパリンの使用を考慮する．

i. 内服薬

基本的に内服薬は術当日まで継続

ステロイドカバーを考慮する

- メトトレキサートの服用により創傷治癒の遷延や周術期の感染の危険性が高まるわけではない[5]．周術期の生物学的製剤の中断は賛否両論で一致してはいない[4, 5]．抗TNF製剤が術後の感染率を増加させたという報告もある一方，副作用を増加させず，術後の貧血を改善したという報告もある．ステロイドの長期服用者については手術に応じてステロイドカバーを施行する（Advice参照）．

j. 体位

体位を保持できるか，良肢位に保てるか確認する

- 関節リウマチの進行による骨・関節の変形や可動域の制限がしばしばみられるため，術中の体位を取れるか，あらかじめ確認する．脆弱な皮膚もみられるので，皮膚へ直接貼る心電図のパッチやテープなどにも注意が必要である．

3 麻酔計画

- 予定された手術と術前の患者の状態により全身麻酔によるのか区域麻酔で行うのか判断する．どちらが有用であるのかは，利点・欠点を加味して判断する．

気道確保手順を確認する

- 全身麻酔を選択した場合には，気道確保の際に，前述のように操作時の頸部の動きによる脊髄損傷を防止することが重要である．ビデオ喉頭鏡の使用により頸部の可動を制限して挿管できるが，多少は動いてしまう可能性がある．頸部を固定したまま挿管するには，声門上器具を使用することで頸部の可動を最小限にすることができる．ラリンゲルマスクを通しての挿管や，気管支鏡による気管挿管も有用である．時に覚醒下の挿管が必要になる場合もある．顎関節障害による開口障害がみられる場合には，通常の喉頭鏡による挿管は施行困難であり，気管支鏡による挿管を施行する必要がある．
- 環軸椎亜脱臼で前方型の場合には，頭部の上昇と可動を防止するためドーナツ枕の使用も有用な場合がある．

抜管手順を確認する

- 輪状披裂部に炎症が起きている場合には，抜管後の再狭窄が懸念されるため，あらかじめ細めの気管チューブを選択し，抜管後の再挿管に備えて，チ

Advice ステロイドカバー

コルチゾール分泌は5～10 mg/mm^{2}で，経口ヒドロコルチゾン15～25 mgに相当する．周術期に，副腎は116～185 mg/日のコルチゾールを分泌し，ストレス下では200～500 mg/日を分泌することもある．コルチゾールレベルは通常術後24～48時間後に基準に戻る．コルチコステロイドを投与されていた患者では二次性副腎不全を起こしていると考えられ，周術期には急性副腎不全が起きる可能性がある．急性副腎不全は，低血圧，低体温，低血糖，意識障害，循環不全をきたし死に至る．このため，術前に1日プレドニゾロン5 mg相当量以上のステロイドが投与されている患者では，ストレスがかかる周術期にはステロイドの投与が行われる[9]．

表3にステロイドカバーの例を示す．

表3 ストレスに応じたステロイド投与量

ストレス		コルチコステロイド量
Minor	鼡径ヘルニア 大腸ファイバー 軽度熱性疾患 軽～中等度悪心嘔吐 胃腸炎	• 術当日にヒドロコルチゾン（水溶性ハイドロコートン®）25 mg，あるいはメチルプレドニゾロン5 mg静注
Moderate	開腹胆嚢摘出術 半結腸切除 重度熱性疾患 肺炎 重度胃腸炎	• 術当日に水溶性ハイドロコートン®50～70 mg，あるいはメチルプレドニゾロン10～15 mg静注 • すぐに術後1～2日に通常量に減量
Severe	心臓肺手術 膵島十二指腸切除 肝切除 膵炎	• 術当日に水溶性ハイドロコートン®100～150 mg，あるいはメチルプレドニゾロン20～30 mg静注 • 術後1～2日に通常量に減量
Critically ill	敗血症性低血圧・ショック	• 6～8時間ごとに水溶性ハイドロコートン®50～100 mg静注，あるいは0.18 mg/kg/時の持続投与＋フルドロコルチゾン50 μg/日 • ショックが回復するまで投与 • 1～数週間に数回行う • バイタルサインとナトリウム値をみながら徐々に減量

(Coursin DB, et al. JAMA 2002; 287: 236-40[9]より)

ューブエクスチェンジャーを残して抜管することも考慮する．抜管後しばらくしてからの再狭窄の可能性もあるため，病棟での注意深い観察が必要である．

- メトトレキサートは，葉酸の代謝拮抗作用があるため，メトトレキサート服用患者での亜酸化窒素の併用は避けたほうがよい．
- 四肢の手術では超音波ガイド下の神経ブロックによる区域麻酔も有用であるが，関節可動域が狭く体位に注意が必要である．
- 禁忌でなければ脊髄くも膜下麻酔も考慮すべきだが，関節リウマチの患者では，罹患していない患者に比較すると同じ投与量でも知覚麻痺の範囲が1.5

脊髄くも膜下麻酔の麻酔高が増加するので注意が必要

分節高位になるので注意が必要である[5].

4 インフォームドコンセント

★5 術後の合併症
気道確保での挿管困難について，頚部の可動による脊髄損傷，手術終了後の気道狭窄の可能性，長時間の体位保持の問題点，区域麻酔による手術であれば長時間の無動が必要なこと，皮膚障害など．

- 術前の関節リウマチの合併症により，懸念される術後の合併症★5について，あらかじめ説明しておくことは重要である．
- 関節リウマチの患者では回復や再可動が遅くなり，術後過凝固状態になることもあるなど，十分な説明が必要である．

（合谷木 徹）

文献

1) 西村泰治．免疫遺伝学．宮坂信之，編．最新膠原病・リウマチ学．東京：朝倉書店；2001. p.25–34.
2) ここまで分かった最新のリウマチ免疫異常．
http://www.hakatara.net/images/no14/14-1.pdf
3) 日本リウマチ財団．リウマチ情報センター．
http://www.rheuma-net.or.jp/rheuma/rm400/rm400_shindan.html
4) Samanta R, et al. Rheumatoid arthritis and anaesthesia. Anaesthesia 2011; 66: 1146–59.
5) Aires RB, et al. Pre-operative anesthetic assessment of patients with rheumatoid arthritis. Rev Bras Reumatol 2014; 54: 213–9.
6) Maradit-Kremers H, et al. Increased unrecognized coronary heart disease and sudden deaths in rheumatoid arthritis. A population-based cohort study. Arthritis Rheum 2005; 52: 402–11.
7) 日本リウマチ学会，監修．第2章 関節リウマチ診療ガイドライン 2014.
http://minds.jcqhc.or.jp/n/med/4/med0064/G0000706/0001
8) 日本リウマチ財団．治療ガイドライン．
http://www.rheuma-net.or.jp/rheuma/common_box/publications/pdf/guideline1to4.pdf
9) Coursin DB, Wood KE. Corticosteroid supplementation for adrenal insufficiency. JAMA 2002; 287: 236–40.

2-16 精神神経疾患

- アメリカ精神医学会が作成する精神疾患の診断・統計マニュアル DSM-5 が，2013年に公開された．この中より，「1 精神発達症群/精神発達障害群」より注意欠如・多動性障害，「2 統合失調症スペクトラム障害および他の精神病性障害群」より統合失調症，「3 双極性障害および関連障害群」より躁うつ病，「4 抑うつ障害群」よりうつ病，「5 不安症群/不安障害群」よりパニック障害，「17 神経認知障害群」より認知症，パーキンソン病についてそれぞれ概説していき，麻酔上の問題点を述べていく．
- どの疾患にも共通して，内服薬が多くなりそれによる副作用に注意が必要であるため，麻酔薬との相互作用にあらかじめ備える．
- 患者を刺激しないようにするのが望ましい．

▶DSM：
Diagnostic and Statistical Manual of Mental Disorders

1 注意欠如・多動性障害（ADHD）

▶ADHD：
attention-deficit/hyperactivity disorder

- DSM-5 により，精神発達症群/精神発達障害群の範疇に知的能力障害群，コミュニケーション障害群，自閉症スペクトラム障害群，ADHD，限局性学習障害，運動障害群，チック障害群などが含まれる[1]．

a. 疾患の概要

- 集中できない，物をなくしやすい，課題を順序立てて施行できないなどの不注意，じっとしていられない，絶えず話をしているなどの多動性，思ったことを口に出してしまう，順番が待てない，周りをみないで行動するなどの衝動性が特徴的である．
- 遺伝的な要因もあるとされ，小学校入学前後に発見される場合が多い．子どもの発症率は5%で，男児が女児よりも高い[2,3]．

薬物療法

- 中枢神経刺激薬であるメチルフェニデート徐放剤コンサータ®と，選択的ノルアドレナリン再取り込み阻害薬のアトモキセチン（ストラテラ®），およびグアンファシン（インチュニブ®）が使用される[2,3]．

内服はメチルフェニデート，アトモキセチンとグアンファシン

b. 術前評価と麻酔計画

- 服薬の既往を把握する必要がある．
- メチルフェニデートを長期服用していると，その覚醒作用により鎮静薬の必要量が多くなる場合がある．
- メチルフェニデート使用患者にケタミンを使用すると，下痢，嘔吐で脱水症状を起こす報告があるので，ケタミンの使用は注意する[2]．

麻酔薬の必要量が増加する可能性がある

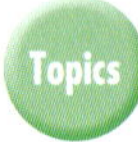

ADHD治療のため長期にamphetamineを服用していた10歳男児の麻酔導入後に心静止をきたした例

10歳男児，ADHDの治療のためamphetamineを4年間服用していた．顔面の血管腫の手術のため，セボフルランの緩徐導入後，点滴ルートを確保して，プロポフォール2 mg/kgとalfentanil 10 μg/kgを投与直後に高度な徐脈，心静止になった．アトロピン0.5 mgを2回投与し心臓マッサージを開始して30秒後に回復した．その後手術を行い，何事もなく終了した[4]．

- 鎮静薬での鎮静では，十分な鎮静を得られない可能性が高いため，全身麻酔の適応になる．
- 心疾患のある小児では，メチルフェニデートにより突然死や心血管系障害のリスクが増加するとされ，導入時の心停止の報告もあるので十分注意が必要である[4]．

c. 合併症への対応

- 術後の悪心・嘔吐やうつ傾向などの術後合併症も起きやすいので，環境にも配慮する必要がある．
- 術前の内服薬の中断により，通常は内因性のカテコラミンが戻るが，amphetamine（メチルフェニデートと薬理学的に似ている覚醒剤）では，中断後数日～数週間しても通常に戻らないということもあり，また，メチルフェニデートを中断できない状態の場合もあるので，内服は継続して麻酔を施行することになる．この場合には循環動態の変動には十分注意する[2]．

内服薬は原則継続する

d. インフォームドコンセント

- 初めての場所や物事に適応しにくいため，手術室へ来てパニックを起こしてしまうかもしれない．あらかじめ前投薬のベンゾジアゼピン系薬物を服用しても，効果が十分現れずに逆に興奮状態になる可能性もある．入室の際には，あらかじめ手順を動画，絵あるいは写真で紹介し理解させるとよい．

2 統合失調症

a. 疾患の概要

- 思考，行動および感情を1つの目的に沿ってまとめていく能力が長期間にわたって低下し，その経過中にある種の幻覚，妄想★1，ひどくまとまりのない行動がみられる病態で，対人関係が最も影響される[5,6]．好発年齢は思春期から20歳代半ばだが，それ以降の発症も多い[5,6]．

★1
本来はないものがあるように感じる症状で，陽性症状とよばれる．

薬物療法

- 抗精神病薬が使用され，最近ではセロトニン神経系に作用する非定型抗精神病薬も使用されている[6]．薬物抵抗性の場合には，修正型電気痙攣療法（mECT）の適応になることもある．
- 抗精神病薬（定型）は，ドパミン受容体拮抗薬とセロトニン・ドパミン遮断薬に大別される[7]．ブチロフェノン系のハロペリドール，フルフェナジンなどのドパミン受容体拮抗薬は副作用に錐体外路症状，パーキンソン症候群を

非定型抗精神病薬の作用機序による分類[6,8]

非定型抗精神病薬は作用機序により，以下のように分類される．
- MARTA（多元受容体作用抗精神病薬）：オランザピン，クエチアピン
- SDA（セロトニン・ドパミン遮断薬）：リスペリドン，ペロスピロン
- DSA（ドパミン・セロトニン遮断薬）：ブロナンセリン
- DSS（ドパミン・システム・スタビライザー）：アリピプラゾール

併発し，自律神経反応が低下して，イレウスや低血圧を生じやすくなる[8-12]．一方，フェノチアジン系のセロトニン・ドパミン遮断薬は，神経系や内分泌系の副作用が少ない．

- 抗精神病薬（非定型）は，第二世代ともいわれ，より錐体外路症状などが少なくなり，陰性症状★2にも効果があるとされる[6]．

★2 陰性症状
自閉，無関心，無表情，思考貧困，意欲欠如など．

b. 術前評価

- 統合失調症の患者は，ストレスに対する生体反応が減弱し，心血管系，呼吸器系や糖尿病などの発症頻度が増加し，身体疾患の合併症が多い．また，合併症による死亡率も増加する[8-12]．

全身の合併症が多い

心血管系

- 慢性の統合失調症の患者では，体重増加，糖尿病，喫煙者の割合が高く，この結果，心血管系の合併症の発症頻度が増加する．これは，抗精神病薬がインスリンの作用を減弱することや，ニコチンによる精神症状の緩和が関与している[8-12]．
- 心電図でしばしばQT/PR間隔の延長とT波の異常がみられるため，術前の心電図には注意を要する[8-12]．QT延長はtorsade de pointes（トルサード・ド・ポアント）★3を惹起し，突然死を引き起こす[8-12]．

★3
多形性心室頻拍．

呼吸器系

- 統合失調症患者の喫煙率は75％と通常の約3倍高い[8]．また肺炎や慢性気管支炎になりやすい[8]．
- 抗精神病薬による線条体ドパミン分泌の低下は，サブスタンスPの分泌低下を引き起こし，サブスタンスPによる嚥下反射や咳嗽反射が抑制され，誤嚥や窒息が起きやすい[8]．

誤嚥が起きやすい

糖尿病

- 抗精神病薬の副作用として，肥満，高血糖，脂質異常症などがあり，非定型抗精神病薬でも体重増加，耐糖能異常や脂質代謝異常を誘発する[8-12]．術前の検査値の異常にも注意が必要である．

糖尿病を合併することがあるため，検査値の異常に注意する

内分泌系

- 視床下部–下垂体–副腎系や自律神経機能への異常な反応が起き，抗精神病薬でも血中コルチゾール濃度の低下がみられる[8]．
- 慢性統合失調症の患者では刺激による血清ノルエピネフリン，副腎皮質刺激ホルモンおよびコルチゾール濃度の上昇が通常に比べ低い[8-12]．

消化器系

心血管系，呼吸器系，消化器系への影響がみられる

- 抗精神病薬の抗コリン作用やノルエピネフリンの効果により腸管蠕動が抑制され麻痺性イレウスを呈している場合があるため，腹部の単純写真などによる評価も必要となる[8,9]．

服薬

- 抗精神病薬の副作用である錐体外路症状に対して，抗パーキンソン病薬や副交感神経遮断薬（抗コリン薬）を服用したりするため，多種類の服薬がみられ，これらに対する麻酔薬との相互作用に注意が必要である（**表1**）[11]．

c. 麻酔計画

術前内服薬

内服薬は原則継続する

- 抗精神病薬は，頻脈を起こし麻酔薬との併用で低血圧の頻度が増加する．一方で，術前の服薬の中断により幻覚や興奮などの頻度が増加し，術後の精神錯乱の頻度が増加する可能性がある．内服を継続しても術中の低血圧や不整脈の頻度は変わらなかったとの報告もあるので，基本的に内服は継続すべきである[8,9]．

全身麻酔か局所麻酔か

患者の状態により麻酔方法を選択する

- 手術部位や患者の協力度により局所麻酔単独でも施行可能な場合もあるので，症例により判断する．
- 全身麻酔を選択した場合，抗精神病薬と麻酔薬との相乗効果で低血圧の頻度が多くみられるため，内服薬の継続をしている患者では，あらかじめ低血圧に備える．

術後のイレウスに注意

- 術後麻痺性イレウスの頻度が増加し，そのリスク因子として，過去のイレウスの既往，重篤な精神症状，下剤の高使用率，多剤併用，低体重，低ヘモグロビン血症などがある[8,9]．
- イレウスを呈した患者では，血中のノルエピネフリン値が増加していたが，硬膜外麻酔併用により，術後のノルエピネフリン値が低下してイレウスの発生頻度を低下させたので，適応のある場合には，硬膜外麻酔の併用が望ましい[8-10]．

修正型電気痙攣療法（mECT）

- 修正型電気痙攣療法が適応になる場合の対応については，後述する．

表1 向精神薬と麻酔薬の反応

薬剤	副作用	麻酔薬との関連性と予防策	代替薬
三環系抗うつ薬	抗コリン症状，起立性低血圧，不整脈，鎮静	エフェドリン・エピネフリン：過度の血圧上昇 アトロピン・スコポラミン：ムスカリン反応の上昇，譫妄の増加 パンクロニウム：頻脈性不整脈 吸入麻酔薬：MAC 上昇，不整脈	フェニレフリン，グリコピロニウム（グリコピロレート），ベクロニウム，ロクロニウム，イソフルラン，セボフルラン
MAOI	チラミン含有食品（ワイン，チーズ）の摂取やβブロッカーによる高血圧増強，起立性低血圧，鎮静，霧視，末梢性神経障害	メペリジン：高血圧，セロトニン症候群，鎮静，視朦 吸入麻酔薬：MAC 上昇 スキサメトニウム：アセチルコリンエステラーゼ阻害による作用延長 エフェドリン・エピネフリン：過度の血圧上昇 オピオイド：過高熱症	フェンタニル，TIVA，ロクロニウム，NSAIDs
SSRI	悪心，下痢，頭痛，性的機能不全，興奮，低ナトリウム血症，口渇	チトクローム P450 阻害によるβ遮断薬，バルビツール酸系・ベンゾジアゼピン系薬物，抗コリン薬の作用延長	低用量に
炭酸リチウム	AV ブロック，心血管不安定，痙攣，甲状腺機能低下，ネフローゼ性尿崩症，白血球増多	非脱分極性筋弛緩薬の作用増強，吸入麻酔薬の MAC 低下，回復時間延長	用量タイトレーション
抗精神病薬	低血圧，頻脈，QT 延長，心室細動，torsade de pointes，錐体外路症状，注視痙攣，斜頸，振戦，遅発性ジスキネジア	全身麻酔中の悪性症候群：高体温，骨格筋拘縮，自律神経機能不全	
ドネペジル	悪心・嘔吐，下痢，眠気，食欲低下・体重減少，めまい，虚弱，不眠，戦慄，筋肉痙攣	脱分極性筋弛緩薬の作用延長	ロクロニウム

MAOI：monoamine oxidase inhibitor, SSRI：selective serotonin reuptake inhibitor, AV：atrioventricular, MAC：minimum alveolar concentration, TIVA：total intravenous anesthesia, NSAIDs：nonsteroidal anti-inflammatory drugs.

(Bajwa SJS, et al. J Anaesthesiol Clin Pharmacol 2011; 27: 440-6[11] より)

d. 合併症への対応

体温異常

- 抗精神病薬を服用している患者では，ドパミンによる視床下部の体温中枢への影響により，術中の中枢温の低下がみられるため，術中・術後には積極的な加温を行う[8-10].
- 術中・術後モニタリングにより，頻脈や低血圧の対処を行う.

低体温を防止するため積極的に加温する

悪性症候群

抗精神病薬や抗パーキンソン病薬などの投与後，減薬後，あるいは中止後に，多く（66%）は1週間以内に，発熱，意識障害，錐体外路症状（筋硬直，振戦，ジストニア，構音障害，嚥下障害，流涎など），自律神経症状（発汗，頻脈・動悸，血圧の変動，尿閉など），ミオクローヌスや呼吸不全などを呈する．重症例では骨格筋の融解を併発・進行し，血中および尿中ミオグロビンが高値となり腎障害から腎不全に至る．悪性高熱症と症状が類似しているが，症状の進行が緩徐で，40℃の発熱はまれで，筋硬直の程度も悪性高熱症よりも弱い．悪性高熱症にみられる骨格筋収縮試験での異常がほとんどなく，悪性症候群は筋原性とは考えられない．ドパミン神経系仮説，ドパミン/セロトニン神経系不均衡仮説などがある．

悪性症候群を発症している患者に全身麻酔を施行するのは原則避けるべきだが，やむをえず必要な場合には，全身状態（発熱，筋硬直，代謝性アシドーシス，腎不全，高カリウム血症など）を考慮し施行する．抗パーキンソン病薬を内服している患者では，手術当日まで内服を継続し，レボドパの静脈内投与に変更する．

術後不隠

- 統合失調症の患者では術後3日目までに不隠が28%と多く発症するので，当日までの内服薬継続，術後早期の服薬復帰，そして内服再開までの代替薬の投与，ストレスを軽減することも重要である[8,9]．

術後譫妄と術後鎮痛の十分な対策を行う

- 術後譫妄の発症を抑えるために，術後鎮痛，ストレスの軽減，環境改善などを行う．
- 統合失調症の患者では，痛みの感受性が低いとされるが，十分な鎮痛を行わないと，疼痛による興奮状態や譫妄を誘発するので，鎮痛対策は重要である．
- 免疫系の低下により局所や全身の感染を導き，創傷治癒の遷延をきたしやすい[8-12]．

e. インフォームドコンセント

- 統合失調症の患者に麻酔を施行する場合，前述のようにさまざまな合併症をきたす可能性があるため，あらかじめ症状に応じて説明する．とくに致死的な高度低血圧や不整脈については，あらかじめ説明しておく必要がある．

3 躁うつ病（双極性障害）

a. 疾患の概要

- 躁状態とうつ状態を繰り返し，躁状態を伴う双極I型障害と，軽躁状態を伴う双極II型障害★4に区分される[13,14]．遺伝性要因が関与しているとされる[13]．

★4
うつ状態と軽躁状態のみがみられ，軽躁状態は，患者や家族には病気とは認識されにくいため，反復性のうつ病とみなされがちである．

表2 躁うつ病の治療薬

	躁病エピソード	うつ病エピソード
気分安定薬	炭酸リチウム バルプロ酸 カルバマゼピン	炭酸リチウム（適応外） バルプロ酸（適応外） カルバマゼピン（適応外） ラモトリギン
非定型抗精神病薬	オランザピン アリピプラゾール クエチアピン（適応外） リスペリドン（適応外）	オランザピン（適応外） アリピプラゾール（適応外） クエチアピン（適応外）
定型抗精神病薬	クロルプロマジン スルピリド ハロペリドール レボメプロマジン チミペロン ゾテピン（適応外）	

- 治療薬については，表2に示す．

b. 術前評価と麻酔計画

- 炭酸リチウムは有効濃度と中毒域が近く，中毒の症状として，鎮静，衰弱，失調，ワイドQRSなどがあり，進行すると低血圧をきたし，心血管系が不安定になり痙攣や死に至るため，術前の血中濃度を確認する[11,12]．
- 炭酸リチウムはループ利尿薬との併用で，血中濃度が低下し，NSAIDsとの併用により腎排泄が阻害され血中濃度が上昇するため，併用すべきではない[11,12]．
- 脳内のエピネフリンやノルエピネフリンの放出抑制により麻酔薬の必要量が減少すると予想されるため，麻酔薬の過量投与に注意が必要である[11,12]．
- 炭酸リチウムは活動電位を遷延させ非脱分極性筋弛緩薬の作用を増強するため（表1），筋弛緩薬を使用する際に，モニタリングが有用となる．バルプロ酸ナトリウムでの覚醒遅延などがあるので注意が必要である[11,12]．

リチウムの血中濃度に注意

▶NSAIDs：nonsteroidal anti-inflammatory drugs

リチウムは非脱分極性筋弛緩薬の作用を増強

4 うつ病

a. 疾患の概要

- うつ病の12か月有病率は約2%，生涯有病率は10%前後といわれ，女性は男性に比べ2倍の有病率である[15]．
- うつ病の患者は，精神症状★5と身体症状★6を訴える場合がある[15]．
- うつ病による免疫系抑制のため，術後の感染症のリスクが増大し，癌による死亡率も増加する[16]．

★5
抑うつ気分，意欲・興味・精神活動の低下，思考制止，焦燥感，集中力の低下，自尊心の喪失，自責感・罪責感，希死念慮・自殺企図など．

★6
食欲の低下，不眠，倦怠感・易疲労感，頭痛・頭重感，便秘・下痢など．

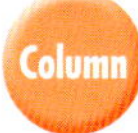

セロトニン症候群

抗うつ薬を服用中に，精神状態（不安，混乱，いらいら，興奮，多動など），錐体外路症状（振戦，固縮，無動など）や自律神経症状（発汗，発熱，下痢，頻脈など）の副作用がみられ，服薬開始後数時間以内に症状が現れることが多く，服薬の中断で通常24時間以内に症状が消失する．症状が多彩であることから，5-HT_{1A} 受容体の刺激のみでなく，5-HT_{2A} 受容体，ドパミン神経系やノルアドレナリン神経系なども関与しているとされる．抗うつ薬などセロトニン神経系の機能亢進作用を有する薬剤は原因薬剤となるが，単剤より多剤併用時の発現が多い．中等度以上では，腱反射亢進，持続的なミオクローヌス・振戦に筋強直が加わり，40℃近くの発熱が起こる場合もある．発熱した場合には前述の悪性症候群との鑑別は困難になる．周術期に使用する，ペチジン，トラマドール，ペンタゾシン，メトクロプラミド，グラニセトロン，メチレンブルー，フェンタニルなどもセロトニン症候群を発症させる可能性がある[19]．

b. 術前評価

- 服薬の既往を把握する必要がある（**表1**）．

心血管系

心血管系への影響がみられる

- うつ病ではセロトニン系の異常を背景とした血小板凝集能亢進により冠動脈の閉塞が起きやすく，動脈硬化病変も進行する[16-18]．うつ病は虚血性心疾患や急性心筋梗塞の危険因子である[18]．
- 三・四環系抗うつ薬の長期投与は神経終末のノルアドレナリンの枯渇やβ受容体のダウンレギュレーションによる低血圧，心収縮力の低下作用を引き起こし，突然死のリスクがある．また，用量依存的にQT延長の副作用がある[16-18]．
- 三・四環系抗うつ薬服用患者でQT延長症候群の危険因子は，女性，年齢，低カリウム血症，低マグネシウム血症，過量の抗うつ薬である[16-18]．

麻酔薬による過度の低血圧に注意

- 三環系抗うつ薬はα受容体拮抗作用により起立性低血圧を起こし，麻酔導入時の低血圧の頻度が高くなるので，注意が必要である[16-18]．
- 術前には，心電図，心エコー，負荷心電図，負荷シンチグラフィー，冠動脈造影などで心機能の評価が必要な場合もある．

▶CABG：coronary artery bypass grafting

- CABG直後にうつ病と不安がみられた場合，術後1年以内のイベントが起きやすく，新規の冠動脈イベントや死亡率の増加に関連する[18]．

糖尿病

糖尿病を合併しやすい

- 2年以上抗うつ薬を服用している患者では糖尿病になりやすく，糖尿病にうつ病を併発している場合には血糖コントロールが不良で死亡率も増加する[16]ので，周術期の血糖コントロールは厳重に行う．
- 肥満手術はうつ病の危険性を高め，肥満手術後のうつ病は体重低下が少ない[18, 19]．

異常出血

- セロトニンには血小板凝集促進作用があるが，選択的セロトニン再取り込み阻害薬（SSRI）は血小板でのセロトニンの取り込みを阻害する[16-18]．
- SSRI 単独服用でも，上部消化管の異常出血が増大するが，低用量アスピリン併用，NSAIDs との併用でリスクが増加するので，術前に服薬の既往や消化管出血に留意すべきである[16-18]．
- SSRI 服用患者での術後の異常出血は，整形外科手術でリスクが 4 倍になった[18]．

異常出血をきたしやすい

- SSRI 服用患者で硬膜外麻酔や脊髄くも膜下麻酔などを実施する際には出血についてさらなる注意が必要である[16-18]．

c. 麻酔計画

術前内服薬

- 抗うつ薬は，麻酔薬との併用でエフェドリンに抵抗性の低血圧の頻度が増加する．一方で，術前の服薬の中断により術前の不隠状態の頻度が増加する可能性がある[16-18]．
- 内服を継続しても術中の低血圧や不整脈の頻度は変わらなかったとの報告もあるので，基本的に内服は継続すべきである[16, 17]．

内服薬は原則継続する

麻酔薬との関連

- 三環系抗うつ薬は麻薬の鎮痛作用や呼吸抑制作用を増大させ，バルビツール酸系薬物の鎮静作用も増大させる[16-18]．
- うつ病に用いられる薬剤にはチトクローム P450 に影響を与える薬剤もあり，麻酔薬の中でも，リドカイン，ミダゾラム，ジアゼパムなどが影響されるので，作用の延長に注意する．

低血圧

- 前述のように，麻酔導入時や維持の際に，過度の低血圧が生じることがあり，エフェドリンには反応せず，ノルエピネフリンやエピネフリンに反応したとの報告もあるので，麻酔中の低血圧に対処できるようあらかじめ備えるべきである．

麻酔薬による過度の低血圧に注意

体温

- うつ病患者も体温調節の障害があり，術中は中枢温の上昇がみられシバリングの頻度も増加するため，体温管理も重要である[16, 17]．

体温管理も重要

修正型電気痙攣療法（mECT）

- 治療抵抗性のうつ病に対しても修正型電気痙攣療法が適応になる．
- 心血管系の反応として，通電刺激直後に脳幹への刺激により副交感神経が活性化し，血圧低下，徐脈，心停止が起きる．その後，交感神経系が活性化し，頻脈や血圧の上昇が起きる．この頻脈は間代性痙攣終了まで続き，再び副交感神経が活性化され，患者の覚醒とともに交感神経が活性化される．

mECTの麻酔では，頭蓋内病変の有無を確認する

- 修正型電気痙攣療法の麻酔の場合には，術前のルーチンの検査に加え，頭部CTなどで頭蓋内病変の有無を確認する必要がある．ケタミンは抗うつ作用があるので修正型電気痙攣療法で使用している場合もある[16]．
- 眼圧，脳圧ともに上昇するので，あらかじめ眼圧・脳圧上昇が望ましくない病変，最近の心筋梗塞，脳内出血の既往，褐色細胞腫の合併などの有無の確認が必要である（表3）．

表3 電気痙攣療法の禁忌とされる状態

脳内占拠性病変
頭蓋内圧亢進状態
最近の心筋梗塞
最近の脳内出血
動脈瘤・動静脈奇形
褐色細胞腫
緑内障

d. 合併症への対応

- うつ病の患者は，下記のような周術期の合併症の発生頻度が増加するので，注意が必要である．

譫妄対策，鎮痛対策を十分に行う

- 譫妄：うつ病は術後譫妄の独立した危険因子であり，術後認知機能障害（POCD）とも関連性がみられる．抗うつ薬の抗コリン作用が譫妄の発症に関連する[18]．
- 痛み：急性術後痛はうつ病の原因となり，うつ病患者は痛みの閾値が低く，術後慢性痛の予測因子となる[16-18]．

e. 予後との関連

- うつ病はICU患者でよくみられ，QOLの低下や死亡率の増加に関連する[16-18]．腰椎ヘルニア手術で遷延するうつ病は手術結果や満足度と関連し，再手術が増加する[18]．

f. インフォームドコンセント

- あらかじめ説明が必要だが，十分に説明が伝わっているかの判断が難しい状態もあるので，文書での説明が望ましい．

5 パニック障害

a. 疾患の概要

- 秒単位，あるいは数分以内にピークに達する，反復する不安発作を特徴とし，遺伝的因子の関与もある．発症前に大きなイベントを経験していることが多く，幼少時の虐待や10代の喫煙は高リスクである[20]．
- SSRIが第一選択薬である．

b. 術前評価と麻酔計画

SSRI内服に対する麻酔計画を立てる

- 術前の内服薬（SSRIなど）を把握し，内服薬に応じてうつ病に準じた対策を図ることが必要である．

表4 術前の簡便な認知機能のスクリーニング検査

Mini-Cog	3語の即時再生，遅延再生および時計描画を組み合わせて，2点以下が認知症疑いで，MMSEと同様の妥当性をもつ
MMSE	時間の見当識，場所の見当識，3単語の即時再生と遅延再生，計算，物品呼称，文章復唱，3段階の口頭命令，書字命令，文章書字，図形模写の計11項目30点満点で構成され，23点以下が認知症疑い，27点以下は軽度認知障害（MCI）が疑われる

6 認知症（アルツハイマー型）

a. 疾患の概要

- 認知症は高齢化社会に伴い罹患人口が増加するとされている．慢性あるいは進行性の脳疾患によって生じ，記憶，思考，見当識，理解，計算，学習，言語，判断などの多数の高次機能が障害される[21]．
- アルツハイマー病の病理像には神経細胞の減少，老人斑，神経原線維変化がある．老人斑はアミロイドβ蛋白の蓄積が，神経原線維変化は微小管結合蛋白質タウの異常リン酸化が観察される[21]．

b. 術前診察と麻酔計画

- 術前に認知症のような認知機能低下がみられる患者では，手術・麻酔を契機にさらなる術後の認知機能の低下がみられる．術前の簡便なスクリーニング検査としてMini-CogやMMSE（Mini Mental State Examination）（**表4**）があるので，それらを実施して認知機能の状態を把握しておくとよい．
- 認知症患者の麻酔に特別な方法はないが，吸入麻酔薬，静脈麻酔薬であっても適切な麻酔深度で，安定した麻酔管理を行うことが重要である[22]．
- 術後環境も認知機能に影響するため，術後鎮痛を行い，睡眠が確保できる環境の提供，早期のリハビリなどを心がけるべきである[22]．

術前の簡便なスクリーニング検査で認知機能を把握する

POCDの麻酔に準じる

7 パーキンソン病

a. 疾患の概要

- 振戦，固縮，無動，姿勢反射障害を4大症状とする進行性の神経変性疾患で，ほかに，自律神経症状，精神障害，睡眠障害，感覚障害などがある[23]．
- 主に中脳黒質にあるドパミン産生細胞が徐々に変性脱落するため脳内のドパミンが減少しさまざまな症状が出現する[23]．
- 治療は主にレボドパ★7もしくはドパミンアゴニスト（DA）の投与となる．モノアミン酸化酵素阻害薬（MAOI）★8のセレギリンは，抗パーキンソン病薬として使用される[11,12]．

★7
レボドパはドパミンの前駆体であり，血液脳関門を通過した後，脳内の脱炭酸酵素によりドパミンに変換される．

★8
モノアミン酸化酵素にはA型とB型がありノルアドレナリン，アドレナリン，セロトニンはMAO-Aで，ドパミン，チラミンはMAO-AとMAO-Bで代謝される．セレギリンはMAO-B阻害薬である．

MAOIと麻酔薬

非可逆性，可逆性のMAOIは，オピオイドとの併用で，タイプ1（興奮性）とタイプ2（うつ性）の2つの反応が出現する．タイプ1はセロトニン再吸収を阻害するペチジンやデキストロメトルファンとの併用でセロトニン症候群が起きる．このため，ペチジンやデキストロメトルファンは禁忌だが，他のオピオイド（モルヒネ，フェンタニル，レミフェンタニル）は安全に使用できる．タイプ2はまれであるが，肝酵素抑制によりMAOIの代謝が低下しオピオイドの作用が増強する[12]．

b. 術前診察と麻酔計画

麻酔薬との相互作用に注意する

- 手術に応じて区域麻酔と全身麻酔を選択するが，全身麻酔薬関連薬物との相互作用で，吸入麻酔薬は低血圧，フェンタニル，レミフェンタニルでは筋固縮の増悪，プロポフォールは振戦の消失，ジスキネジアの誘発など，注意が必要である[24]．
- パーキンソン病患者では嚥下障害と流涎があり誤嚥のリスクが高いため，全身麻酔を選択したほうがよい場合もある[24]．
- 内服可能であれば，手術当日朝は内服の継続を行い，術中の追加投与はレボドパ静注薬に変更して投与するか，あるいは，経鼻胃管から投与する．パーキンソン病治療ガイドライン★9も参照されたい[25]．
- MAOIを内服している患者では，麻酔薬との相互作用に注意する．ケタミンの使用は避け，プロポフォール，ベンゾジアゼピン系薬物，吸入麻酔薬，NSAIDsは安全に使用できる．術前の休薬については，患者の状態に合わせ精神科医と相談する必要があるが，麻酔管理上は2週間の休薬が望ましく，その間の代替薬も必要となってくる[12]．
- MAOI服用患者では，交感神経刺激を避け，前投薬としてベンゾジアゼピン系薬物を投与するのが望ましい．昇圧薬としてエフェドリンの使用は避け，輸液やフェニレフリンを使用する．
- 投与中断により，パーキンソン症状の増悪や悪性症候群が発生する場合がある．
- パーキンソン病患者では，術後譫妄，興奮，幻覚が一般高齢者より多いとされるため，術後の状態や環境に配慮が必要である[24]．

★9
手術当日朝1回1時間程度でL-ドパ・末梢性ドパ脱炭酸酵素阻害薬（DCI）配合剤100 mgにつきL-ドパ50～100 mgを経静脈内に点滴投与する．2日目以降も同様な対応を行うが，症状に応じて増量してよい（グレードC1）．

基本的に内服薬の継続だが，薬剤により判断が必要

c. インフォームドコンセント

- パーキンソン病患者では，麻酔に伴い，麻酔関連薬との相互作用により思わぬ反応が生じる可能性や，手術・麻酔後にパーキンソン病が悪化する可能性があること，悪性症候群の発生などについて，あらかじめ説明しておくとよい．

（合谷木 徹）

文献

1）日本精神神経学会精神科病名検討連絡会．DSM-5 病名・用語翻訳ガイドライン（初版）．精神神経学雑誌 2014; 116: 429–57.
2）小坂美樹，飯島毅彦．精神疾患と麻酔．注意欠如・多動性障害（ADHD）—メチルフェニデート，アトモキセチンが麻酔薬に及ぼす影響．LiSA 2015; 22: 1234–9.
3）田中康雄．ADHD．日本医師会雑誌 2013; 142: S323–4.
4）Perruchoud C, Chollet-Rivier M. Cardiac arrest during induction of anaesthesia in a child on long term amphetamine therapy. Br J Anaesth 2008; 100: 421–2.
5）日本精神神経学会．統合失調症とは何か．
https://www.jspn.or.jp/modules/activity/index.php?content_id=79
6）山口大樹，水野雅文．統合失調症．神経・精神疾患診療マニュアル．日本医師会雑誌 2013; 142: S305–6.
7）鈴木昭仁，大谷浩一．精神科薬物療法．神経・精神疾患診療マニュアル．日本医師会雑誌 2013; 142: S348–51.
8）工藤　明．統合失調症．麻酔前の評価・準備と予後予測 II．麻酔 2010; 59: 1105–15.
9）Kudoh A. Perioperative management for chronic schizophrenic patiens. Anesth Analg 2005; 101: 1867–72.
10）北條亜樹子，ほか．統合失調症—麻酔で幻覚を見ることはありません．LiSA 2015; 22: 1206–10.
11）Bajwa SJS, et al. Psychiatric diseases: Need for an increased awareness among the anesthesiologists. J Anaesthesiol Clin Pharmacol 2011; 27: 440–6.
12）Attri JP, et al. Psychiatric patient and anaesthesia. Indian J Anaesth 2012; 56: 8–13.
13）加藤正樹．双極性障害．神経・精神疾患診療マニュアル．日本医師会雑誌 2013; 142: S287–8.
14）日本うつ病学会 気分障害の治療ガイドライン作成委員会．日本うつ病学会治療ガイドライン I．双極性障害 2012.
http://www.secretariat.ne.jp/jsmd/mood_disorder/img/120331.pdf
15）渡部真也，ほか．うつ病．神経・精神疾患診療マニュアル．日本医師会雑誌 2013; 142: S284–6.
16）工藤　明．うつ病．麻酔前の評価・準備と予後予測 II．麻酔 2010; 59: 1116–27.
17）工藤　明．うつ病—うつ病患者の麻酔にはケタミンを用いるのも一考．LiSA 2015; 22: 1202–5.
18）Ghoneim MM, O'Hara MW. Depression and postoperative complications: An overview. BMC Surg 2016, 16: 1–10.
19）医薬品医療機器総合機構．セロトニン症候群．重篤副作用疾患別対応マニュアル．
https://www.pmda.go.jp/files/000144659.pdf
20）八田耕太郎．パニック障害．神経・精神疾患診療マニュアル．日本医師会雑誌 2013; 142: S301–2.
21）玉岡　晃．アルツハイマー病．神経・精神疾患診療マニュアル．日本医師会雑誌 2013; 142: S192–4.
22）合谷木徹．術後認知機能障害．横山正尚，編．麻酔科医のための周術期危機管理と合併症への対応．新戦略に基づく麻酔・周術期医学．東京：中山書店；2016．p.274–80.
23）下　泰司，服部信孝．パーキンソン病．神経・精神疾患診療マニュアル．日本医師会雑誌 2013; 142: S205–7.
24）村田　裕，ほか．Parkinson 病—多彩な症状と投薬内容に対処する．LiSA 2015; 22: 1212–6.
25）日本神経学会．第 II 編 クリニカル・クエスチョン．第 1 章 治療総論．パーキンソン病治療ガイドライン 2011.
https://www.neurology-jp.org/guidelinem/pdgl/sinkei_pdgl_2011_11.pdf

2-17 熱傷

1 熱傷の概要

熱傷による全身状態への影響を常に念頭におく

- 熱傷患者においては，外部へのバリアとしての皮膚機能の喪失から，さまざまな全身状態への変動が引き起こされる（表1）．熱傷患者への麻酔管理に際しては，これらの熱傷による全身状態への影響を常に念頭におく必要がある．当然のことであるが，表1に示す，影響される各種臓器や全身状態がどの程度重症となるかは，熱傷の広さならびに深さに依存する（後述）．
- 熱傷受傷後，毛細血管をはじめとする血管壁の透過性亢進により，体液が血管外へ漏出して，全身の浮腫が受傷直後より進行し始める．さらに受傷半日〜1日以内に大量の水電解質，蛋白血管外流失が完成し，血管内容量減少が引き続き，循環血液量減少性ショック（熱傷性ショック）となる．したがって，このときに大量の輸液が必要となる（後述）．
- 熱傷受傷初期の心拍出量減少は前負荷減少や熱傷により惹起された各種因子による心筋の直接的な抑制が原因であると考えられ，血圧が一時的に初期には維持されるのは，交感神経系の緊張による体血管抵抗上昇の結果である．
- 大量の輸液や薬剤によるサポートにより，熱傷性ショックから離脱できた場合，1〜2日経過すると，初期のころと逆に全身炎症反応が進行し，末梢血管抵抗が減少してきて，心拍出量は増加してくる（hyperdynamic state）．
- 熱傷受傷により，血管壁の透過性が亢進するのと同様に，気道粘膜透過性も亢進する結果，肺水腫や肺の透過性低下を認めるX線撮影像になってくる．口腔・咽頭内スス付着，嗄声，ラ音聴取などの臨床所見が気道熱傷診断の基本となるが，熱傷ガイドライン[1]では気管支ファイバースコープによる診断が推奨されている．また現在のところ，気道熱傷重症度診断の指標として単独で確定的なものはない．
- 代謝亢進状態が現れてくる時期は，熱傷受傷数日後（3〜5日）からがほとんどで，広範囲熱傷患者では，必要熱量が基礎代謝率から計算される必要量の約2倍になることも珍しくなく，蛋白必要量もおよそ2.5 g/kg/日の計算になる．経管

表1 熱傷が全身に及ぼす影響

心臓・循環器	血管外への体液喪失 熱傷性ショック 心拍出量減少 受傷初期：体血管抵抗上昇，心拍出量減少 受傷中長期：体血管抵抗減少，心拍出量増加
肺・呼吸器	肺水腫，気道熱傷，肺炎
腎臓	急性腎不全，電解質異常
肝臓	肝機能障害，低蛋白血症，凝固因子欠乏，胆嚢炎
代謝	亢進状態→体温上昇，血液濃縮 大量輸液→低体温，血小板減少，DIC
消化管機能	初期から障害→腸管蠕動停止 Curling 潰瘍 食道炎，腸間膜動脈塞栓症，膵炎
感染	植皮生着率低下，敗血症
筋肉	神経筋接合部破壊→高カリウム血症

DIC：disseminated intravascular coagulopathy（播種性血管内凝固）．
詳細は本文参照のこと．

栄養を早期に始めることで，筋肉異化や腸管粘膜経由での菌移行を防ぐことが可能となる．体温低下，更なる代謝亢進を抑えるためには環境温は暖かく保温することにより中枢温度が正常体温36℃台を保てるようにする．

- 血液濃縮については，血管外への体液漏出の程度によって，引き起こされる程度や時間的経過は異なってくる．かなり大量な輸液を行っているにもかかわらずヘマトクリット値上昇が続く場合もありうる．しかしながら，最終的には熱傷創部からの持続的出血ならびに赤血球寿命短縮（<120日）により貧血となる場合がほとんどである．また熱傷皮膚や高温になった吸気（煙）に曝露されて肺での血小板凝集が起こり，他方，大量輸液により希釈されて血小板減少症も引き起こされるため，凝固系・線溶系ともに機能亢進するので，DICが経過中に合併する可能性もある．

▶DIC：disseminated intravascular coagulation（播種性血管内凝固）

- 広範囲熱傷による皮膚・筋肉の破壊によりミオグロビンが大量に生じて（横紋筋融解），その結果，腎尿細管障害が起きて，急性腎不全となりうる．さらに循環血液量・心拍出量低下そして交感神経緊張状態によるカテコラミン，アルドステロン，バソプレッシン増加でも腎血流が減少し急性腎不全の下地がつくられる．
- 胃や腸管も交感神経過緊張状態から容易に蠕動が停止し，イレウス状態となるために，全身麻酔導入前に胃管を挿入して内容物を吸引し，減圧することが肝要．

全身麻酔導入前に胃管挿入，内容物を吸引し減圧する

- 熱傷性ショックにより消化管粘膜の血流不全が早期に起こるために，粘膜糜爛によるいわゆるCurling潰瘍が胃に生じて出血や穿孔が引き起こされる．この粘膜糜爛は成人よりむしろ小児に起こる頻度が高く，制酸薬である H_2 受容体拮抗薬やプロトンポンプ阻害薬が適応となる．また集中治療室などで経鼻挿管による長期管理の際に気管食道瘻が生じたという報告があり，気管切開も躊躇すべきではない．ただし，頸部が熱傷部位であり感染部位の場合には，気管切開も容易なことではない．熱傷部位感染は植皮の生着を妨げ，そればかりか深部へ感染が進展すると敗血症につながる．

2 熱傷の重症度推測

- 前述の全身への熱傷の影響は，熱傷面積と深達度によってその重症度が決まり，それが高ければ，影響も大きくなるために，慎重な麻酔管理が必要となる．熱傷面積の類推によく使われるのが「9の法則」である（図1）．
- 熱傷の深達度については，表2[2]を参照のこと．

麻酔管理のため，熱傷面積と深達度から重症度を類推する

3 初期熱傷患者への麻酔管理

a. 呼吸管理

- 気道の熱傷は，短時間の高熱の曝露であっても喉頭蓋，喉頭ともに浮腫を起こし，気道閉塞を引き起こすため，気管挿管のタイミングは，浮腫が生じる

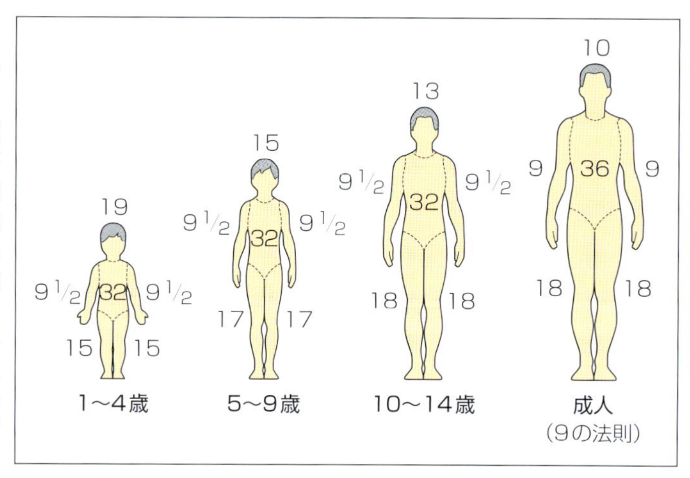

図1 熱傷面積の推測によく用いられる「9の法則」

面積の計算のために，成人では図のとおり，両腕を全身の9%とし，体幹前面そして後面と両下肢はそれぞれ18%と計算する．そのうえで頭部を10%とする．小児，乳児になるに従って頭部の割合が大きくなり，四肢の割合が小さくなるので，この図を参照に該当する年齢の熱傷面積を類推する．

(Billington ME, et al. Modern-Day Burn Resuscitation: Moving Beyond the Parkland Formula. http://www.emdocs.net/modern-day-burn-resuscitation-moving-beyond-parkland-formula/ より改変)

表2 熱傷の深達度

深度分類	状態・治癒過程
I度 (epidermal burn)	• 表皮熱傷で受傷部の発赤のみ • 瘢痕を残さず治癒
浅達性II度 (superficial dermal burn)	• 水疱形成あり，水疱底の真皮が赤色（痛い！） • 1～2週間で表皮化し治癒する
深達性II度 (deep dermal burn)	• 水疱形成あり，水疱底の真皮が白色（痛くない…） • 3～4週間で表皮化．肥厚性瘢痕やケロイドを残す可能性
III度 (deep burn)	• 皮膚全層の壊死．白色 or 褐色レザー様，炭化 • 植皮を施行しなければ肥厚性瘢痕や瘢痕性拘縮．受傷部位の辺縁からのみ，1～3か月以上を要し表皮化

受傷当日は正確な分類はできない
熱傷深度は進行する

(日本皮膚科学会．創傷・褥瘡・熱傷ガイドライン–6：熱傷診療ガイドライン[2]より)

前に早めに行うのがよいと考えられている．胸郭全体にIII度熱傷が認められる際には，胸郭コンプライアンス低下となり，緊急の減張切開が施行されないと，呼吸不全となる場合がある．

- 気管挿管したのちには，通常は肺の過膨張などを避けるためにいわゆる「低1回換気」による呼吸管理を行う[3]．
- 気管支痙攣が起きた際には β_2 刺激薬を呼吸回路経由で吸入させる（たとえばサルブタモール〈サルタノール®，アイロミール®，ベネトリン® など〉）．
- 術中は，気管吸引をこまめに行い，分泌物や痰の除去に努める．
- 室内閉所の火災の際や高温有毒ガスを吸入した可能性がある場合には，気道熱傷が強く疑われる．頭頚部熱傷，鼻毛や毛髪が焦げている，鼻・口唇・咽頭粘膜の腫脹，咳が続く，痰の中に煤などが認められた場合には，気道熱傷を考えておく．上気道ばかりでなく，肺実質も損傷されている可能性があるときには，追って気管支鏡を施行する．
- 閉所で被災した熱傷患者では，気道熱傷以外に一酸化炭素中毒の可能性もあり，組織低酸素症も起こりうる．一酸化炭素ヘモグロビン（HbCO）は通常のパルスオキシメータでは酸化ヘモグロビンとの赤外線波長が干渉しあうので正確には計測できず，確定診断できない．病院検査室にてHbCOを測定可能な分光光度計で測ってもらうか，測定可能なパルスオキシメータを使う（たとえばRadical-7® Pulse CO-Oximeter〈マシモ社〉）．このパルスオキシメータを使いながら呼吸管理を行えば，実際の高濃度酸素投与下でのHbCOの半減期★1もリアルタイムで観察可能である[4]．

気管挿管のタイミングは，浮腫が生じる前に早めに行う

脳実質も損傷されている可能性があるときは、追って気管支鏡を施行する

★1

HbCO半減期は室内気吸入時は約6時間とされるが，100%酸素吸入下では，約60分とされている．

表3 熱傷初期管理における輸液戦略代表例

発表年	公式	初期輸液量	晶質液	コロイド輸液	D5W
1953	Brooke (Artz)		乳酸加リンゲル液 1.5 mL/kg/% burn	0.5 mL/kg	受傷後 0〜24，24〜48 時間 2,000 mL
1974	Parkland (Baxter)	1/4×BW×% burn	乳酸加リンゲル液 4 mL/kg/% burn		
1979	modified Brooke (Pruitt)	1/8×BW×% burn	乳酸加リンゲル液 2 mL/kg/% burn		

BW：体重，D5W：5%ブドウ糖溶液.

(大須賀章倫，ほか．日本救急医学雑誌 2015; 26: 647-56 より抜粋)

熱傷蘇生輸液としての酢酸加リンゲル液と重炭酸リンゲル液

50 年前の Baxter らが現役の時代には，確かに乳酸加リンゲル液しかなかったであろうと推察されるが，現在でも日本国外へ一歩でも出ると酢酸加リンゲル液や重炭酸リンゲル液による熱傷蘇生輸液の検討というものが皆無である．日本からの発信がないからなのか，価格が高額なために日本国内でしか需要がないのか不明である．乳酸加リンゲル液よりも肝臓への負担が少ないはずの酢酸加リンゲル液，さらには重炭酸リンゲル液がまったく顔を出さない熱傷患者管理はこれらのとくに重炭酸リンゲル液を日常的に手術室で使用している日本の麻酔科医としては不思議な気がしてならない．

b. 輸液管理

- 熱傷患者の輸液管理といえば，初期治療における輸液量の 1 日投与量計算式として代表的なのが表3に示すものである．Brooke の公式，Parkland (Baxter) の公式，Modified Brooke の公式の 3 つのうち，なぜか，世界的にみても Parkland の公式が使われていることが多い．Parkland の公式は Baxter と Shires により 1968 年につくられた晶質液単独の熱傷蘇生輸液の公式であり，重症熱傷では体内のコンパートメント間において体液の移動が生じるという，熱傷の重要な病態生理の概念に基づいている[5]．
- 1995 年に行われたアメリカとカナダの 83 の熱傷センターでの調査では，約 3/4 が乳酸加リンゲルを用いた Parkland の公式を用いていた．しかし約 80%が乳酸加リンゲルから他の輸液へ受傷後 24 時間の時点で変更しており，69%はアルブミンを含むものであった[6]．これらの輸液公式の意味づけは，以下のようにまとめられる．
- 熱傷後には急激な体液変動が起こるが，とくに熱傷創部では血管透過性の亢進による蛋白の漏出が起こる．どのような蘇生輸液を用いてもこの浮腫を減らすのは困難である．この現象は 6〜12 時間程度で回復する．非熱傷創部において生じる血漿浸透圧の低下に起因する浮腫は，コロイド輸液にて軽減できる可能性がある．麻酔管理中も大量のアルブミン製剤投与がしばしば行われる．過剰な晶質液の投与は輸液関連合併症を引き起こす．心拍出量の低下は主に前負荷の減少で説明されるが，熱傷による直接的な心筋の抑制作用があることも示されてきている．心拍出量を改善させても腎血流を回復させることは困難である．

患者に投与した輸液総量を公式から得た総量と比較，その妥当性を適切に判断する

- 全身麻酔管理の際には，これらの原則を念頭におくものの，Parklandの公式は，その当時のモニタリング技術に即応したものである．現在の手術室や集中治療室ではその当時存在しなかったバイタルサインを詳細かつ継続的にモニタリングできる環境が実現している．したがって，現状では，実際患者に投与した輸液総量を公式から得られる総量と比較して，その妥当性，合併症の有無を適切に判断することが要求されよう．
- 熱傷患者以外の全身麻酔管理中のとくに陽圧人工呼吸下の患者においては，goal directed fluid therapy（GDFT）が輸液負荷プロトコルに適応される場面が増えているが[7]，熱傷患者におけるGDFTの検討はほとんど行われていない．GDFTを周術期の管理に用いるとしても現在発表されているものは，pulse indicator continuous cardiac output（PiCCO）によるものであり[8]，その他の日本の手術室においてGDFTの目安としてよく用いられているstroke volume variationやpulse volume variationを使用したものは見当たらない．今後の課題であるとされている[9]．

4 実践！ 熱傷患者麻酔管理

a. 患者モニタリング機器

- 熱傷患者への全身麻酔管理要請でのほとんどは早期〜亜急性期でのデブリドマン，植皮術施行，慢性期では瘢痕切除である．その際に，心電図・血圧（非侵襲的・観血的血圧測定）・脳波モニター，パルスオキシメータなど麻酔管理上現在の日本においてはルーティンの患者監視システムの電極やセンサーやカフを，いざ熱傷患者の手術室入室時に，装着しようとしてみるとわかるが，熱傷面積に応じて，装着の困難が増える．
- たとえば，心電図や脳波モニターでは電極を貼り付けないとならないが，貼るべき場所が熱傷受傷部位であるために通常の粘着力では付かない場合もある．電極の場合には，針電極や電極そのものを縫い付けてみるしかないのだが，場所をずらすことが可能なら，もちろんそうする．
- 非侵襲的血圧計の場合の血圧側定カフも，しばしば両上腕や下腿が熱傷部位で浮腫を伴い，巻けない場面に遭遇するが，このときにも場所をずらす．もしくはカフの下にガーゼや何かドレッシング材を巻くことで測定が可能であるか，とくに麻酔中にずっと可能であるか否かを検討する．難しければ，当座はカフで測り，麻酔導入後などに動脈圧ライン（A-line）を確保する．

モニター装着やA-lineの確保において，熱傷患者の状態に応じて柔軟に対応する

- 最近ではそのA-lineでさえ，頻用される橈骨動脈で取りにくく，浮腫があって脈拍が触れづらい状況でも，超音波エコー下での穿刺は可能であることが増えた．しかし現実には，そのような浮腫が重篤な部位でA-lineを確保

しても，その固定にまた難渋することになるので，可能な限り固定も容易そうな部位を探して A-line 確保に努める．

- どうしても浮腫がある部位しかなく，超音波エコー下穿刺で確保できた場合には A-line をしっかりと縫い付ける必要があろう．また末梢や中心静脈カテーテル，さらにはより侵襲的な肺動脈カテーテルについても，穿刺部位，固定方法で同様な問題が生じることがある．
- パルスオキシメータのセンサーについても，クリップ型であろうとシール型であろうと装着部位問題ならびに末梢血管収縮が生じた場合には，適正値が得られない問題がある．一酸化炭素中毒の可能性があり，HbCO が存在する恐れがあるときには，前述のように，現状ではマシモ社の HbCO 測定可能機種を用いないと，誤った高めの SpO_2 が表示されることがある．

b. 受傷早期と亜急性期～慢性期の気道確保の問題

- 熱傷患者の麻酔に限らないが開口が十分に可能であるか，開口時に口蓋垂が直視可能であるかを確認することは麻酔科医に必須の診察である．熱傷初期時には気道熱傷がある場合でもない場合でも顔面の浮腫により開口ができない場合や，自分ではできても，意識消失後は浮腫による皮膚表面性状変化により，下顎の挙上保持やマスク保持が，滑ってできなくなる可能性がある．意識下挿管にするのか，気管支ファイバーを使うのか，麻酔前からの計画が重要である．

意識下挿管にするのか，気管支ファイバーを使うのか，術前計画が重要である

- また逆に熱傷早期を過ぎて，晩期というべき時期に皮膚の瘢痕除去や更なる植皮などが行われる際には，今度は浮腫ではなく，瘢痕拘縮による頸部伸展障害により気道が通らずマスク保持が不可能となりうる．これらの困難は術前から予測可能であるので，気管切開も最終手段として残して，気管支ファイバー使用，声門上器具の用意など，事前の対策立案が最も重要となる．

c. 受傷亜急性期～慢性期と筋弛緩薬

- 熱傷受傷後 24 時間を過ぎると神経筋接合部の周囲の筋膜に筋型ニコチン性アセチルコリン受容体の未熟型が増えて，結果としてスキサメトニウム感受性が高まるため，スキサメトニウム投与により，筋膜全体で脱分極反応が長く生じてカリウムが細胞内から外へ大量に移動し，循環系に異常を起こす高カリウム血症が発現し，最悪，心室細動や心停止に至ることもある（Column 参照）．逆に非脱分極性筋弛緩薬には，この未熟な筋型アセチルコリン受容体は抵抗性であり，なかなか効かない．

受傷後 24 時間以降のスキサメトニウム投与は高カリウム血症から心停止をきたしうる

d. 麻酔薬

- 全静脈麻酔，セボフルラン，デスフルランではどの麻酔薬が良いか，またフェンタニル，レミフェンタニルではどちらの鎮痛薬が推奨されるかについて，いまだエビデンスは確立されていない．循環動態が不安定な患者においては，現在の日本ではミダゾラムとフェンタニルを用いて麻酔導入してから，吸入麻酔薬を適時かぶせて行う管理が多いと考えるが，ケタミンやデク

Column スキサメトニウムはなぜ高カリウム血症を誘発するのか？

広範囲熱傷患者では，受傷後 24 時間経過した場合での植皮手術などの際には，スキサメトニウムを筋弛緩薬としては使用しないこととなっている．その理由は，熱傷後 24 時間以上経過していると筋の脱分極反応が通常の場合よりも大きくなり，高カリウム血症を引き起こして最悪，心停止を生じさせうる濃度になるからである．ではなぜ脱分極が通常よりも増大するのだろうか？

熱傷では，ダイレクトに神経筋接合部が破壊され，結果，運動神経末端から agrin が放出されなくなり，終板の筋型ニコチン性アセチルコリン受容体が局在を失い，終板以外の筋膜に広く分布する状況が引き起こされる．さらに受容体の ε サブユニットの産生を促す活性も低下するために，受容体サブユニット構成が成熟型よりも未熟型が増える結果となる[10]．

これらのことから，シナプス外筋膜上に未熟型の受容体が大量に分布することとなり，スキサメトニウムが投与されると，筋膜全体で脱分極反応が長く生じてカリウムが細胞内から外へ大量に移動し，循環に異常を起こす高カリウム血症が発現しうることとなる．

スメデトミジンの使用も有用な場合がある．

鎮静・鎮痛薬に対する耐性形成により，薬剤の必要量が増加する場合がある

- また頻回の包帯交換やデブリドマンなどの処置により熱傷患者は鎮静・鎮痛薬に対していわゆる耐性が形成され，薬剤の必要量が増加している場合がある．その場合には，電極を貼りにくいとしてとも脳波モニターなどを用いて薬物動態・力学的に個々の患者における鎮静薬必要量の担保を得ることが，術中覚醒などを防ぐ手立てであろう．

e. 麻酔管理中の熱傷で留意するケア

- 熱傷患者は皮膚の外部環境へのバリア機能が損傷を受けた状態であるため，恒温状態を保つ機能や当然保持される組織液が流出して，体温維持や感染への防御が著しく弱体化する．そのため，環境温としての室温は医療提供者が不快にならない程度の高い温度に保つ必要があり，一般的に 25℃以上に設定し，患者中枢温を可能な限り 36℃以上にするために保温，加湿を行う．搬送時にこれらの手段が手薄になり，低体温を引き起こしやすい．易感染性も助長されるため，患者接触時たとえば気管吸引や採血時，カテーテル挿入時などでは無菌的操作を行う．
- 血糖管理も重要なケアの一つで，患者の背景因子にもよるが，150 mg/dL 以下にコントロールした場合，敗血症合併率や死亡率に明らかな違いがあり，何よりも低血糖イベントの回数が少ないとされる[11]．

5 まとめ

- 熱傷患者は受傷することにより，皮膚という外套を失い，全身性の炎症を伴う．その結果として，気道，呼吸，循環をはじめとして全身に大きなストレ

スが加わり（**表1**），その程度が熱傷面積・深度や気道熱傷の有無により影響を受け，予後も変わってくる．

- 熱傷患者特有の全身の浮腫や皮膚受傷により，電極に依存する麻酔管理のための各種モニター装着には工夫が必要な場合があり，また気管挿管にも受傷部位や瘢痕により支障をきたすこともある．輸液投与公式，鎮静・鎮痛薬必要量，24時間以上経過した場合の脱分極性筋弛緩薬への反応などにも留意する．

（尾崎　眞）

文献

1) 日本熱傷学会．熱傷診療ガイドライン 改訂第2版．
http://www.jsbi-burn.org/members/guideline/pdf/guideline2.pdf
2) 日本皮膚科学会．創傷・褥瘡・熱傷ガイドライン–6：熱傷診療ガイドライン．
https://www.dermatol.or.jp/uploads/uploads/files/熱傷診療ガイドライン.pdf
3) Wolter TP, et al. Is high PEEP low volume ventilation in burn patients beneficial? A retrospective study of 61 patients. Burns 2004; 30: 368–73.
4) Masimo.
http://www.masimo.com/home/rainbow-pulse-co-oximetry/technology-overview/
5) Baxter CR, Shires T. Physiological response to crystalloid resuscitation of severe burns. Ann N Y Acad Sci 1968; 150: 874–94.
6) Fakhry SM, et al. Regional and institutional variation in burn care. J Burn Care Rehabil 1995; 16: 86–90; discussion 85.
7) Powell-Tuck J, et al. British Consensus Guidelines on Intravenous Fluid Therapy for Adult Surgical Patients（GIFTASUP）. 2011.
http://www.bapen.org.uk/pdfs/bapen_pubs/giftasup.pdf
8) Chen ZH, et al. The application of early goal directed therapy in patients during burn shock stage. Int J Burn Trauma 2017; 7: 27–33.
http://www.IJBT.org /ISSN:2160-2026/IJBT0057225
9) Guilabert P, et al. Fluid resuscitation management in patients with burns: Update. Br J Anaesth 2016; 117: 284–96.
10) Barik A, et al. Crosstalk between Agrin and Wnt signaling pathways in development of vertebrate neuromuscular junction. Dev Neurobiol 2014; 74: 828–38.
11) Gibson BR, et al. Intensive insulin therapy confers a similar survival benefit in the burn intensive care unit to the surgical intensive care unit. Surgery 2009; 146: 922–30.

2-18 褐色細胞腫

- 手術前の管理の最重要事項は，血圧コントロールと循環血液量の補正である．
- 麻酔導入から副腎静脈結紮前まで，交感神経の興奮を避け，急激な血圧上昇や頻脈に対処する．
- 副腎静脈結紮後は，急激な低血圧に対処する．
- 手術の手順を理解し，術野を観察し，術者と協力し，手術を進めていく．
- 術後数時間後で低血糖をきたす可能性があるため，血糖測定を欠かさない．

1 疾患の概要

- 褐色細胞腫は，交感神経系や副交感神経系のクロム親和性細胞に由来するカテコラミン産生腫瘍である．
- 臨床症状は無症状であることもあるが，頭痛，動悸，発汗過多を主症状とし，高血圧，高血糖，代謝亢進，体重減少，高血圧クリーゼ，不整脈，たこつぼ型心筋症などを合併する[1,2]．
- 褐色細胞腫を疑う徴候を**表1**に記載した．
- 男女差はなく，平均54歳で10歳以下から80歳以上まであらゆる年齢に認められ，悪性は11.0%，副腎外性（パラガングリオーマ）17.3%，多発性12.7%，家族性10.0%と報告されている[3]．
- 高血圧患者の0.1～0.6%に本疾患が潜在する．また多発性内分泌腫瘍（multiple endocrine neoplasia：MEN）2型，神経線維腫症（neurofibroma：NF）1型，von-Hippel Lindau（VHL）病などに合併することがある．
- 最近では，無症候性で副腎偶発腫瘍として発見される症例もある．
- 術後も長期的な経過観察が必要な疾患で，再度手術を受ける可能性があるため，麻酔記録を残しておくことが必要である．

表1 褐色細胞腫を疑う徴候

- 褐色細胞腫の家族歴
- カテコラミン過剰症状
  - ・労作とは関係なく急激に発症する動悸，発汗，頭痛，振戦，蒼白
- 治療抵抗性の高血圧
- カテコラミン分泌腫瘤の素因となる家族性症候群
  - ・MEN2，NF1，VHL
- 偶発的に見つかった副腎腫瘤
- 非定型の高血圧と糖尿病
- 麻酔中，手術中，血管造影での異常高血圧
- 若年発症の高血圧

褐色細胞腫の診断がない症例でも，麻酔中に予期せぬ血圧上昇を認めた際には，褐色細胞腫を鑑別する必要がある．
MEN：multiple endocrine neoplasia，NF：neurofibroma，VHL：von-Hippel Lindau.

Advice 未治療の褐色細胞腫が併存している可能性を想定する

褐色細胞腫を術前に指摘されていない症例でも，麻酔管理中に突然の血圧上昇や頻脈，手術操作に対して予想外の頻脈・高血圧を起こす患者がまれにいる．このようなとき，診断されていないだけで，未治療の褐色細胞腫が併存している可能性がある．麻酔管理中はあらゆる事態を想定して，呼吸循環の安定化を図るべきである．また，手術後に褐色細胞腫が潜在している可能性を主治医に進言する．

2 術前評価と麻酔計画

a. 術前評価

- 褐色細胞腫が，カテコラミンを過剰に産生・分泌することにより，致命的な脳心血管系合併症を引き起こす危険性がある．
- 術前診察時に「他の人より汗をよくかくか．または大量の汗をかくことがあるか」，「頭痛の頻度はどれくらいあるか」，「運動時ではなく安静時に顔面が紅潮することがあるか」といった質問が，褐色細胞腫を除外するうえで有効なことがある．
- 術前評価としては，循環動態の評価が重要である．
- 術前に行う検査を**表2**[4]に示した．
- 腫瘍から産生されるカテコラミンがドパミン優位型なのか，アドレナリン優位型なのか，ノルアドレナリン優位型なのかという情報や自覚症状の有無は必要である．
- バソプレシンの分泌亢進がみられる症例も報告されている[5]．
- 胸部X線，心電図，心エコー，腫瘍が副腎局在かどうか，頭部から骨盤部までのCTやMRI，全身の骨シンチグラフィなども有用な情報をもたらしてくれる．
- 褐色細胞腫症例における術前管理のポイントは，厳密な血圧コントロールと循環血液量の補正である[6]．

厳密な血圧コントロールと循環血液量の補正

表2 術前に行う検査

バイタルサインの確認	意識状態，座位，臥位，立位での血圧，脈拍，体温
検体検査	•尿中メタネフリン，ノルメタネフリン，アドレナリン，ノルアドレナリン，ドパミン ・分画の確認 •血中アドレナリン，ノルアドレナリン ・分画の確認 •血算 •生化学検査：電解質，肝・腎機能，血糖値，HbA1c • BNP •レニン活性，アルドステロン，ACTH，コルチゾール ・副腎腫瘍の場合の鑑別
生理・画像検査	•胸部12誘導心電図 •胸部・腹部X線 •呼吸機能検査 •心臓超音波 •胸部〜腹部〜骨盤部CT・MRI • FDG-PET •骨シンチグラフィ

BNP：brain natriuretic peptide，ACTH：adrenocorticotropic hormone，FDG-PET：fluorodeoxyglucose positron emission tomography.

（川村幸治，ほか．泌尿器外科 2016; 29: 1551-6[4]より）

- 過剰なカテコラミンにより，高血圧を呈し，血管収縮のため血管床が縮小し，循環血液量が減少している．
- 手術の7～14日前から，α_1遮断薬であるドキサゾシン（カルデナリン®），プラゾシン（ミニプレス®），テラゾシン（バソメット®）を第一選択とする．
- α遮断薬★1は褐色細胞腫患者の血圧，心拍数上昇，循環血液量減少を改善し，周術期の合併症と死亡を減少させる[7]．
- 目標血圧は報告により異なるが，できる限り正常化する[7]．
- α遮断薬のみで血圧コントロールが不十分の場合，カルシウム（Ca）拮抗薬，アンジオテンシンII受容体拮抗薬（ARB），アンジオテンシン変換酵素阻害薬（ACEI）を併用する．
- α遮断薬開始後も頻脈・不整脈合併時には，β遮断薬を併用することもある．
- β遮断薬の単独投与は禁忌である．α遮断をせずにβ遮断を単独で行うとβ_2作用が遮断され，α作用の血管収縮が過度に生じ，高血圧が増悪するのに加え，後負荷が増えることにより心臓に過度な負担を強いてしまうためである．
- α遮断薬開始後，循環血液量改善を目的に，水分補給と塩分摂取を行う．
- 起立性低血圧を認める場合は塩分摂取量を調整する．
- メトクロプラミド（プリンペラン®）やグルカゴン，三環系抗うつ薬，造影剤，高用量のデカドロンは投与によって急激な血圧上昇を認めるため，禁忌となっている．
- 褐色細胞腫と診断されてない場合でも，**表3**[8]に示した薬剤でクリーゼの既往があれば，褐色細胞腫を疑う．

★1
α遮断薬の導入により，それ以前には40～60％であった死亡率が，0～6％に低下している[2]．

β遮断薬の単独投与は禁忌

副腎静脈結紮前は，急激な血圧上昇や頻脈・不整脈に対処

副腎静脈結紮後は，持続的な低血圧と血糖コントロールに対処

b. 麻酔計画

- 手術中で最も重要なことは，副腎静脈（もしくは腫瘍から全身に流出する静脈）の結紮前後で病態が異なることで，その理解と対処が必要である．
- 副腎静脈結紮前は，急激な血圧上昇と頻脈・不整脈に対処する．
- 副腎静脈結紮後は，持続的な低血圧と，血糖コントロールに対処することである．
- これらをふまえたうえで，麻酔計画を立てることが求められる．
- 麻酔管理を行ううえで重要なことは，調節性のよい麻酔薬を用いて，交感神経や副腎髄質を刺激することなく麻酔管理を行うことである．

表3 褐色細胞腫の症候，とくにクリーゼを誘発する可能性のある薬剤

分類	一般名	商品名
ドパミン（D2）受容体拮抗薬	メトクロプラミド スルピリド クロルプロマジン	プリンペラン® ドグマチール®など ウインタミン®など
β受容体遮断薬	プロプラノロール	インデラル®
ノルアドレナリン再取り込み阻害薬	イミプラミン アミトリプチリン	トフラニール® トリプタノール®
モノアミン酸化酵素阻害薬	セレギリン	エフピー®
ステロイド		
グルカゴン		
ACTH		
オピオイド		

上記薬剤で，褐色細胞腫の症候を認めた場合には，褐色細胞腫の存在を疑う．
ACTH：adrenocorticotropic hormone.
（Lenders JW, et al. J Clin Endocrinol Metab 2014; 99: 1915-42[8]より）

- 吸入麻酔薬★2や静脈麻酔薬に，フェンタニルやレミフェンタニル，硬膜外麻酔や末梢神経ブロックを併用した，バランス麻酔を計画する．
- 褐色細胞腫の麻酔では，血中プロポフォール濃度が大きく変動することがある[9]ため，BIS 値を参考に鎮静度を維持する．
- 術後鎮痛には，PCEA（硬膜外自己調節鎮痛法）やIVPCA（経静脈的自己調節鎮痛法）を用いる．
- 腫瘍摘出後，α_2 刺激の急激な消失によりインスリン分泌が反跳性に亢進することがあるため，低血糖を起こすことがある[10]．低血糖を起こすタイミングは腫瘍摘出後 2～3 時間から 12 時間まで，さまざまであるため，術後 24 時間は血糖値のチェックを欠かさないようにし，低血糖にならないよう十分注意する．

★2
カテコラミンの放出を促進させ，心筋のカテコラミンの感受性を高める可能性があるため，デスフルランの急激な濃度上昇は控える．

▶BIS：
bispectral index

▶PCEA：
patient-controlled epidural analgesia

▶IVPCA：
intravenous patient-controlled analgesia

準備するモニター

- 通常の全身麻酔時に用いるモニターに加え，観血的動脈圧，中心静脈圧を測定する．
- フロートラックセンサー，プリセップ，肺動脈カテーテルなどは心拍出量や血管抵抗の測定に有用である．
- 経食道心エコーは，循環血液量の指標や，たこつぼ型心筋症など心筋ダメージの診断に有用である．

準備する循環作動薬

降圧薬

- α 遮断薬のフェントラミン（レギチーン®），Ca 拮抗薬（ニカルジピン，ジルチアゼムなど），硝酸薬（ニトログリセリン，ニトロプルシド），マグネシウム製剤，プロスタグランジン E_1 製剤（プロスタンディン®）を組み合わせて使用する．
- 頻脈に対しては β_1 遮断薬のランジオロール（オノアクト®）やエスモロール（ブレビブロック®）を使用する．

昇圧薬

- フェニレフリン（ネオシネジン®），ドパミン（イノバン®など），ドブタミン（ドブトレックス®など），ノルアドレナリン（ノルアドレナリン®）を使用する．
- 通常用量のカテコラミンで血圧維持が困難な症例があるため，アドレナリンやバソプレシンを準備しておく．

3 合併症への対応

- 褐色細胞腫症例の予後は，転移・浸潤の有無と関連合併症の程度により規定される．
- 麻酔中に合併症が起こった際には，まず，異常を察知し，疑い，すみやかに対応することが重要である．

血圧コントロールが困難な場合は，脳出血の合併に注意する

a. 高血圧・頻脈・脳出血

- 術中に高血圧・頻脈を認めた際には，α遮断薬（フェントラミン）を第一選択とする．
- α遮断薬だけでコントロールができない場合，準備しておいた降圧薬を用いて血圧の維持に努める．
- 高血圧は脳出血のリスクであり，血圧コントロールが困難な場合は，常に脳出血の合併に注意が必要である．
- 術中にBIS値，瞳孔径や瞳孔の左右差，対光反射の変化がないか確認をしておく．
- α遮断薬の静注後も頻脈が持続する場合は，β遮断薬を併用する．

b. 腫瘍摘出後の低血圧

- 術前の血中カテコラミンの優位性から摘出後の循環動態を予測することは困難である．
- 副腎静脈結紮後の低血圧の原因として，末梢血管抵抗の低下が指摘されている[11]．
- 末梢血管抵抗を上げるために，フェニレフリンやノルアドレナリンの単回投与や持続投与を行う．
- また，十分な輸液負荷を行い，前負荷を保つ．
- 慢性的なカテコラミン過剰状態では，バソプレシンの分泌が抑制されている可能性があるため，ノルアドレナリンの投与でも低血圧状態が続く場合は，バソプレシンの投与を検討する[12]．
- 循環動態に応じて，その他の循環作動薬を併用する．

c. 糖尿病

周術期を通じて，血糖コントロールを行う

- 褐色細胞腫の患者の約3割が糖尿病を合併している．
- 治療は2型糖尿病に準ずる．
- 腫瘍摘出後にα_2刺激の消失により，インスリン分泌が亢進することにより，低血糖を引き起こすことがある[10]．
- 低血糖は脳に深刻なダメージを与えるため，血糖値の推移に注視し，周術期を通じて，血糖コントロールを行う．

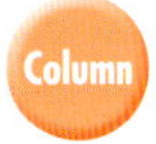

高血圧クリーゼ

急激な血圧上昇により，脳心血管系，腎臓などの臓器にダメージが生じる．

脳出血や眼底出血，心不全，虚血性心疾患，麻痺性イレウスなど，生命にかかわる重篤な合併症を併発する．高血圧クリーゼではフェントラミンを経静脈的に投与する．血圧コントロールが不十分であれば亜硝酸薬やCa拮抗薬の点滴静注を併用する．

4 インフォームドコンセント

- 全身麻酔の必要性と一般的な合併症について説明し，同意書を得る．
- 硬膜外麻酔を併用する場合は，硬膜外麻酔の合併症を説明し，同意書を得る．
- 観血的動脈圧ラインや中心静脈カテーテル，また経食道心エコーを用いる場合は，必要性と合併症を説明し，同意書を得る．
- 褐色細胞腫の周術期において，血圧や心拍数の急激な変動が起こることをあらかじめ説明する．
- それらに対し，適宜対応するが，虚血性心疾患や心不全，脳血管障害が起こる可能性を説明する．
- 術後は循環動態や血糖値が安定し，全身状態が落ち着くまで集中治療室で管理する可能性があることを説明しておく．

（早瀬一馬，佐和貞治）

文献

1）成瀬光栄，ほか．褐色細胞腫の実態および診断基準と診療アルゴニズム．日外会誌 2012; 113: 378–83.
2）Miller RD, ed. Miller's Anesthesia. 7th ed. Philadelphia: Churchill Livingstone; 2010. p.1067–149.
3）厚生労働省難治性疾患克服研究事業「褐色細胞腫の実態調査と診療指針の作成」研究班，編．褐色細胞腫診療指針 2010．2010.
4）川村幸治，ほか．副腎腫瘍摘除術の周術期管理．泌尿器外科 2016; 29: 1551–6.
5）Grazzini E, et al. Vasopressin receptors in human adrenal medulla and pheochromocytoma. J Clin Endocrinol Metab 1999; 84: 2195–203.
6）Pacak K. Preoperative management of the pheochromocytoma patient. J Clin Enndocrinol Metab 2007; 92: 4069–79.
7）Plouin PF, et al. Factors associated with perioperative morbidity and mortality in patients with pheochromocytoma: Analysis of 165 operations at a single center. J Clin Endocrinol Metab 2001; 86: 1480–6.
8）Lenders JW, et al. Pheochromocytoma and paraganglioma: An endocrine society clinical practice guideline. J Clin Endocrinol Metab 2014; 99: 1915–42.
9）木村美葉，ほか．褐色細胞腫の麻酔管理中，循環血液量および血中プロポフォール濃度を測定した 1 症例．麻酔 2002; 51: 489–92.
10）Lenders JW, et al. Phaeochromocytoma. Lancet 2005; 366: 665–75.
11）Mallat J, et al. Systolic pressure variation (Deltadown) can guide fluid therapy during pheochromocytoma surgery. Can J Anaesth 2003; 50: 998–1003.
12）金沢晋弥，ほか．褐色細胞腫摘出後のカテコラミン抵抗性低血圧に低用量バソプレシンが奏効した 1 症例．麻酔 2013; 62: 1218–21.

2-19 長期オピオイド使用中

- 日本人の2人に1人が癌に罹患するといわれている（2016年の癌罹患数予測は101万200例）．癌疾患は，以前は不治の病といわれてきたが，癌検診の普及，診断能力の向上，癌治療の進歩などにより，5年相対生存率は60%を超え，共存する疾患と考えられている．そのため，癌罹患によって生じたさまざまな痛みに対して，オピオイド治療を受ける患者が増えている★1．
- また，日本においても一部のオピオイド鎮痛薬の非がん性慢性疼痛の処方が可能となり★2，非癌患者に対するオピオイド治療も普及しつつある．その結果，オピオイド治療中の患者の周術期管理にかかわる機会が増えつつある．
- オピオイド治療中の周術期管理についての十分なエビデンスがないため，オピオイド治療に精通した医師と協力して，事前に個々の症例に合わせた麻酔およびオピオイド治療計画を立て，十分な監視下に行うことが重要である．本項では，オピオイド治療中の患者の周術期管理で注意すべき問題点，対応について解説する．

★1
今後，オピオイド鎮痛薬の処方を受けている担癌患者が増えてくることが予想される．

★2
2010年にフェンタニル貼付剤が非がん性慢性疼痛に正式に適応拡大となった．現在，コデインリン酸塩，トラマドール製剤，ブプレノルフィン貼付剤，一部のフェンタニル貼付剤，一部のモルヒネ製剤等，非がん性慢性疼痛に使用可能なオピオイド鎮痛薬は増えている．

オピオイド鎮痛薬が一般的な処方箋薬となり，オピオイド鎮痛薬服用中の患者が増えているという認識が必要である

★3
オピオイド鎮痛薬使用中の患者の麻酔管理では，麻酔管理，緩和ケア，慢性疼痛におけるオピオイド鎮痛薬の使用目的および使用方法がまったく異なるということを理解することが重要である．

1 各領域のオピオイド治療の考え方の違い

- オピオイド鎮痛薬は使用される領域によって，その使用目的，使用方法，問題点などがまったく異なる★3（図1）[1]．
- 領域ごとにオピオイド鎮痛薬の呼び名を分けて使用することで，各領域のオピオイド治療の目的，方法の理解が進むはずである．

a. 麻酔管理（オピオイド除痛薬と考える）

- 「除」という漢字は「取り除く」，「取り去る」等を意味するもので，術中のすべての侵害刺激を取り除くという麻酔管理の目的に見合っている．
- 手術麻酔でのオピオイド治療の考え方は，術中に予想されるさまざまな刺激すべてに対応するために必要な量のオピオイドを投与するということになる．

b. 緩和ケア（オピオイド鎮痛薬と考える）

- 「鎮」という漢字は，「鎮める」，「抑える」等を意味するもので，癌患者の身体的な痛みを鎮め，療養生活の質の向上に努めるという目的に見合っている．
- 緩和ケアでのオピオイド治療の考え方は，眠気と痛みのバランスを評価しながら持続痛を十分に緩和し，突然に増強する痛みである突出痛にはレスキュー薬を使用して対応するというものである．

c. 慢性疼痛（オピオイド和痛薬と考える）

- 「和」という漢字は，「和らげる」，「穏やかにする」等を意味するもので，痛

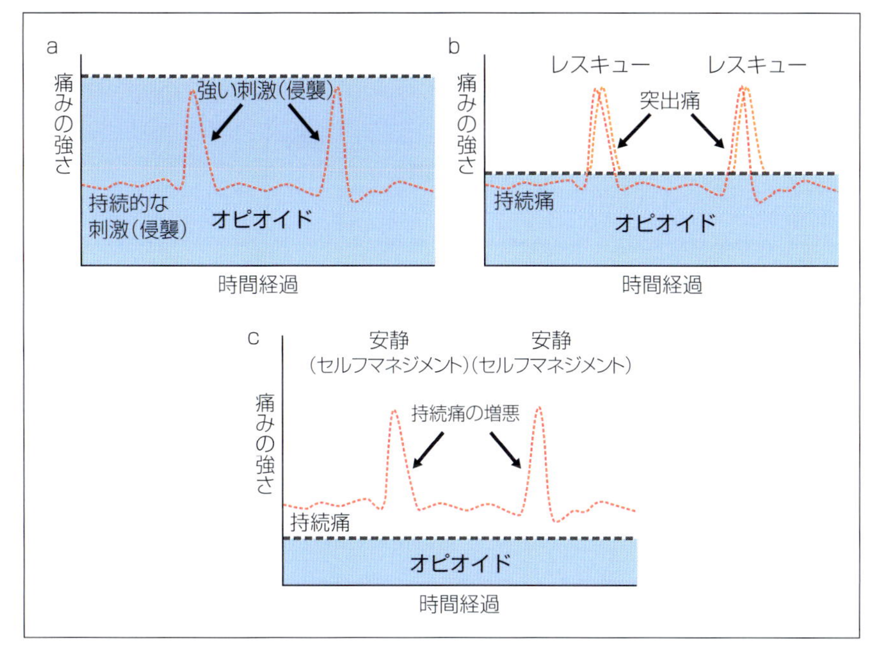

図1 オピオイド治療のイメージ

a：手術麻酔におけるオピオイド治療のイメージ
　手術中のすべての刺激（侵襲）を抑えるほどの大量のオピオイド鎮痛薬の投与が必要となる．しかし，手術中は人工呼吸器の装着，循環作動薬の投与により容易に対応できる．

b：癌疼痛に対するオピオイド治療のイメージ
　持続的な痛みを十分に緩和することがオピオイド治療の基本である．そして，持続的に続く痛みの緩和にもかかわらず発生する一過性の痛みの増強（突出痛）に対しては，レスキュー薬とよばれる短時間作用性あるいは即効性オピオイド鎮痛薬を用いる．

c：慢性疼痛におけるオピオイド治療のイメージ
　オピオイドの副作用によって生活の質（QOL）や日常生活動作（ADL）が決して低下してはならないため，痛みの緩和が自覚できる必要最小限の量のオピオイドにとどめなければならない．慢性疼痛についても突出痛に似た痛みの一過性の増悪が存在するが，安静（セルフマネジメント）にて対応するよう指導する．

（山口重樹，ほか．臨床麻酔 2016; 40: 169-77[1]より）

▶QOL：
quality of life

▶ADL：
activity of daily living

みを取り除くことではなく，和らげることが慢性疼痛にとって重要な目標であるということに見合っている．

- 慢性疼痛に対するオピオイド治療の考え方で最も重要なことは，さまざまな問題が指摘されている長期処方に伴う諸問題による生活の質（QOL）の低下を避けることであり，そのために重要なことが必要最小限のオピオイドの投与にとどめるということである．

2 オピオイド治療中の問題点

- オピオイド治療中の患者の周術期管理では，下記に示すようなさまざまな問題点について考え，対応しなければならない★4．

★4
アメリカ麻酔科学会術前状態分類のClass1とは考えず，周術期に十分な評価と麻酔計画が必要となる．

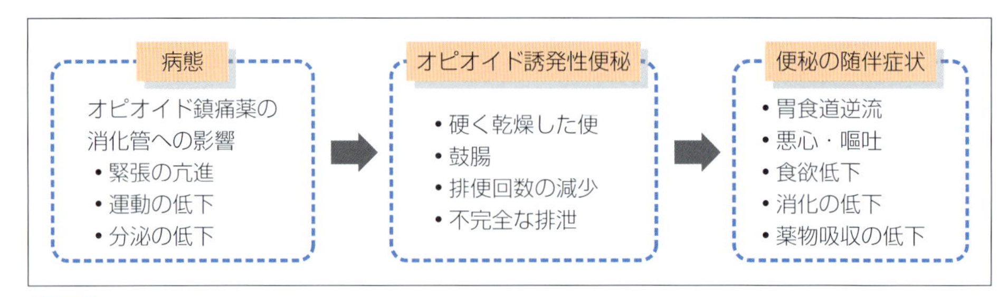

図2 オピオイド誘発性便秘（オピオイド誘発性腸機能障害）
(Rauck RL, et al. Pain Pract 2017; 17: 329-35[2]より)

a. オピオイド誘発性便秘（オピオイド誘発性腸機能障害）

- オピオイド鎮痛薬は中枢神経系のオピオイド受容体に作用して強い鎮痛作用を示す一方，腸管の μ-オピオイド受容体に作用して腸管の活動を低下させて便秘を惹起する（**図2**）[2].
- オピオイド誘発性便秘の病態は，腸管通過の遅延に加えて，腸内での分泌減少，水分の過剰吸収，電解質吸収などである.
- オピオイド誘発性腸機能障害とは，排便回数の低下，残便感，硬便，排便時のいきみ，腹部の不快感・疼痛および膨満によって特徴づけられる消化器に対する一連の副作用で，長期オピオイド治療中の患者にしばしばみられる[2].
- このような副作用がみられるオピオイド治療中の患者での麻酔管理では，術前の絶飲食時間について細心の注意が必要である.
- 絶飲食時間の決定には術前診察時の注意深い診察が必要となる．具体的には，腹部診察，視診（腹満の有無），触診（鼓腸の有無），聴診（蠕動運動の様子），腹部X線（麻痺性イレウスの有無），上腹部CT（胃内容物停滞の有無）などである.
- 麻酔導入に際しては，麻痺性イレウスに準じて，迅速導入が推奨される．また，体表面の手術，整形外科手術などで使用頻度の高い声門上器具の使用は，上記の理由から推奨されない.
- また，全身麻酔後の消化管運動回復も遷延している可能性が高く，経口摂取開始についても同様の注意が必要となる.

b. オピオイド鎮痛薬への耐性（オピオイド誘発性痛覚過敏）

- 耐性とは，薬物の反復投与により，最初は著明な効果があった薬物が，同じ効果を得るために使用量を増加しなくてはならなくなる現象のことである[3].
- オピオイド鎮痛薬の慢性投与は，鎮痛耐性とよばれる鎮痛効果の減弱，必要量の増加といった現象がみられる.
- また，オピオイド鎮痛薬の繰り返しの投与により，侵害受容刺激に対する閾値が低下し，アロディニアや疼痛増強を起こす現象はオピオイド誘発性痛覚過敏とよばれている[3].
- 麻酔管理中に十分な侵害刺激を遮断するために必要なオピオイド鎮痛薬の投

与量が増加している可能性があり，バイタルサインの変動を厳重に監視しながら用量調節を行う必要がある．

- もし，硬膜外麻酔，神経ブロックなどの区域麻酔，あるいは非オピオイド鎮痛薬の投与が可能であれば，術中・術後の併用が推奨される．
- また，オピオイド鎮痛薬の鎮痛耐性が疑われる場合，その発生機序に重要な役割をしていると考えられているNMDA（*N*-methyl-D-aspartate）受容体拮抗薬であるケタミンの投与を検討する．

術後痛に対しては硬膜外麻酔，神経ブロックなどの区域麻酔を用い，術前のオピオイド鎮痛薬の投与量を変更しないことが最善である

3 周術期のオピオイド治療の継続と問題点[4]

- 基本的にオピオイド治療は周術期を通して継続することが望ましく，オピオイド鎮痛薬の絶対量が不足した際には退薬症候，逆に過量投与となった際には呼吸抑制，過鎮静等の重篤な副作用が危惧される★5．

a. オピオイド治療の継続

- オピオイド治療中の患者が手術を受ける際には，オピオイド治療を行っている医師あるいはオピオイド治療に精通した医師と事前に相談のうえ，周術期全般にわたってオピオイド鎮痛薬の投与量，投与経路，オピオイド治療の中止の可否などについて検討し，計画的に実行する必要がある．
- 対応法を**表1**に，オピオイド鎮痛薬間の換算比を**図3**に示す．
- 術後痛に対するオピオイド鎮痛薬の投与は機械式携帯型精密輸液ポンプを用いた経静脈的自己調節鎮痛法（IV-PCA）を行う．

b. オピオイド鎮痛薬の退薬症候

- 退薬症候とは，主に中枢神経系薬物を反復的に摂取し身体依存が形成された際に，その薬物摂取を減量，中止することにより現れる症状である．

★5
オピオイド鎮痛薬の退薬症候，過量投与はその後の痛みの管理を不安定にする可能性が高く，術前に緻密な計画を立てて，慎重に実施する必要がある．

術前の経口オピオイド鎮痛薬は可能な限り継続するが，消化器手術などで経口摂取が困難な場合はオピオイド鎮痛薬間の換算比を参考に持続静注に変更する

▶IV-PCA：intravenous patient-controlled analgesia

表1 オピオイド治療中の患者に対する周術期のオピオイド治療の考え方

基本	1. 術前のオピオイド治療は周術期全般にわたって継続する
術前	1. 術前に経静脈（あるいは経皮）的に投与されていたオピオイド鎮痛薬は，同量をそのまま継続する 2. 術前に経口内服していたオピオイド鎮痛薬は，換算比を用いて手術前日より経静脈的な投与経路に変更する
術中	1. 術中の鎮痛は可能な限り区域麻酔，非オピオイド鎮痛薬★6を併用する 2. 術中にオピオイド鎮痛薬を使用する際には，調節性の優れたフェンタニルあるいはレミフェンタニルを使用する 3. オピオイド鎮痛薬の鎮痛耐性が疑われた際には，ケタミンの投与を検討する
術後	1. 術後鎮痛は可能な限り区域麻酔を併用する 2. 術後のオピオイド鎮痛薬の投与量は術前と同量で開始し，本来の痛みと術後痛に対する鎮痛効果，過量投与の兆候，退薬症候などを注意しながら適宜増減する 3. レスキュードーズは持続静注量の一時間量を基本とし，ロックアウトタイムは10～30分とする

★6
非オピオイド鎮痛薬として，非ステロイド性抗炎症薬（NSAIDs），アセトアミノフェンを検討する．

経静脈 オキシコドン 30 mg/日		経静脈 モルヒネ 20 mg/日		経静脈 フェンタニル 2.5 μg/時間
॥		॥		॥
経口 オキシコドン 40 mg/日	＝	経口 モルヒネ 60 mg/日	＝	フェンタニル 貼付剤 600 μg/日
	≒	॥		॥
経口 トラマドール 300 mg/日		経口 ヒドロモルフォン 12 mg/日	＝	経静脈 ヒドロモルフォン 2.4 mg/日

図3 オピオイド鎮痛薬間の換算比

表2 オピオイド鎮痛薬の退薬症候

- 異常発汗
- 関節痛
- 鼻水
- 鳥肌
- 消化器症状（下痢，腹痛など）
- 頻脈・動悸
- 流涙
- 振戦
- 静坐不能
- いらいら
- あくび
- 瞳孔散大

（Wesson DR, et al. J Psychoactive Drugs 2003; 35: 253–9[5]より）

- オピオイド鎮痛薬の退薬症候は**表2**[5]に示すとおりである．感冒症状に酷似しているが，主たる症状は交感神経刺激症状で，高熱がみられない点が鑑別診断に有用である．
- 退薬症候が疑われた際には，瞳孔径を確認し（中等度散瞳），確定診断と治療を兼ねて，中止あるいは減量前の一時間の投与量のオピオイド鎮痛薬を投与する．
- オピオイド鎮痛薬の投与により，症状の軽快が得られれば，投与の再開あるいは投与量を元に戻す．以降，減量，中止は慎重に行う．

c. オピオイド鎮痛薬の過量投与

- 術前に投与されていたオピオイド鎮痛薬による耐性形成の程度，手術侵襲（術後痛）に見合ったオピオイド鎮痛薬の必要量，原因疾患に対する手術治療による痛み（術前）の改善の程度など，複雑な要因が複数存在しているため，術後のオピオイド鎮痛薬の必要量を決定することは難しい．IV-PCAによるオピオイド鎮痛薬の投与が推奨される．しかしながら，オピオイド鎮痛薬の過量投与をきたす可能性がある．
- オピオイド鎮痛薬の過量投与の症状は，過鎮静（昏睡），徐脈，呼吸抑制である．
- オピオイドによる呼吸抑制は，用量依存的な延髄の呼吸中枢への直接の作用によるもので，二酸化炭素に対する呼吸中枢の反応が低下し，呼吸回数の減少が認められる（**図4**）[6]．
- 過量投与が疑われた際には，オピオイド鎮痛薬の持続投与を中止するとともに，瞳孔径を確認し（縮瞳），確定診断と治療を兼ねて，拮抗薬であるナロキソンを投与する．

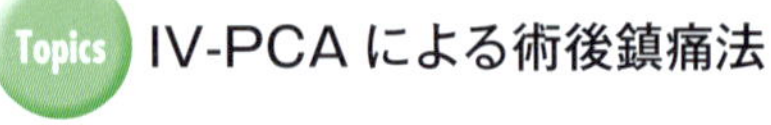

IV-PCAではフェンタニルを用いることが一般的で，手術侵襲に応じて，基礎となる持続投与を20～50 μg/時間，ボーラス（レスキュー）投与を20～50 μg/回，ロックアウトタイム（ボタンを押しても投与されない時間）を10～15分程度に設定する．

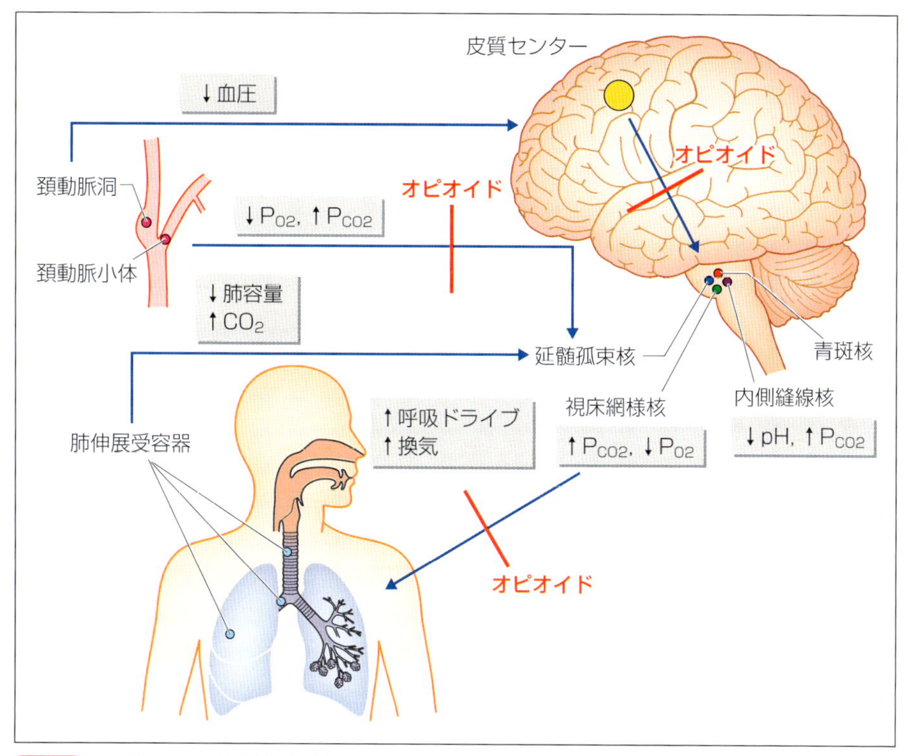

図 4 オピオイド誘発性呼吸抑制
赤線（――）がオピオイド鎮痛薬の呼吸抑制の機序を示す．
(Koo CY, et al. The Open Anesthesiology Journal 2011; 5: S23-34[6]より)

- 静注後のナロキソンの効果は，発現が早く（通常 3 分以内），持続時間が比較的短く，拮抗効果は 5〜15 分でピークに達し，30 分後より徐々に低下する．
- ナロキソンの投与★7 によってオピオイド鎮痛薬の過量投与の兆候が改善されたとしても，その後の患者の注意深い観察を怠ってはならず，必要に応じてナロキソンの追加投与も考慮する．

（山口重樹）

★7
ナロキソン投与にオピオイド鎮痛薬の退薬症候が現れることも忘れてはならない．

文献

1）山口重樹，ほか．慢性疼痛に対するオピオイド治療．臨床麻酔 2016; 40: 169-77.
2）Rauck RL, et al. Opioid-induced constipation survey in patients with chronic noncancer pain. Pain Pract 2017; 17: 329-35.
3）Fletcher D, Martinez V. How can we prevent opioid induced hyperalgesia in surgical patients? Br J Anaesth 2016; 116: 447-79.
4）橋口さおり．オピオイド使用患者における周術期疼痛管理．臨床麻酔 2014; 38: 775-9.
5）Wesson DR, Ling W. The clinical opiate withdrawal scale (COWS). J Psychoactive Drugs 2003; 35: 253-9.
6）Koo CY, Eikermann M. Respiratory effects of opioids in perioperative medicine. The Open Anesthesiology Journal 2011; 5: S23-34.

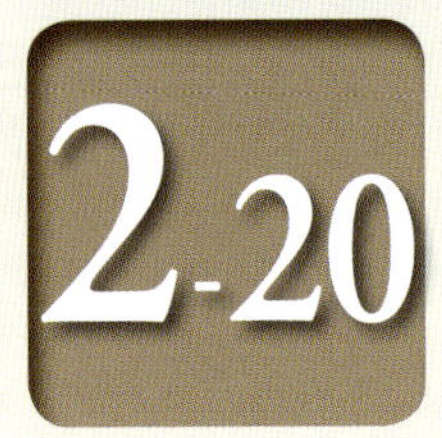

2-20 高度肥満

- 高度肥満患者の麻酔管理では，高度肥満に伴う麻酔管理上のさまざまな危険因子を術前に察知し，備えあれば患いなしの準備で対応することが重要である．

1 肥満，肥満症，高度肥満

▶BMI：
body mass index（体格指数）

- 「肥満」とは太っている状態であって，疾病を意味するものではない．肥満であるかどうかは体脂肪量によるが，体脂肪量は簡便に測定できないため，一般的に肥満の指標としてBMIが広く用いられている．
- 日本肥満学会は「肥満症診療ガイドライン2016」において，肥満を「脂肪組織に脂肪が過剰に蓄積した状態で，体格指数（BMI＝体重［kg］/身長［m］^{2}）≧25のもの」，肥満症を「肥満症とは肥満に起因ないし関連する健康障害を合併するか，その合併が予測される場合で，医学的に減量を必要とする病態をいい，疾患単位として取り扱う」と定義している．日本肥満学会の肥満症の診断基準[1]を**表1**に示す．
- 世界保健機関では「BMI≧30」を肥満と定義しているが，日本ではBMIが25を超えたあたりから耐糖能障害，脂質異常症，高血圧といった合併症の発症頻度が高まることを理由に「BMI≧25」を肥満と定義している．

日本肥満学会ではBMI≧25を肥満と定義し，BMI≧35を高度肥満としている

- 日本肥満学会は**表2**に示すような肥満症の肥満度分類[1]を示し，肥満度3度以上の肥満（BMI≧35）を高度肥満としている．本項ではBMI≧35である高度肥満の周術期管理について述べる．

表1 日本肥満学会による肥満症の診断基準

肥満と判定されたもの（BMI≧25）のうち，以下のいずれかの条件を満たすもの
1）肥満に起因ないし関連し，減量を要する（減量により改善する，または進展が防止される）健康障害を有するもの 2）健康障害を伴いやすい高リスク肥満 ウエスト周囲長のスクリーニングにより内臓脂肪蓄積を疑われ，腹部CT検査によって確定診断された内臓脂肪型肥満

（日本肥満学会肥満症診療ガイドライン作成委員会，編．肥満症診療ガイドライン2016[1]より）

表2 日本肥満学会による肥満症の肥満度分類

BMI（kg/m^2）	判定	WHO基準
＜18.5	低体重	Underweight
18.5≦～＜25	普通体重	Normal range
25≦～＜30	肥満（1度）	Pre-obese
30≦～＜35	肥満（2度）	Obese class I
35≦～＜40	肥満（3度）	Obese class II
40≦	肥満（4度）	Obese class II

注1：ただし，肥満（BMI≧25）は，医学的に減量を要する状態とは限らない．なお，標準体重（理想体重）は最も疾病の少ないBMI 22を基準として，標準体重（kg）＝身長（m）^{2}×22で計算された値とする．
注2：BMI≧35を高度肥満と定義する．
（日本肥満学会肥満症診療ガイドライン作成委員会，編．肥満症診療ガイドライン2016[1]より）

2 麻酔前評価

- 高度肥満患者では健常人と比較して表3にあげた呼吸器系，循環器系，神経系，耐糖能異常等を中心にさまざまな合併頻度が高く，術前の厳密な評価が必要となる．

高度肥満患者は合併症の頻度が高く，厳密な術前評価が必要となる

a. 呼吸器系

- 睡眠時無呼吸症候群，肥満低換気症候群，拘束性肺疾患の存在を的確に評価するために，問診（表4）[2,3]，診察，呼吸機能検査を行い，周術期呼吸管理計画（図1）[3,4]を立てなければならない．また，気管挿管困難，マスク換気困難な可能性も考慮すべきである．

b. 循環器系

- 循環血液量の増加に伴うさまざまな高血圧，心不全，虚血性心疾患，脳血管疾患などの循環器合併症（図2），凝固能亢進に伴う深部静脈血栓症，肺塞栓症のリスクが高く，心電図，超音波診断，血液検査（凝固系，BNPなど）を適宜行い，それらの潜在的存在，周術期の増悪の可能性について評価，対応すべきである．図3にSOBAUKに記載された循環器系の評価と対応[3]を示す．

▶BNP：
brain natriuretic peptide

▶SOBAUK：
specialists in Obesity and Bariatric Anaesthesia in United Kingdom（英国およびアイルランド肥満減量手術麻酔学会）

c. 内分泌代謝系

- 糖尿病の合併は肥満患者の20%，高度肥満患者の60%程度と報告されている．術前に耐糖能（血糖管理）に関する評価を入念に行い，必要があれば周術期のインスリンの投与を検討すべきである．また，周術期の過度の血糖管理は低血糖を引き起こす可能性があるので，注意が必要である．

表3 高度肥満患者で合併リスクの高い疾患

呼吸器系	拘束性肺疾患，睡眠時無呼吸症候群，肥満性低換気症候群
循環器系	高血圧，虚血性心疾患，心筋症，心不全，深部静脈血栓症，肺塞栓症
血液系	多血症，凝固能亢進
内分泌・代謝系	糖尿病，脂質代謝異常症，甲状腺機能低下症，不妊症，Cushing症候群，高尿酸血症
消化器系	食道裂肛ヘルニア，脂肪肝，胆石症，鼡径ヘルニア
その他	尿路結石，悪性腫瘍，整形外科疾患など

表4 閉塞性無呼吸症候群に関するスクリーニングツール（STOP-Bang質問票）

いびき	いびきは普段の会話よりうるさいですか？　あるいはドア越しに聞こえますか？
易疲労感	頻繁に易疲労感あるいは日中に眠気を感じることがありますか？
無呼吸の確認	睡眠中の無呼吸を指摘されたことはありますか？
高血圧	高血圧を指摘されたこと，治療を受けたことがありますか？
BMI	BMI≧35 kg/m^{2}ですか？
年齢	50歳以上ですか？
首の周径	首の周径≧40 cmですか？
性別	男性ですか？

（豊田大介，ほか．臨床麻酔 2016; 40: 1645-54[2]／Nightingale CE, et al. Anaesthesia 2015; 70: 859-76[3]より）

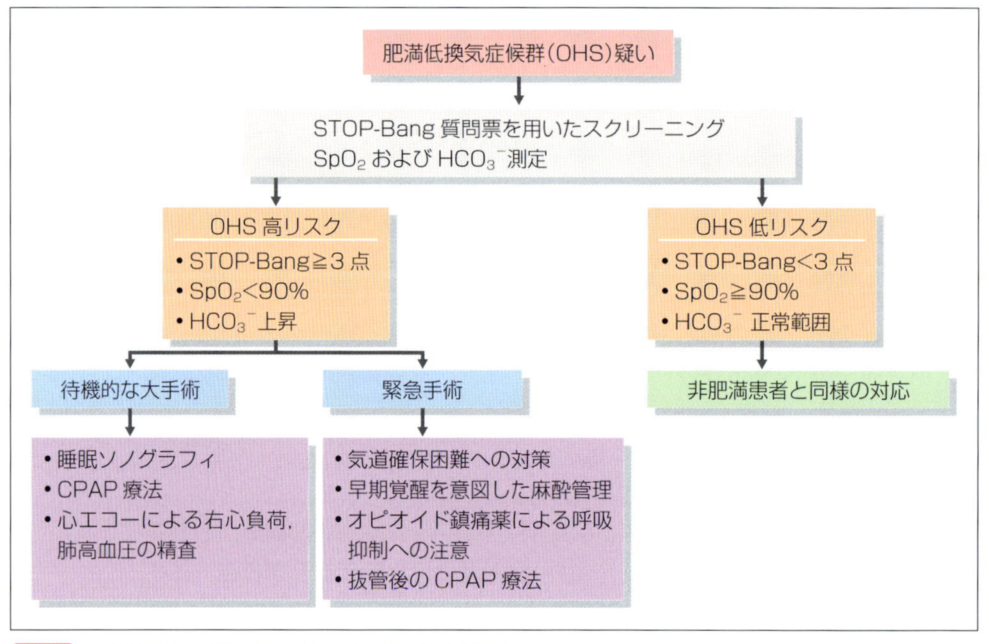

図 1 肥満低換気症候群患者における周術期管理

STOP-Bang：閉塞性無呼吸症候群に関するスクリーニングツール，CPAP：持続陽圧呼吸，SpO_2：動脈血酸素濃度．

(Nightingale CE, et al. Anaesthesia 2015; 70: 859-76[3]／Varon J, et al. Cri Care Clin 2001; 17: 187-200[4] より)

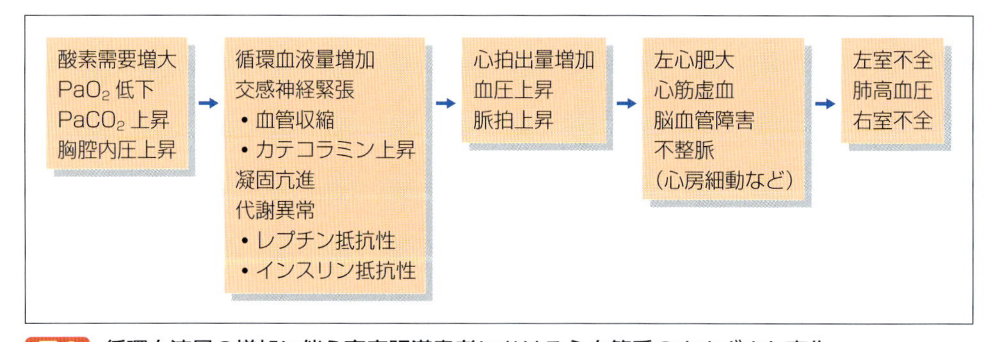

図 2 循環血液量の増加に伴う高度肥満患者における心血管系のさまざまな変化

PaO_2：動脈血酸素分圧，$PaCO_2$：動脈血二酸化炭素分圧．

d. 消化器系

- 内臓脂肪の増加による腹腔内圧の上昇は，食道裂孔ヘルニアを合併しやすく，麻酔導入時の誤嚥に注意しなければならない．術前の患者の問診等から食道裂孔ヘルニアや逆流性食道炎の潜在的可能性を評価すべきである．そして，胃酸分泌抑制剤の前投与は必須で，時には迅速導入を考慮する．また，逆流性食道炎が疑われる高度肥満患者では術前経口摂取制限を強化すべきである．

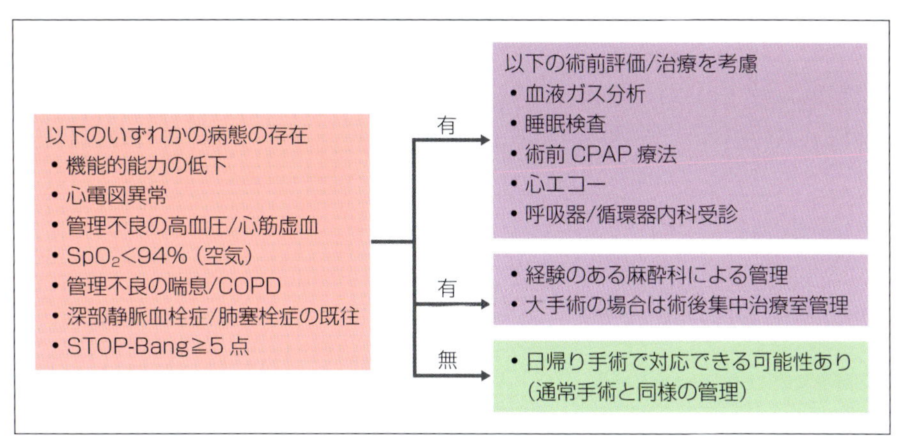

図 3　高度肥満患者（BMI≧35）の循環器系評価

SpO_2：動脈血酸素濃度，STOP-Bang：閉塞性無呼吸症候群に関するスクリーニングツール，COPD：慢性閉塞性肺疾患，CPAP：持続陽圧呼吸．

（Nightingale CE, et al. Anaesthesia 2015; 70: 859-76[3] より）

表 5　英国およびアイルランド肥満減量手術麻酔学会（SOBAUK）が示している術前に準備する機材

1）患者の体格に合ったベッド，手術台（多くの手術台は 150 kg 程度が上限とされている）
2）ゲルパッド，幅広抑制帯，手術台および手台の拡張用部品
3）特大サイズ血圧カフまたは前腕装着用血圧カフ（カフの周径が不足している場合，血圧が過大表示される）
4）ramped position に必要な機材，麻酔科医用の足台
5）気道確保困難用機材一式
6）PEEP 付加および従圧換気が可能な麻酔用人工呼吸器
7）患者移動用マットレス
8）長いブロック針および長い静脈留置針
9）超音波装置（静脈路確保，神経幹ブロック，緊急輪状甲状膜穿刺に使用）
10）麻酔深度モニターおよび筋弛緩モニター
11）患者搬送時の人手

PEEP：呼気終末陽圧．

（The SOBA Single Sheet Guideline. http://www.sobauk.co.uk/downloads/single-sheet-guideline[5] より）

3 麻酔計画

a．麻酔準備

• 高度肥満患者では麻酔前評価とともに麻酔準備が重要となる．**表 5** に SOBAUK に示されている準備すべき機材[5]を示す．備えあれば患いなしである．また，SOBAUK のガイドラインの要約（**表 6**）[5]は高度肥満患者の麻酔管理の心得と言ってもよい内容であり，高度肥満患者の麻酔が予定された際には必ず一読し，心構えをしておくとよい．

b．麻酔管理

• 健常人と比べ，麻酔導入方法，麻酔薬の投与量，区域麻酔の注意点，抜管時の注意点，術後痛への対応など，以下のようにさまざまな点において細心の

表6　英国およびアイルランド肥満減量手術麻酔学会（SOBAUK）によるガイドラインの要約

1）すべての病院において，肥満手術担当の麻酔科医をあらかじめ決めておくべきである
2）手術予定表にはBMIを明示すべきである
3）肥満患者の周術期管理には，これに習熟した医療スタッフがあたるべきである
4）肥満患者向けの特殊機材が必要である
5）中心性肥満とメタボリック症候群をリスク因子として認識すべきである
6）睡眠性呼吸障害およびその合併症の存在を常に念頭におく必要がある
7）原則として手術室内での麻酔管理に限定すべきである
8）区域麻酔は推奨できるが，実際の施行はしばしば困難であり，施行不可能な場合もありうる
9）肥満患者では低酸素の進行が早く，気道管理が困難な場合が多いため，事前に十分な気道管理戦略を確立しておくべきである
10）ramped positionまたは起座位での麻酔導入，覚醒を推奨する
11）薬物投与量の決定にあたっては実体重よりも除脂肪体重を用いたうえで，調整すべきである
12）長時間作用性のオピオイド鎮痛薬あるいは鎮静薬の使用に際しては十分な注意が必要である
13）神経筋遮断薬を使用する際には必ず筋弛緩モニターを装着する
14）麻酔深度モニターの使用を考慮すべきであり，筋弛緩薬を用いた全静脈麻酔の場合はとくに重視すべきである
15）肥満患者では静脈血栓症のリスクが高いため，適切な予防策の適応および早期離床を推奨する
16）術後集中治療室での観察を考慮すべきであるが，合併症および手術侵襲の程度で判断することを推奨する

（The SOBA Single Sheet Guideline. http://www.sobauk.co.uk/downloads/single-sheet-guideline[5]より）

表7　高度肥満患者の薬物投与量を決定する際の原則

1）単回投与の効果（血中濃度）を決めるのは分布容積である
2）脂溶性の薬物の分布容積は実体重と比例するが，脂肪組織の血流が乏しいため，急速投与により短時間の効果を意図する薬物（麻酔導入薬）の分布は除脂肪体重を基準とするのが適当である
3）水溶性の薬物の分布容積は除脂肪体重と比例し，除脂肪体重に基づいた投与が適当である
4）持続投与あるいは繰り返し投与の際の血中濃度はクリアランスが大きく影響する．肥満によるクリアランスに変化のない薬物では除脂肪体重，肥満によってクリアランスが増加する薬物は実体重に基づいた投与が適当である
5）肥満患者では肝機能異常を認めることが多いが，肝臓における薬物クリアランスには変化がないことが多い

（Nightingale CE, et al. Anaesthesia 2015; 70: 859–76[3]より）

表8　麻酔関連薬物投与量を決定する際の体重指標

	薬物	ボーラス投与量	持続投与量
オピオイド鎮痛薬	モルヒネ	IBW	IBW
	フェンタニル	TBW	0.8×IBW
	レミフェンタニル	IBW	IBW
鎮静薬	ミダゾラム	TBW	IBW
	プロポフォール	IBW	DW
	ケタミン	IBW	IBW
筋弛緩薬	ロクロニウム	IBW	IBW
	ベクロニウム	IBW	IBW
	スキサメトニウム	TBW（1 mg/kg）	（−）
その他	ジゴキシン	IBW	IBW
	リドカイン	TBW	IBW
	β遮断薬	IBW	IBW
	ヘパリン	DW	DW
	ステロイド	IBW	IBW

IBW：実体重，TBW：理想体重，DW：補正体重．
（Nightingale CE, et al. Anaesthesia 2015; 70: 859–76[3]／Varon J, et al. Cri Care Clin 2001; 17: 187–200[4]より引用作成）

注意が必要となる．そのため，表6のSOBAUKのガイドラインの要約[5]にも列挙されているように，肥満患者の麻酔管理に精通した医師による麻酔管理が好ましいと思われる．

麻酔導入

- 麻酔導入の気道確保，酸素化の問題は，高度肥満患者において最初に対応すべき危機的状況である．麻酔導入こそ備えあれば憂いなしであることを念頭

表 9 高度肥満患者での区域麻酔の注意点

1) 座位での穿刺のほうが容易である（前傾姿勢をとる）
2) 超音波ガイド下穿刺が有用である可能性が高い
3) 棘突起の触知が不可能な場合，臀裂最上部の正中線上がくも膜穿刺の妥当な部位であることが多い
4) 硬膜外腔までの距離は 9〜10 cm であることが多い
5) 他の条件に差がなければ，くも膜下投与された局所麻酔薬の広がりは非肥満患者とほぼ同程度である
6) 穿刺後は適切な傾斜で脊椎が水平を維持できるような体位をとるべきである
7) 座位での穿刺の場合，硬膜外投与した局所麻酔薬の広がりは BMI および体重に比例する

(Nightingale CE, et al. Anaesthesia 2015; 70: 859-76[3]より)

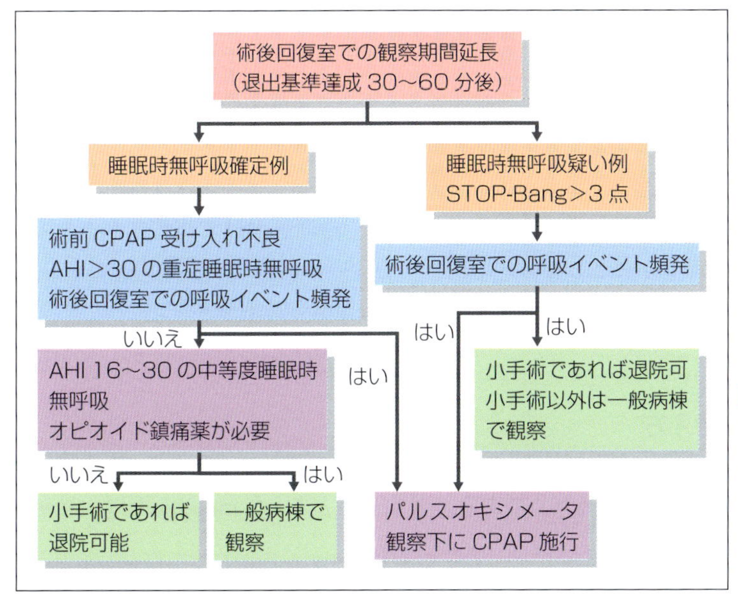

図 4 高度肥満患者の抜管後の観察のアルゴリズム

CPAP：持続陽圧呼吸，AHI：無呼吸低呼吸指数.
(Nightingale CE, et al. Anaesthesia 2015; 70: 859-76[3]／Varon J, et al. Cri Care Clin 2001; 17: 187-200[4]より引用作成)

に，十分な酸素化を行い，患者の体位を上半身挙上（ramped position：外耳道と胸骨を同じ高さとする）にて麻酔導入を行うべきである．上半身挙上は気道確保，喉頭展開，気管挿管のいずれにおいても優位であると考えられる．

十分な酸素化を行い，上半身挙上（ramped position）にて麻酔導入を行う

麻酔薬等の投与量

- 麻酔薬の投与量の決定にあたっては，肥満に伴う体組織の構成成分および薬物体内動態の理解が欠かせない．**表 7** の原則[3]を参考に投与量が決定されるべきである．麻酔関連薬物の投与量の決定に際して考慮される体重指標を**表 8**[3]にまとめた．

区域麻酔の注意点

- 高度肥満患者において区域麻酔の併用は，術後の覚醒遅延，オピオイド鎮痛薬による呼吸抑制，術後痛に伴う呼吸器系の合併症などの予防に有用である．しかしながら，**表 9**[3]にまとめたような点について注意すべきである．

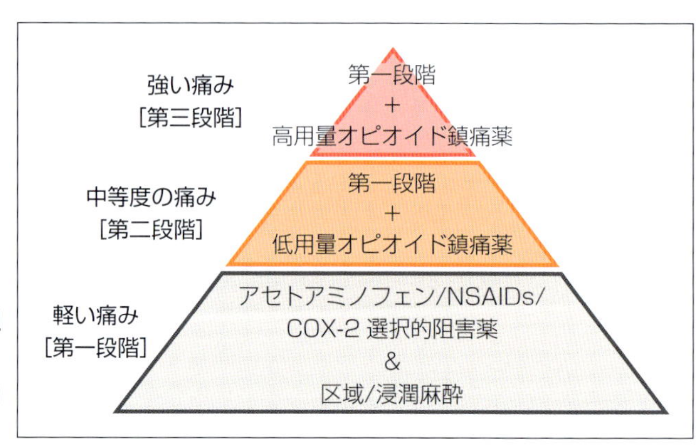

図5 高度肥満患者に対するmultimodal analgesia

NSAIDs：非ステロイド性抗炎症薬，COX：シクロオキシゲナーゼ.

抜管後の注意点

- 抜管は十分な筋弛緩からの回復，意識の回復を確認してから行うべきである．覚醒遅延が疑われる場合は集中治療室で時間をかけて抜管すべきある．手術室で抜管できたとしても，手術室内あるいは回復室で呼吸状態を中心に細心の観察を継続する．**図4**[3,4]に高度肥満患者の抜管後のアルゴリズムを示した．

術後痛の考え方

オピオイド鎮痛薬の使用は可能な限り避けるか少量にとどめる

- 呼吸抑制の可能性を有するオピオイド鎮痛薬の使用は可能な限り避ける，あるいは，少量にとどめるべきである．**図5**に示すようなmultimodal analgesiaの考え方が重要となる．

（山口重樹）

文献

1）日本肥満学会肥満症診療ガイドライン作成委員会，編．肥満症診療ガイドライン 2016．東京：ライフサイエンス出版；2016.
2）豊田大介，ほか．高度肥満患者の麻酔管理．臨床麻酔 2016; 40: 1645–54.
3）Nightingale CE, et al. Peri-operative management of the obese surgical patient 2015: Association of Anaesthetists of Great Britain and Ireland Society for Obesity and Baratric Anaesthesia. Anaesthesia 2015; 70: 859–76.
4）Varon J, Mark P. Management of the obese critically ill patient. Cri Care Clin 2001; 17: 187–200.
5）Specialists in Obesity and Bariatric Anaesthesia. The SOBA Single Sheet Guideline. http://www.sobauk.co.uk/downloads/single-sheet-guideline

2-21 糖尿病

- 糖尿病を有する患者は多く，循環器系や腎臓などにさまざまな合併症をきたすため，麻酔管理をするうえで重要な疾患の一つである．
- とくに心疾患，腎障害，神経障害が麻酔計画や患者に対するインフォームドコンセントを行う際に十分な検討を要する合併症である．
- ここでは，糖尿病および合併症の概要から麻酔におけるリスク，その対応について概説する．

1 疾患の概要

a. 糖尿病の診断

- 糖尿病は，空腹時血糖値が 126 mg/dL 以上，ブドウ糖負荷試験の 2 時間値が 200 mg/dL 以上，随時血値糖が 200 mg/dL 以上のいずれかを満たし，HbA1c が 6.5％以上，糖尿病の典型的症状（口渇，多飲，多尿，体重減少）の存在，確実な糖尿病網膜症の存在のいずれかがあった場合，1 回の検査で糖尿病と診断される[1)★1]（図 1）．

★1
診断の詳細は糖尿病診療ガイドライン 2016[1)]に記載があるが，血糖値のみ，あるいは HbA1c のみ基準を満たした場合，別の日に検査を行い，再度，基準を満たした場合に，糖尿病と診断される（HbA1c のみの反復検査では診断はできず，HbA1c と別の日の血糖値の基準を満たすことが条件である）．

b. 糖尿病の病型

- 糖尿病はその成因から 1 型，2 型，その他の特定の機序・疾患によるもの，妊娠糖尿病の 4 つに分類される[1)]．
- その他の特定の機序・疾患によるものには，膵全摘術後，褐色細胞腫，グルココルチコイドによるものなどが含まれる[1)]．
- また，糖尿病は，インスリン作用不足の程度によって，インスリン治療不要，血糖管理のためにインスリン必要，ケトーシス予防や生命維持のためにインスリン必要の 3 段階に区別される[1)]．
- このうち，ケトーシス予防や生命維持のためにインスリンが必要な状態をとくに「インスリン依存状態」とよぶ[1)]．

c. 糖尿病の合併症

- 糖尿病患者では周術期管理を行ううえで注意すべき合併症を有している場合がある．
- 糖尿病腎症，糖尿病神経障害，糖尿病網膜症といった細小血管症，さらに，糖尿病患者では高血圧，脂質異常症など他の心血管イベントのリスクファクターを併存している場合も多く，脳血管障害，狭心症など循環器系合併

- 空腹時血糖値　126 mg/dL 以上
- ブドウ糖負荷試験（2 時間値）　200 mg/dL 以上
- 随時血値糖　200 mg/dL 以上

＋

- HbA1c　6.5％以上
- 典型的症状（口渇，多飲，多尿，体重減少）
- 確実な糖尿病網膜症の存在

図 1　1 回の検査だけで糖尿病と診断される場合

表1　血糖降下薬の種類

種類	作用機序	注意点
スルホニル尿素（SU）薬	インスリン分泌促進	低血糖の頻度が高い
ビグアナイド薬	肝臓からのブドウ糖放出抑制 末梢組織でのインスリン感受性促進	乳酸アシドーシスをまれに起こすことがある
αグルコシダーゼ阻害薬	腸管でのブドウ糖吸収の抑制	
チアゾリジン薬	末梢組織でのインスリン感受性促進 肝臓からのブドウ糖放出抑制	時に浮腫や心不全を起こすことがある
速効型インスリン分泌促進薬	インスリン分泌促進	スルホニル尿素薬ほどではないが低血糖に注意
DPP-4 阻害薬	血糖値に依存したインスリンの分泌促進とグルカゴンの低下	単独では低血糖の可能性は低いが他剤併用時は注意
GLP-1 受容体作動薬	血糖値に依存したインスリンの分泌促進とグルカゴンの低下	注射製剤である
SGLT2 阻害薬	近位尿細管でのブドウ糖再吸収を抑制し尿糖排泄促進	尿路感染症，脱水，ケトン体増加関連事象に注意

DPP-4：dipeptidyl peptidase-4，GLP-1：glucagon-like peptide-1，SGLT2：sodium glucose cotransporter 2.

Topics　糖尿病が治る手術!?

高度肥満症を伴う2型糖尿病においては，外科手術も減量のみならず糖尿病の改善や発症，進展予防にも寄与するとしてガイドライン[1]でも有効な選択肢とされている．実際，施設基準などはあるが腹腔鏡下胃縮小術（スリーブ状切除によるもの）が保険収載されている．対象となる患者は「6か月以上の内科的治療によっても，十分な効果が得られないBMIが35以上の肥満症の患者であって，糖尿病，高血圧症又は脂質異常症のうち1つ以上を合併している患者」である．施設基準として「常勤の麻酔科標榜医」を求められていることからも，気道・合併症評価，術中・術後管理など麻酔科医は本術式に重要な役割を担っている．

循環器系など合併症の有無にも注意が必要

症の有無にも注意が必要である．

- また，糖尿病患者では歯周病の頻度が高く，高齢者の糖尿病では認知症，認知機能低下，うつ，日常生活動作の低下などをきたしやすいとされている[1]．

d．糖尿病の治療薬

- 糖尿病の治療薬はインスリンとインスリン以外の血糖降下薬に大別される．
- 血糖降下薬も多くの種類があり，それぞれに特徴がある（**表1**）．
- 副作用に注意が必要な薬剤として，スルホニル尿素（SU）薬は膵臓β細胞からのインスリン分泌を促進させるため低血糖に，また，ビグアナイド薬は肝臓からのブドウ糖放出抑制と末梢組織でのインスリン感受性を高める作用のある薬剤だが，手術前後の患者でまれに重篤な乳酸アシドーシスをきたす

スルホニル尿素薬は低血糖に，ビグアナイド薬は乳酸アシドーシスに注意

可能性があるため[1]，それぞれ注意が必要である．

- インスリン製剤は，作用時間特性から超速効型，速効型，中間型，持効型，混合型に分類される．
- たとえば，1型糖尿病では基礎インスリンの補充として持効型が，手術室での血糖管理には速効型が用いられることが多い．

2 術前評価と麻酔計画

a. 術前評価

- 一般的な術前評価と同様，問診，身体所見，血液・尿検査，心電図，画像検査（X線やCT）を確認し，手術術式と合わせて麻酔のリスクを評価する（表2）．

問診

- 糖尿病およびその合併症の最近の状況（たとえば糖尿病網膜症に対して最後の検査はいつ行ったか？），多発神経障害としての感覚低下や起立性低血圧など，単神経障害としての尺骨神経麻痺などの有無，狭心症症状や脳梗塞の既往など糖尿病で合併しやすい疾患も念頭において行う．

神経障害の有無，狭心症症状や脳梗塞の既往なども念頭におく

- 糖尿病のコントロール状態として，とくにインスリンを使用している場合，自己血糖測定記録をチェックし，低血糖や著しい高血糖の有無，低血糖の症状がわかるかなども問診する．
- 糖尿病腎症で透析を導入されている場合，最近の透析の状態も聴取し，透析記録も確認する．
- 高齢者の糖尿病では前述のように認知機能の低下や運動機能の低下，うつなどを合併していることもあり，最近の活動性や食欲などに関する問診もリスクを評価するうえで重要である．
- 肥満合併の場合，昼間の眠気や寝るときの体位など睡眠時無呼吸症候群の有無についても聴取する．

身体所見

- 糖尿病神経障害の有無，脳梗塞を合併している場合には脳梗塞の後遺症の有無，歯周病の合併も多いため歯牙損傷のリスクの評価などが必要である．
- 肥満合併の場合，とくに，気

表2 術前評価

項目	注意事項
問診	•最近の状況（血糖値の変化，合併症検査の有無，活動性，食欲など） •神経障害，麻痺の有無 •透析患者の場合→最近の透析の状況 •肥満合併の場合 →昼間の眠気や寝るときの体位など睡眠時無呼吸症候群の有無
身体所見	•神経障害の有無，脳梗塞の後遺症の有無 •歯牙損傷のリスクの評価 •肥満合併の場合→気道確保困難の有無に関する評価
血液・尿検査	•血糖値，尿糖，ケトン体，HbA1c •クレアチニン，尿素窒素，電解質異常
その他	•心電図や問診から狭心症や心筋梗塞の既往が疑われる場合 →かかりつけ医への問い合わせや循環器内科への紹介 •脳梗塞や一過性脳虚血性発作の既往がある場合 →頸動脈エコーを考慮

肥満合併の場合は気道確保困難の有無を評価する

道確保困難の有無に関する評価を慎重に行う.

血液・尿検査

- 血糖値，尿糖，ケトン体やHbA1cといった糖尿病自体に関する項目のみならず，クレアチニン，尿素窒素や電解質異常といった糖尿病腎症など合併症の有無や状態についても注意する.

心電図など

- 心電図や問診から狭心症や心筋梗塞の既往が疑われる場合，かかりつけ医への問い合わせや循環器内科への紹介を検討する.
- 脳梗塞や一過性脳虚血性発作の既往がある場合，頚動脈エコーも考慮する.

b. 手術の可否の判断

- 周術期の高血糖は，感染症，血栓症，脳梗塞，心筋梗塞などさまざまな合併症や死亡の危険因子である[2].
- そのため，良性疾患で延期可能な場合，未治療やコントロール不良の糖尿病，あるいは未介入の合併症（たとえば未治療の高血圧）が存在するのであれば延期が望ましい.
- 延期の指標としてイギリスのガイドラインではHbA1cが8.5%以上としている[3]が，一方で，HbA1cを適正化するために手術を延期することのメリットを示すエビデンスが不足しているといった意見[2]もある.
- したがって，症例あるいは施設ごとに麻酔科医，外科医，糖尿病内科医が十分に連携をとって手術のタイミングを決める.
- 悪性腫瘍などで手術を延期をした場合，原疾患の進行が患者の不利益になる可能性がある場合は，糖尿病および合併症による麻酔や手術の危険性と「害と益のバランス」をよく吟味して手術の可否を判断する.

c. 麻酔計画

麻酔方法

- 術前評価を元に麻酔方法を考える.
- 早期離床，早期経口摂取の再開は非糖尿病患者と同様に糖尿病患者でも重要な目標である[3].
- この点において，硬膜外麻酔や伝達麻酔の全身麻酔との併用は好ましい.
- また，高リスク患者の糖尿病壊疽による下腿切断など伝達麻酔のみで施行可能な場合には全身麻酔を避けることもリスク軽減につながる.

硬膜外麻酔による循環不安定，伝達麻酔後の神経障害のリスクも十分に考慮する

- しかし，糖尿病患者では硬膜外膿瘍の危険性や起立性低血圧など自律神経障害を合併している場合の硬膜外麻酔による循環不安定，伝達麻酔後の神経障害のリスクなども十分に考慮する必要がある[3].

術前

- インスリン使用患者では，術前日，当日のインスリンの指示について術前日

の食事の指示，オンコール手術であれば点滴の有無などを麻酔科医，外科医，糖尿病内科医で確認する．

- 低血糖を回避するために，当日の経口糖尿病薬は中止するが，ビグアナイド薬は乳酸アシドーシスの危険性があるので2日前には中止する[2]．
- 術前炭水化物負荷は糖尿病患者でも安全であるとの報告もある[3]が，高濃度の炭水化物含有飲料を短時間に摂取すると著しい高血糖の危険性があるので種類や量の考慮，飲用方法の指導などが必要である．

術中

モニタリング

- 合併症に応じたモニタリングの選択を行う．
- 循環器合併症を有する，あるいはリスクのある場合には，心電図モニタリングに V_5 誘導を加える，観血的動脈圧ラインの挿入，経食道心エコーなどを考慮する．
- 脳梗塞の既往など脳循環に不安がある場合，観血的動脈圧ラインの挿入，前頭部での組織酸素飽和度のモニタリングを考慮する．

輸液管理

- 手術中の適切なブドウ糖投与が蛋白異化の抑制などの点から有用との報告がある[4]．
- 糖尿病患者でも同様の効果が得られるかはわからないが，手術以外では食事をするわけであり，手術中にブドウ糖投与を行うことが明確に害ともいえない．
- ただし，1％ブドウ糖であっても糖尿病患者では急速投与すると血糖値が200 mg/dL以上となる可能性があるため，輸液速度には注意が必要である．

血糖管理

- 糖尿病患者の術中血糖管理の明確な目標値は明らかではないが，強化インスリン療法は低血糖の危険性が高いため，行うべきではない[5]．
- 集中治療領域における研究結果では，目標血糖値は144～180 mg/dLが低血糖のリスクと感染性合併症の軽減といった益のバランスから最善と考えられている[6]．
- しかし，糖尿病患者では，直近の血糖管理が十分でない患者での急激な血糖値の低下は集中治療患者でも有害との報告もあり，HbA1cが7％を超える患者では160～220 mg/dLを目標としてもよいのではないかとの考えもある[7]．
- 以上より，明確な目標値は不明であるが，著明な高血糖と低血糖は確実に避けて，200～220 mg/dLを超えるようであればインスリンを開始し，インスリン使用中は1～2時間に1回は血糖測定を行うようにするのがよいと考える★2．
- インスリンはインシデントの多い薬剤であり単位間違いを防ぐために必ずインスリン専用のシリンジを用いる（図2）．

強化インスリン療法は低血糖の危険性が高いため行うべきでない

★2

近年，内科領域では皮下持続血糖モニタリングと皮下持続インスリン注入による血糖管理も行われるようになってきている．一方，手術室においても静脈カテーテルからの持続採血による自動血糖管理が可能な人工膵臓による周術期血糖管理も保険適用となった．今後，自動血糖管理デバイスが進歩すれば，糖尿病患者の周術期管理の安全性がより向上するかもしれない．

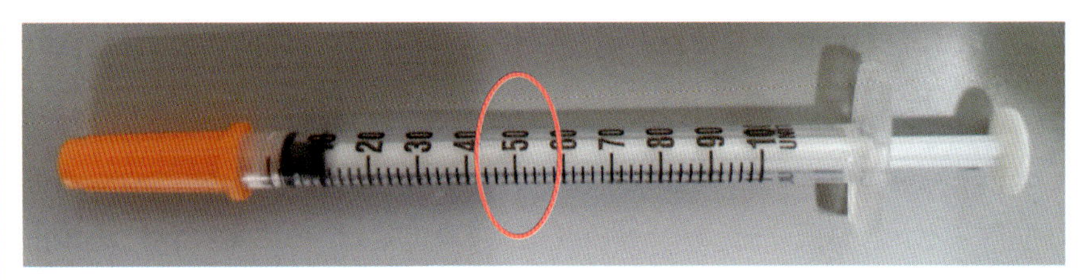

図2 インスリン専用シリンジ
単位で目盛が記載されている．これ以外のシリンジを使用した場合，大量のインスリンを誤投与する危険性がある．どんなに急いでいても必ずインスリン専用シリンジを使用する．たとえば，50単位のインスリンを49.5 mLの生理食塩水と混合すれば1単位/mLとなる．

3 合併症への対応

術後訪問を確実に行い，合併症の早期発見に努める

- 神経障害などの有無を確認するためにも術後訪問を確実に行い，合併症の早期発見に努める．
- 術中は低血糖の発見が困難なため注意が必要だが，低血糖時にはブドウ糖の静注など適切な処置を直ちに行う．

4 インフォームドコンセントなど

- 糖尿病患者では周術期の合併症のリスクは非糖尿病患者に比べて高くなる．
- 術前評価に基づいて適切なリスク評価を行い，手術による益とともに危険性について十分な説明を行うことが重要である．
- 本項では糖尿病性ケトアシドーシス状態での緊急手術には言及しなかったが，この状態での手術はきわめてリスクが高いので，実施にあたっては麻酔科医，外科医，内科医，集中治療医と連携の下，最善の医療を提供するとともに，十分なインフォームドコンセントも忘れないようにする．

（矢田部智昭，横山正尚）

文献

1) 日本糖尿病学会．糖尿病診療ガイドライン 2016．東京：南光堂；2016.
2) Sebranek JJ, et al. Glycaemic control in the perioperative period. Br J Anaesth 2013; 111 Suppl 1: i18-34.
3) Membership of the Working Party, Barker P, et al. Peri-operative management of the surgical patient with diabetes 2015: Association of Anaesthetists of Great Britain and Ireland. Anaesthesia 2015; 70: 1427-40.
4) Yamasaki K, et al. Effect of intraoperative acetated Ringer's solution with 1% glucose on glucose and protein metabolism. J Anesth 2010; 24: 426-31.
5) Buchleitner AM, et al. Perioperative glycaemic control for diabetic patients undergoing surgery. Cochrane Database Syst Rev 2012; (9): CD007315.
6) Yatabe T, et al. The optimal target for acute glycemic control in critically ill patients: A network meta-analysis. Intensive Care Med 2017; 43: 16-28.
7) Marik PE, Egi M. Treatment thresholds for hyperglycemia in critically ill patients with and without diabetes. Intensive Care Med 2014; 40: 1049-51.

2-22 拒食症・るいそう患者

- 拒食症（神経性やせ症，神経性食思不振症）患者は近年増加傾向であり，通常 10〜20 歳代の若年者であるが，多臓器機能不全を呈し，精神疾患を有する患者のうち最も死亡率が高い[1]．
- るいそうの定義は，著しく体脂肪量および体蛋白組織量の減少した状態とされ★1，その原因の一つに拒食症がある．
- ここでは，拒食症患者の周術期管理を中心に，一般的なるいそう患者の管理についても解説する．

★1
体脂肪量や体蛋白組織量の正確な測定は困難であるため，通常，臨床的には体格指数（BMI：body mass index）が用いられる．わが国では，BMI 18.5 kg/m^2 未満を低体重（やせ）と定義している[2]．

1 拒食症患者の特徴

a. 拒食症とは

- 疾患概念：単なる食欲や食行動の異常ではなく，心理的要因★2 に基づく食行動の重篤な障害である．そのため，極端にやせても，本人に危機感が乏しいことが特徴である．
- 罹患数：1998 年にわが国の医療施設（23,401 施設）を対象に実施した疫学調査（中枢性摂食異常症調査研究班）によると，罹患率は 12,500（人口 10 万対 10.0：0.01％）である[3]．同調査において，1980 年からの 20 年間に約 10 倍の増加がみられ，とくに 1990 年代後半の 5 年間だけで 4 倍と急増し，増加傾向にある．
- 年齢層：10〜20 歳代に多く，推定発症年齢は 10 歳代の占める割合が年々増加し，若年発症の傾向を示している．また，90％以上が女性と報告されている[3]．
- 診断基準と発症因子：厚生労働省における診断基準（表 1）[4] のほか，WHO の国際疾病分類（ICD-10）とアメリカ精神医学会の診断基準（DSM-IV）がある．また，発症因子を図 1[5] に示す．
- 治療：栄養療法の開始とともに，合併症の評価（表 2）[4] と治療および精神療法を行う．まず，体重の回復が得られた後に精神療法を開始し，その補助として薬物療法を行う場合が多く，精神科を含めた専門治療施設での治療が必要である．

★2
①体重に対する過度のこだわりがあること，②自己評価への体重・体形の過剰な影響が存在する，といった自己のボディイメージの歪みがある．

心理的要因に基づく食行動の重篤な障害

▶ICD-10：
International Statistical Classification of Diseases and Related Health Problems, 10th revision

▶DSM-IV：
Diagnostic and Statistical Manual of Mental Disorders, 4th edition

b. 拒食症に伴う合併症

心血管

- 飢餓状態に伴う代謝速度の低下により，低血圧（収縮期血圧 100 mmHg 以下）および徐脈を呈する．
- 房室ブロック・QT 延長・ST 低下などの心電図変化をきたしやすく，心エ

表1 拒食症患者の診断基準

①標準体重に対して20%以上のやせ
②食行動の異常
③体重や体型に対しての歪んだ認識
④発症年齢30歳以下
⑤無月経（女性）
⑥やせの原因と考えられる器質的疾患がない

（厚生労働省難治性疾患克服研究事業「中枢性摂食異常症に関する調査研究班」．神経性食欲不振症のプライマリケアのためのガイドライン2007[4]より）

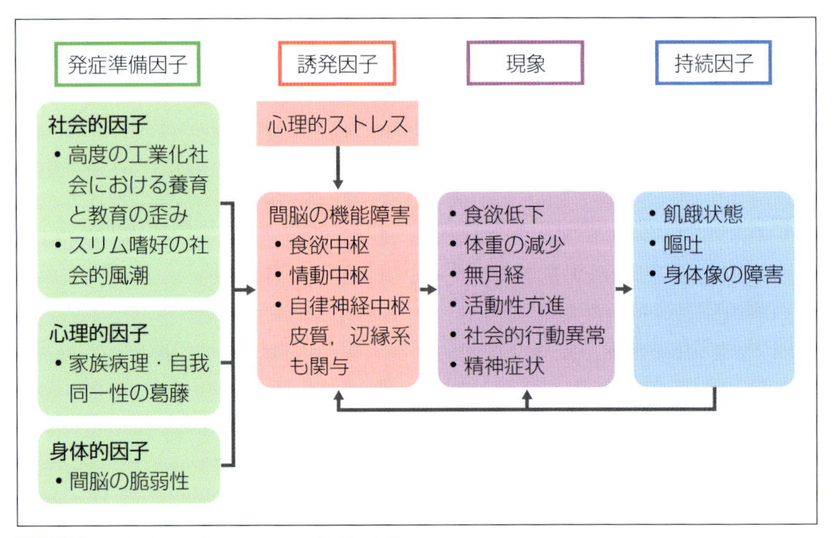

図1 心身症モデルとしての摂食障害

（田上哲也，ほか．医療 2001; 55: 624–7[5]より）

表2 拒食症入院患者の身体的合併症およびその頻度（外来/入院）

1. 60/分以下の徐脈（38%/40%）
2. 36℃以下の低体温（31%/15%）
3. 収縮期血圧90 mmHg以下の低血圧（36%/23%）
4. 骨量減少*（51%/66%），骨粗鬆症**（26%/24%）
5. 貧血（28%/42%），白血球減少（55%/47%），血小板減少（23%/14%）
6. 低ナトリウム血症（3%/13%），低カリウム血症（13%/22%）
7. ALT上昇（38%/35%），AST上昇（47%/29%）
8. 低血糖（70 mg/dL以下）（26%/26%）
9. 歩行困難や起き上がれないなどの運動障害（2%/7%）
10. 意識障害（1%/7%）

* 若年健常女性の平均値の80%以下
**若年健常女性の平均値の70%以下
（注）外来例の合併症頻度は2000～2004年間の東京女子医科大学内分泌疾患総合医療センター内科初診246例，入院例のそれは2003～2006年間の九州大学病院入院94例のデータに基づく．

（厚生労働省難治性疾患克服研究事業「中枢性摂食異常症に関する調査研究班」．神経性食欲不振症のプライマリケアのためのガイドライン2007[4]より）

コー検査では，左室機能の低下や僧帽弁の逸脱を認める場合がある[1]．

- また，拒食症患者の約20%に心嚢液貯留をきたすことが報告されている[6]．原因は不明であるが，心筋の菲薄化や低アルブミン血症に起因する可能性が示唆されている．
- 心血管の異常は，体重増加とともに正常化することが特徴である．

呼吸

- 自己誘発性嘔吐に伴う誤嚥性肺炎および気胸の報告がある[1]．
- 再発性の嘔吐や下剤の乱用による代謝性アルカローシスの代償機構として，

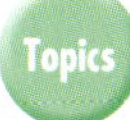

拒食症の予後

拒食症の死亡率は6〜20%と高く，QT延長などの心電図異常で突然死をきたすことがある．年月がかかっても完治するものは約半数にすぎず，残る30%は部分的回復にとどまり，20%は改善をみないとされている[7)]．

周術期管理においても，重篤な場合には死亡する危険性があることを念頭に，麻酔科医・外科医・精神科医・集中治療医などによる，緊密な連携体制が必要である．

高二酸化炭素血症を認める場合がある．

腎・代謝

- 通常，糸球体濾過量は低下し，患者の64%に蛋白尿が報告されている[1)]．
- 脱水により，血中尿素窒素レベルがわずかに上昇する．濃縮尿を呈し，尿比重は高くなる．
- 利尿薬の乱用は，尿中のMg排泄を増加させ，二次性に低カリウム血症および低カルシウム血症をきたす可能性がある．また，尿中Cl排泄増加により，低Cl性アルカローシスを認める．
- さらに，飢餓状態を反映し，低リン血症を認める場合がある．

消化器

- 頻回の嘔吐に伴う咽頭炎，齲歯，Mallory-Weiss症候群をきたしうる．
- 自己誘発性嘔吐により食道や胃破裂の報告がある[1)]．
- 詳細な機序は不明であるが，自律神経障害の影響で胃内容排出時間が遷延している可能性がある．
- 内臓脂肪の減少と胃内容物の停滞により，上腸間膜動脈症候群をきたすことがある．

血液

- 飢餓状態に伴い，骨髄形成不全となることがある．
- 拒食症患者の25〜50%が白血球減少を示し★3，貧血・血小板減少症もきたしうる．
- 顆粒球コロニー刺激因子の使用は，緊急時に有用でありうるとの報告もある[8)]．

★3
重度の感染は拒食症患者の主要な死因とされている[8)]．

内分泌

- 低血糖を認める場合が多く，血糖値40 mg/dL以下の重度の低血糖は，BMI 11.1 kg/m^2以下の症例で認められ，BMI 14.5 kg/m^2まで体重が増加すると改善する[8)]．
- 急速な栄養状態の改善に伴い，過剰なインスリンが分泌され，反応性に低血

再栄養の初期投与エネルギー量

NICE（National Institute for Health and Clinical Excellence）ガイドラインによると，refeeding症候群の最重要リスク因子はBMI 14 kg/m^2以下であり，15日間以上の食事摂取不良を認める場合は，5 kcal/kg/日に制限した栄養投与を開始し，不整脈のリスクが高いため心臓モニタリングを行うことを推奨している[10]．

糖をきたす可能性がある．

- 術前に重度の低血糖を認める場合には，手術延期を考慮すべきであるが，手術中に低血糖に陥った場合，血糖値とともに血中P値を補正する必要がある．
- 女性患者は，重篤な体重減少に続発する無月経を呈していることが多く，直腸温36.3℃以下の低体温を認める．

筋骨格・皮膚

- 栄養不良に伴う筋肉量の減少，および骨粗鬆症を認める．
- 拒食症患者の多くは全骨量の10％の減少を示し，とくに女性において脊椎および股関節骨折のリスクがある．

c. refeeding症候群

重度の低栄養患者の再栄養開始時にはrefeeding症候群に注意する

- 創部感染症を予防するためには，術前栄養が不可欠であるが，重度の低栄養患者の急速な栄養補充時にはrefeeding症候群に注意する必要がある．
- 飢餓状態では，主に遊離脂肪酸とケトン体がエネルギー源として使用され，糖質摂取量減少のため，インスリン分泌は減少している．
- 再栄養により，エネルギー源が脂質から糖質へ置換されると，急速に血中インスリンレベルが増加し，糖新生および嫌気性代謝の両方が急速に低下する．
- その結果，ブドウ糖およびP, K, Mgの細胞内取り込みが促進され，電解質異常をきたす．
- 本症の最も特徴的な電解質異常は，急激な低リン血症★4である．
- BMIの中央値が13.1 kg/m^2である患者の45％が低リン血症を発症したと報告されている[9]．
- さらに，増加した循環血漿量に対する心筋の不適応や，ビタミンB_1欠乏が起こる．
- 明確な診断基準はないが，低栄養から栄養回復する過程において，致死的不整脈・心不全・呼吸不全・電解質異常および痙攣・譫妄・昏睡などの中枢神経障害を呈する．
- 適切な経口摂取量が14日以上不十分であると，死亡率が高くなることが報告されている[9]．
- refeeding症候群は，再栄養開始後から1～2週間までに発症する．
- 経口・経腸・経静脈栄養のいずれの経路でも起こりうる．
- 重度の低栄養患者の再栄養開始時★5には，refeeding症候群を念頭におき，血清P・K・Mgの定期的な確認が必要である．

★4
重度の低リン血症（<1.0 mg/dL）では，骨格筋障害（横紋筋融解症・呼吸不全・心不全）および血球異常（白血球減少・血小板減少・溶血），中枢神経症状（痙攣・昏睡）を呈する．

★5
慢性アルコール症・利尿薬の乱用・P含有食品である肉魚の不食（菜食主義者）も危険因子である．

2 拒食症患者の周術期管理

a. 術前評価

- 拒食症は若年患者に多いが，合併症が多いため術前検査は詳細に行う必要がある．
- 実際には病識に乏しく，うつ病を伴っていることも少なくないため，詳細な病歴を聴取することが困難な場合がある．可能な範囲で，下剤や利尿薬など過剰な薬物の摂取について問診を行う．
- 血液検査では，全血球数・腎機能・肝機能・血糖値・電解質（K・Ca・P・Mg）の測定を行う．
- 心機能評価は，拒食症患者の術前評価において重要である．心電図検査および心エコー検査を実施し，QT 延長などの不整脈や左室機能低下，僧帽弁逸脱，心嚢液貯留の有無を評価する．

術前評価において心機能評価は重要である

b. 術前介入・準備

- 麻酔導入前に，電解質の補正を行い，致死的不整脈の予防に努める．
- 除細動器をすぐ使えるように準備しておく．
- 胃排出時間が遅延している可能性があり，画像検査で胃内容物を多く認める場合には，経鼻胃管挿入を考慮する．また，導入前に PPI などの胃酸分泌抑制剤や，メトクロプラミドなどの蠕動運動促進剤を投与することは有用である可能性がある．
- 低体温を呈していることが多いため，手術室を温かくしておく．また，加温デバイスや加温輸液を準備する．

▶PPI：
proton pump inhibitor

c. 麻酔導入

- すべての拒食症患者は，フルストマックであると想定し，迅速導入を考慮する[1]．
- 飢餓状態に起因する低アルブミン血症のため，投与薬剤は血漿中で非蛋白質結合状態にとどまり，薬物排泄速度が低下する．よって，麻酔に使用する薬剤は減量を考慮すべきである．
- とくに，低カリウムおよび低カルシウム血症は，非脱分極性筋弛緩薬の作用を増強するため，投与量の減量を考慮し，術中は TOF モニターを用いて筋弛緩状態を評価すべきである．
- 術中体位に伴う褥瘡などの皮膚トラブルや，骨粗鬆症性骨折のリスクが高いため，可能な限り保護に努める．

麻酔に使用する薬剤は減量を考慮する

▶TOF：
train-of-four

d. 維持

- 心血管イベントは，麻酔中最も重要な合併症である．不整脈の発生率は 16〜62%であると報告されている[1]．低カリウム血症の補正を行い，過換気に伴う $PaCO_2$ の低下に注意する．
- さらに，手術侵襲に伴うカテコラミンレベルの上昇に伴い，低カリウム血症が助長される可能性がある．術中K濃度を定期的に測定し，T波モニターを厳密に行う必要がある．

- 心機能低下症例では，過度な輸液を避けるため，観血的動脈圧モニタリングに加え，フロートラックなどの心拍出量モニタリングや，場合によっては経食道超音波検査を考慮する．
- 飢餓状態により肺の弾性力が低下し，肺コンプライアンスが低下している可能性があり，高い気道内圧を必要とする場合があるため，圧損傷に注意する．

e. 術後管理

- refeeding症候群に注意し，早期に経口，経腸栄養を中心とした栄養管理の開始を目指す．
- まれではあるが，術後解離性障害などの精神障害を呈することがあり，注意が必要である．

3 るいそう患者の一般的な注意点

a. るいそうの原因

るいそうの原因を鑑別する

- BMI 18.5 kg/m^2 未満のるいそう患者では，まずその原因を鑑別する必要がある．
- るいそうの原因は，①食事摂取量の不足，②栄養素の吸収と消化の障害，③栄養素の利用障害，④代謝の亢進，⑤栄養素の喪失に分類される[11]．
- とくに悪性腫瘍・消化器疾患・感染症・精神疾患について検討する．
- また，るいそうの原因となる内分泌疾患には，下垂体機能低下症・甲状腺機能亢進症・副甲状腺機能亢進症・糖尿病・Addison病に加え，褐色細胞腫などの麻酔管理上，注意を要する疾患が含まれる．
- 鑑別においては，その程度とともに経過が重要である．
- るいそうの始まりと持続期間，食欲と摂食量の変化，胃腸障害（嘔吐・下痢の有無），糖尿病の有無，発熱の有無，嗜好品・常用薬について問診を行う．

b. るいそうの周術期管理

- るいそうの合併症は，上述した拒食症患者に伴う合併症に類似すると考えられ，全身倦怠感・易疲労感・血圧低下・体温低下・性腺機能低下などを認める．
- 経口摂取量が14日を超えて不十分であると，死亡率が高くなると報告されており，そのような患者では手術の延期と，術前栄養療法開始を考慮すべきである[12]．
- 栄養評価法の一つとして，術前の体重変化のデータと血清アルブミン値から栄養状態を分類（表3）[13]できる．

表3 術前の栄養評価

術前の体重変化	血清アルブミン値	栄養評価
なし	3.5 g/dL以上	正常
体重減少 10%以下	3.2〜3.5 g/dL	軽度栄養不良
体重減少 10〜20%	2.5〜3.2 g/dL	中等度栄養不良
体重減少 20%以上	2.5 g/dL以下	高度栄養不良

（岩坂日出夫，ほか．まれな疾患の麻酔 A to Z．文光堂；2015．p.232[13]より）

Topics サルコペニアと低栄養

成人低栄養の原因である飢餓・侵襲・悪液質は，すべて二次性サルコペニアの原因である．すなわち，高齢者で低栄養を認める場合は，二次性サルコペニアであることが多い．サルコペニアに対する栄養補給は，高齢者の筋肉量と筋力を改善させる．適切な栄養補給とリハビリテーションを併用し，サルコペニアを改善させることによって，患者の QOL も改善する可能性がある[14]．

るいそうの周術期管理においても，原因の鑑別から治療に至るまで，多職種との緊密な連携体制が必要である．

- また近年，高齢者の低栄養は二次性サルコペニア★6 の原因であることが指摘されている[14]．
- 高齢者では，低栄養と QOL に関連を認め，栄養の改善で身体的 QOL と精神的 QOL を改善できる．
- 術前栄養不良患者への栄養療法開始時は，上述の refeeding 症候群に注意する．

（青山　文，横山正尚）

★6
サルコペニアの定義は，狭義では加齢による筋肉量減少，広義ではすべての原因による筋肉量減少・筋力低下・身体機能低下となる．

文献

1) Seller CA, Ravalia A. Anaesthetic implications of anorexia nervosa. Anaesthesia 2003; 58: 437-43.
2) 宮崎　滋．1．肥満と肥満症．日内会誌 2011; 100: 897-902.
3) 厚生労働省．中枢性摂食異常調査研究班全国疫学調査．www.mhlw.go.jp/kokoro/speciality/detail_eat.html
4) 厚生労働省難治性疾患克服研究事業「中枢性摂食異常症に関する調査研究班」．神経性食欲不振症のプライマリケアのためのガイドライン 2007. http://www.edportal.jp/pro/pdf/primary_care_2007.pdf
5) 田上哲也，ほか．中枢性摂食異常症．医療 2001; 55: 624-7.
6) Stewart D, et al. Perioperative management of severe anorexia nervosa. Br J Anaesth 2015; 114: 709-10.
7) Becker AE, et al. Eating disorders. N Engl J Med 1999; 340: 1092-8.
8) Hirose K, et al. Perioperative management of severe anorexia nervosa. Br J Anaesth 2014; 112: 246-54.
9) Sandström R, et al. The effect of postoperative intravenous feeding (TPN) on outcome following major surgery evaluated in a randomized study. Ann Surg 1993; 217: 185-95.
10) Gaudiani JR, et al. Severe anorexia nervosa: Outcomes from a medical stabilization unit. Int J Eat Disord 2012; 45: 85-92.
11) 山中　学，久保木富房．I．症候・検査値からみた内分泌疾患．7．肥満・るいそう．日内会誌 1998; 87: 1028-33.
12) Weimann A, et al. ESPEN guideline: Clinical nutrition in surgery. Clin Nutr 2017; 36: 623-50.
13) 岩坂日出夫，田原里美．栄養不良．高崎眞弓，ほか編．まれな疾患の麻酔 A to Z．東京：文光堂；2015．p.232.
14) 若林秀隆．サルコペニアと栄養療法・高齢者の栄養状態と QOL．静脈経腸栄養 2014; 29: 837-42.

2-23 超高齢者

- 平均寿命が延びたことにより，先進国を中心にして世界的に高齢化率が上昇している．わが国では65歳以上の高齢者の人口割合が1970年に7%を超え，高齢化社会となった．1995年には14%を超え高齢社会に，2007年には21.5%となり超高齢社会に突入した．さらに，2014年には高齢者の人口割合が25%を超え，4人に1人が高齢者となった．
- 高齢者の人口増加により高齢者が手術を受ける機会も増えているが，それに加えて高齢者の若返り現象★1や内視鏡手術など手術の低侵襲化をはじめとした医療技術の進歩により，これまでは年齢を理由に手術が行われなかった高齢患者が手術を受けるケースも増加している．
- 麻酔科領域においても医療技術の進歩により周術期の死亡率は低下しているが，高齢者の周術期の合併症による死亡率は高い．心身の加齢性変化により周術期合併症のリスクは年齢とともに高まると考えられるが，高齢者に生じやすい周術期合併症を避けるためには，この加齢に伴う生理的変化を理解し周術期管理を行う必要があると考える．

★1
現在の高齢者は10～20年前と比較して，加齢に伴う身体的機能変化の出現が5～10年遅延しており，年齢に比して心身の健康が保たれていることが多い．これはいわゆる「若返り現象」とよばれている．

1 高齢者の特徴

a. 超高齢者の定義

- 高齢者の定義はさまざまであるのに加え，心身の健康状態は個人差が大きく，必ずしも年齢と一致しない．そのため，年齢のみで医学的に「高齢者」の線引きをすることは難しい．
- 国連は60歳以上を，世界保健機関（WHO）は65歳以上を高齢者と定義している．わが国では，統計調査においては65歳以上が高齢者と定義されており，一般的にも65歳以上を高齢者と認識していると考える．日本老年学会および日本老年医学会の定義検討ワーキンググループは，これまで高齢者とされてきた65歳以上でも，とくに65～74歳の前期高齢者においては心身の健康が保たれている人が大多数を占めていることを考慮し，65～74歳を准高齢者，75～89歳を高齢者，90歳以上を超高齢者と区分することを提言している（表1）．

表1 高齢者の区分

65～74歳	准高齢者（pre-old）
75～89歳	高齢者（old）
90歳～	超高齢者（oldest-old, super-old）

b. 高齢者の生理

- 高齢者の生理機能の変化は，個体差が大きいが，加齢に伴いあらゆる臓器の機能が進行性に低下することにより生じる．この機能低下は，臓器を構成している細胞数の減少に加え，細胞自体の機能が低下することで生じる．一般的な生理機能の変化は，予備能の低下，侵襲に対する防衛反応の低下，回復力の低下，適応力の低下として現れる．

- 多くの高齢者では加齢性変化に対して代償がなされており，日常生活に支障をきたしていないが，周術期に受ける侵襲やストレスなどを契機に全身臓器の機能低下が顕著になることが多い[1]．また，加齢に伴う変化はすべての臓器に生じるので，高齢者は複数の疾患を併せて罹患していることが多い．

脳神経系

- 脳は加齢により，神経細胞数および神経線維数が減少するので，全体的に萎縮し重量が減少する．また，神経伝達物質の活性低下により脳代謝活性が低下し，脳機能は全般的に低下する．さらに，動脈硬化により脳血管が狭窄し血流が部分的に低下する．
- これらの加齢による変化に加え，脳梗塞や脳出血の罹患により脳の器質的な変性も生じる．脳梗塞は運動麻痺や知覚麻痺として症状が現れることもあるが，症状が不顕性で自覚症状がない場合もあるので，周術期にこれらの症状が出現した場合には新規の症状か既存の症状が顕在化したのかを鑑別する必要がある．
- 周術期に最も問題となるのは，周術期譫妄と術後認知機能障害である．高齢患者は周術期のさまざまな要因により譫妄に陥りやすい．譫妄はさまざまな合併症の原因となり，譫妄の期間と死亡率には関連があることが報告されている[2]．譫妄の危険因子として，高齢者であることに加え，男性，術後，脳血管障害，認知機能障害，身体的基礎疾患，薬物治療（中枢神経系）があげられているが，いずれも高齢者では重複しやすい．

周術期譫妄と術後認知機能障害が最も問題となる

心血管系

- 心臓および血管も加齢に伴い進行性の変化が生じる★2．
- 加齢により生じる術前の合併症のなかでも心血管系合併症が最も多く，そのなかでも高血圧症は最も頻度が高い．高血圧症は，加齢による全身の動脈硬化の結果として発症する．動脈硬化により左室後負荷が増加すると，心臓は左室肥大を生じる．左室肥大により拡張能低下，拡張早期充満時間が短縮し，左室充満に対する心房収縮による流入（atrial kick）の寄与がより大きくなる．その結果，高齢者では心房細動や房室ブロックの状態に陥った際に，心収縮能が保たれている状態であっても心拍出量が十分に保てなくなる．

★2
心臓は心筋細胞数や伝導線維密度，洞結節細胞数の減少が生じ，結果として心収縮力低下や刺激伝導系障害，β受容体の感受性の低下が生じる．血管は血管壁の中膜と内膜が肥厚し，硬化して弾性を失うので脆くなる．

- 高齢者の心疾患は高血圧症に加え，虚血性心疾患（心筋梗塞，狭心症），弁膜症，房室ブロックなどの刺激伝導系の障害や心房細動などの不整脈を合併することが多い．とくに石灰化大動脈弁狭窄症や心アミロイドーシスは超高齢者で多い．さらに器質的な異常がなくても，予備能が低下しているので，侵襲時（ストレス負荷時）の適応能力が低下していることが多い．とくに自律神経の応答が弱いので，ショック状態であっても心拍数が上昇しないことがあり，注意が必要である．

高血圧症に加え，刺激伝導系の障害や不整脈も合併することが多い

- 重大な合併症を罹患していても日常生活のなかでは自覚症状がない場合があ

る．とくに問題となるのは，陳旧性の心筋梗塞により心機能の低下している場合や大動脈弁狭窄症（AS）を合併している場合である．

- 高齢者の心筋梗塞は無症状のものが多く，50〜70%が無痛性心筋梗塞であるといわれる[3]．そのため，術前の問診で心筋梗塞の既往がなくても，心機能が低下している場合がある（Column 参照）．心エコー検査は不顕性の心疾患の検索や心機能を評価するうえで有用である．

心エコー検査は不顕性の心疾患の検索や心機能を評価するうえで有用

- ACC/AHA 非心臓手術の周術期心血管評価と管理ガイドラインでは，重症AS 患者に対しては無症状であっても手術が勧められている．また，症状を有する場合では AS の重症度と手術の侵襲度によって大動脈弁置換術を優先して行うことを推奨している[4]．近年では経カテーテル大動脈弁植え込み術（TAVI）が行えるようになったことから，全身状態が悪く開心術による大動脈弁置換術の施行が困難な症例も治療の対象となっている★3．

▶TAVI：transcatheter aortic valve implantation

★3
世界初の TAVI は 2002 年にフランスで行われた．わが国では，2013 年から一部のデバイスの保険償還が開始され臨床使用されるようになった．

- 解離性大動脈瘤や胸部・胸腹部大動脈瘤などの大動脈疾患も高齢者には多く発症する．大血管手術は手術そのものの侵襲が大きく，年齢が大きな危険因子となるため，これらの疾患が見つかった場合，治療方針の決定について慎重な判断が必要となる．
- 近年，大動脈疾患の低侵襲治療として胸部大動脈へのステントグラフト内挿術（TEVAR）や腹部大動脈へのステントグラフト内挿術（EVAR）が普及しており，高齢者でも安全に治療が行われる[5]．

▶TEVAR：thoracic endovascular aortic/aneurysm repair

▶EVAR：endovascular aortic/aneurysm repair

呼吸器系

- 加齢による肺の主な構造上の変化は，肺弾性収縮力低下による肺のコンプライアンスの上昇である．呼吸細気管支と肺胞道の拡張により，末梢気道が呼気早期に虚脱しやすくなる．また，肺胞間の Kohn 孔が拡張し肺胞面積が減少する．その結果，解剖学的死腔の増大，拡散能の低下，クロージングボリュームの増大をもたらす．
- 脊柱・胸郭の変形は胸壁のコンプライアンスを低下させ，呼吸筋（横隔膜，肋間筋）の筋力低下も加わり，その結果，努力肺活量の低下や1秒量の低下，残気量の増加を生じる．クロージングボリュームが機能的残気量よりも

術前の問診では心疾患の既往はなかったが術後に心不全をきたした症例

80 歳代後半の男性の耳鼻科の短時間手術で麻酔を担当した際に，手術後に心不全をきたしたことがある．緊急手術で情報が乏しかったが，とくにこれまでに心疾患の既往はなく，日常生活は自立して送っているようであった．抜管後に喘鳴を伴う呼吸困難と低酸素を呈したが，術中の輸液は 200 mL 程度であったので心不全を想定しておらず，胸部 X 線の後に行った心エコーでようやく診断をつけることができた．心エコーでは左心室前壁に広範囲に壁運動異常があり，心筋が菲薄化していた．術前の既往歴や身体所見からのみでは心不全の発症を予見し難い症例であった．

大きくなると，シャントが増加し，動脈血酸素分圧（PaO_2）が低下する（表2）．残気量は加齢10年ごとに5～10%増加する．1秒量は加齢10年ごとに6～8%減少する．1秒率も加齢により低下するが加齢のみにより70%未満になることは少ない．

- 高齢者ではこれらの呼吸器の器質的な変化に加え，中枢性の換気応答の低下などにより非麻酔時であっても睡眠時の無呼吸やいびきの頻度が高まる[6]．さらに，各種薬剤（オピオイド，ベンゾジアゼピン系薬剤，揮発性吸入麻酔薬など）への感受性の亢進により，これらの薬剤による呼吸抑制効果が高まっているため，術後（全身麻酔後）の呼吸抑制により低酸素血症や高二酸化炭素血症に陥りやすい．

表2 肺機能検査の加齢性変化

肺活量（VC）	↓
%肺活量（% VC）	↓
努力肺活量（FVC）	↓
1秒量（$FEV_{1.0}$）	↓
1秒率（$FEV_{1.0}$%）	↓
残気量（RV）	↑
吸気予備量（IRV）	↓
呼気予備量（ERV）	↓
全肺気量（TLC）	→
クロージングボリューム（CV）	↑
肺拡散能（DL_{co}）	↓

VC：vital capacity, FVC：forced vital capacity, $FEV_{1.0}$：forced expiratory volume in one second, RV：residual volume, IRV：inspiratory reserve volume, ERV：expiratory reserve volume, TLC：total lung capacity, CV：closing volume, DL_{co}：diffusing capacity of the lung carbon monoxide.

低酸素血症や高二酸化炭素症に陥りやすい

消化器系

- 嚥下機能の低下とそれに伴う誤嚥性肺炎は，高齢者における術後合併症のなかで最も問題となる合併症である．明らかな喀痰排出困難などの臨床徴候なしに誤嚥を起こすことがあるので注意がいる．術前の肺機能検査で1秒率が低い患者では呼吸器合併症が生じやすいとの報告もあり，気管内分泌物の喀出を十分に行うことが重要である★4．
- 噴門部の括約筋の筋力が低下し，胃内容が食道へ逆流するので逆流性食道炎になりやすい．また，消化管蠕動運動の低下により便秘になりやすい．

明らかな臨床徴候なしに誤嚥を起こすことがあるので注意を要する

★4
肺炎は高齢者に多い疾患であるが，発熱や咳，痰などの典型的な症状がなく，食欲不振や倦怠感，意識障害（譫妄）などの症状で見つかることがある．

肝機能・腎機能

- 加齢とともに肝重量は減少し，肝血流も低下する．肝血流は10年ごとに10%低下する．薬物の代謝機能はさまざまな程度に低下する．
- 加齢に伴う動脈硬化により，糸球体が進行性に不可逆的な硬化をきたす．腎重量は皮質を中心に減少し，80歳までに30%減少する．腎血流も10年ごとに10%低下する．
- 高齢者は筋肉量が減少しているので，血清クレアチニン値が正常値であっても，腎機能は低下がマスクされている場合がある．腎臓の糸球体濾過量（GFR）は加齢とともに進行性に低下するが，加齢によるGFRの低下は，合併症がない場合0.3 mL/分/年であり，高血圧を合併すると4～8 mL/分/年に，糖尿病性腎症を合併すると2～20 mL/分/年になるとされる．また，腎動脈血流の自動調節能が障害されているので，周術期に血圧を高く保たないと腎機能低下を生じることがある．

▶GFR：
glomerular filtration rate

糖尿病

- 糖尿病は高齢者に多くみられる疾患の一つである．わが国における糖尿病患者の割合は全年齢で男性19.5%，女性9.2%であるが，70歳以上では男性の27.3%，女性の17.2%である．糖尿病は三大合併症である網膜症，腎症，神

表3　高齢者で臨床効果を得るための麻酔薬の必要量

麻酔薬	効果部位の感受性	薬物動態	予測される必要投与量
吸入麻酔薬	↑	－	↓
静脈麻酔薬			
チオペンタール	－	初期分布量↓	↓
プロポフォール	↑	クリアランス↓	↓
ミダゾラム	↑	クリアランス↓	↓
オピオイド			
モルヒネ	↑	分布容量↓・クリアランス↓	↓
フェンタニル	↑	－	↓
レミフェンタニル	↑	クリアランス↓	↓
筋弛緩薬			
ベクロニウム	－	クリアランス↓	↓
ロクロニウム	－	クリアランス↓	↓

経障害に加え，動脈硬化や認知症などさまざまな疾患と関連する．加齢によるインスリンの分泌量自体の減少に加え，標的組織のインスリン抵抗性が高くなっていることが原因と考えられている．周術期の侵襲によるストレスはインスリン抵抗性をさらに高めるので，血糖値のコントロールがより困難となる．

- 術前の血糖値のコントロールが悪い場合は，待機が可能な手術であれば血糖値のコントロールを優先するが，悪性腫瘍手術では手術の延期が予後を悪化させることがあるため手術の延期は難しい．

2 高齢者の薬理学的反応

麻酔薬の効果が遷延するため，投与量を減量して調節する

- 一般的に，高齢者では臨床効果を得るための麻酔薬の必要量は少なく，麻酔薬の効果は遷延するため，投与量を減量して調節する必要がある（**表3**）．この薬理学的反応の加齢性変化の要因として，標的臓器（脳，神経）の薬剤への感受性の亢進が考えられる．その他の要因として，血中アルブミン濃度の低下による薬剤の血漿蛋白結合の低下，除脂肪体重の減少や体脂肪の増加，体内総水分量の減少などの体蘇生の変化による中心コンパートメントの減少，肝臓および腎臓の機能低下によるクリアランスの低下などが関与していると考えられる[7]．

3 超高齢者の周術期管理

▶MET：metabolic equivalent

- 高齢者の周術期管理の目標は，自立の維持である．そのため，術前の活動レベルの評価をしておく必要がある．代謝当量（MET）は日常生活に則して活動性の評価ができる．

a. 術前のリスク評価とリハビリテーション

- 術前に十分な評価を行う．心血管疾患および呼吸器疾患，糖尿病は高齢者で多くみられる術前合併症である．心エコー検査は陳旧性心筋梗塞や弁膜症の評価ができるため，高齢者の術前評価として有用である．前述のようにこれらの疾患は自覚症状がないことがあるので，既往歴や症状の訴えがなくても超高齢者では年齢のみを考慮して術前に心エコー検査を行ってもよいと考える．
- 術前から積極的にリハビリテーションを行う．とくに呼吸器リハビリテーションは術後の呼吸機能を保つので，肺炎などの肺合併症を予防するうえで重要である．
- 硬膜外麻酔や脊髄くも膜下麻酔を行う場合は，施行前に抗凝固薬の内服が止められているかを把握しておく必要がある★5．

呼吸器リハビリテーションは肺合併症を予防するうえで重要

★5
高齢者は複数の病院に通院していることがあるので，内服薬をもれなく把握することが困難な場合もある．

b. 術中管理

- 多くの薬剤に対して感受性が亢進し，クリアランスおよび分布容積が減少していることが多いため，ほぼすべての薬剤が医薬品添付文書において，高齢者では投与量を減らすように注意が促されている．高齢者の麻酔管理では麻酔薬の残存を避けるために，投与量に留意するとともに，短時間作用型の麻酔薬を用いる．オピオイドでは，超短時間作用型のレミフェンタニルを用いるとオピオイドの残存をコントロールしやすい．レミフェンタニルは代謝が肝・腎機能に依存しないため，肝・腎機能が低下した患者にも使いやすい．また，レミフェンタニルとの併用により，鎮静薬の臨床必要量を減らすことができる．
- 麻酔薬の選択に関して，吸入麻酔薬であるセボフルランとデスフルランの比較や，吸入麻酔薬とプロポフォールを比較した研究がされているが，臨床報告ではいずれの麻酔薬でも術後の認知機能障害の頻度に差がないとする報告が多い．筋弛緩薬も同様に作用時間の短いロクロニウムを用いると調節が行いやすい．また，ロクロニウムはスガマデクスによって拮抗が可能なので，より調節が容易である．
- 周術期の最適な血圧は不明である．高齢者に平均動脈圧を45～55 mmHgで管理する低血圧麻酔を安全に行いえたとする報告も散見される．しかし，冠動脈疾患が70歳以上では50%以上にあると報告されており，超高齢者においては低血圧を避けたほうがよいと考える[8]．そのため，麻酔導入に伴う血圧低下を避け，冠潅流圧を維持することが肝要となる．循環血液量の減少は，麻酔導入時の血圧低下の原因となる．
- とくに高齢者は口渇中枢の感受性が低下しているので，術前の絶飲時間を短めにしていても脱水状態に陥っていることがある．麻酔導入に際しては若年者よりも脱水傾向にあると考え，十分な補液を行う．ただし，過量な輸液は心不全や術後の合併症を増やす可能性があるので注意が必要である．

投与量に留意するとともに，短時間作用型の麻酔薬を用いる

麻酔導入に伴う血圧低下を避け，冠潅流圧を維持する

c. 術後管理

- 術後に多くみられる合併症は，無気肺，急性気管支炎，肺炎，心不全・心筋梗塞，譫妄，局所性神経学的徴候である．
- 胸部・腹部の疼痛は喀痰排出困難や低換気，長期間の臥床の原因となり，術後の肺合併症を悪化させるため，術後鎮痛管理を十分に行うことが重要である．胸部・腹部の術後疼痛管理は硬膜外麻酔が中心となるが，硬膜外麻酔の代替として傍脊椎ブロックやTAPブロックなどの神経ブロックの有用性も報告されている．
- 譫妄の発症は回避することが難しい場合が多いが，術中の出血量・輸血量，術後のヘマトクリット，低酸素症などと関連することが報告されており，譫妄の治療において，これらの原因を排除することも重要である★6．

（三好寛二，河本昌志）

術後疼痛管理を十分に行うことが重要

▶TAP：transversus abdominis plane

★6

譫妄は興奮し攻撃的になったり，夜間に過活動となったりするため抑制を要するというイメージが強いが，譫妄のなかには無表情，無気力，傾眠を特徴とする「活動低下型」のものもあるので注意が必要である．

文献

1）Sieber FE, Pauldine R. 高齢者麻酔．Miller RD, ed. 武田純三，監修．稲田英一，ほか監訳．ミラー麻酔科学．原著第6版．東京：メディカル・サイエンス・インターナショナル；2007．p.1889–99.

2）Pisani M, et al. Days of delirium are associated with 1-year mortality in an older intensive care unit population. Am J Respir Crit Care Med 2009; 180: 1092–7.

3）杉浦昌也．虚血性心疾患．内科 1980; 46: 30–5.

4）Fleisher LA, et al. ACC/AHA 2007 guidelines on perioperative cardiovascular evaluation and care for noncardiac surgery: A report of the American College of Cardiology/American Heart Association Task Force on Practice Guidelines. Circulation 2007; 116: e418–99.

5）Gopaldas RR, et al. Superior nationwide outcomes of endovascular versus open repair for isolated descending thoracic aortic aneurysm in 11,669 patients. J Thorac Cardiovasc Surg 2010; 140: 1001–10.

6）Bixler EO, et al. Sleep apneic activity in order healthy subjects. J Appl Physiol 1985; 58: 1597–601.

7）Rivera R, Antognini JF. Perioperative drug therapy in elderly patients. Anesthesiology 2009; 110: 1176–81.

8）Gerstenblith G, et al. Stress testing redefines the prevalence of coronary artery disease in epidemiologic studies. Circulation 1980; 62: 308.

2-24 悪性高熱症の既往や家族歴を有する患者

1 悪性高熱症とは

- 揮発性吸入麻酔薬および脱分極性筋弛緩薬により誘発される致死的な筋疾患で，病因は骨格筋細胞内のカルシウム（Ca）調節異常[1,2]である．
- 多くは常染色体優性遺伝[1,2]で，骨格筋小胞体のリアノジン受容体（*RYR1*）（Ca 放出チャネル）遺伝子の変異が主で，骨格筋細胞膜の電位依存性 L 型 Ca チャネルの α サブユニット（*CACNA1S*）遺伝子の変異も報告されている[1]．
- 悪性高熱症発症時の病態は，骨格筋細胞内の Ca の異常な上昇により代謝が亢進した結果，二酸化炭素産生と熱の産生が増大して酸素と ATP の消費増大[1,2]している．病態が進行し，細胞膜が障害されると，CK（クレアチンキナーゼ），K（カリウム），ミオグロビンが血中に流出してくる．
- 症状は呼気終末二酸化炭素濃度（$ETCO_2$）上昇★1・頻呼吸（呼吸性アシドーシス），頻脈，急激な体温上昇・高体温，筋強直（開口障害），代謝性アシドーシス，および CK，乳酸値，血清 K，ミオグロビン（血中，尿中）の上昇，さらに進行すると多臓器不全（腎不全，播種性血管内凝固症候群〈DIC〉，肺水腫，意識障害など）を起こす[1,2]．
- 2000 年以降の発症頻度は，全身麻酔 100,000 に 1.08～1.36 とまれであるが，男女比は 3：1（日本の悪性高熱症劇症型）で男性に多い[2]．年齢にも発症の偏りが大きく，高齢者は非常に少ない[2]．一方，*RYR1* 遺伝子変異は，発症頻度がより高く 400[1]～3,000 人に 1 人と推計されている．悪性高熱症の素因がある患者でも，揮発性吸入麻酔薬投与により必ず発症するわけではない★2．
- 誘発薬に曝露されてから発症するまでの時間はさまざま（数分から数時間，60～120 分が多い）で，手術終了後の発症もある．発症すると症状の進行は急激（劇症型〈後述〉では平均 15 分間に 1.0℃の体温上昇）であり，短時間に致死的となることもある．日本の悪性高熱症劇症型の死亡率は 15%であり，最高体温が 41℃以上になれば死亡率は 50%を超える．ROC 曲線（Receiver Operating Characteristic curve）による生存と死亡についての最高体温のカットオフ値は 41.0℃であった（図 1）．

▶ATP：adenosine triphosphate

★1
$ETCO_2$ の上昇は，悪性高熱症の初発症状として重要．2005 年以降の発症例（劇症型）では約 70%で $ETCO_2$ の上昇が初発症状であった．分時換気量を増加させても $ETCO_2$ が上昇し続ける，$ETCO_2$>$PaCO_2$ であると，悪性高熱症発症の可能性が高い．

★2
悪性高熱症の発現率は 34～54%と報告されている．

発症すると症状の進行は急激で，短時間に致死的になりうる

2 診断

a. 臨床診断（図 2）

- 体温基準（体温上昇速度と最高体温）により劇症型と亜型に分類する盛生らの臨床診断基準[2]と Clinical Grading Scale（CGS）[1]★3 が幅広く使用されている．

盛生らの臨床診断基準と CGS が幅広く使用されている

★3
CGS は，症状点数化して総得点により悪性高熱症の確からしさをランク分類する．注意すべき点は，早期に有効な治療が行われた場合は，亜型と分類され，CGS の点数は低くなることである．

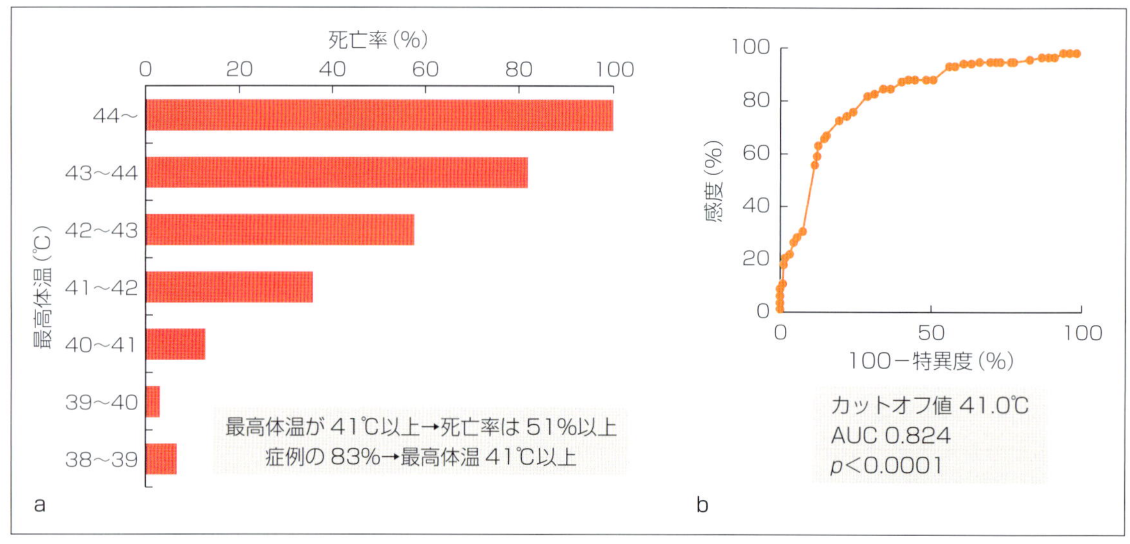

図1　最高体温と死亡率

2016年12月までに集計されたわが国の劇症悪性高熱症のデータによる．
a：最高体温と死亡率のグラフで，最高体温が高いほど死亡率は上昇することを示す．
b：最高体温と予後のROC曲線（Receiver Operating Characteristic curve）を示す．

b. 骨格筋生検による診断

- 欧米では筋束を電気刺激して，RYR1刺激薬であるカフェインあるいはhalothaneを加え，筋束が拘縮をきたす濃度および張力から悪性高熱症の素因を診断する方法（*in vitro* contracture test：IVCT）[3]が広く普及している．日本では，化学的なスキンドファイバーを使用して，Ca刺激による骨格筋小胞体からのCa放出（Ca-induced Ca release：CICR）速度の測定が悪性高熱症の素因の診断法として行われてきた．これはスキンドファイバーの張力を検出することでCa放出速度を半定量的に測定する方法である．Ca濃度が高いほど骨格筋小胞体からのCa放出速度は速くなる現象が，悪性高熱症素因者では亢進している（図3）．
- CICR検査の陽性率は劇症型で81%，亜型では32%，術後発症の悪性高熱症は17%で（表1），この検査で陰性であっても悪性高熱症の素因を完全に否定できない．乳幼児では筋線維が細く測定可能な張力が得られないこと，侵襲的検査であることから推奨されない．骨格筋の病理組織学的検査については，悪性高熱症に特有な所見はないといわれているが，悪性高熱症と一部関連している先天性ミオパチー★4の診断には有用な検査である．

CICR検査陰性でも悪性高熱症の素因を完全に否定できない

★4
Central Core病，Multi-mini core病，Congenital fiber type disportionなど．

c. 遺伝子診断

- ヨーロッパ悪性高熱症グループにより42の*RYR1*遺伝子変異と2つの*CACNA1S*遺伝子変異が，原因遺伝子変異と認定されている★5．これ以外の*RYR1*変異・バリアントは400以上[1]，*CACNA1S*の変異・バリアントも数か所[1]発見されている．また，骨格筋のCa調節に関与する他の受容体

*RYR1*と*CACNA1S*が原因遺伝子変異とされている

★5
https://emhg.org/diagnostic-mutations

a. 盛生らの臨床診断基準

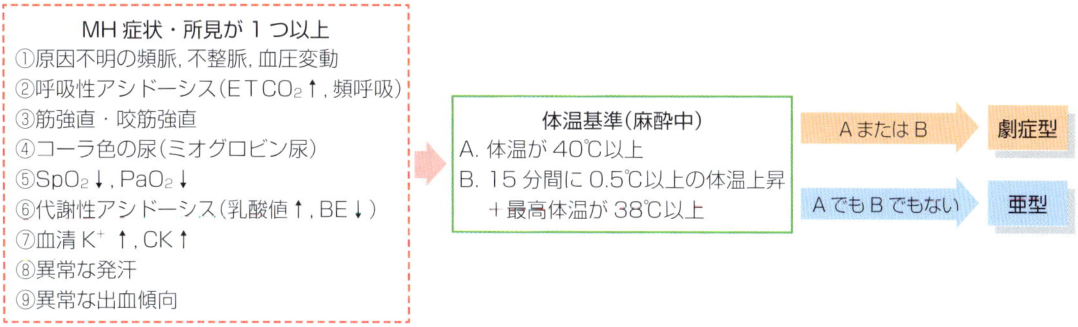

MH 症状・所見が 1 つ以上
①原因不明の頻脈, 不整脈, 血圧変動
②呼吸性アシドーシス(ET CO_2↑, 頻呼吸)
③筋強直・咬筋強直
④コーラ色の尿(ミオグロビン尿)
⑤SpO_2↓, PaO_2↓
⑥代謝性アシドーシス(乳酸値↑, BE↓)
⑦血清 K^+ ↑, CK↑
⑧異常な発汗
⑨異常な出血傾向

体温基準(麻酔中)
A. 体温が 40℃以上
B. 15 分間に 0.5℃以上の体温上昇 ＋最高体温が 38℃以上

A または B → 劇症型
A でも B でもない → 亜型

b. Clinical Grading Scale（CGS）より抜粋

項目	点
プロセス I：筋強直	
全身の筋強直	15
SCC 投与後の咬筋強直	15
プロセス II：筋崩壊	
SCC 使用, CPK の上昇>20,000 IU	15
SCC 非使用, CPK の上昇>10,000 IU	15
周術期のコーラ様着色尿	10
尿中ミオグロビン>60 μg/L	5
血清中ミオグロビン>170 μg/L	5
血中, 血漿中, 血清中 K^+>6 mEq/L	3
プロセス III：呼吸性アシドーシス	
適正な人工呼吸 $PETCO_2$>55 mmHg	15
適正な人工呼吸 $PaCO_2$>60 mmHg	15
自発呼吸 $PETCO_2$>60 mmHg	15
自発呼吸 $PaCO_2$>65 mmHg	15
不適当な高炭酸ガス血症	15
不適当な頻呼吸	10
プロセス IV：体温上昇	
不適当な急速な体温上昇	15
不適当な高体温(>38.8℃)	10
プロセス V：心症状	
不適当な洞性頻脈	3
心室性頻拍または心室細動	3
その他の指標：	
動脈血 BE<−8 mEq/L	10
動脈血 pH<7.25	10
ダントロレン静注で代謝性/呼吸性アシドーシスの改善	5

プロセス I〜V では, 同一プロセスの最高点のみを加点, その他の指標では, 当てはまる項目をすべて加算する

総得点	悪性高熱症ランク	悪性高熱症の可能性
0	1	否定的
3〜9	2	きわめて低い
10〜19	3	低い
20〜34	4	可能性あり
35〜49	5	かなり高い
50〜	6	ほぼ確実

図 2　臨床診断
(a：盛生倫夫, ほか. 麻酔と蘇生 1988; 24: 104–10, b：Larach MG, et al. Anesthesiology 1994; 80: 771–9 より抜粋)

や蛋白などの遺伝子変異も報告されている★6. 遺伝子診断は末梢血採血で可能で, 非侵襲的であるが, これで診断できる確率は低い★7. 悪性高熱症の原因であると認定された以外の変異が発見された場合は, この変異 *RYR1* の Ca 調節機能の検査が必要となる.

★6
RYR1 と *CACNA1S* 以外に, 骨格筋細胞内の Ca 調節に関与する受容体, 蛋白 (SERCA1, STAC3, CACNB1, CASQ1, CASQ2) などの遺伝子で悪性高熱症との関連が示唆される変異が発見されている[4].

3 術前評価

- 問診が大切で, 発症年, 発症時の年齢, 麻酔法, 悪性高熱症の症状, 術後の経過（高熱, 術後の筋痛, 赤褐色尿など）を詳しく問診する. 詳細な麻酔記録が入手できるときは, その記録から悪性高熱症の臨床診断（図 2）を行う.
- 術中術後の高熱, 筋強直, 筋痛, 赤い尿という断片的な症状だけでは, 臨床

★7
最近の報告では, *RYR1* と *CACNA1S* 遺伝子のシークエンス検査で, IVCT 陽性の家系でも 60％で, 変異・バリアントは見つかっていない[4].

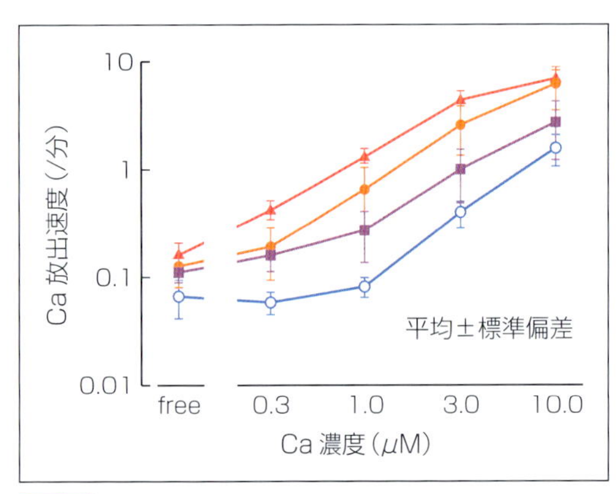

図3 CICR 速度測定の結果

○：IVCT で悪性高熱症の素因がないと診断された 12 人の正常対照群，●：悪性高熱症劇症型を発症した 50 人，▲：*RYR1* の C 末端部に変異がある症例，■：*RYR1* の中央部に変異がある症例．

●，▲，■は，○に比べて，すべての Ca 濃度で Ca 放出速度が亢進している．亢進の程度には，個々の症例で差がある．

IVCT：*in vitro* contracture test.

表1 CICR 検査の結果

CICR 検査施行理由	亢進	非亢進	計	陽性率 (%)
悪性高熱症（劇症型）	54	13	67	80.6
悪性高熱症（亜型）	27	57	84	32.1
術後悪性高熱症	9	45	54	16.7
悪性高熱症家族	51	58	109	46.8
高 CK 血症	9	52	61	16.4
熱中症，その家族	4	5	9	44.4
筋疾患，その家族	7	16	23	30.4
悪性症候群	0	10	10	0
その他	1	27	28	3.6
総計	162	283	445	36.4

（1987～2017. 8.31　広島大学麻酔蘇生学教室の集計による）

Topics 遺伝子検索

遺伝子検査機器の進歩，次世代シークエンサーの普及により，悪性高熱症だけでなくその関連疾患で遺伝子検索が行われ，先天性ミオパチー，熱中症，麻酔とは関係のない横紋筋融解症などの患者でも *RYR1*，*CACNA1S* の変異・バリアントが多数発見されている．新しく発見された遺伝子変異・バリアントについては，骨格筋細胞内の Ca 調節機能異常を確認する必要がある．患者から採取した骨格筋の培養細胞か B リンパ芽球，あるいはその遺伝子変異を導入した骨格筋細胞または HEK293 細胞を用い，これらの細胞内 Ca 濃度を測定して，RYR1 刺激薬（カフェイン，4 クロロ-m-クレゾールなど）に対する感受性の亢進があれば，悪性高熱症の病因である可能性が高い．しかし，RYR1 受容体が大きな蛋白で，多数の変異・バリアントの報告があり，現時点では，この確認作業が追いついていない．

診断は困難である．

- 悪性高熱症関連疾患（熱中症や運動誘発性横紋筋融解症など）についても問診する（運動や作業後の高熱，筋強直，赤い尿の既往，筋痙攣）．
- 先天性ミオパチー★8 を疑う症状や所見（処女歩行や運動発達の遅れ，近位筋の筋力低下，高口蓋，脊椎の変形，関節拘縮，眼瞼下垂など）について検索する．
- 術前検査：通常の術前検査を行う．CK 値★9 で悪性高熱症の素因を診断できるわけではない．

★8

先天性ミオパチーの症例で *RYR1* や *CACNA1S* 遺伝子変異・バリアントが多数報告されているが[5,6]，すべてが悪性高熱症の病因ではない．Ca 調節機能の精査が必要．

★9

劇症型悪性高熱症を発症した症例のなかには，術前 CK 値が軽度上昇している症例がある．

- 確定診断：日本では骨格筋生検によるCICR検査か*RYR1*および*CACNA1S*遺伝子の検索が行われている．CICR検査を行っている施設は2施設（埼玉医科大学病院，広島大学病院）しかない．遺伝子検査は時間がかかるうえに診断率が低いが，手術までに時間的猶予があれば，術前の確定診断を考慮する．

4 インフォームドコンセント

- 悪性高熱症の疾患についての説明を行う．常染色体遺伝性（親から子どもへの遺伝は50%の確率）の疾患で，死亡率は15%（日本の劇症型のデータ），通常の術前確定診断は遺伝子検査と筋生検による骨格筋の検査があるが，遺伝子検査は診断率が低く，CICR検査は侵襲的な検査であり，必須ではない．
- 麻酔は，安全といわれている麻酔法および悪性高熱症を誘発しない麻酔薬を使用すること，非常にまれではあるが，安全な麻酔法や麻酔薬であっても悪性高熱症を発症することがあることを説明する．
- もし，悪性高熱症の発症が疑われた場合は，早期にダントロレンを使用することも説明する．ダントロレンの副作用は，重篤なものはまれで，頻度が高いのは静脈炎★10，次いで筋力低下である．

安全な麻酔法や麻酔薬であっても悪性高熱症を発症することがあることを説明する

★10
溶解したダントロレンはアルカリ（pH9.0〜10.5）のため，点滴漏れに注意．

5 麻酔計画と準備

a．麻酔について

- 悪性高熱症素因患者に安全といわれている麻酔法（全静脈麻酔，脊髄くも膜下麻酔，硬膜外麻酔，末梢神経ブロック）を選択する．
- 伝達麻酔の場合は精神的な緊張や興奮を避けるため，適切な鎮静の併用が望ましい．
- 静脈麻酔薬（ジアゼパム，バルビツレート，デクスメデトミジン，プロポフォール）は通常量の使用は問題ない．ケタミンについては交感神経刺激作用に注意する[2]．
- 麻薬性鎮痛薬も非脱分極性筋弛緩薬は推奨されている．スガマデクスも使用可能[2]である．
- 局所麻酔薬はエステル型だけでなく，通常使用量であればアミド型も使用できる．
- Ca拮抗薬は骨格筋細胞内のCa濃度を上昇させる[7]ため，使用しない．

b．準備事項

- 初回投与量の静注用ダントロレン（1 mg/kg）と溶解に必要な蒸留水（20 mg/1vにつき60 mL）をすぐ使用できるように準備する．
- 追加投与用のダントロレンの在庫・保管場所を確認する．4℃に冷却した生理食塩水を準備する．
- 麻酔器については，まず，気化器を麻酔器からはずして，麻酔器に残留している揮発性吸入麻酔薬を wash-out する★11．ソーダライムと麻酔回路を新しいものに交換する．

★11
最近の麻酔器は，麻酔器内に使用されているシリコン素材に揮発性吸入麻酔薬が吸着しているため，wash-out に時間がかかる．麻酔器の種類によって時間は異なるが，流量 10～15 L/分で，30～90 分かかる[1]．

6 麻酔管理

- $ETCO_2$ と体温（中枢温）のモニターは必須である．自発呼吸と酸素マスクで管理する場合でも，$ETCO_2$ をモニターする★12．
- 術前から適切な鎮静[1]を考慮する．
- 前投薬のアトロピンは発汗抑制により体温上昇をきたすため，投与しない．麻酔管理中にアトロピンが必要（徐脈）となれば使用する．
- ダントロレンの予防投与は，一般的には不要とされている★13．
- 気腹＋骨盤高位の手術および下肢の駆血の解除では，$ETCO_2$ が上昇するため，悪性高熱症の発症との鑑別が必要となる．
- 悪性高熱症を疑う症状が認められた場合は，日本麻酔科学会の「悪性高熱症患者の管理に関するガイドライン 2016」★14 に従って，早期にダントロレンの投与を行う．悪性高熱症に安全といわれている麻酔で悪性高熱症を発症した報告はある．

$ETCO_2$ と中枢温のモニターは必須

★12 非挿管用カプノグラムの使用
サイドストリームではカプノストリーム™20P，N-85™ カプノグラフ付パルスオキシメータなど，メインストリームでは超小型 CO_2 センサ cap-ONE™．

★13
悪性高熱症変異遺伝子を導入した細胞の研究ではダントロレンの予防効果が報告されている[8]．

★14
http://www.anesth.or.jp/guide/pdf/guideline_akuseikounetsu.pdf

7 治療

- 誘発薬剤の投与を中止し，高流量の 100％酸素で過換気を行い，初回投与量 1 mg/kg★15 のダントロレンを点滴投与する．ダントロレンは骨格筋細胞内の Ca を低下させるため，悪性高熱症発症時には著効する．発症後 24～48 時間以内に約 20％の症例で，悪性高熱症が再燃するため，帰室後も適切な管理が必要である．DIC，腎不全，骨格筋の腫脹・コンパートメント症候群の併発に注意する．
- 予後に関与する重要な因子は体温で，発症後早期の心停止の原因は，高カリウム血症による心室性不整脈や高体温による循環不全である．24 時間以降では DIC や腎不全の多臓器不全が死因となる．また悪性高熱症の合併症は，初発症状からダントロレン投与まで時間が長いほど多くなる[9]．できるだけ早期にダントロレンを投与して体温上昇を抑制することが重要である．

★15
欧米で推奨されている初期投与量は 2.0～2.5 mg/kg，最大投与量は 10 mg/kg．

できるだけ早期にダントロレンを投与して体温上昇を抑制する

Advice 麻酔中の体温管理

加温が過剰となって，体温上昇をきたすと悪性高熱症の発症と紛らわしい．逆に低体温となって覚醒時にシバリングが出現して，体温が急上昇すると，術後発症の悪性高熱症との鑑別が難しい．適切な体温管理が理想的であるが，悪性高熱症かもしれないと疑ったら，「悪性高熱症患者の管理に関するガイドライン 2016」の治療手順に従って，ダントロレンを投与する．シバリングが原因の体温上昇にもダントロレンは有効である．

8 術後の管理

- 悪性高熱症を発症しなかった場合は，通常の術後管理でよいとされている[10]．術後に悪性高熱症を疑う症状が認められた場合は，日本麻酔科学会の「悪性高熱症患者の管理に関するガイドライン 2016」に従ってダントロレンの投与を行う．
- 術中に悪性高熱症を発症した場合は，集中治療管理が推奨される．
- 安全な麻酔で発症した症例については，確定診断を進める．また，日常生活において悪性高熱症様の症状がでたときは★16，救急で受診するよう指導する．

（向田圭子，河本昌志）

★16

熱中症や運動・薬剤誘発性横紋筋融解症で *RYR1* および *CACNA1S* 遺伝子の変異が発見された[11]．ストレス（高温環境，運動）により悪性高熱症様の症状を起こす可能性は否定できない．

文献

1) Rosenberg H, et al. Malignant hyperthermia: A review. Orphanet J Rare Dis 2015; 10: 93.
2) 向田圭子，河本昌志．悪性高熱症—最近の話題について．日臨麻会誌 2012; 32: 682–90.
3) Bendixen D, et al. Analysis of anaesthesia in patients suspected to be susceptible to malignant hyperthermia before diagnostic in vitro contracture test. Acta Anaesthesiol Scand 1997; 41: 480–4.
4) Bjorksten AR, et al. Sequencing of genes involved in the movement of calcium across human skeletal muscle sarcoplasmic reticulum: Continuing the search for genes associated with malignant hyperthermia. Anaesth Intensive Care 2016; 44: 762–8.
5) Snoeck M, et al. RYR1-related myopathies: A wide spectrum of phenotypes throughout life. Eur J Neurol 2015; 22: 1094–112.
6) Schartner V, et al. Dihydropyridine receptor (DHPR, CACNA1S) congenital myopathy. Acta Neuropathol 2017; 133; 517–33.
7) Migita T, et al. Calcium channel blockers are inadequate for malignant hyperthermia crisis. J Anesth 2012; 26: 579–84.
8) Haraki T, et al. Mutated p.4894 RyR1 function related to malignant hyperthermia and congenital neuromuscular disease with uniform type 1 fiber (CNMDU1). Anesth Analg 2011; 113: 1461–7.
9) Riazi S, et al. Malignant hyperthermia in Canada: Characteristics of indcx ancsthctics in 129 malignant hyperthermia susceptible probands. Anesth Analg 2014; 118: 381–7.
10) Barnes C, et al. Safe duration of postoperative monitoring for malignant hyperthermia patients administered non-triggering anaesthesia: An update. Anaesth Intensive Care 2015; 43: 98–104.
11) Fiszer D, et al. Next-generation sequencing of RYR1 and CACNA1S in malignant hyperthermia and exertional heat illness. Anesthesiology 2015; 122: 1033–46.

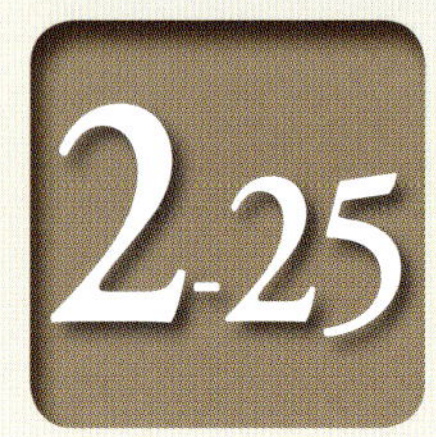

2-25 妊娠中の非産科手術

- 妊娠中に非産科手術を受ける妊婦の割合は，手術適応の拡大に伴い増加傾向にある．
- 妊娠中の非産科手術における麻酔管理の目標は，母体の安全と胎児の安全を両立しつつ治療成績を向上させることである．
- 母体の安全を担保するためには，妊娠に伴う母体の生理的変化を正しく理解したうえで麻酔計画を立案し実践する必要がある．
- 児の安全を担保するためには，薬剤による催奇形性の問題だけでなく，流産の防止や，出生後の学習障害などの長期予後も考慮すべきである．

1 術前管理

a. 手術の是非の決定と手術時期の決定

- 最近のイギリスからの報告では，全妊婦の約0.7%が妊娠中に非産科手術を受けており，手術を受けた妊婦では手術を受けなかった妊婦に比べて流産や死産，早産，帝王切開などの頻度が増加することが示された．しかし手術自体の影響は限られたものであり，妊娠中の必要な手術を制限するものではないと考察されている[1]．
- これまで妊娠中の手術の麻酔管理に関しては，母体に投与した麻酔薬による

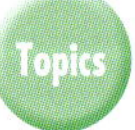

Topics 妊娠中の母体に投与した薬剤の催奇形性

胎齢1～2週の期間の胎芽は，奇形誘発因子となる薬剤の曝露に対して「全か無か」の対応を示す．すなわち，閾値を超えた曝露に対して胎芽は死亡するが，それ以下では奇形を誘発することなく生存する．胎齢3週以降の器官形成期は薬剤感受性が高く，その時期の奇形誘発因子への曝露は，胎児の奇形発生のリスクを高めるので，可能な限り薬剤曝露は避けることが推奨される．

薬剤の催奇形性に関してアメリカの食品医薬品局（FDA：Food and Drug Administration）は胎児に対する薬剤の影響をA（ほぼ安全）からX（投与禁忌）までの5段階のカテゴリーに分類した胎児危険度分類基準（FDA pregnancy category）を公表していたが，この分類に対しては，麻酔薬に関する催奇形性のデータは動物を対象としたものがほとんどであり，そのままヒトに当てはめることができない，あるいは，手術の影響やその背景となる医学的状況の影響を麻酔薬への曝露の影響から分離することが困難であるなどの批判があった．そこでFDAは2014年にこのカテゴリー分類を廃止し，個々の薬剤ごとにリスクを記述することに変更している．

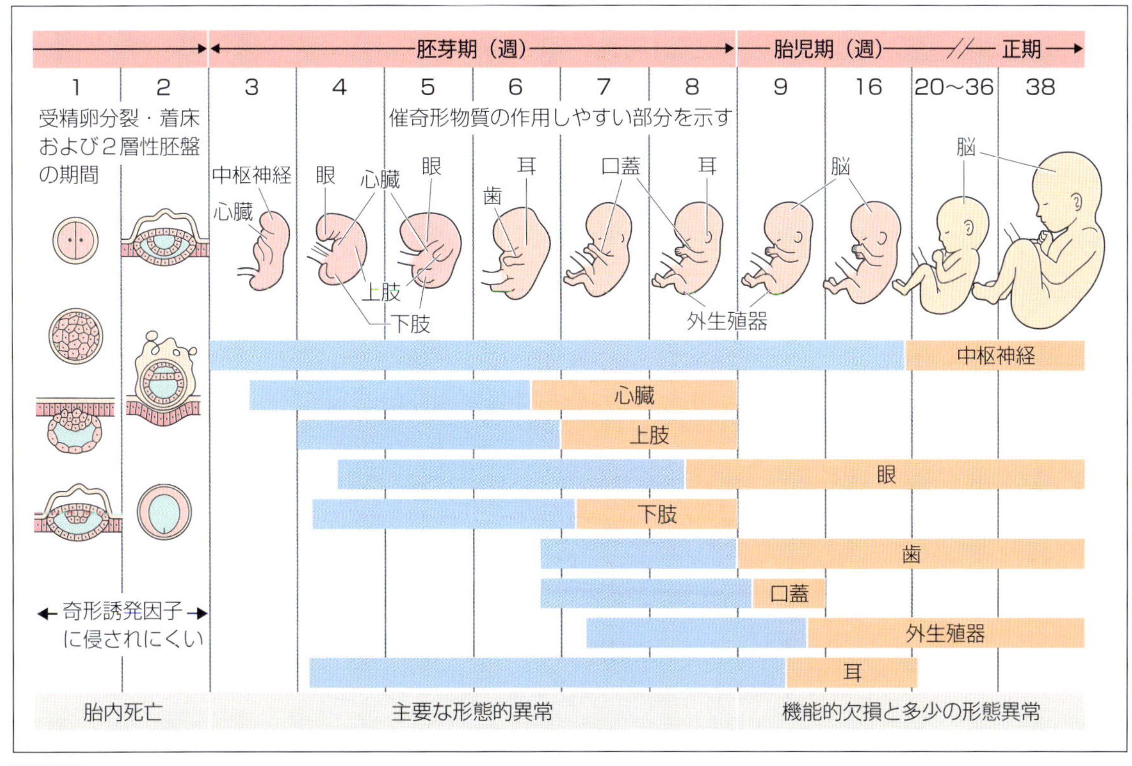

図1 胎児の発達

(Moore KL. The Developing Human: Clinically Oriented Embryology. 4th ed. WB Saunders; 1993. p.156 より)

催奇形性が懸念されてきた．現在，臨床的に使用されている麻酔薬は通常の使用量であれば催奇形性が問題となることはないとされているが，それでも待機的な手術は可能な限り器官形成期である妊娠第1三半期★1を避けるべきである（図1）[2]．

待機的な手術は可能な限り妊娠第1三半期を避ける

★1

妊娠期間を妊娠第1三半期（13週6日まで），妊娠第2三半期（27週6日まで），妊娠第3三半期（28週0日以降）の3つに分けるが，最近は単純に妊娠前期，妊娠中期，妊娠後期とすることが多い．

- 最近，動物実験で妊娠中の母体に投与した麻酔薬による胎児の神経細胞のアポトーシスや出生後の学習障害や発達障害などが報告されており，2017年にアメリカのFDA（Food and Drug Administration）は，妊娠第3三半期の複数回または長時間の手術が胎児の脳の発達に影響する可能性を警告した．これまでの臨床経験の蓄積からは麻酔薬自体の影響は限られたものであると考えられるが，可能であれば妊娠第3三半期の手術は避け，また妊娠第3三半期に手術が必要な場合は麻酔薬への曝露を最小限にする努力が必要であろう[3,4]．
- 妊娠中に行われる非産科手術で最も頻度が高いのは，虫垂切除術と胆嚢摘出術である．妊娠後期では増大した妊娠子宮による腹腔内スペース減少，内臓偏位などにより腹腔内の手術操作が行いにくくなるため，腹腔内臓器を対象とした待機手術は妊娠第2三半期に行うべきである[5]．

b. 術前評価

妊娠に伴う生理学的変化を考慮して術前評価を行う

- 手術が決定される前に妊娠を認識していた患者の場合は，妊婦健診で各種の検査が行われているはずであるので，その結果を参照しつつ必要な検査を追加して評価する．手術が決定されるまで妊娠を自覚していなかった患者の場合は，全身状態の評価に加えて産科医による妊婦としての評価を追加する．いずれにしても，妊娠に伴う生理学的変化を考慮して術前評価を行うことが重要である．
- 妊婦では増大した乳房やむくんだ気道のために気道確保困難となるリスクが高いので，気道の評価を入念に行うべきである．
- 健康な妊婦では通常は凝固能が亢進しているので，選択的帝王切開術や無痛分娩のための neuraxial block の直前に血小板数や凝固機能検査を行うことは義務づけられておらず，凝固機能に関して何らかの懸念がある場合にのみ検査することが推奨されている[6]．しかし妊娠中は予期せぬ血小板減少や凝固異常を伴うことが少なくないので妊娠中の非産科手術を受ける妊婦に対しては，時間の余裕がある限り血小板数や凝固機能検査を追加すべきである．
- 血液型および不規則抗体は，母子手帳や他院での検査結果を信用せずに，必ず手術を行う施設で確認する．緊急手術で血液型判定が間に合わない場合は，母子手帳の血液型を信用せずに異型適合血（RBC は O 型，FFP は AB 型）を選択する．不規則抗体は，妊娠経過中に陽性化することもあるので手術直前に再検する．

▶RBC：red blood cell

▶FFP：fresh-frozen plasma

- 妊娠中の非産科手術を受ける妊婦での胸部 X 線写真は，胎児の被曝を避けるため必ずしも必要ではない．しかし，妊娠経過中に心不全兆候を認めた妊婦や，肺水腫のリスクを伴う妊婦などでは，術後管理の指標とするために術前の撮影を考慮する．その際には，胎児の被曝を少なくするために，撮影時に母体の腹部を防御する．
- 妊娠中の非産科手術を受ける妊婦での心電図検査は必ずしも必要でないが，最近は産褥心筋症などの妊婦も増えているので，時間的余裕がある場合には評価すべきである．
- 妊娠中は，増大した子宮の影響で機能的残気量が減少しており末梢気道も早期に閉塞するので低酸素血症になりやすい．さらに妊娠中は酸素需要の増大と二酸化炭素の排出の必要性に適応するために分時換気量はおよそ 45％増加する．その結果，$PaCO_2$ は妊娠 12 週ごろには 30 mmHg にまで低下し，分娩時までこのレベルを維持する．呼吸機能検査や動脈血ガス検査の結果を評価する際には注意が必要である．
- 妊娠中は心拍出量の増加に伴い，糸球体濾過量（GFR）が増加するため，血漿中のクレアチニン濃度や血中尿素窒素（BUN）が低下する．腎機能の指標となる検査値の妊娠中の正常値は非妊娠時に比べて低下していることに留意する．

c. 術前管理

- 妊婦は誤嚥の危険性が高いとされており，術前は厳格な絶飲食が課されていた．しかし，最近ではたとえ妊婦であっても陣痛が発来していない場合は胃内容物の排泄時間は延長しないことが示され，術前の絶飲食も緩和される傾向にある．アメリカやイギリスの帝王切開の麻酔に関するガイドラインでも清澄水は手術開始2時間前まで，固形物は手術開始6時間前までの摂取が許容されているので，妊娠中の非産科手術を受ける妊婦でもこれに準ずる．
- 妊娠中の非産科手術を受けることを選択するかどうかの「説明と同意」は主として手術を行う外科医が担当すべきであるが，麻酔に伴う母体のリスクや胎児のリスクに関しては麻酔科の立場からも十分に説明すべきである．また手術中の緊急帝王切開などの対応についても，どのような説明と同意がなされているかを確認しておく．

麻酔に伴う母体のリスクや胎児のリスクについて麻酔科医の立場からも十分説明する

2 麻酔計画

a. 麻酔法の選択

- 麻酔法の選択は術式により制限されるが，どの妊娠時期においても可能な限り局所麻酔を選択することが推奨されている．

b. 一般的な麻酔管理の注意点

- 妊娠中の産科手術の麻酔管理において最も重要なことは，母体の低血圧と低酸素血症を避けることである．
- 妊娠中は早期から妊娠子宮による下大静脈の圧迫により低血圧となりやすい（仰臥位低血圧症候群）ので，手術中の体位は可能であれば仰臥位を避ける．仰臥位が避けられない場合は，子宮の左方転位を心がける（図2）★2．
- 母体低血圧の治療には，十分な補液を行ったうえで，昇圧薬を積極的に投与

母体の低血圧および低酸素血症は胎児への酸素供給を減少させる

★2
胎児心音計を用いて胎児にストレスの少ない体位を確認することは有益である．

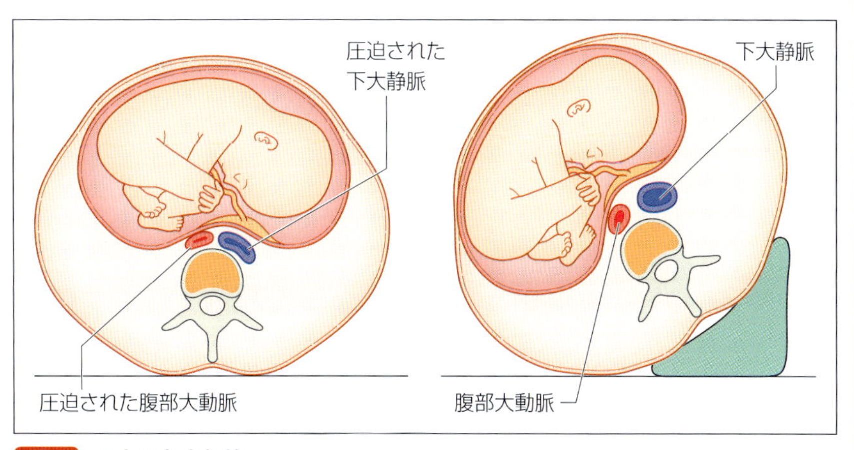

図2 子宮の左方転位

する．エフェドリンは胎児へ移行して胎児のアシドーシスの原因となりうるので，第一選択薬はフェニレフリンとする．

- 胎児のヘモグロビンは酸素の親和性が高く，胎児は母体の一時的な低酸素血症には耐えることができる．しかし，母体の低酸素血症が継続すると胎児も低酸素血症の危機にさらされるので，母体の低酸素血症に対しては積極的に対応する．
- 母体に高濃度酸素を投与したとしても，未熟児網膜症を惹起するまで胎児の高酸素血症が進行することはない．しかし，胎児の血中のフリーラジカルが増加することが報告されているので，母体への無用な高濃度酸素投与は避けるべきである．

母体への無用な高濃度酸素投与は避ける

- 母体の低換気による高二酸化炭素血症は，胎児アシドーシスの原因となりうるので避けるべきである．しかし，母体の過換気による低二酸化炭素血症も血管収縮作用により胎盤血流を減少させ胎児の低酸素血症の原因となりうるので注意が必要である．

c. 局所麻酔管理の注意点

- 区域麻酔では交感神経系のブロックに伴う低血圧が起こりうるが，とくに妊婦では仰臥位低血圧症候群と相まって深刻な低血圧を招来しうるので注意が必要である．
- 妊娠中は脊髄くも膜下麻酔に必要な麻酔薬の量が減少している．その原因としては，増大した子宮による下大静脈の圧迫により硬膜外静脈叢が怒張して局所麻酔薬が分布するくも膜下腔の容積が減少しているためと考えられている．

d. 全身麻酔管理の注意点

全身麻酔の導入前には十分な前酸素投与と慎重な気道確保が重要

- 妊婦の全身麻酔の導入時には低酸素血症が急激に進行する．したがって，全身麻酔の導入前には十分な前酸素化と確実な気道確保が重要である．
- 全身麻酔の導入前には100%酸素を3～5分間投与し十分な前酸素化を行う．緊急時には，代わりに100%酸素で4回の深呼吸を行う．
- 妊婦では，粘膜の毛細血管の充血および中咽頭，喉頭や気管の浮腫により挿管困難が起こりやすい．妊婦の気管挿管には通常より細い気管チューブ（6.0～7.0 mm）を使用し，喉頭展開の回数は最小限にとどめる．

▶MAC：minimum alveolar concentration

- 妊婦は麻酔薬への感受性が亢進している．吸入麻酔薬はMACが25～40%低下し，静脈麻酔薬への感受性も亢進しているため，全身麻酔薬の必要量は大きく減少している．
- 吸入麻酔薬は強力な子宮弛緩作用があるため，術中の子宮収縮予防には有用であるが，術後の子宮収縮に注意する．
- 妊娠中は筋弛緩薬（脱分極性筋弛緩薬も非脱分極性筋弛緩薬も）に対する感受性が亢進している．とくに早産予防などマグネシウムを投与されている場合は筋弛緩作用が増強されるので，注意が必要である．

表1 妊娠中の非産科手術中の胎児心拍数モニタリング

妊娠中の非産科手術中の胎児心拍数モニタリングを行う場合の推奨（recommendation）
手術は，新生児科および小児科のある病院で行うこと
手術は帝王切開を行える産婦人科医の立会いのもとに行うこと
手術は胎児心拍数モニターを評価する資格をもった医師の立会いのもとに行うこと
妊娠中の非産科手術中の胎児心拍数モニタリングに関するガイドライン
胎児を娩出したとしても生存不可能であると判断される週数では，ドップラー心音計で手術の前後に胎児心拍数を計測するだけで十分である
胎児を娩出することにより生存可能であると判断される週数では，少なくとも手術の前後に子宮収縮とともに胎児心拍数を記録して，胎児の状態を評価し子宮収縮がないことを確認すべきである
以下のすべての条件を満たす場合は，手術中の継続的な胎児心拍数モニタリングを行うことは妥当である • 胎児が娩出されたとしても生存可能である • 手術中の継続的胎児心拍数モニタリングが物理的に可能であること • 帝王切開を行うことのできる産科医が手術に立ち会って，胎児適応により帝王切開を行うことに協力する意思がある場合 • 患者が緊急帝王切開に同意している場合 • 緊急帝王切開が必要となった場合に，本来行われるべき手術が中断されたり術式が変更されたりすることが許容される場合

(Committee on Obstetric Practice and the American Society of Anesthesiologists. Obstet Gynecol 2017; 129: 777–8[7]より)

e. 手術中の胎児の評価

- 妊娠18週～22週の間に胎児心拍数（FHR）を測定することが可能となり，25週には心拍数の細変動が確認できるようになるが，妊娠中の非産科手術において胎児の心拍数をモニタリングすることの是非に関しては議論が続いている．
- アメリカ産科婦人科学会（ACOG）は，妊娠中の非産科手術における胎児心拍数モニタリングに関する推奨を公開している（表1）[7]．

▶FHR：
fetal heart rate

▶ACOG：
American College of Obstetricians and Gynecologists

3 術後管理

a. 流産および早産の予防

- 妊娠中に手術を受けた母体では流産，早産のリスクが高まると報告されている．これは手術や麻酔の影響よりも，手術が必要となった状態に起因するものと考えられているが，周術期管理の一環として手術後の流早産を予防するために最大限の努力をすべきである．
- 術直後の胎児の状態を確認するために，術後回復室で子宮収縮と胎児心拍数を確認する．また手術翌日から数日間は，毎朝，子宮収縮と胎児心拍数を確認する．

手術前後の胎児心拍数を麻酔記録に記載する

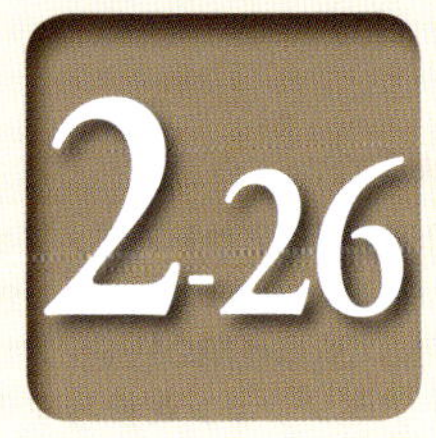

2-26 輸血拒否の患者

- 宗教的理由による輸血を拒否する患者の問題は，長年にわたり，医療と法律の両面からさまざまな議論がなされてきた．
- 2000（平成12）年に，最高裁判所により絶対的無輸血★1の合意は有効であるとの判決「例え患者の生命を救う目的であっても，患者との合意なき輸血は，患者の人格権侵害を理由とする不法行為責任（慰謝料請求権）が成立することを認める」がなされた．
- 本項では麻酔科医が関与する外科手術で，宗教的理由による輸血を拒否する患者の対応について，最近の状況をガイドラインや判例をふまえて解説する．

★1 絶対的無輸血
患者が生命の危機に陥り輸血以外に救命手段がない場合でも，輸血を施行しない．

1 宗教的理由から輸血を拒否する患者の概要

- 当然ながら，輸血を拒否する患者のそれぞれの理由はさまざまであるが，本項では輸血を拒否する代表的宗教に限定して述べる．
- 1884年にアメリカで生まれた，キリスト教系の一つである「エホバの証人」はその歴史的経過から，以前は輸血を認め，推奨していた時期もあったようだが，代表者の変遷の過程で「輸血は神のご意思にそむく」と聖書を解釈した宗派である[1-4]．
- わが国でも20万人以上の伝道者が活動し，信徒数は30〜40万人と推定されるので，日常診療で医療者がその信者と遭遇することは決して珍しいことではなく，患者の生命を救うためには輸血は絶対的に必要と考える医療者と，命を失うことになっても輸血は絶対的に受け入れないと考える信者とのあいだでさまざまな衝突・事件・訴訟等が生じることになる[5]．
- 輸血を拒否する理由としては，輸血の副作用（血液型不適合，未知の感染症など）の医学的問題をあげることはあるが，あくまでも基本的には宗教的理由によって輸血を拒否していることをまず医療者は理解しなければならない[1,2]．このことは患者およびその家族に輸血の必要性や安全性を医療者が説明するときに，議論がかみ合わなくなる根本的原因になるからである．多くの信者は地上の人生においての生命の長短をまったく重要視しておらず，その地上の人生のあいだに神の教えを守り抜いた者だけが天国に行くことを許されるとの信条に固執しているのである[4]．

基本的には宗教的理由によって輸血を拒否していることをまず理解する

Advice 「エホバの証人」が輸血を拒否する理由

聖書の「汝らはいかなる種類の肉の血も食べてはならない．その理由は全ての肉なるものの魂は血そのものであるからである．それを食べるもの誰であろうが絶たれる」という記述の解釈に基づくものである．つまり魂としての血を口から食してはならずとの延長で，静脈からでも身体に直接入れる（輸血）のも認めないとの考えである[1,2]．

❷ 宗教的理由で輸血を拒否する患者に対する対応

- 医師法19条1項は「診療に従事する医師は，診察治療の求めがあった場合には，正当な事由がなければ，これを拒んではならない」としている．宗教的理由により輸血を拒否する患者に対しては，医師にはその診療を拒む正当な理由となるとの意見もあるが[3]，医療者がすべての輸血を拒否する患者の医療を一方的に否定することは現実的ではない．
- 日本麻酔科学会も参加している「宗教的輸血拒否に関する合同委員会」によるガイドライン（**表1**）[6]に従いあるいは参考にすることは，宗教的理由で輸血を拒否している患者の選択肢を狭めるとの批判はあるが，現状では臨床の現場でこの問題に直面する医療者にとっては有用なガイドラインである[6]．
- 本ガイドラインは患者の年齢によって対応を分けて，しかも患者に対しても一定の配慮がなされているものである．しかしながら法律による授権のない学会等によるガイドラインは問題的な状況下での選択に何ら保証を与えないことも事実である[7]．そのガイドラインに従い，基本的には絶対的無輸血で

表1 宗教的輸血拒否に関するガイドライン

1）当事者が18歳以上で医療に関する判断能力がある場合（なお，医療に関する判断能力は主治医を含めた複数の医師によって評価する）
　（1）医療側が無輸血治療を最後まで貫く場合
　　当事者は，医療側に本人署名の「免責証明書」を提出する．
　（2）医療側は無輸血治療が難しいと判断した場合
　　医療側は，当事者に早めに転院を勧告する．

2）当事者が18歳未満，または医療に関する判断能力がないと判断される場合
　（1）当事者が15歳以上で医療に関する判断能力がある場合
　　①親権者は輸血を拒否するが，当事者が輸血を希望する場合
　　　当事者は輸血同意書を提出する．
　　②親権者は輸血を希望するが，当事者が輸血を拒否する場合
　　　医療側はなるべく無輸血治療を行うが，最終的に必要な場合には輸血を行う．親権者から輸血同意書を提出してもらう．
　　③親権者と当事者の両者が輸血拒否する場合
　　　18歳以上に準じる．
　（2）親権者が拒否するが，当事者が15歳未満，または医療に関する判断能力がない場合
　　①親権者の双方が拒否する場合
　　　医療側は，親権者の理解を得られるように努力し，なるべく無輸血治療を行うが，最終的に輸血が必要になれば，輸血を行う．親権者の同意が全く得られず，むしろ治療行為が阻害されるような状況においては，児童相談所に虐待通告し，児童相談所で一時保護の上，児童相談所から親権喪失を申し立て，あわせて親権者の職務停止の処分を受け，親権代行者の同意により輸血を行う．
　　②親権者の一方が輸血に同意し，他方が拒否する場合
　　　親権者の双方の同意を得るように努力するが，緊急を要する場合などには，輸血を希望する親権者の同意に基づいて輸血を行う．

（宗教的輸血拒否に関する合同委員会報告．宗教的輸血拒否に関するガイドライン．http://www.anesth.or.jp/guide/pdf/guideline.pdf[6]より）

はなく相対的無輸血★2での対応を選択すべきと考えられる．そのことを前もって患者やその家族に伝えて同意を取得するか，同意を得られない患者には転院を勧めることが現状では有効な対応法であろう[7]．

- 前述の最高裁判決に従い，すべての患者に対して絶対的無輸血で対応して，輸血を行えば救えたはずの患者が死亡した場合，医療者に対して本当に法的に何ら過失は問われないとは言い切れないのが現状である[7]．そして絶対的無輸血で手術をどうしても施行しなければならない場合は，輸血謝絶兼免責証書★3を患者と交わしておくことがその後の医事紛争を防ぐ手段になるかもしれない．ただし，輸血謝絶兼免責証書の提出がなされたとしても，「医師が十分な説明を行ったうえでの免責証書の提出ではなかった」と裁判所が判断した場合は，それは機能しないこともある[7]．
- もし医療機関として絶対的無輸血を基本方針とした場合，従事している全医療者にそのことを強制することは新たな問題が生じることになる．

★2 相対的無輸血
患者の意思を尊重して可能な限り無輸血治療に努力するが，輸血以外に救命手段がない事態に至ったときには輸血する．

★3 輸血謝絶兼免責証書
手術する場合に患者・家族と医師と交わす覚書の一種．内容は「医師は輸血を絶対に施行しない」や「医師が必要な輸血を施行せずに患者の生命が失われたとしても，その家族は医師の責任を問わない」などが記載されている．

3 麻酔科医が術前に確認すべきこと

- 当然ながら当該医療機関の基本方針が絶対的無輸血と相対的無輸血のどちらであるかを患者・家族に明確に示すことは重要であるが，絶対的無輸血の場合は，最大限の対応を努めなければならないし，その体制が整っていなければ，示すべきでない．ただ輸血をしなければ問題はないとはならない．

a. 患者・家族の意思

未成年を除く家族全員の意思を確認する

- 宗教的理由で輸血を拒否する患者に対する当該病院の基本方針を患者に伝え，患者・家族がそのことを理解していること．可能であれば，未成年を除く家族全員の意思を確認する．
- その理由は，患者を含めて家族全員が入信しているわけではなく，それぞれ輸血に対する考え方も異なる場合もあるからである．

b. 当該医療機関の認識

医療機関全体での情報と方針が共有されていることを確認する

- その患者に対して主治医や担当医のみの判断で手術が予定されているのではなく，当該医療機関の長に報告され，手術を行う承諾が得られていることと，手術に直接関係するすべての職員に情報が共有されていることを確認する．
- その手術に関連した医事紛争が生じた場合，訴訟対象は通常は個々の医療者ではなく，医療機関，大学，学園の長となるためである．

c. 患者の医学的評価

- 通常の術前診察に加えて，患者が予定された手術に対して無輸血でも耐えられる状態であるか，とくに，貧血の有無，血液凝固状態を中心に，現・既往歴を確認する．もちろん検査のための不要な採血を繰り返すべきでない．
- 貧血がある場合は鉄剤やエリスロポエチンの使用が可能であるか，また失血して来院した場合，貧血の自然回復まで手術を待てることが可能であるかも確認する．

d. 患者・家族が輸血に関して許容する内容

- すべての血液製剤を拒否するのか，たとえば全血輸血は拒否だが，アルブミン，血漿あるいは代用血漿についてはどうか，自己血輸血，回収血あるいは血液希釈に対する考えまでも確認すべきである．

患者・家族がどの程度まで輸血を許容しているのか確認する

4 術中の対応

- 相対的無輸血の承諾が得られている場合でも，基本的には不必要な輸血を避けることは言うまでもない．基本的には出血量の制御は外科医に委ねられるが，出血量軽減目的で患者の状態によっては低血圧麻酔も選択肢とする．また循環作動薬や可能であれば代用血漿製剤の適切な使用も必要であろう．
- 注意しなければならないことは，たとえ絶対的無輸血を選択した場合も，予期しない出血量の増大が生じた場合は輸液負荷なども含めて，輸血以外の可能な限りの対応をしなければ，結果によっては麻酔科医がそのことを怠った過失が問われかねないことである．医療者が忘れていけないことは，決して信者はすべての医療を否定しているわけではなく，死を希望しているわけでもないということである．また絶対的無輸血を積極的に受け入れる体制が病院として整備されていない（医療水準に達していない）状況で，その患者を安易に受け入れることは，新たな医事紛争を生み出すことになるかもしれない[7]．

出血の増大など予期しない事態が生じた場合は，輸血以外の可能な限りの対応をする

5 患者が小児である場合の対応

- とくに15歳未満の患児の場合，親が輸血を拒否しても，患者の養護義務違反として法的措置により親権を一時的に剥奪しても輸血を施行するとの考えが普及している．
- 実際に，可及的すみやかに手術をしなければ死亡する可能性がある乳児の両親が，手術の必要性は理解したものの宗教的理由から輸血を同意しなかった場合，病院の要請により児童相談所長が申立てた結果，裁判所は「輸血に同意しないことが宗教的信念などに基づくものであっても，未成年者の生命に危険を生じさせる可能性が極めて高く，親権者らによる親権の行使が困難又は不適当であることにより子の利益を害することは明らか」として両親の親権停止を認めた例がある[7]．
- しかしながら，輸血された患児に対して，親の扶養放棄や虐待の可能性，患児の精神的負担などの問題は残されたままである．

6 救急搬送されてきた患者あるいは院内発症の不測の原因で緊急手術が必要となった患者への対応

- 救急搬送されてきた患者に意識がなく，家族も含めて付添もなく，患者が宗

教的理由で輸血を拒否することは不明のまま，救命のための手術と輸血を施行した場合，医療機関が何らかの責任を問われることはないであろう．

- しかしながら，患者に意識があり，医療機関に明確に意思表示した場合，あるいは院内発症の不測の原因で緊急手術を必要とした患者の場合，そのような患者を短時間で受け入れる他の医療機関があり，しかも患者が搬送に十分に耐えられる状態であれば問題はないが，そうではない場合，事態はより複雑になる．
- 緊急手術と輸血が絶対的に必要と考えられる状態での患者の意思が本当に尊重できるかとの考えはあるが，患者・家族の同意を得ずとも，医療者の救命のための輸血が優先されるし，たとえそのことが裁判になっても医療者の責任は問われない可能性は高いと考えられる．
- さらに交通事故の場合，被害者である信者に対する加害者の過失はどうなるかなどの問題は残る．最終的判断は各病院の個別の判断に委ねられる．

（奥田泰久）

文献

1) 千代崎英雄．問題の整理―「エホバの証人」の輸血忌避は宗教的戒律である．輸血は罪か―「エホバの証人」の輸血拒否をめぐって．東京：いのちのことば社；1987．p.9–16.
2) 星野 晋．輸血拒否の主体は誰か―文化人類学的視点から見た輸血拒否．日臨麻会誌 2006; 3: 296–302.
3) 當銘正彦．「エホバの証人」信徒への診療―その倫理的問題について．医療コンフリクト・マネジメント 2014; 3: 33–5.
4) 花岡一雄．輸血拒否者の麻酔．茅 稽二，ほか編．困難な症例に学ぶ最新の臨床麻酔．東京：克誠堂出版；1986．p.389–97.
5) 萬 知子．エホバの証人．麻酔 2010; 59: 1149–52.
6) 宗教的輸血拒否に関する合同委員会報告．宗教的輸血拒否に関するガイドライン．2008. http://www.anesth.or.jp/guide/pdf/guideline.pdf
7) 奥田泰久．判例ピックアップ（第8回）宗教的理由による輸血拒否―患者の意向に従い，術中に輸血をしなかった．LiSA 2016; 23: 1110–6.

2-27 静脈血栓塞栓症

- 周術期は，深部静脈血栓症（deep vein thrombosis：DVT）と肺血栓塞栓症（pulmonary thromboembolism：PTE）を含めた静脈血栓塞栓症（venous thromboembolism：VTE）の高リスク期間である．
- 血流停滞（全身麻酔，手術体位，長期臥床など），凝固機能亢進（悪性腫瘍，各種手術，周産期，外傷，脱水など），血管内皮損傷（各種手術，外傷，カテーテル挿入など）★1 など，周術期は多くのVTEのリスク因子にさらされる．
- 急性PTEを発症した場合，その死亡率は高い★2．そのため，周術期のVTEの管理について知っておくことが必要である．
- 血栓性疾患の発生状況は，人種間で大きく異なるため[2,3]，ここでは日本のガイドラインの一つである肺血栓塞栓症および深部静脈血栓症の診断，治療，予防に関するガイドライン（循環器病の診断と治療に関するガイドライン）[4]を主に参考に，VTEの周術期管理について解説する．

★1
血栓形成の3大要因である血流停滞，凝固機能亢進や血管内皮損傷はVirchowの三徴とよばれている．

★2
日本麻酔科学会の2014年に行われた周術期肺血栓症調査では，発症率は1万手術あたり3.40人で，そのうち死亡率は11.8％であった[1]．

1 疾患の概要

- VTEは，静脈内で形成された血栓による障害，もしくは血栓が遊離し塞栓化して他の臓器を障害する一連の病態である．
- VTEの原因は，下肢や骨盤内静脈に生じたDVTであることが多い．
- 遊離した血栓が肺動脈に塞栓症を引き起こす急性PTEの主な病態は，肺高血圧と低酸素血症である．
- 血栓塞栓による肺血管の機械的閉塞と血栓より放出される神経液性因子（セロトニン，トロンボキサンA_2など）や低酸素血症により引き起こされる肺血管攣縮により肺高血圧が引き起こされる．
- 塞栓による肺血管床の減少により生じる非閉塞部への代償性血流増加と神経液性因子により生じる気管支攣縮が換気血流不均衡を引き起こし，低酸素血症が生じる．
- 肺高血圧による急性肺性心や低酸素血症から心拍出量が低下し，ショックを引き起こす．
- 遊離した血栓が右房から卵円孔を通過し，左心系を経て脳梗塞などを引き起こす奇異性塞栓症の可能性もある．

VTEの原因は，下肢や骨盤内静脈に生じたDVTであることが多い

2 診断

a. DVTの診断

- 麻酔・手術前にDVTの危険度や有無を把握することは，周術期VTEの発

生の抑制につながる．まず術前に基本的な問診や診察を行う．

★3
Homans テスト（膝を軽く押さえて足関節を背屈させると，腓腹部に疼痛が生じる）や Loewenberg テスト（下腿に血圧測定用のカフを巻き，100〜150 mmHg で加圧すると疼痛が生じる）などの疼痛誘発テストがある．

DVT の症状・所見，危険因子

- 下肢の腫脹，色調変化や疼痛★3 などが DVT を疑わせる所見であるが特異性は低い．
- 患者の DVT の危険因子を確認する（表 1）[4]．
- 症状，所見や危険因子などから DVT が疑われた場合，各種検査を施行し診断する（図 1）[5]．

表 1 深部静脈血栓症の危険因子

事項	危険因子
背景	加齢 長時間座位：旅行，災害時
病態	外傷：下肢骨折，下肢麻痺，脊椎損傷 悪性腫瘍 先天性凝固亢進：凝固抑制因子欠乏症 後天性凝固亢進：手術後 心不全 炎症性腸疾患，抗リン脂質抗体症候群，血管炎 下肢静脈瘤 脱水・多血症 肥満，妊娠・産後 先天性 iliac band や web，腸骨動脈による iliac compression 静脈血栓塞栓症既往：静脈血栓症・肺血栓塞栓症
治療	手術：整形外科，脳外科，腹部外科 薬剤服用：女性ホルモン，止血薬，ステロイド カテーテル検査・治療 長期臥床：重症管理，術後管理，脳血管障害

（日本循環器学会．肺血栓塞栓症および深部静脈血栓症の診断，治療，予防に関するガイドライン〈2009 年改訂版〉．http://www.j-circ.or.jp/guideline/pdf/JCS2009_andoh_h.pdf〈2018 年 3 月閲覧〉[4]より）

検査の種類

血液検査：血清 D-ダイマー

- 感度は高いが特異度は低い．血栓以外の原因（悪性腫瘍，感染症，妊婦，炎症，手術，外傷など）でも上昇するので注意が必要．スクリーニング検査として有用である．

画像診断

- 下肢静脈エコー：簡便性があり，DVT が疑われた場合まず初めに行う．高い診断率を示す．しかし腹部・骨盤内血栓の診断は不可能である．
- 造影 CT：PTE も同時に診断できる．また，下肢静脈エコーで診断が難しい胸部，腹部や骨盤内血栓も診断可能である．

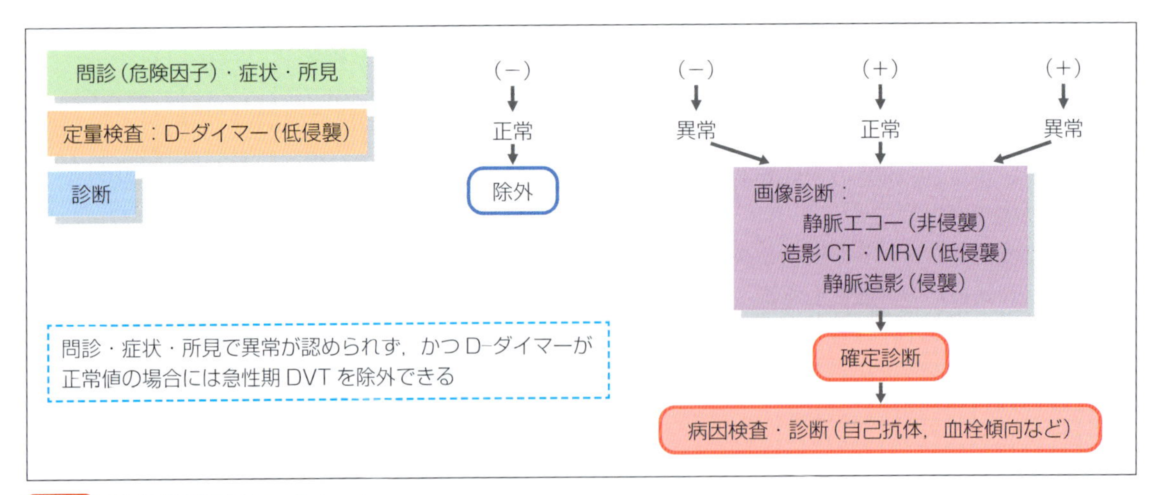

図 1 DVT 診断のフローチャート

（北口勝康．周術期深部静脈血栓症/肺血栓塞栓症．克誠堂出版；2013. p.21–34[5]より一部改変引用）

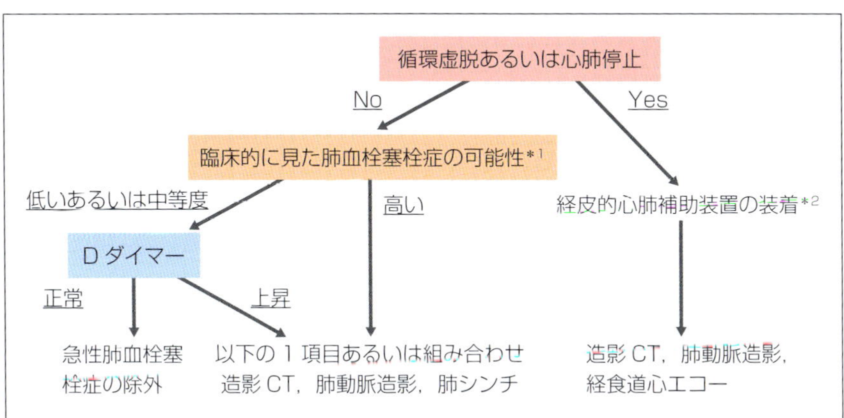

肺塞栓症を疑った時点でヘパリンを投与する．深部静脈血栓症も同時に検索する．
＊1 スクリーニング検査として胸部X線，心電図，動脈血ガス分析，経胸壁心エコー，血液生化学検査を行う．
＊2 経皮的心肺補助装置が利用できない場合には心臓マッサージ，昇圧薬により循環管理を行う．

図 2 急性肺血栓塞栓症の診断手順
（日本循環器学会．肺血栓塞栓症および深部静脈血栓症の診断，治療，予防に関するガイドライン〈2009 年改訂版〉．http://www.j-circ.or.jp/guideline/pdf/JCS2009_andoh_h.pdf〈2018 年 3 月閲覧〉[4]より）

- MRV：下腿静脈や下腿筋内静脈のように，静脈が多数存在する部位での診断に有用である．
- 静脈造影：他の検査で診断できない場合などに適応となる．DVT を否定する最終的な除外診断法である．

▶MRV：magnetic resonance venography

b. 急性 PTE の診断（図 2）

- 急性 PTE は，特異的な症状がないため，症状や検査所見などから総合的に判断して診断する．
- 診断と同時に呼吸循環の観察・管理も行う．

PTE の 症状・所見

- 意識がある場合，自覚症状としては呼吸困難の頻度が最多であり，その他，胸痛・背部痛，発熱，失神・意識レベルの低下，咳嗽，喘鳴，冷汗などがあるが，いずれも特異性は低い[6]．また，安静解除後の起立時や歩行時，トイレでの排便排尿時の発症が診断の参考になる[7]．
- 全身麻酔中は，当然自覚症状はない．酸素飽和度の低下，血圧の低下，頻脈などの不整脈，呼気終末二酸化炭素分圧の低下が起こることがある．また，体位変換時，髄腔内操作時，ターニケット操作時などに発生することが多いため[8]，それらも診断の参考にする．

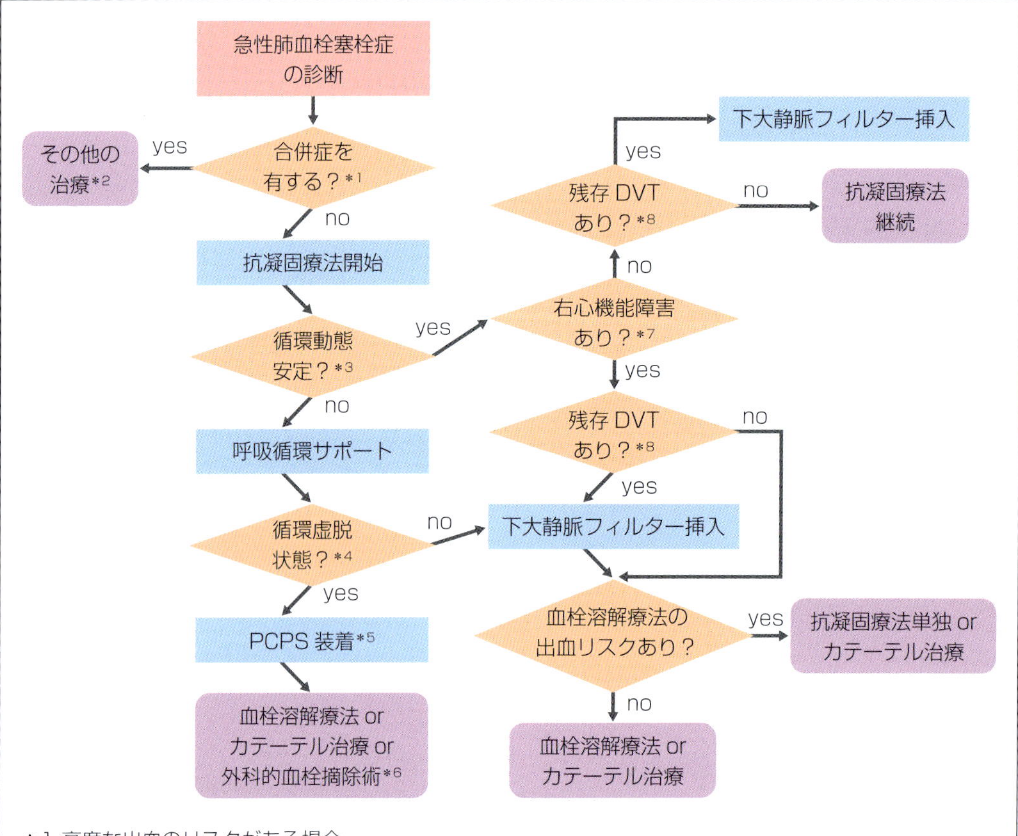

＊1 高度な出血のリスクがある場合
＊2 病態に応じた施行可能な治療を行う
＊3 循環動態不安定とは，ショックあるいは遷延する低血圧状態を示す
＊4 心肺蘇生を要する状態，あるいは高度なショックが遷延する状態
＊5 施設の設備や患者の状態により，装着するか否かを検討する
＊6 施設の状況や患者の状態により，治療法を選択する
＊7 心エコーによる右室拡大や肺高血圧の存在により評価
＊8 遊離して再塞栓を来たした場合，重篤化する危険性のある深部静脈血栓

治療のアルゴリズムを示すが，あくまでも 1 例であり，最終的な治療選択は各施設の医療資源に応じて決定することを，妨げるものではない．
DVT：深部静脈血栓症，PCPS：経皮的心肺補助．

図 3　急性肺血栓塞栓症の治療アルゴリズムの 1 例
（日本循環器学会．肺血栓塞栓症および深部静脈血栓症の診断，治療，予防に関するガイドライン〈2009 年改訂版〉．http://www.j-circ.or.jp/guideline/pdf/JCS2009_andoh_h.pdf〈2018 年 3 月閲覧〉[4] より）

検査の種類

心電図

- 右心負荷所見として右側胸部誘導の ST-T 変化がある．また，急性肺性心の所見として，S1Q3T3 パターンがある．その他，右脚ブロック，肺性 P 波，軸偏位，洞性頻脈，心房細動などを認めることがある．いずれも特異性はない．

表 2 各領域の静脈血栓塞栓症のリスクの階層化

リスクレベル	一般外科・泌尿器科・婦人科手術	整形外科手術	産科領域
低リスク	60 歳未満の非大手術 40 歳未満の大手術	上肢の手術	正常分娩
中リスク	60 歳以上，あるいは危険因子のある非大手術 40 歳以上，あるいは危険因子のある大手術	腸骨からの採骨や下肢からの神経や皮膚の採取を伴う上肢手術 脊椎手術 脊椎・脊髄損傷 下肢手術 大腿骨遠位部以下の単独外傷	帝王切開術（高リスク以外）
高リスク	40 歳以上の癌の大手術	人工股関節置換術・人工膝関節置換術・股関節骨折手術（大腿骨骨幹部を含む） 骨盤骨切り術（キアリ骨盤骨切り術や寛骨臼回転骨切り術など） 下肢手術に VTE の付加的な危険因子が合併する場合 下肢悪性腫瘍手術 重度外傷（多発外傷）・骨盤骨折	高齢肥満妊婦の帝王切開術 静脈血栓塞栓症の既往あるいは血栓性素因の経腟分娩
最高リスク	静脈血栓塞栓症の既往あるいは血栓性素因のある大手術	「高リスク」の手術を受ける患者に静脈血栓塞栓症の既往あるいは血栓性素因の存在がある場合	静脈血栓塞栓症の既往あるいは血栓性素因の帝王切開術

総合的なリスクレベルは，予防の対象となる処置や疾患のリスクに，付加的な危険因子を加味して決定される．例えば，強い付加的な危険因子を持つ場合にはリスクレベルを 1 段階上げるべきであり，弱い付加的な危険因子の場合でも複数個重なればリスクレベルを上げることを考慮する．
リスクを高める付加的な危険因子：血栓性素因，静脈血栓塞栓症の既往，悪性疾患，癌化学療法，重症感染症，中心静脈カテーテル留置，長期臥床，下肢麻痺，下肢ギプス固定，ホルモン療法，肥満，静脈瘤など．（血栓性素因：主にアンチトロンビン欠乏症，プロテイン C 欠乏症，プロテイン S 欠乏症，抗リン脂質抗体症候群を示す）
大手術の厳密な定義はないが，すべての腹部手術あるいはその他の 45 分以上要する手術を大手術の基本とし，麻酔法，出血量，輸血量，手術時間などを参考として総合的に評価する．

（日本循環器学会．肺血栓塞栓症および深部静脈血栓症の診断，治療，予防に関するガイドライン〈2009 年改訂版〉．http://www.j-circ.or.jp/guideline/pdf/JCS2009_andoh_h.pdf〈2018 年 3 月閲覧〉[4] より）

胸部 X 線

- 心陰影の拡大，肺動脈陰影の突出（ナックル徴候），血流のない閉塞側の末梢肺血管陰影の消失・減弱がみられることがある．また，肺出血や肺梗塞の合併で肺炎様陰影や胸水がみられることがある．いずれも特異性はない．

動脈血ガス分析

- 換気血流不均等による低酸素血症，呼吸困難感での頻呼吸による低二酸化炭素血症，呼吸性アルカローシスがある．

造影 CT

- 比較的低侵襲な検査である．最初に行われる確定診断の方法として，一般的になっている．大腿近位部側，骨盤内，腹部や胸部などの DVT の検索も同時に可能である．

心エコー検査は，麻酔中に発症したPTEの画像診断としては最も有効

★4 McConnellサイン

右室自由壁基部から中部の壁運動障害がみられ，心尖部の運動が正常である徴候[9].

▶PCPS：percutaneous cardiopulmonary support

★5

脳神経外科手術におけるVTEのリスクの階層化は以下のように考えられている.
低リスク：開頭手術以外の脳神経外科手術
中リスク：脳腫瘍以外の開頭手術
高リスク：脳腫瘍の開頭手術
最高リスク：静脈血栓塞栓症の既往や血栓性素因のある脳腫瘍の開頭手術

肺動脈造影

- 侵襲的な検査である．急性PTEの診断方法としてはいまだにゴールドスタンダードである．検査に伴う合併症は少なくない．

肺シンチグラフィ

- 換気シンチグラフィで異常所見がない部位に血流シンチグラフィで欠損像を示す．感度は高いが特異度が低い．

心エコー検査

- 麻酔中に発症したPTEの画像診断としては，最も有効である．重症度にもよるが，右心系の拡大，壁運動異常（McConnellサイン★4），心室中隔の偏位・奇異性運動，三尖弁閉鎖不全などがみられる．心腔内や肺動脈に浮遊している血栓が認められれば，直接診断につながる[6]．

3 治療および合併症

a. DVTの治療

- DVTの治療の目標は，静脈血栓の進展や再発の予防，PTEの発生の予防や早期・晩期の後遺症の軽減である．
- 治療は主に抗凝固療法が中心となるが，その他，血栓溶解療法，カテーテル治療や外科的血栓除去術などがある．
- 現在わが国では，抗凝固薬として未分画ヘパリン，低分子量ヘパリン，ワルファリンやXa阻害薬が使用されている．

b. 急性PTEの治療

- 急性PTEの治療の基本的なアプローチは，呼吸・循環不全への急性期治療と再発の予防である．
- 図3に急性期PTEの治療アルゴリズムを示す．これは1例であり，施設によっては，経皮的心肺補助装置（PCPS）などが施行不可能な場合がある．患者の状態や各施設の医療資源に応じた対応が重要である．

表3　静脈血栓塞栓症の付加的な危険因子の強度

危険因子の強度	危険因子
弱い	肥満 エストロゲン治療 下肢静脈瘤
中等度	高齢 長期臥床 うっ血性心不全 呼吸不全 悪性疾患 中心静脈カテーテル留置 癌化学療法 重症感染症
強い	静脈血栓塞栓症の既往 血栓性素因 下肢麻痺 ギプスによる下肢固定
血栓性素因：アンチトロンビン欠乏症，プロテインC欠乏症，プロテインS欠乏症，抗リン脂質抗体症候群など	

（日本循環器学会．肺血栓塞栓症および深部静脈血栓症の診断，治療，予防に関するガイドライン〈2009年改訂版〉．http://www.j-circ.or.jp/guideline/pdf/JCS2009_andoh_h.pdf〈2018年3月閲覧〉[4]より）

4 PTE/DVTの予防

- 術前から患者や手術の要因に応じた予防対策を立てておくことが重要である．
- VTEのリスクレベル，付加的な危険因子とその強度，および各リスクレベルにおける推奨予防法を表2〜表4に示す★5．
- 抗凝固療法は，出血のリスクを考慮する．最高リス

表4 リスクの階層化と静脈血栓塞栓症の発生率，および推奨される予防法

リスクレベル	下腿 DVT（%）	中枢型 DVT（%）	症候性 PE（%）	致死性 PE（%）	推奨される予防法
低リスク	2	0.4	0.2	0.002	早期離床および積極的な運動
中リスク	10〜20	2〜4	1〜2	0.1〜0.4	弾性ストッキング あるいは間欠的空気圧迫法
高リスク	20〜40	4〜8	2〜4	0.4〜1.0	間欠的空気圧迫法 あるいは抗凝固療法*
最高リスク	40〜80	10〜20	4〜10	0.2〜5	（抗凝固療法*と間欠的空気圧迫法の併用） あるいは （抗凝固療法*と弾性ストッキングの併用）

*整形外科手術および腹部手術施行患者では，エノキサパリン，フォンダパリヌクス，あるいは低用量未分画ヘパリンを使用．その他の患者では，低用量未分画ヘパリンを使用．最高リスクにおいては，必要ならば，用量調節未分画ヘパリン（単独），用量調節ワルファリン（単独）を選択する．
エノキサパリン使用法：2,000単位を1日2回皮下注，術後24時間経過後投与開始（参考：我が国では15日間以上投与した場合の有効性・安全性は検討されていない）．
フォンダパリヌクス使用法：2.5 mg（腎機能低下例は1.5 mg）を1日1回皮下注，術後24時間経過後投与開始（参考：我が国では，整形外科手術では15日間以上，腹部手術では9日間以上投与した場合の有効性・安全性は検討されていない）．
DVT：deep vein thrombosis，PE：pulmonary embolism

（日本循環器学会．肺血栓塞栓症および深部静脈血栓症の診断，治療，予防に関するガイドライン〈2009年改訂版〉．http://www.j-circ.or.jp/guideline/pdf/JCS2009_andoh_h.pdf〈2018年3月閲覧〉[4]より）

クでは，積極的に抗凝固療法を推奨しているが，出血のリスクが高い場合には，理学的療法のみの施行も考慮する．

- 術前にVTEが判明した場合は，手術の緊急度，原疾患，合併症やVTEの部位や広がりなどを考慮し，手術の延期，術前の抗凝固療法の開始や術前IVCフィルター留置などの適応を検討する．

▶IVC：inferior vena cava

5 インフォームドコンセント

- 急性PTEは死亡率が高いため，術前に患者家族への十分な説明・同意を得る．

（鈴木博明，奥田泰久）

文献

1）日本麻酔科学会．2014年JSA肺血栓塞栓症発症調査結果の概要．http://www.anesth.or.jp/med/pdf/kekka_haikessen2014.pdf
2）Stein PD, et al. Pulmonary thromboembolism in Asians/Pacific Islanders in the United states: Analysis of date from the National Hospital Discharge Survey and the United States Bureau of the Census. Am J Med 2004; 116: 435–42.
3）Klatsky AL, et al. Risk of pulmonary embolism and/or deep venous thrombosis in Asian-Americans. Am J Cardiol 2000; 85: 1334–7.
4）日本循環器学会（班長：安藤太三）．循環器病の診断と治療に関するガイドライン（2008年度合同研究班報告）：肺血栓塞栓症および深部静脈血栓症の診断，治療，予防に関するガイドライン（2009年改訂版）.
http://wwwj-circ.or.jp/guideline/pdf/JSC2009_andoh_h.pdf
5）北口勝康．I 総論-3 症状，検査，診断．瀬尾憲正，古家　仁，編．周術期深部静脈血栓症/肺血栓塞栓症．東京：克誠堂出版；2013．p.21-34.
6）長谷川浩一，ほか．急性肺塞栓症の早期診断と治療対策—多施設225例の臨床的解析．呼吸と循環 1993; 41: 773-7.
7）Nakamura M, et al. Clinical characteristics of acute pulmonary thromboembolism in Japan: Results of a multicenter registry in the Japan Society of Pulmonary Embolism Research. Clin Cardiol 2001; 24: 132-8.
8）黒岩政之．肺血栓塞栓症．麻酔 2011; 60 増刊号: s55-68.
9）McConnell MV, et al. Regional right ventricular dysfunction detected by echocardiography in acute pulmonary embolism. Am J Cardiol 1996; 78: 469-73.

3

リスクを有する患者の緊急手術での対応

3-1 喘息発作中の患者

- 気管支喘息の患者には，喘息の診断がなされ治療を受けている患者，これまでに発作歴や入院歴がある患者，逆に喘鳴や呼吸困難を認めないが喘息と言われたことがあるという程度の患者がいる．それ以外にも，喘息に類似した症状を呈するその他の疾患を保有する患者が混在している．
- これらの患者が予定手術もしくは緊急手術を受ける場合には，リスクの評価や対処が麻酔科医に求められる．そのために術前検査や術中の対処，さらには緊急事態に対する対応が必要となる．麻酔や手術は喘息発作にとってトリガーとなりうる危険因子であり，急性増悪や発作後の管理には注意を要する．
- 本項では喘息を有する患者の麻酔管理上の注意点と喘息発作中の患者の対処について述べる．

1 疫学

- 日本人の気管支喘息の有病率は成人では3%を超えており，手術を受ける場面は日常診療でよく遭遇する．気管支喘息を有する患者が全身麻酔を受けた場合，周術期に喘息発作を起こす確率は1.7〜28.9%とされている．
- 周術期に喘息発作を起こすことがその患者の予後にかかわるかについては一定の見解が得られていない．気管支喘息は非心臓手術における術後肺合併症の要因とはならないとする報告がある一方，手術時の合併症や死亡率を上昇させるとする報告もみられる．

2 診断

- 喘息患者は成人喘息と小児喘息に分けられるが，これらは異なる病態である．成人喘息は全体の約80%であり，「気道の慢性炎症と種々の程度の気流制限，気道過敏症の亢進によって特徴づけられる，発作性の咳，喘鳴，呼吸困難を示す閉塞性呼吸器疾患」と定義されている．40歳代以降の発症が多く，特異的なIgE抗体をもたない非アトピー型が多いのが特徴である．
- これに対し，小児喘息は全体の約20%であり，「発作性の呼吸困難，喘鳴，咳などの気道閉塞症状を繰り返し，多くは慢性のアレルギー性炎症が存在する」とされている．ハウスダストやダニなど特異的なIgE抗体が存在するアトピー型が多い．
- 現在喘息の重症度判定や治療方針の決定については国際的なガイドラインであるGINAを基本として，日本ではJGLが作成されており，これに基づいて行われている．現在JGL2015が使用されており，喘息の診断やコントロール，治療など充実した内容であるものの，周術期に特化した内容とはなっ

▶GINA：
Global Initiative for Asthma

▶JGL：
Japanese Asthma Prevention and Management Guideline

ていない．喘息患者に対して麻酔科医ができるのは，これまでも言われているように術前には病態の安定化と周術期の発作の予防に留意することである．

術前には病態の安定化と周術期の発作の予防に留意する

3 喘息を有する患者の術前に考慮すべきこと

a．問診

- 喘息患者に問診した際によく聞かれるが，「喘息と言われたことがある」「風邪をひいたときに咳が止まらなくなったことがある」などのように，実際に喘息発作かどうかが鑑別しにくいことがある．これらの患者は通常何の治療もしておらず，発作も（実は）起こしたことがないことが多い．これは風邪に伴う喘息様気管支炎であると考えられ，喘息発作ではない．問診の第一ステップは，目の前にいる患者が本当に喘息を有する患者かどうかを判断することである．次のステップとしてこれまでの病歴を詳細に問診することである．喘息を有する患者であると判断した場合には，最初の発作を起こした時期（小児喘息との鑑別），喘息発作の頻度や程度，これまでの入院歴，直近の発作や誘因，常用薬や発作時の治療薬の内容も確認する．発作の重症度（気管挿管歴の有無など）やその際に有効であった治療内容も周術期の緊急事態に備え，麻酔科医は知っておくべきである．

発作の重症度や発作時に有効であった治療内容も確認しておく

- 小児患者ではまれだが，成人患者の約30％にアスピリン喘息がみられる．アスピリンや非ステロイド性抗炎症薬（NSAIDs）の使用で急性増悪するため，鎮痛薬を使用する場面が多い周術期には注意が必要である．患者の多くは30〜40歳代に薬剤使用時に鼻炎や鼻汁のような軽微な症状から気管支痙攣やショックといった重篤な症状を経験しているため，問診時に確認する．またアスピリン喘息では鼻茸や慢性副鼻腔炎などを合併することが多いため，これらの既往も確認する．

b．検査

- 呼吸機能検査は必要である場合が多い．とくに近年増加している腹腔鏡手術や胸部・上腹部の手術，長時間にわたる手術では術後の呼吸管理の必要性も含めて検査し，必要があれば専門外来にコンサルトする．
- 喘息の重症度の指標は自覚症状の程度，1秒量（$FEV_{1.0}$），1秒率（$FEV_{1.0}$％）である．1秒率の低下は気道の閉塞性を示す指標となる．JGL2015では喘息症状の有無，発作治療薬の使用の有無，運動制限の有無，1秒率の状況や変動，病状の増悪の有無などによって分類されている（**表1**）．

▶$FEV_{1.0}$：
forced expiratory volume in one second

▶$FEV_{1.0}$%：
forced expiratory volume % in one second

- 呼吸機能検査が困難である高齢者では動脈血液ガス検査も有用であるが，症状が消失している，もしくは症状コントロールが良く発作が出現していない患者では正常値を示すことが多い．重症例では肺胞低換気による $PaCO_2$ の上昇や換気血流比不均衡による PaO_2 の低下がみられるため，周術期の注意が必要である．

重症例では $PaCO_2$ の上昇や PaO_2 の低下がみられるため，周術期に注意が必要

表1 治療前の臨床所見による喘息重症度の分類

重症度		軽症間欠型	軽症持続型	中等症持続型	重症持続型
喘息症状の特徴	頻度	週1回未満	週1回以上だが毎日ではない	毎日	毎日
	強度	軽度で短い	月1回以上日常生活や睡眠が妨げられる	週1回以上日常生活や睡眠が妨げられる	日常生活に制限
				短時間作用性吸入β_2刺激薬頓用がほとんど毎日必要	治療下でもしばしば増悪
	夜間症状	月に2回未満	月2回以上	週1回以上	しばしば
PEF FEV_1	%FEV_1, %PEF	80%以上	80%以上	60%以上80%未満	60%未満
	変動	20%未満	20〜30%	30%を超える	30%を超える

(日本アレルギー学会喘息ガイドライン専門部会, 監修. 喘息予防・管理ガイドライン2015. 協和企画；2015より)

c. 総合的なリスク評価

- 原則的には待機手術時には病状がコントロールされていることが条件である. 成人の場合には術前のステロイド全身投与により周術期の喘息発作を減少させるという報告や術前にβ_2刺激薬とステロイドを併用することでβ_2刺激薬単独投与よりも喘鳴の発生率が減少したとする報告もみられる. 術前に行うような短期間のステロイド投与では創部感染などの副作用はみられないとされているが, その投与量や投与期間に関しては統一した見解は得られていないため, 各施設によって異なっているのが現状である. また病状が十分に安定していない患者の場合, 短期間のステロイド投与やテオフィリン製剤の使用を考慮する.

コントロール良好の患者が待機手術の直前に喘息を認める場合, 手術の延期を検討

- 日常的に喘鳴がなく, コントロールが良好である患者が待機手術の直前に喘鳴を認めるような場合には手術の延期を検討し, 主治医や専門医(呼吸器内科)と治療方針や再手術日を相談する.
- 平素より加療されている患者や発作を起こしている患者が, 術前に発作を起こしている場合は判断が難しい. 追加治療が必要かどうか, 今回の手術を延期するかどうかを手術の緊急性と照らし合わせて判断しなければならない. さらに発作が改善しても気道過敏性亢進状態は数週間持続する. 重篤な発作や年2回以上の入院歴, 気管挿管歴などはリスクが高く, 可能ならば最低でも2週間以上の延期は必要である.

4 術中

a. 気道管理

- 確実な気道確保や術式によって気管挿管が必須な場合には, 気管挿管が気道や喉頭に対する刺激であることを十分に注意する. 気管挿管の前にβ刺激薬

の吸入を行うことで気道抵抗の上昇を防ぐことができるという報告[1]はみられるが，合併症の頻度には差がみられないという報告[2]もある．

- 人工呼吸管理中は肺の圧外傷を防ぐため，従量式換気よりも従圧式換気のほうがよりよいと思われる．また PEEP は酸素化を改善するため使用したほうがよいが，喘息発作中には auto-PEEP の原因となるので使用しない．

▶PEEP：positive end-expiratory pressure

喘息発作中には PEEP は auto-PEEP の原因となるため使用しない

b. 麻酔薬

- 揮発性麻酔薬は気管支拡張作用を有するため，重症喘息発作の治療にも使用される．ただしデスフルランは気道刺激性が強いため，喘息保有者の麻酔には使用しない．
- 静脈麻酔薬は気管挿管中の気道抵抗の上昇を防ぐ効果がある．ケタミンも気管支拡張作用を有するが分泌物を増加させるため，プロポフォールのほうがより適切である．

デスフルランは気道刺激性が強いため，喘息保有者の麻酔には使用しない

c. オピオイド

- 全身麻酔の導入時および気管挿管時にオピオイドを使用することで咳反射を抑制し，麻酔深度を深めることができる．喘息発作は浅麻酔によって誘発されるため，適切な麻酔深度を得ることは重要である．すべてのオピオイドにはヒスタミン遊離作用があるが，フェンタニルは比較的安全に使用できる．フェンタニルは投与量によっては術後の呼吸抑制を考慮しなければならないが，その点レミフェンタニルは短時間作用型のオピオイドであり，術後の呼吸抑制がないことからより術中の疼痛コントロールには使用しやすい．

d. 筋弛緩薬

- ベクロニウムやロクロニウムは安全に使用できる．以前，筋弛緩薬の拮抗目的に使用されていたネオスチグミンは気道の分泌物を増加させ，気管支痙攣を誘発することから喘息患者には使用しない．それに対してスガマデクスは抗コリン作用をもたず，気道過敏性が高い患者に対しても安全に使用できる．術後の筋弛緩作用の残存を考えてもわが国ではスガマデクスによる拮抗が可能であるため，喘息患者の麻酔にはロクロニウムが有用である．

5 全身麻酔中の喘息発作に対する対処

- 術前に注意深く症状のコントロールを行った場合でも麻酔導入後に喘息発作を起こす場面に遭遇することがある．喘息発作の重症度によっては手術を延期しなければならない場合もあるが，術中に起こした場合などそのまま全身麻酔を継続するしかない場合も考えられる．
- 下記に全身麻酔中に喘息発作を起こした場合の対処を述べる．

a. 鑑別診断

- 喘息発作を起こした場合，その対処をするためにはまず鑑別診断が必要であ

る．主なものとして気管チューブの機械的な閉塞，気管支挿管（術中に深くなってしまったものを含めて），誤嚥，肺梗塞，肺水腫，緊張性気胸，アナフィラキシー症状，心不全などがあげられる．

- これらはガイドラインにもあげられており，症状を認めた際には鑑別しなければならない．聴診，血液ガスデータ分析，気道内圧，カプノメータの波形を確認することなどが有用である．
- 各病態によって対処は異なるが，十分に酸素を投与し，気道確保が確実になされていることを確認，そして必要があれば麻酔深度を深める．

十分に酸素を投与し，気道確保を確実に行い，必要があれば麻酔深度を深める

b. β_2 刺激薬

- 経気管もしくは経静脈的に投与できる．
- 人工呼吸中の患者に対して経気管的に投与する場合はスペーサーに定量式噴霧吸入器（図1）を用いると効果的である．

c. ステロイド

- 経気管もしくは経静脈的に投与できる．
- 経気管的に投与することにより，局所投与が可能であり，副作用を減らすことができる．しかし喀痰が多い場合には十分に薬剤が到達しない可能性を考慮しておく必要がある．そのような場合には経静脈的に投与する．
- ヒドロコルチゾン 10 mg/kg 程度を投与し，発作が継続する場合には追加投与する．

d. 抗コリン薬

- 経気管もしくは経静脈的に投与できる．
- 発作が重篤である場合，β_2 刺激薬とともに投与することが多い．

e. 覚醒・抜管

- 手術終了時に症状が改善していた場合には抜管を考慮するが，完全覚醒下に行うか深麻酔下に行うかは結論が出ていない．誤嚥する危険性がなく，マスクによる気道確保が容易である場合には深麻酔下に抜管したほうが気道への

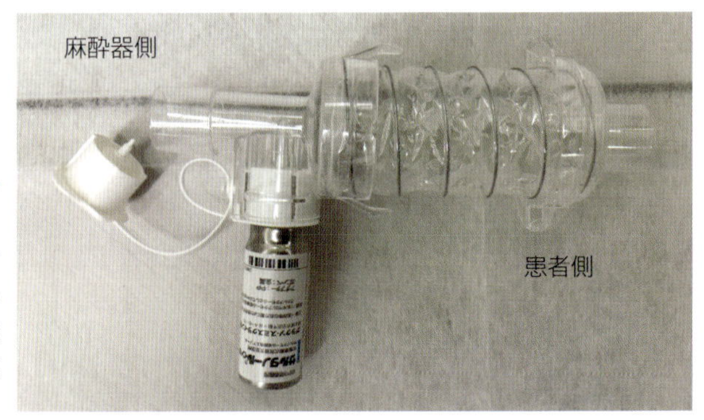

図1 術中発作時のβ_2 刺激薬投与のためのスペーサー

回路内に，フィルターを介さないように患者に接続する．スペーサー部分が大きくなっているのは気流に乗らないような大きな粒子をこの空間でふるい落とし，薬液を気流にのせて末梢気道まで届かせるためである．吸気時のタイミングに合わせて薬液をパフすることも重要．

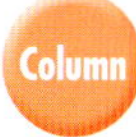

深麻酔下に抜管する場合

深麻酔下に抜管する場合，常に誤嚥と再挿管のリスクを考えなければならない．気道確保困難患者で再挿管となると危険である．

ラリンジアルマスクに入れ替えてからの抜管も選択肢にあがる．気管挿管と比べると気道刺激を減らす可能性がある．

集中治療室での継続的な管理ができる施設では手術室で危険を冒してまで抜管する必要はないが，施設のおかれた環境などにより異なるため麻酔科医の判断に委ねられる．その意味では専門医制度において麻酔科医の2階建て部分に集中治療が置かれるように，麻酔科医自身が最後は自ら集中治療管理を行えることが理想的である．

刺激は少なく，発作を誘発しにくいという意見もある（Column 参照）．

- 手術終了時に発作が継続していた場合には術中と同様に喘息発作の治療を継続し，改善しない場合には揮発性麻酔薬もしくは静脈麻酔薬を使用して十分に鎮静した状態で集中治療室での人工呼吸管理を行う．

f. 術後管理

- 十分な術後疼痛管理を行うことは呼吸管理のうえでも重要である．
- とくに持続硬膜外麻酔を行うことは有用であり，オピオイドの全身投与による鎮痛と比較して術後の無気肺や肺合併症が減少するといった報告[3]がみられる．逆に肺合併症の頻度は変わらないとする報告[4]もみられ，鎮痛方法については結論が出ていない．しかし十分な術後鎮痛が術後の患者のQOLを上昇させるのは明らかである．
- また術後の呼吸リハビリテーションや座位での管理は喀痰排出を促し，合併症を予防することで患者のADLを回復させ，早期離床や早期退院に繋がる．

十分な術後鎮痛は，確実に術後の患者のQOLを高める

▶ADL：activities of daily living

6 術直前に喘息発作を起こした患者の全身麻酔の一例

- ここまで述べたように「術前に症状のコントロールをする」「手術直前に発作を起こした場合には手術は延期する」が原則である．
- しかし実際には，喘息発作を起こした場合にも手術の緊急性や社会的な理由により手術を行わなければならないことがある．
- ここで実際に経験した一例を紹介し，その際の対処について述べる．

症例：45歳女性（156 cm・66 kg）．前日からの下腹部痛を認め，近医で急性虫垂炎の診断に至り，開腹虫垂切除術を施行するため緊急入院した．

来院時所見：血圧 110/82 mmHg，HR 136 bpm，SpO_2 94％，呼吸数 18/分であった．両肺野に呼気性喘鳴を認め，起座呼吸であった．

既往歴：気管支喘息があり，テオフィリン 200 mg 内服と発作時の吸入を使用

していた．半年前に大発作があり，5日間の通院と点滴加療をされており，小発作はほぼ毎朝認めていた．入院歴はなく，日常生活の制限はなかった．7年前に子宮外妊娠で開腹手術を受けていた．

生活歴：喫煙20本25年間（当日まで喫煙継続），飲酒は機会飲酒であった．

術前管理：喘息に関して呼吸器内科にコンサルトしたところ，軽症間欠型～持続型であり，β_2刺激薬の吸入と周術期のステロイド投与を指示された．術前検査で行った動脈血ガスでPO_2=60 torrと低値であった．

麻酔法と気道確保に関する選択肢

- 本症例に対する麻酔法としていくつかの選択肢がある．まず麻酔法については全身麻酔もしくは脊髄くも膜下麻酔（硬膜外麻酔も併用）が考えられる（Column参照）．本症例では脊髄くも膜下麻酔での手術も可能であるものの，鎮痛不十分の場合の発作誘発の可能性や本人へのストレスを考慮して全身麻酔（硬膜外麻酔併用）を選択した．
- 次に気道確保に関しては，気管支喘息の発作誘発を避けるためにはラリンジアルマスクの使用も候補になるところだが，本症例ではフルストマックであること，発作出現時の対応を考慮し，気管挿管を選択した．

麻酔導入

- 実際の麻酔に関しては，術前にβ_2刺激薬の吸入およびステロイド（ヒドロコルチゾン200 mg）を投与し，麻酔導入はプロポフォール，レミフェンタニル，ロクロニウムによる迅速導入とした．
- 気管挿管後に手動換気したところ，気道抵抗が高く換気困難（図2）であったが，セボフルラン8%とし手動換気を継続したところ徐々に換気可能となった．術中の人工呼吸器設定は従圧式換気とし，呼吸回数15回，IE比は1：3とした．手術時間は38分であり，問題なく手術を終了することができた．

▶IE比：
inspiratory-expiratory ratio

抜管

- 喘息患者では，導入の刺激だけではなく抜管時にもリスクがある．抜管に際

Column　全身麻酔か脊髄くも膜下麻酔かの選択

全身麻酔かそれとも脊髄くも膜下麻酔か，どちらがよいかの判断は難しい．

区域麻酔施行中や区域麻酔による手術中の不安やストレス，疼痛は発作を誘発し，さらには胸部交感神経遮断でも発作を誘発するという報告もみられる．もちろん気管挿管による操作や気管内吸引，抜管も発作の原因となる．また，発作中の場合，仮に鎮痛が保てたとしても，咳により不動化に支障をきたすため，咳が持続する場合には適応となりにくい．

筆者はこれまで，同様の症例ではすべて気管挿管した全身麻酔を選択しているが，慎重に適応を考えることで脊髄くも膜下麻酔以外にも，末梢神経ブロックなどでの管理も可能と考えられる．

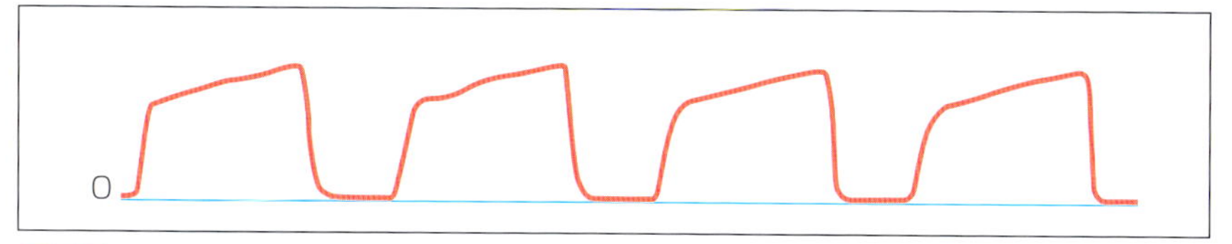

図2 喘息発作中患者の呼気終末 CO_2 波形
右肩上がりで，平坦なプラトー相を呈しておらず，呼気の抵抗があると考えられる．

しては，抜管しない，深麻酔下（ラリンジアルマスクに入れ替える，マスク換気にする），覚醒下抜管する，の選択肢がある．

- 長時間手術や麻酔薬や気管チューブへの曝露により抜管時に喘息発作を誘発することはまれではない．本症例では挿管後にも換気困難を認め，フルストマックのため深麻酔下の抜管も適応がなく，急性期の術直後に覚醒下抜管を試みることは危険であると考えた．近年では麻酔器にフローボリューム波形や圧ボリューム波形を表示し，各種呼吸パラメーターを経時的に観察できるものがあるが，この当時は参考にできなかったこともあり，集中治療室での人工呼吸器管理とした．集中治療室では喘息に対する投薬と喀痰の管理を行いつつ，徐々に呼吸器を離脱し，術後2日目に抜管，3日目に一般病棟に転棟となった．

7 まとめ

- 喘息発作を有する患者の麻酔はリスクが高く，術前の十分な管理と対処が最も重要である．
- しかし緊急手術など喘息発作中に全身麻酔をしなければならない，または全身麻酔中に喘息発作を起こしてしまうといった危機的な状況にも麻酔科医は対処しなければならない．喘息発作を診断し，鑑別し，最適な麻酔法や治療法を選択し，安全な周術期管理を行うことができるよう日頃からガイドラインなどのアップデートに努めることが重要である．

（久米村正輝，鈴木昭広）

文献

1）Wu RS, et al. Effects of fenoterol and iparatropium on respiratory resistance of asthmatics after tracheal intubation. Br J Anaesth 2000; 84: 358–62.
2）Elwood T, et al. Bronchodilator premedication does not decrease respiratory adverse events in pediatric general anesthesia. Can J Anaesth 2003; 50: 277–84.
3）Ballantyne JC, et al. The comparative effects of postoperative analgesic therapies on pulmonary outcome: Cumulative meta-analyses of randomized, controlled trials. Anesth Analg. 1998; 86: 598–612.
4）Jayr C, et al. Postoperative pulmonary complications. Epidural analgesia using bupivacaine and opioids versus parenteral opioids. Anesthesiology 1993; 78: 666–76.

3-2 扁桃摘出術後出血患者

- 扁桃摘出術後出血は気道に血液が流れるため，マスク換気で血液を押し込み，誤嚥・窒息リスクがあるばかりではなく，血液により視野が障害され気管挿管が困難となりうる．さらに，患者が飲み込んだ血液が胃内に存在し，たとえ手術当日に患者がガイドラインどおりに術前絶飲食管理されていたとしてもフルストマックと考えて対応せざるをえず，声門上器具での対応も難しい．つまり，麻酔科医が日常行っている気道管理のマスク，挿管，声門上器具のすべての使用に制限や困難が生じる状況である．
- 本項では扁桃摘出術後出血患者の麻酔管理について，もともと行われた扁桃摘出術の基礎知識とともに解説する．

1 扁桃摘出術の基礎知識

a. 概要

- 扁桃摘出術は，20 世紀前半には過剰なほど施行されてきた．現在は適応がある程度定められ，手術件数は減少してきている．それでも A&T（adenoidectomy and tonsillectomy）やアデレクなどとアデノイド切除と一緒によばれ，現在でも耳鼻咽喉科で最も施行されている手術の一つである．

b. 適応

- 適応年齢は，通常 4～5 歳以上．睡眠時無呼吸症候群（sleep apnea syndrome：SAS）などで適応がある場合は，より低年齢でも行うことがある．
- 口蓋扁桃は，小児でも成人でも摘出術後の免疫機能にほとんど差がないという報告が数多くある．幼児期になると他の扁桃組織が十分発達しており，摘出しても代償されると考えられている．
- 一般的な適応を以下に記す．
  - ①習慣性扁桃炎または反復性扁桃炎（表1）[1]．
  - ②扁桃病巣感染症（病巣性扁桃炎）：掌蹠膿疱症や尋常性乾癬などの皮膚疾患，IgA 腎症や急性腎炎などの腎疾患，胸肋鎖骨過形成症や関節リウマチなどの骨関節疾患．
  - ③高度扁桃肥大（病的扁桃肥大）による呼吸障害（睡眠時無呼吸症候群）や摂食障害．
  - ④扁桃周囲炎，扁桃周囲膿瘍，口蓋扁桃腫瘍．

▶IgA：Immunoglobulin A

表1 日本および欧米での習慣性扁桃炎の手術適応

• 形浦（1981）：年 4～6 回の習慣性病歴があること • 岡本（1984）：年 4 回以上の扁桃炎 • 切替，野村（1998）：1 年に 3～4 回以上 　　　　　　　　　　　2 年間に 5～6 回以上
• Paradise（1990）：1 年に 7 回以上 　　　　　　　　　　2 年続けて 5 回以上 　　　　　　　　　　3 年続けて 3 回以上 • アメリカ耳鼻咽喉頭頸部外科学会（2000）：年 3 回以上の扁桃炎

（生駒　亮，ほか．口腔・咽頭科 2016; 29: 71-5[1] より）

c. 禁忌

- 一般に，扁桃周囲膿瘍のような特殊な場合を除けば緊急を要する手術ではなく，全身状態が良好な時期に施行される．
  ①コントロールができていなくて，麻酔や手術に耐えられないと考えられる基礎疾患（高血圧，動脈硬化症，糖尿病，心疾患など）がある場合．
  ②血友病，紫斑病，白血病などの血液疾患がベースにあって，出血が止まりにくい場合．
  ③麻疹，流行性耳下腺炎，百日咳などの伝染性疾患に罹患している場合．
  ④結核，とくにツベルクリン反応陽転者で1年以内の場合．
  ⑤急性上気道炎で発熱している場合．
  ⑥活動性のある扁桃炎．
  ⑦妊娠中および，月経中．

d. 合併症

- 術後合併症としては，以下のようなものがある．
  ①術後出血：術式にもよるが，術創を縫合しない開放創手術であり出血のリスクを伴う．
  ②気道閉塞
  ③創部感染
  ④皮下気腫
  ⑤神経損傷や味覚障害，舌腫脹：手術操作や開口器による舌圧迫などで生じる．
  ⑥音声・構音障害：口蓋扁桃の大きい症例では，形態が変わることによって共鳴構造が変化する場合がある．
  ⑦咽頭部違和感：残存リンパ組織が代償性に肥大することによって，出現することがある．
  ⑧扁桃の遺残
  ⑨二次疾患の悪化
- 扁桃摘出術が，反復する扁桃炎や扁桃周囲の炎症を適応としている一方，避けるべき状況（禁忌）として活動性のある感染症や炎症のある扁桃があげられている．これは，繰り返す感染症の病巣が扁桃であると診断されていても，炎症の著しい時期に手術を施行すると術後出血の比率が高くなるためである．そのため，緊急性を要さないのであれば，一般的に全身状態が安定しているときを待つべきである．

2 扁桃摘出術後出血とは

- 扁桃腺は，咽頭周囲の太い動脈の枝から栄養されているため，扁桃摘出術後に出血が起きた場合は緊急事態と考えられている．通常は多くの患者が術後問題なく経過するが，術後出血は，医師の経験年数や処置の過程，手術器具などに応じてさまざまな頻度で起こりうる．適切な対応をとらなければ最悪

術後出血は緊急事態で，適切な対応をとらなければ最悪の場合，死に至ることもある

実は恐ろしい開口器

これは，筆者がかつて経験した5歳女児の扁桃摘出術の事例である．手術自体は順調に進行し止血も十分に行われ終了．覚醒・抜管もスムーズで何のトラブルもなく症例は終了した．しかしその翌日朝，筆者が術後回診に行ったところ，舌が口からはみ出すほどに腫大していた．辛うじて会話はできるものの，舌を口の中にしまうことができず，気道閉塞の危険性が示唆された．幸い，早い時点で事の異変に気づいた担当看護師から主治医へ連絡があり，早急にステロイド剤および抗菌薬の投与が行われていたためそれ以上の悪化はなく軽快した．

主治医と術中経過・処置内容を振り返りこの事例の原因を話し合ったところ，術中の開口器による舌根圧迫で血流障害が生じ，舌腫脹が発生したと判断された．そもそも，開口器の着脱操作自体，われわれが守るべき気管チューブに干渉し，チューブの抜け，閉塞などのトラブルが多く，また術野を見ながら気道抵抗を確認するためバッグで用手換気しながら操作を見守ることが多いが，術中のみならず術後にも影響することを示したこの事例では，手術時間，手術器具の使用方法など，われわれ麻酔科医が注意して観察すべきことは数多いことを改めて認識した．

の場合，死へと結びつくことさえある[2]．

表2 出血の程度による分類

Category I	ごく少量の出血で，経過観察で処置の必要ない症例
Category II	局所麻酔下での処置で止血した症例
Category III	全身麻酔下での再手術が必要であった症例

(生駒　亮，ほか．口腔・咽頭科 2016; 29: 71-5[1]より)

a. 診断

- 明確な診断基準はない．
- 海外では手術を必要とする出血をアデノイド・扁桃摘出後出血（post-tonsillectomy hemorrhage：PTH）と定義しており，発症率は約5%と報告されている[3,4]．
- 一般的に，術後24時間以内に生じたものを早期後出血といい，術後24時間より後（2～10日目）に出血を生じた場合は，晩期後出血と定義する．
- 日本では，手術後1週間程度の入院にて経過を診る施設が多いため，さらに詳細な分類を提唱している（表2）．経過観察を含めると発症率は約12%と報告され，出血が生じる時期は術後5～7日が多く，手術当日が次に続いている．また，術後1か月程度経過してから生じる場合もあり，一概に限定できない[1]．

b. 発症機序

- 一次出血は，術中止血が不十分または覚醒前の吸引器や経口エアウェイなどの物理的刺激による創部の損傷などが契機となる．二次出血は，形成された痂皮の脱落により創部からの再出血が生じる．

c. 症状

- 吐血，頻脈，頻回の嚥下，蒼白，気道閉塞が認められる．出血量は，嚥下してしまうためしばしば少なく見積もられる．そのため，扁桃摘出術後の出血を認めたときには，患者はすでにある程度の出血を起こしていると認識したほうがよい．

3 緊急手術での対応・戦略

- 状況により，局所麻酔ないし全身麻酔下で緊急止血術を行うが，多くの場合，出血点が見えない状況に陥っているため迅速な全身麻酔管理が必要とされる．
- 重要なことは，気道が確保できるか否かである．これの意図するところは，1つには出血による口腔咽頭内の視野不良の可能性，2つ目にこの患者が最初の（予定）手術で扁桃摘出術を受けることとなった適応条件は何かということにある．
- 扁桃摘出術の適応のなかには閉塞性換気障害である閉塞性睡眠時無呼吸症候群（OSA）（Advice参照）も含まれ，アメリカなどでは扁桃摘出術の最も多い適応疾患となっている．このように元よりその患者が挿管困難因子を有する場合，予定手術の時点ですでに気道確保困難となるリスクが高く，緊急手術となればさらにリスクは上がってくる．そのため，入室するまでのあいだに，可能な限り情報を得るべきである．
- 以上のようなリスクをあらかじめ想定して，手術麻酔の準備と麻酔計画を練る．

挿管困難因子の有無を確認する

a. 術前の準備

- 術前の準備として，以下が必要である．
  ①適切な静脈路の確保．
  ②循環血液量減少の是正：見た目に出血が多くなくても，血液を嚥下していて実はかなりの出血が起きており循環血液量が減少している．とくに小児の場合は，重篤な低血圧または心停止を起こす可能性があるため，急速輸液もしくは輸血を行い是正する．
  ③血算を測定：出血を評価するために可能であれば行う．
  ④胃内容物の除去：出血した血液の嚥下のためにフルストマックと考える．可能であれば，胃管を挿入し吸引してから導入するのが望ましい．
  ⑤想定されるサイズより1サイズ小さい気管チューブにスタイレットを入れて準備．
  ⑥吸引器の準備：通常の吸引チューブに加えヤンカー型サクション（図1）を準備しておくのが望ましい．
  ⑦血液の確保：術中に出血が続く場合，とくに小児においては輸血が必要となる可能性があるため，血液を確保もしくは在庫の確認をしておく．
  ⑧適切な薬剤：緊急手術に合わせて導入および維持の麻酔薬を準備する．
- 緊急手術の際，手術がどのような時期に行われるのか，つまり，早期後出血か晩期後出血かにより，筋弛緩薬の量が問われる．
- 晩期後出血であれば，通常の迅速導入に準じた備

早期後出血か晩期後出血かにより，筋弛緩薬の必要量が異なる

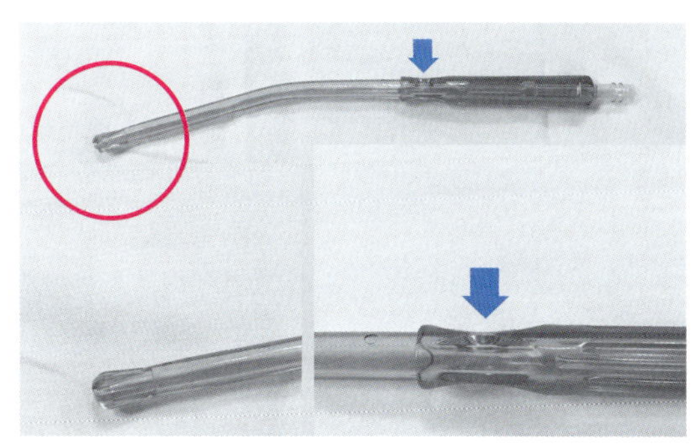

図1 ヤンカー型サクション
サクションチューブと異なり固く，先端は鈍になっているため，出血点などをピンポイントに狙って吸引できる．さらに，指先でサクション強度を調整できる穴（矢印）がついており，不用意に粘膜や血餅をはがしてしまうような粗暴な吸引操作を防ぐことができる利点がある．

Advice 閉塞性睡眠時無呼吸症候群（OSA）の診断

扁桃肥大はOSA（obstructive sleep apnea）をもたらすことを本文で述べた．そのOSAを診断するために，成人ではスクリーニングにSTOP-Bang質問がよく用いられる（表3）．点数が5点以上は，OSAの可能性がきわめて高い．一方小児では，日本では小児症例の手術適応基準についてガイドラインの中に記載されているものはない．鼻閉の治療など保存的治療で改善がみられない場合や高度のアデノイド・扁桃肥大を認める場合は，扁桃・アデノイド手術の適応となる．

一応の目安として，小児のポリソムノグラフ（PSG）施行例ではAHI（apnea hypopnea index）>5/hr，もしくはAHI>1/hrでも保護者による症状の評価であるOSA-18[5)]で60点以上，またはある一定の症状を伴う場合は手術適応と考えられる（表4）．

OSAの場合，麻酔後回復室（PACU）での長時間の観察，または一昼夜モニターを継続することを考慮する必要がある．

表3 STOP-Bang質問

1. 夜間大きないびきをかきますか？（snore）
2. 日中，疲れを感じますか？（tired）
3. 無呼吸であると言われたことがありますか？（observed）
4. 高血圧がありますか？（pressure）
5. 体格指数は35以上ですか？（Body mass index：BMI）
6. 50歳以上ですか？（age）
7. 頚部周囲の長さは男性の場合17インチ（43 cm），女性の場合16インチ（40 cm）以上ですか？（neck）
8. 男性ですか？（gender）

表4 小児OSAの手術適応（案）

診察，検査でアデノイド・扁桃肥大を認め，保存的治療の無効症例
PSG施行例 • AHI　5以上 • AHI　1以上5未満で1）または2） 1）OSA-18　60点以上 2）臨床症状を伴う：吸気中に胸郭が内方へ向かう異常な動き，体動覚醒，発汗，睡眠中の首の過伸展，日中の過度眠気，多動，または攻撃的な行動，成長の遅延，朝の頭痛，続発性の夜尿症
PSG非施行例 • 簡易モニターで最低酸素飽和度が90%未満で臨床症状を伴う • 動画で2呼吸分の呼吸停止，陥没呼吸あり臨床症状を伴う • OSA-18　60点以上

（氷見徹夫，ほか．日耳鼻 2016; 119: 701–12より）

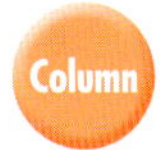

イギリスでは声門上器具で麻酔管理？

おそらく，日本ではあまりメジャーな選択肢ではないと思われるが，ヨーロッパ諸国，とくにイギリスでは，耳や鼻，咽喉頭部における手術いわゆるENT手術とよばれる範囲の手術を，声門上器具で麻酔管理することが定着している．声門上器具が好まれている理由は，術中の気道への血液の垂れ込みが少なく，手術終了後から抜管するまでのあいだ，患者の気道が確保されたまま咽頭反射の回復と自発呼吸の確立を待つことができ，喉頭痙攣や咳嗽や術後出血のリスクを減らすことができるからということである．とくに小児においては，気道閉塞が少なく受け入れが良いとされている．

深麻酔下抜管または完全覚醒下抜管のいずれでも，チューブ抜去時の反射などのリスクを考えると非常に有用な手段と考えられるが，声門上器具自体を抜去するときに創部を擦っていないのだろうか，と筆者は少し心配になる．もしかすると，その考えが，日本で広がらない理由の一つなのかもしれない．

えで問題ないが，早期後出血の場合，術後の筋弛緩薬に対する拮抗薬による作用の残存が問題となる．報告によると，ロクロニウムをスガマデクスで拮抗した場合では，拮抗後2時間以内だと0.9〜1.2 mg/kg，3時間以上経過していれば0.6 mg/kgのロクロニウムが必要とされる[6]．

- 鎮静薬に関しては，アレルギーがなければプロポフォールを，小児であればアトロピンを混注したものを使用すると徐脈を予防できる．アレルギーが疑われればケタミンやetomidateも選択肢の一つとなる．

b. 導入

- 意識下挿管もしくは迅速導入を行う．
  - 成人の場合：意識下挿管が望ましいが，反射が強い場合は迅速導入とする．出血が多い場合，鎮静により低血圧を助長させる可能性があるため，導入には循環抑制の強い薬剤は注意が必要である．
  - 小児の場合：口腔内の出血により安定した呼吸を得られない状況であるため，現実的に緩徐導入は困難であることが多く，基本的に迅速導入とする．自発呼吸下に純酸素を投与し，鎮静薬と筋弛緩薬をすみやかに静注し意識喪失したところで輪状軟骨を圧迫（cricoid pressure）しながら喉頭展開する．
- 気道確保に関しては基本的に日本麻酔科学会の気道管理ガイドラインに準じる．マスク換気は出血が持続している場合には行いにくい．ビデオ喉頭鏡は直視喉頭鏡に比べて良好な喉頭視野を得やすい[7]が，血液によるレンズ視野障害のリスクがあることに留意する．挿管困難で声門上器具で管理できた症例報告もある[8]が，低酸素で命を落とすより誤嚥リスクをとり，幸いうまくいった事例と考えるべきであろう．ただし，挿入がうまくいけば，第2世代の声門上気道確保器具なら胃管の留置により胃内容物を除去することでリスクを軽減することも期待できる．

成人の場合，意識下挿管が望ましいが，反射が強い場合は迅速導入

小児の場合，基本的に迅速導入

- また，活動性出血に際しては，頭部を側方に向けながら導入すると口腔内の視界が良好に確保されることがある．
- 気道確保ができず外科的処置（気管切開）に移らざるをえなくなる場合や，気道確保ができたらすぐに止血処置に入ってもらう場合のために，麻酔導入時には執刀医にもそばにいてもらう必要がある．

c. 術中管理・維持

- 出血量と循環動態を注意深く観察し，必要に応じて補液または輸血を行う．
- 術後の嘔気・嘔吐を抑制する目的に，制吐剤（デキサメタゾン 0.0625～0.15 mg/kg 静注，最大量 8 mg または，オンダンセトロン 0.10～0.15 mg/kg 静注）を適宜投与する．

d. 抜管

- 筋弛緩作用を拮抗する前に，咽頭を注意深く吸引する．咽頭に残留した血液は，誤嚥のリスクとなるだけでなく，時に刺激となり喉頭痙攣を誘発することがある．

抜管前および，抜管後，手術室退室前に執刀医に止血確認をしてもらう

- 残留筋弛緩薬を十分に拮抗し，成人でも小児でも患者が完全に覚醒してから抜管することが，最も安全である．そして，抜管前はもちろん，抜管後にも執刀医に創部の止血確認をしてもらい手術室を退出する．
- 退室後は，①ヘモグロビン値の確認，②さらに出血する可能性を念頭におく，③酸素飽和度とバイタルサインを厳密に観察，④適量の鎮痛薬を指示，に留意して管理を行う．

▶COX：cyclooxygenase

- 術後の疼痛管理については，予定手術の扁桃摘出術と同様でよいが，痛みの度合いは摘出術より小さいとされる．鎮痛薬を使用する場合，予定手術の際も同様に，アスピリンは止血困難となる可能性を高めるため使用は避けるべきであり，非ステロイド性抗炎症薬の COX-2 選択的阻害薬であるセレコキシブやアセトアミノフェンを用いて行うことが望ましい[9]．
- 海外では，術後の疼痛管理目的にモルヒネを使用することも多いが，行き過ぎた鎮痛は呼吸抑制を招き，酸素飽和度の低下をもたらす危険性がある．小児の場合，術後に不穏状態を示しているときは低酸素状態に陥っている可能性があるため，安易な鎮静を行わないよう注意を要する．

4 おわりに

- 扁桃摘出術は頻繁に行われる手術であるが，術後出血を起こした場合は，気道確保に大きな支障をきたし，時に致死的になりうる．焦る気持ちは誰にでもあるものだが，いかに焦らず転ばぬ先の杖を準備できるかでその行き先が分かれる．常に，患者はフルストマックで気道確保困難・挿管困難であることを想定し，入室前の準備，適切なデバイスと薬剤選択ができるよう自分の中でシミュレーションすることが大切である．

（阿部まり子，鈴木昭広）

文献

1) 生駒　亮，ほか．口蓋扁桃摘出術の術後出血に関する検討―危険因子と対策について．口腔・咽頭科 2016; 29: 71–5.
2) Hayes K. Five Year Old Dies After Tonsillectomy. https://www.verywell.com/five-year-old-dies-after-tonsillectomy-3972213
3) Windfuhr JP. Lethal post-tonsillectomy hemorrhage. Auris Nasus Larynx 2003; 30: 391–6.
4) Windfuhr JP, et al. Lethal outcome of post-tonsillectomy hemorrhage. Eur Arch Otorhinolaryngol 2008; 265: 1527–34.
5) Franco RA Jr, et al. First place--resident clinical science award 1999. Quality of life for children with obstructive sleep apnea. Otolaryngol Head Neck Surg 2000; 123: 9–16.
6) Iwasaki H, et al. A case series of re-establishment of neuromuscular block with rocuronium after sugammadex reversal. J Anesth 2016; 30: 534–7.
7) 鈴木昭広，ほか．小児の迅速導入におけるエアトラックの有用性．臨床麻酔 2008; 32: 45–8.
8) Lim NL. The use of the laryngeal mask airway in post-tonsillectomy hemorrhage--A case report. Ann Acad Med Singapore 2000; 29: 764–5.
9) Hirai T, et al. A Comparison of analgesic effect between loxoprofen and celecoxib and the frequency of the hemorrhage following tonsillectomy. Nippon Jibiinkoka Gakkai Kaiho (Tokyo) 2016; 119: 1110–6.

3-3 不安定狭心症合併患者

表1 不安定狭心症の主要徴候

	安静時狭心症
徴候	安静時に狭心痛が20分以上継続する
	新規発症の狭心症
徴候	CCS分類III以上の新規発生狭心症
	狭心症の増悪
徴候	既存の狭心症の増悪：頻度，持続時間，CCS分類III以上

上記症状を認めた場合には，不安定狭心症として周術期管理を行う．

▶CCS：Canadian Cardiovascular Society

- 不安定狭心症は新規発症あるいは増悪傾向の心筋虚血で，心電図にてST上昇や血液生化学検査で心筋逸脱酵素の増加を認めないものである．原因は動脈プラークの破綻による血栓形成であり，心筋壊死に至ってはいないが急激に悪化する可能性がある（表1）．
- 非心臓手術における合併心疾患の評価と管理に関するガイドライン（2014年改訂版）[1]（以下，本邦ガイドライン）では，不安定狭心症はactive cardiac conditionに該当し，その加療後の手術が推奨される．しかし，緊急手術においては例外的に手術が優先される．
- ここでは，上記ガイドラインに則るとともに，アメリカ[2]，ヨーロッパ[3]のガイドラインを参考に不安定狭心症合併患者の周術期管理について解説する．

1 不安定狭心症合併時の緊急手術対応

- 本邦ガイドラインでは図1[1]のアルゴリズムが提唱されている．不安定狭心症合併症例は術後合併症発生率，死亡率が非常に高いことが知られている．そのため，active cardiac condition（表2）[4]に該当し，予定手術の場合はStep 2よりガイドラインに則った加療後に非心臓手術の実施が推奨される．
- 緊急手術を必要とする場合は，Step 1より必要以上の検査，血行再建は行わずに手術に至る．循環器内科など専門科にリスク評価を依頼し，周術期管理計画を立てる．この点はアメリカ[2]，ヨーロッパ[3]でも同様である．

2 麻酔管理

心疾患合併症例では血行動態に注意が必要

- 最も重要な予後決定因子は合併疾患や手術法であるといわれ，麻酔薬の影響は少ない．しかし，麻酔薬には心収縮力抑制や後負荷軽減といった心血管系に対する作用があるため，心疾患合併症例では血行動態に注意が必要である．
- 心筋虚血は貧血，循環血液量減少，rate pressure productの増加や低血圧による冠血流量の減少など心筋酸素需給バランスの悪化により顕在化しうる．心機能を増悪させないよう全身状態を維持する必要がある．

a. 麻酔方法

▶BIS：bispectral index

術中の低血圧，深麻酔を避ける

- 術中血圧で普遍的な目標値はない．平均動脈圧が20％減あるいは60 mmHg以下で30分以上継続する場合，急性心筋梗塞，脳梗塞，死亡など重篤な術後合併症発生率が高くなる．同様にBIS 45以下の深麻酔が30分以上継続することも術後合併症発生に有意に関連する．術中の低血圧，深麻酔を避ける必要がある．

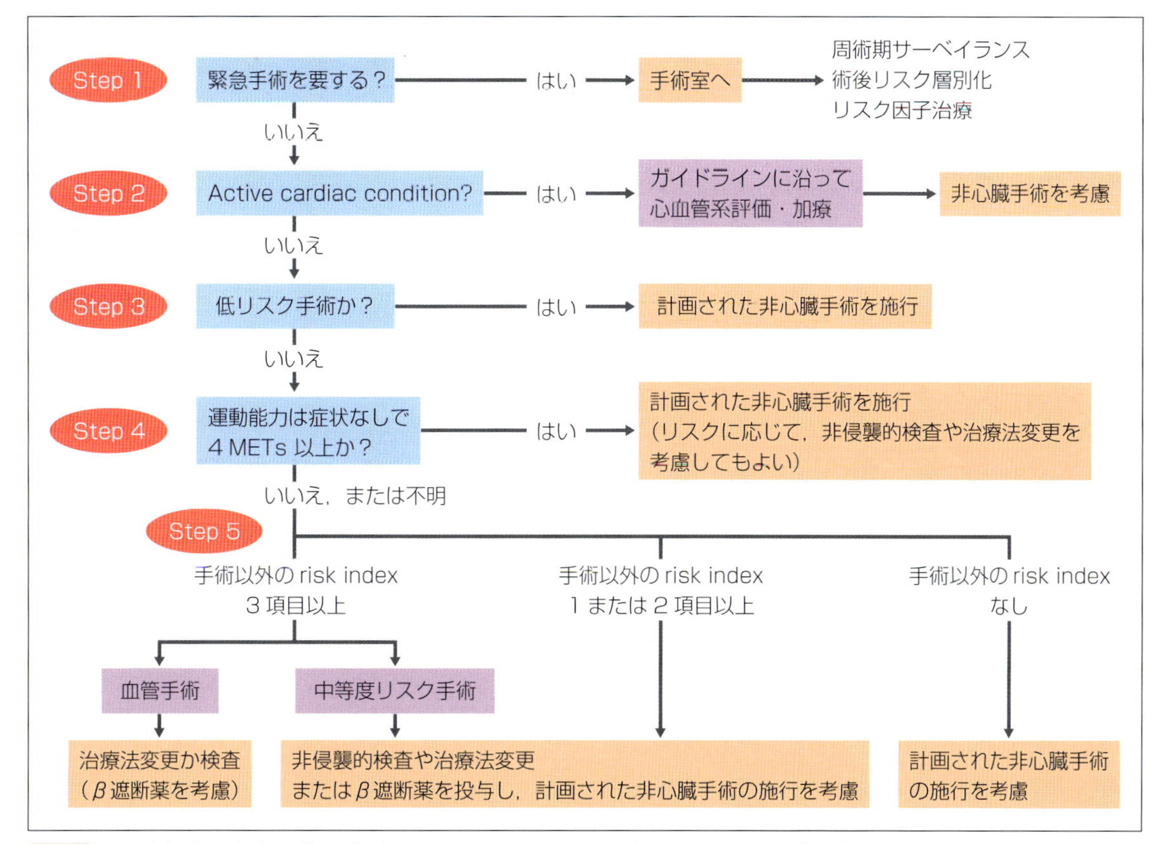

図 1　50 歳以上の患者の非心臓手術における心臓リスク評価とケアのアルゴリズム

（日本循環器学会．非心臓手術における合併心疾患の評価と管理に関するガイドライン（2014 年改訂版）．http://www.j-circ.or.jp/guideline/pdf/JCS2014_kyo_h.pdf[1]〈2018 年 3 月閲覧〉より）

表 2　active cardiac condition

状態	例
不安定な冠動脈疾患	不安定，高度の狭心症（CCS Class III〜IV） 最近発症の心筋梗塞（発症後 7〜30 日）
非代償性心不全 （NYHA Class IV，心不全増悪や新規発生）	
重篤な不整脈	高度房室ブロック Mobitz II 型 3 度房室ブロック 有症状の心室性不整脈 心拍数の高い（>100 bpm）上室性不整脈 有症状の徐脈 新規発症の心室頻拍
高度の弁疾患	高度の大動脈弁狭窄症 症状のある僧帽弁狭窄症

（Fleisher LA, et al. Circulation 2007; 116: e418–99, p.424[4] より）

- 成人開心術において，吸入麻酔薬は全静脈麻酔に比べ死亡率が50％低下したとの報告がある．しかし，非心臓手術においてエビデンスは乏しい．吸入麻酔薬，静脈麻酔薬のどちらを用いるかは心保護作用ではなく，他の患者因子により選択する．
- 周術期心血管イベント発生に関して monitored anesthesia care と全身麻酔を比較した RCT はなく，明らかなエビデンスはない．

▶RCT：
randomized controlled trial

b. 神経ブロック

- 神経ブロックの有効性については多数の報告がある．虚血性心疾患を有する，あるいは，リスクがある症例において神経ブロックの併用は考慮してよい．

c. goal-directed fluid therapy（GDT）

- GDT の目的は心拍出量を適正化し各組織へ十分な酸素供給を行うことである．非心臓手術において GDT は有用であり，生命予後改善は死亡率 20％となる非常に高リスク症例において認める．
- 虚血性心疾患合併症例においても GDT は合併症減少につながる．

d. 術後疼痛

- 術後疼痛は交感神経亢進と回復遅延の原因である．神経ブロック，オピオイド投与などが有用である．
- patient-controlled analgesia は患者満足度の高い術後鎮痛法であるが，生命予後につながるものではない．

e. ニトログリセリン予防的投与

- 周術期ニトログリセリン予防投与は心筋虚血を改善するとされてきた．しかし，その効果は明らかでないとともに，前負荷減少による循環動態悪化をまねく可能性がある．
- ニトログリセリン予防的投与は，とくに，循環血液量減少や低血圧の兆候がある症例に対しては有害である可能性が高い．

f. 体温管理

- 集中治療室入室時に深部体温 35℃未満の症例で周術期の心筋虚血イベントが有意に多くみられた．心疾患ハイリスク症例において術中低体温は周術期心血管イベントの明らかな危険因子であり，術中体温維持により心血管イベント発生リスクを軽減することができる．
- 低体温は心血管イベント以外にも，創感染，凝固異常，死亡などさまざまな周術期合併症と関連があり，非開心術において体温管理は有用である．

術中体温維持により心血管イベント発生リスクを軽減することができる

g. 輸血戦略

- 心血管合併症のある症例において貧血は心筋虚血のリスクとなる．貧血は心筋だけではなく各臓器への酸素供給不足の原因となる．

- 虚血性心疾患合併症例であっても，可能な限り輸血制限をすべきだが，症状がある，あるいは，ヘモグロビン<8 g/dL は輸血を考慮する．
- 術後ではヘモグロビン≧8 g/dL を目標とする．
- 循環動態が安定している急性冠症候群の症例に関しては明確なエビデンスがない．そのため，貧血に随伴する症状の有無で輸血を考慮する．

虚血性心疾患合併症例であっても，症状があるか，ヘモグロビン<8 g/dL は輸血を考慮する

h. 大動脈内バルーンパンピング（IABP）

- IABP は大動脈拡張期圧上昇と左室拡張末期圧低下により冠動脈血流量を増加させる．また，収縮期後負荷減少により心筋酸素消費量を減少させる．これにより虚血を改善する．
- 心疾患合併症例に対する IABP による心血管イベント発生率減少の報告はあるものの，その有用性を証明する RCT は行われていない．そのため，心疾患合併非心臓手術に関する欧米ガイドラインでは IABP の記載がない．本邦ガイドラインでも IABP に伴う合併症のリスクも考慮し，積極的な予防的使用を推奨するには至らないとなっている．
- 他のガイドラインでは，IABP は集学的治療にもかかわらず重篤な心筋虚血を示す症例，循環動態が不安定な症例において，冠動脈造影，カテーテル治療の前後での使用が推奨されている[5,6]．

3 モニター管理

a. 心電図モニタリング

- 全症例において麻酔導入前からの持続的心電図モニタリングは必要である（表 3）．ST 変化持続時間は周術期心筋梗塞発生率に相関する．そのため，ST 変化が発生した場合，リスクを有する症例では迅速に心筋虚血を評価する必要がある．
- II 誘導だけではなく，胸部誘導 V_4，V_5 を併用することで感度は 95％以上となる．ST 変化時には，12 誘導心電図や心筋トロポニン測定を行う．

b. 血圧測定

- 心疾患の有無にかかわらずすべての手術症例で血圧測定を行う．急激な血行動態の変化をきたす可能性のある症例では，動脈圧ライン挿入と持続モニターが必要である．
- 動脈圧ラインの必要性は術式に大きく影響されるが，不安定狭心症合併症例では必須である．

c. 経食道心エコー検査（TEE）

- TEE は心機能評価に広く用いられている（表 4）．心筋虚血時には局所の壁運動，収縮低下を認めるが，必ずしも心筋虚血とは

表 3 心電図モニター

	日本	ヨーロッパ
術中の心電図モニタリング	—	Class I（Level C）
複数誘導でのモニタリング	Class IIa	Class II（Level B）

表4　経食道心エコー検査

	日本	アメリカ	ヨーロッパ
急性循環動態破綻時の精査目的	Class IIa	Class IIa（Level C）	Class I（Level C）
ST変化の精査目的	Class IIa	—	Class IIa（Level C）
心筋虚血や血行動態異常が発生する可能性が高い症例	Class IIb	—	Class IIb（Level C）

限らない．左脚ブロック，心室ペーシングなどでもみられる．また，心筋虚血改善後もスタニングによりTEEで改善を明らかにすることはできない．

- TEEは急性かつ急激な循環動態悪化時に原因精査として推奨される．しかし，TEEの循環動態モニタリングによるリスクの層別化や患者予後予測について明確なエビデンスはない．

d．肺動脈カテーテル

- 術前より治療抵抗性の循環動態異常（心不全，重度弁膜症など）がある場合は，肺動脈カテーテルが有用かもしれない．しかし，肺動脈カテーテルを常に使用することはリスクが高い．

4 術後管理

- 術後心筋梗塞は心不全や不整脈とも関連し，その死亡率は3.5～25％といわれている．その発生機序は，冠動脈の急性閉塞，持続的な心筋酸素需給バランス不均衡である．術後48時間以内の発症が多いが，冠動脈の急性閉塞は術後3日目以降にも起こるため注意が必要である．
- 術後心筋梗塞では麻酔，鎮静，術後疼痛により胸部症状がマスクされ典型的な症状を呈さず，診断に苦慮することが多い．
- 心筋虚血を疑う所見を認めたら，心筋トロポニン測定，12誘導心電図にて評価する．

心筋虚血を疑う所見を認めたら，心筋トロポニン測定，12誘導心電図で評価する

（石川真士，坂本篤裕）

文献

1）日本循環器学会（班長：許　俊鋭）．非心臓手術における合併心疾患の評価と管理に関するガイドライン（2014年改訂版）．
http://www.j-circ.or.jp/guideline/pdf/JCS2014_kyo_h.pdf
2）Fleisher LA, et al. 2014 ACC/AHA guideline on perioperative cardiovascular evaluation and management of patients undergoing noncardiac surgery: A report of the American College of Cardiology/American Heart Association Task Force on Practice Guidelines. Circulation 2014; 130: e278-333.
3）Kristensen SD, et al. 2014 ESC/ESA Guidelines on non-cardiac surgery: Cardiovascular assessment and management: The Joint Task Force on non-cardiac surgery: Cardio-

vascular assessment and management of the European Society of Cardiology (ESC) and the European Society of Anaesthesiology (ESA). Eur Heart J 2014; 35: 2383-431.
4) Fleisher LA, et al. ACC/AHA 2007 guidelines on perioperative cardiovascular evaluation and care for noncardiac surgery: A report of the American College of Cardiology/American Heart Association Task Force on Practice Guidelines (Writing Committee to Revise the 2002 Guidelines on Perioperative Cardiovascular Evaluation for Noncardiac Surgery): Developed in collaboration with the American Society of Echocardiography, American Society of Nuclear Cardiology, Heart Rhythm Society, Society of Cardiovascular Anesthesiologists, Society for Cardiovascular Angiography and Interventions, Society for Vascular Medicine and Biology, and Society for Vascular Surgery. Circulation 2007; 116: e418-99.
5) Anderson JL, et al. 2011 WRITING GROUP MEMBERS; ACCF/AHA TASK FORCE MEMBERS. 2011 ACCF/AHA Focused Update Incorporated Into the ACC/AHA 2007 Guidelines for the Management of Patients With Unstable Angina/Non-ST-Elevation Myocardial Infarction: A report of the American College of Cardiology Foundation/American Heart Association Task Force on Practice Guidelines. Circulation. 2011; 123: e426-579.
6) 日本循環器学会（班長：木村　剛）．非ST上昇型急性冠症候群の診療に関するガイドライン（2012年改訂版）．http://www.j-circ.or.jp/guideline/pdf/JCS2012_kimura_h.pdf

3-4 大動脈解離，大動脈瘤

- 大動脈解離，大動脈瘤は範囲，随伴症状の多様性から，エビデンスとなる大規模臨床研究は困難であり，欧米ガイドラインにも記載がない．そのため，症例報告や小規模なレビューを基に，症例ごとに治療方針を決定していく必要がある．
- 大動脈瘤破裂は致死的である．早急に診断をし，切迫破裂の場合は緊急手術が必要である．
- 非心臓手術における合併心疾患の評価と管理に関するガイドライン（2014年改訂版）[1]に限らず，大動脈疾患を取り扱う種々のガイドラインを基に，大動脈解離，大動脈瘤切迫破裂時の周術期管理についてまとめる．

1 大動脈解離・大動脈瘤合併時の手術適応判断

a. 治療の優先性

大動脈解離はきわめて予後不良

- 上行大動脈に解離が及ぶStanford A型大動脈解離はきわめて予後不良な疾患である．症状発症から1時間あたり1～2%の致死率があり，その原因は破裂，心タンポナーデ，脳梗塞などである．大動脈瘤破裂も死亡率は90%と高く，手術に至ってもその多くは死亡する．

大動脈瘤破裂は致死的で，緊急手術を要する

- **表1**のように迅速な緊急手術の実施が推奨されている．

b. 他疾患緊急手術の対応

- 非心臓手術における合併心疾患の評価と管理に関するガイドライン（2014年改訂版）[1]では大動脈解離・瘤合併症例の他疾患に関する緊急手術についても言及している．それぞれの疾患の重篤度と切迫度から同時手術や二期的手術のメリットおよびデメリットを考慮し，治療方針を決定する．
- 急性大動脈解離や大動脈瘤切迫破裂など緊急手術が必要な場合は原則として大動脈手術が優先される．ただし，消化管出血，敗血症などを合併する場合は同時緊急手術，あるいは姑息的な処置を先行し，可及的すみやかに大動脈手術を実施することも考慮する．
- 非心血管疾患と胸部大動脈瘤の合併手術の報告は著しく少なく，エビデンスを示すことはできない．非心臓手術における合併心疾患の評価と管理に関するガイドライン（2014年改訂版）より，その対応が示されている（**図1**）[1]．

表1 大動脈疾患の治療方針

	推奨度
大動脈解離全症例での疼痛，循環管理	Class I（Level C）
Stanford A型大動脈解離での緊急手術	Class I（Level B）
大動脈瘤切迫破裂時の緊急手術	Class I（Level C）

（Erbel R, et al. Eur Heart J 2014; 35: 2873-926. p.2896, p.2900より抜粋引用）

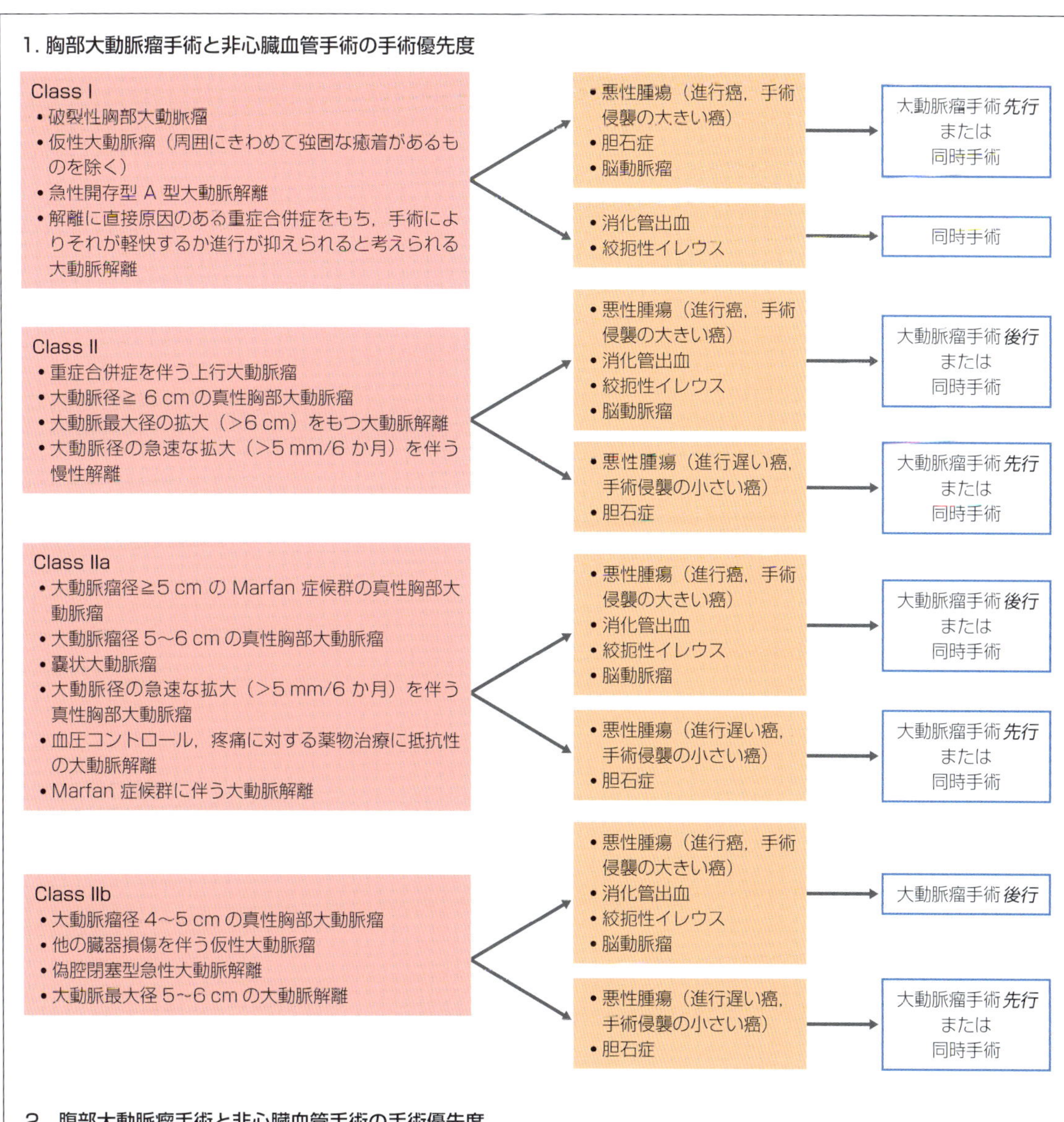

2. 腹部大動脈瘤手術と非心臓血管手術の手術優先度

	処置	評価		
		Class I	Class II	Class III
腹部大動脈瘤	腹部大動脈瘤手術を先行（非心臓血管疾患によっては同時手術）	• 破裂性動脈瘤 • 症候性動脈瘤 • 最大横径 ≧6 cm の紡錘形動脈瘤 • 出血傾向を示す動脈瘤 • 感染性動脈瘤	• 最大径 5～6 cm の紡錘形動脈瘤 • 嚢状動脈瘤 • 拡大速度が大きい動脈瘤 • 塞栓源となっている動脈瘤	• 拡大速度が小さい最大横径 ≦5 cm の紡錘形動脈瘤

図 1 胸部/腹部大動脈瘤手術と非心臓血管手術の手術優先度

（日本循環器学会．非心臓手術における合併心疾患の評価と管理に関するガイドライン〈2014 年改訂版〉．http://www.j-circ.or.jp/guideline/pdf/JCS2014_kyo_h.pdf〈2018 年 3 月閲覧〉[1]より）

同時手術

- 同時手術では周術期大動脈破裂のリスクを回避し，非心臓血管疾患の治療が遅れることなく対応できる点がメリットである．しかし，手術侵襲が大きくなるため，単独手術に比べ手術に伴うリスクが高くなる．

二期的手術

- 二期的手術では手術侵襲を抑えることができる．しかし，大動脈，非心臓血管疾患いずれかの治療が遅れてしまう．非心臓血管疾患を優先した場合には，周術期大動脈破裂の可能性があるため厳重な管理が必要となる．

2 術前評価

- 大動脈解離，大動脈瘤切迫破裂では迅速な緊急手術が必要なため，過剰な術前検査を行うことはできない．

a. CT

ショック状態でなければ，CT検査

- CTは大動脈疾患の診断に信頼度が高い非侵襲的検査法であり，かつ，短時間で検査可能なため必要不可欠な検査法である．ショック状態であれば，ただちに手術室へ搬送し緊急手術を行うが，血行動態が安定している場合はCT検査を行う．

大動脈解離

- CTでは解離の存在，解離形態および進展範囲，エントリー/リエントリーの同定，破裂や臓器虚血などの合併症を評価する．

大動脈瘤切迫破裂

- 瘤の形態，破裂のリスクばかりではなく，血腫の広がりや周囲臓器との関係が明らかになる．

3 麻酔・周術期管理

- 麻酔方法に関するガイドラインは少ない．大動脈瘤・大動脈解離診療ガイドライン（2011年改訂版）[2]，アメリカ[3]，ヨーロッパ[4]のガイドラインによる管理を参考に周術期管理の方法をまとめる．
- さらに，前項「不安定狭心症合併」を参考に麻酔方法，モニターを検討する．

a. 循環管理

大動脈壁に負担をかけないよう脈拍数と血圧をコントロールする

- 大動脈疾患において周術期循環管理は重要である（表2）[3]．大動脈壁に負担をかけないよう脈拍数と血圧をコントロールする．

表2 循環管理の推奨度

	推奨度
β遮断薬静注により脈拍数60/分以下に管理	Class I (Level C)
β遮断薬が禁忌な場合，非ジヒドロピリジン系カルシウム拮抗薬にて脈拍管理を行う	Class I (Level C)
収縮期血圧120 mmHg以下とする	Class I (Level C)
急性大動脈逆流を合併した場合は，脈拍管理を慎重に行う	Class I (Level C)
脈拍管理に先行した降圧療法	Class III (Level C)

(Hiratzka LF, et al. Anesth Analg 2010; 111: 279-315[3]より)

脈拍管理

- 降圧療法に先行し脈拍管理を行う．降圧による反射性頻脈は大動脈壁へのストレスにより大動脈疾患の増悪につながる．
- 禁忌がなければβ遮断薬静注によって脈拍数60/分以下に管理する．β遮断薬が禁忌な場合，非ジヒドロピリジン系カルシウム拮抗薬にて脈拍管理を行う．

血圧管理

- 脈拍管理後も収縮期血圧120 mmHg以上であれば，臓器血流を維持できる限り血圧を下げる．
- 大動脈破裂時には輸血，輸液で血圧を上昇しすぎることはいったん被覆された破裂孔からの再出血につながる．収縮期血圧80 mmHg程度に抑える．

b. 麻酔方法

- 麻酔方法，麻酔薬は症例ごとに判断し，必要なものを用いる．
- 抗凝固薬を使用する可能性が高いため，区域麻酔は用いない．

麻酔方法，麻酔薬は症例ごとに判断する

c. 臓器保護

- 大動脈疾患では術式によって脳，脊髄など各種臓器血流低下による虚血性合併症を発生する可能性がある．そのため，臓器保護法を講ずる必要がある．

脳保護

- 大動脈弓部再建中，低体温循環停止を基本とするが，単独では時間的制約がある．そのため，より安全に脳を保護するために選択的順行性脳灌流法，逆行性脳灌流法を併用する．

脊髄保護

- 胸部大動脈手術において脊髄虚血を引き起こす可能性がある．予定手術であれば画像診断によりAdamkiewicz動脈を同定し肋間動脈再建や温存の手がかりとする脳脊髄液ドレナージを行うことができる．
- 緊急手術の場合は上記の準備が難しく，動脈灌流を維持するとともに低体温下で手術を実施する．

d. モニター

経食道心エコー検査（TEE）

TEEは非常に有用

- 大動脈疾患，とくに大動脈解離においてTEEは非常に有用である．ブラインドとなる上行大動脈の一部を除く全胸部大動脈で，エントリーの部位や剥離内膜の検出を正確に描出できる．
- TEEによる大動脈疾患診断の感度は高く97〜98％である．しかし，アーチファクトなどの影響で特異度は66〜98％である．感度，特異度が高いうえに，リアルタイムに評価ができることから，禁忌がない限りその使用は必須である．

運動誘発電位モニタリング（MEP）/体性感覚誘発電位モニタリング（SEP）

MEP/SEPによる神経モニタリングは有用

- 胸部大動脈手術では脊髄虚血のリスクが高い．そのため，MEP/SEPによる神経モニタリングは有用である．

（石川真士，坂本篤裕）

文献

1）日本循環器学会（班長：許　俊鋭）．非心臓手術における合併心疾患の評価と管理に関するガイドライン（2014年改訂版）．
http://www.j-circ.or.jp/guideline/pdf/JCS2014_kyo_h.pdf
2）日本循環器学会（班長：髙本眞一）．大動脈瘤・大動脈解離診療ガイドライン（2011年改訂版）．http://www.j-circ.or.jp/guideline/pdf/JCS2011_takamoto_h.pdf
3）Hiratzka LF, et al. American College of Cardiology Foundation/American Heart Association Task Force on Practice Guidelines; American Association for Thoracic surgery; American College of Radiology; American Stroke Association; Society of Cardiovascular Anesthesiologists; Society for Cardiovascular Angiography and Interventions; Society of Interventional Radiology; Society of Thoracic Surgeons; Society for Vascular Medicine. 2010 ACCF/AHA/AATS/ACR/ASA/SCA/SCAI/SIR/STS/SVM Guidelines for the diagnosis and management of patients with thoracic aortic disease: Executive summary: A report of the American College of Cardiology Foundation/American Heart Association Task Force on Practice Guidelines, American Association for Thoracic Surgery, American College of Radiology, American Stroke Association, Society of Cardiovascular Anesthesiologists, Society for Cardiovascular Angiography and Interventions, Society of Interventional Radiology, Society of Thoracic Surgeons, and Society for Vascular Medicine. Anesth Analg 2010; 111: 279–315.
4）Erbel R, et al. 2014 ESC Guidelines on the diagnosis and treatment of aortic diseases: Document covering acute and chronic aortic diseases of the thoracic and abdominal aorta of the adult. The Task Force for the Diagnosis and Treatment of Aortic Diseases of the European Society of Cardiology (ESC). Eur Heart J 2014; 35: 2873–926.

3-5 脳動脈瘤

- 近年，脳の非侵襲的画像診断の普及は著しく，脳ドックのみならず一般的な健康診断や術前検査にも MR アンギオグラフィー（MRA）や三次元 CT アンギオグラフィー（3D-CTA）が容易に組み込まれるようになり★1，これに伴い未破裂脳動脈瘤（UIA）の存在が指摘されるようになった★2.
- だが，小型の UIA に対しては直ちに侵襲的な加療は行われず，その背景には 2000 年にアメリカ心臓協会（AHA）が“10 mm 未満の UIA は治療不要★3”と勧告した[4]ことがあり，また，日本でも 5 mm 未満の UIA は保存的に経過観察とされる傾向にあったことがある★4.
- したがって UIA 合併患者の麻酔管理は今後増加するものと予測され，本項では，UIA に対する理解を深めて合併患者の緊急手術における麻酔管理の要点を解説していく.

★1
MRA の精度は 90%，3D-CT は 89%[1].

▶UIA：
unruptured intracranial aneurysm

★2
Asari ら[2]は UIA が発見されるきっかけを“1 群：くも膜下出血（SAH）に合併して，2 群：SAH 以外の頭蓋疾患の精査時に，3 群：症候性の症状発現によって，4 群：スクリーニングテスト時に”発見という 4 分類を提唱している.

1 未破裂脳動脈瘤（UIA）とは

a. 疫学

- Vlak ら[6]によると 50 歳成人で男性が 50%を占める人口において UIA の発生率は 3.2%であり，多発性嚢胞腎症のあるものでは発生比 6.9 倍，脳動脈瘤によるくも膜下出血（SAH）をきたした家族歴のあるものでは 3.4 倍で，女性は男性の 1.6 倍，50 歳以上ではその比は 2.2 倍であったとしている.
- UIA 保有者は非保有者に比して「現在の喫煙」（OR：3.0），「高血圧」（OR：2.9），「SAH 以外の脳卒中の家族歴」（OR：1.6）が有意に高く，逆に脂質異常症治療者と週 3 回以上の運動者では UIA の発症が低かった.
- 10 mm 未満の UIA で SAH の既往のない患者での動脈瘤破裂率は 0.05%/年，SAH の既往のある場合は 0.5%/年であった[3].
- 脳動脈瘤破裂の危険因子としては，複視や急激な頭痛悪化などを伴う症候性 UIA，年齢，女性，多発性，SAH の既往，喫煙，高血圧，片頭痛持ち，瘤

★3
未破裂頭蓋内動脈瘤国際研究（International study of unrupturd intracranial aneurysm: ISUIA: 1998）[3]の結果に基づいて発表された.

▶AHA：
American Heart Association

★4
1996 年に施行された日本脳神経外科学会主導アンケート調査では，全国の 87%の脳神経外科施設で 5 mm 未満の UIA は手術等の治療を行わず経過観察するとの結果であった[5].

▶SAH：
subarachnoid hemorrhage

▶OR：
odds ratio

破裂の危険性は，瘤径や発生部位，形状と関連する

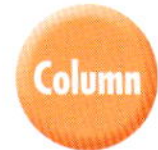

小児の脳動脈瘤

小児専門病院以外ではめったに遭遇することはないであろうが，小児にも脳動脈瘤は発症し破裂もする．Benzon ら[7]は大動脈狭窄症あるいは多発性嚢胞腎のある小児に脳動脈瘤の合併率が高く，小児期は無症候性に推移するとしている．よって小児患者でいずれかの疾患の既往を認めた場合は，成人同様に UIA の存在を疑いながら対応したほうが無難であろう.

の不規則な形状，ブレブの存在などがあげられる[8]．

b. 日本におけるUIAの自然経過

- 日本では5 mm未満のUIAを対象にSUAVe Studyが計画され[9]，2000年9月から2004年1月まで多施設で実施された[10]．
- UIAのサイズでは4 mm未満が70.8％と最多で，発生部位は内頚動脈（38.6％），中大脳動脈（35.3％），前交通動脈（13.4％）の順で，観察期間中の破裂率は単発瘤で0.34％/年，多発瘤で0.95％/年，全体で0.54％/年であった．
- UIAのサイズ増大の独立危険因子は「女性」，「瘤径4 mm以上」，「多発性瘤」，「現在の喫煙」であった[10]．
- 一方，瘤のサイズに制限をもたせなかったUCAS Japan（2001年1月～2004年4月）[11]では，全体の出血率は0.95％で，瘤が大きくなるにつれて破裂率は高くなり，3 mm以上4 mm未満の瘤を基準として7～9 mmで3.4倍，10～24 mmで9倍，25 mm以上の巨大UIAでは76倍と報告された★5（図1）．
- しかし，破裂の危険性を単純に瘤径だけで判断するのは早計で，発生部位（図2）や形状（図3）の影響も看過できず，日本では小径でも前交通動脈部のUIAは比較的高い破裂率を有する★6ことが示された[11]（表1）．

▶SUAVe Study：
Small Unruptured Aneurysm Verification Study

▶UCAS Japan：
Unruptured Cerebral Aneurysm Study of Japan

★5

報告に提示されていない4 mm以上7 mm未満のUIAに対しては，前交通あるいは後交通動脈部に発症したものや不整形のものを除いて破裂率は低く，予防的治療の適応は慎重な検討を要すると述べられている．

★6

血液の乱流部で動脈瘤が形成されやすい[12]との見解もある．

3～4 mm	5～6 mm	7～9 mm	10～24 mm	≧25 mm
ハザード比				
1	×1.13	×3.35	×9.09	×76.26
破裂率				
0.36%	0.50%	1.69%	4.37%	33.40%

図1 大きさと破裂の危険性の関係

（図1～3，表1は，日本脳神経外科学会．「未破裂脳動脈瘤の自然経過に関する大規模研究の結果発表」〈UCAS Japan〉 http://jns.umin.ac.jp/member/UCAS/ucas.html より）

c. UIAを有する妊婦

- UIAを有する妊婦の妊娠中の動脈瘤の破裂率は1.4％，出産時は0.05％で，他の状況下と比較して，とくに高くはない[13]．

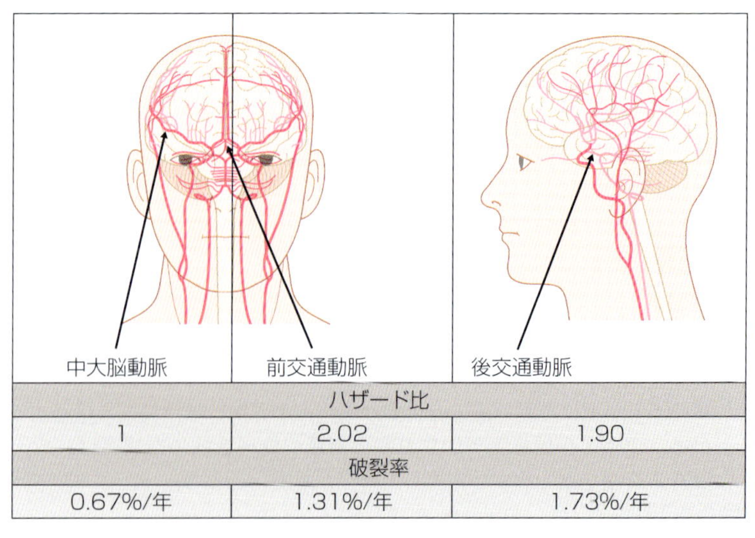

中大脳動脈	前交通動脈	後交通動脈
ハザード比		
1	2.02	1.90
破裂率		
0.67%/年	1.31%/年	1.73%/年

図2 部位と破裂の危険性の関係

表1 破裂の危険性（%/年）

部位	<7 mm	≧7 mm	Total
MCA	0.25（0.12-0.50）	2.57（1.62-4.09）	0.67（0.46-0.98）
ACom	0.85（0.48-1.49）	3.28（1.82-5.12）	1.31（0.87-1.98）
ICA	0.10（0.02-0.42）	1.37（0.57-3.30）	0.31（0.15-0.64）
PCom	0.58（0.29-1.17）	4.99（3.35-7.45）	1.73（1.22-2.44）
BA	0.30（0.08-1.21）	3.71（2.15-6.38）	1.49（0.90-2.46）
VA	0	1.81（0.45-7.25）	0.84（0.21-3.36）
Total	0.40（0.29-0.56）	3.01（2.39-3.78）	0.95（0.79-1.15）

破裂率の後ろの括弧内は95%信頼区間（95%の確率でこの中に収まる）．
MCA：中大脳動脈瘤，ACom：前交通動脈，ICA：PCom以外の内頸動脈，PCom：後交通動脈，BA：脳底動脈，VA：椎骨動脈．

- 他方，出産後のUIA破裂報告もあり[14]，大きいUIAや症候性のUIA保有者では注意を要する．

daughter sac なし	daughter sac あり
ハザード比 1	ハザード比 1.64
破裂率 0.73%/年	破裂率 2.33%/年

図3 形状と破裂の危険性の関係

2 術前管理

a. 術前評価

- 緊急手術における術前評価は不十分となりやすいが，UIA保有者の情報を得たならば直接患者の意識状態（表2，3）と身体状況を観察し，意識清明であればSF-36などによりQOLの評価をしておくとよい★7．
- 問診が可能であれば患者本人からUIA破裂の3大要因（喫煙，高血圧，家族歴）に関して聴取すると同時に，緊急手術の対象疾患の把握も怠ってはならない．
- 高血圧がある場合は服用している薬剤と効果の確認をして，術中血圧コントロールの参考とする．

▶SF-36：
The Medical Outcomes Study (MOS) 36-item Short Form Health Survey

★7
UIAの発見により患者のQOLが低下するが，治療によって改善されることが知られている[15]．

Topics 脳動脈瘤壁の破裂部位

脳動脈瘤の破裂は，血管内壁への垂直方向の力（stretch）や壁ずり応力（wall shear stress：WSS）などの血行力学的ストレスによる変性で菲薄化した瘤壁部（thin-walled regions：TWRs）で起きると考えられている．よってTWRsの同定は破裂危険部位の予測に役立つであろうとの仮定のもと，数値流体力学（computational fluid dynamic：CFD）モデルを応用してTWRsを検索し評価している[16]．中大脳動脈瘤50例の82%でTWRsと瘤内の最大圧（Pmax）部が一致しており，瘤内圧較差は不一致群に比べて一致群で有意に高値であった．これに反し各種類のWSSでは群間差を認めなかった．よってUIAにおいてPmax周辺はTWRsを示唆する重要なマーカーとなりうる．脳動脈瘤の手術中において，高い圧較差は破裂の危険性を回避するための有用な情報となる．

表2 Glasgow Coma Scale (GCS)

A. 開眼 (E)	点数
自発的に	4
呼びかけにより	3
痛み刺激により	2
開眼しない	1
B. 言葉による最良の応答 (V)	点数
見当識あり	5
錯乱状態	4
不適当な言葉	3
理解できない言葉	2
発声がない	1
C. 運動による最良の応答 (M)	点数
命令に従う	6
痛み刺激部位に手足をもってくる，四肢屈曲	5
逃避	4
異常屈曲	3
四肢伸展	2
まったく動かさない	1

表3 Japan Coma Scale (JCS)，3-3-9 度方式

I. 刺激をしないでも覚醒している状態 (1 桁の点数で表現)	
1	だいたい意識清明だが今ひとつはっきりしない
2	見当識障害がある
3	自分の名前，生年月日が言えない
II. 刺激すると覚醒する状態 (刺激を止めると眠り込む) (2 桁の点数で表現)	
10	普通の呼びかけで容易に開眼する．開眼せずとも，合目的な運動 (たとえば，右手を握れ，離せ) をするし，言葉もでるが間違いが多い
20	大きな声または体をゆさぶることにより開眼する．開眼せずとも，簡単な命令に応ずる (たとえば，離握手)
30	痛み刺激を加えつつ，呼びかけを繰り返すと，かろうじて開眼する
III. 刺激しても覚醒しない (3 桁の点数で表現)	
100	痛み刺激に対し，払いのけるような動作をする
200	痛み刺激で少し手足を動かしたり，顔をしかめる
300	痛み刺激に反応しない

R (不穏状態)，I (尿失禁)，A (無動性無言・自発性喪失) など，患者の状態を付加する．

GCS や JCS などで患者の意識状態を直接観察し，意識清明なら QOL を評価

- 既往歴：脳卒中の既往，全身性疾患・虚血性心疾患・呼吸器疾患・神経系疾患・アレルギーの有無の確認．
- 服用薬：抗凝固薬，抗血小板薬，ホルモン療法薬，糖尿病治療薬．
- 嗜好品・生活歴：喫煙，飲酒，運動など．
- 術中 UIA の破裂による出血が軽微であっても神経障害症状をきたす可能性があるので，可能な範囲で神経学的な評価も行っておく．
- 患者の高齢化に伴い認知機能の評価も必要で，認知機能障害が疑われたらスクリーニング検査を検討する．
- 緊急手術で患者は過緊張傾向にあるので，問診時は話をしやすい状況をつくるようにして，主治医にも語っていない重要な情報を聞き出せるように努める．

b. 術前検査

- 採血，胸部 X 線写真，心電図，などのルーティン検査は必要★8．
- 貧血がある場合，チアノーゼを見落としやすいので注意する．
- 糖尿病は UIA の破裂リスクに関与しないと考えられているが，血糖値は 150 mg/dL 前後にコントロールし，調整困難時はインスリンを使用する．
- 炎症によって脳動脈瘤の破裂が助長されるとの説もあるので，関連項目をチェックしておく★9．

★8
脂質異常でスタチンを内服している患者では脳動脈瘤の破裂が少ないとの報告もあるが，因果関係は不明である[17]．

★9
アスピリンが双方に効果的である可能性が示唆されている[18,19]．

- cGFR が 60 mL/分未満では脳梗塞の危険因子である慢性腎臓病（CKD）が疑われるので，術中血圧を 130/80 mmHg 未満にコントロールする．
- 高齢化社会にあっては胸部 X 線写真での肺気腫や間質性変化の検索は重要で，外傷による緊急手術であれば気胸の有無を確認しておく．
- 低酸素血症や高二酸化炭素血症は血圧上昇を招くので回避する．
- 外傷の場合は頭蓋骨や頚椎の損傷に注意し，可能であれば頭部の MRA（MRI）か 3D-CT 撮影を行う．
- 心電図によって不顕性の心疾患が発覚することもあり，場合によっては循環動態の変動により UIA の破裂を誘発しかねないので注意を要する．
- 心房細動を有する場合，術中脳梗塞の発症に注意が必要なので，$CHADS_2$ スコア（表 4）★10 などを参考としてリスク評価を行う．
- 緊急手術では呼吸機能検査の施行が難しく，検査中に患者が過呼吸となって UIA に影響を及ぼす可能性も否定できないので必須ではない．それでも必要であれば，血液ガス測定で代用とする．
- UIA の状況を把握するために，参考となる MRA や 3D-CT の最も直近の画像を検索し，部位や大きさを確認しておく．

表 4 $CHADS_2$ スコア

Congestive heart failure：心不全	1 点
Hypertension：糖尿病	1 点
Age：年齢（75 歳以上）	1 点
Diabetes Mellitus：糖尿病	1 点
Stroke / TIA：脳梗塞，TIA の既往	2 点

TIA：transient ischemic attacks.

▶eGFR：
estimate glomerular filtration rate

▶CKD：
chronic kidney disease

★10 $CHADS_2$ スコア
心房細動による脳梗塞発症リスクを評価するスコアで，合計点数が高いほど脳梗塞発症リスクは高くなる．近年では年齢 65 歳以上を危険因子とする考えもある．ダビガトランなどの投与を 1 点では考慮し，2 点以上で推奨される．

3 術中管理

a. 脳に対する麻酔薬の作用

- 多くの麻酔薬は脳酸素消費量（$CMRO_2$）と脳血流量（CBF）に影響を及ぼすので，UIA 保有者での非脳外科手術でニカルジピンなど脳血管拡張作用のある薬剤を使用する場合は脳血流増加をきたし破裂を招かないよう慎重投与を心がける．
- ほとんどの静脈麻酔薬（バルビツレート，プロポフォール，ベンゾジアゼピン系薬物，麻薬性鎮痛薬）は用量依存性に $CMRO_2$ と CBF を減少させるが，ケタミンは頭蓋内圧（ICP）上昇と痙攣誘発作用があるので，脳内病変を有する患者への使用は適切とはいえない★11．運動誘発電位（MEP）の測定が予定されている場合は全静脈麻酔による管理が望ましい．
- 吸入麻酔薬は，CBF および ICP を増加させるが過換気によって抑制可能で，$CMRO_2$ を用量依存性に低下させる．また，CBF の自動調節能を障害するが，二酸化炭素に対する反応性は維持される★12．
- 亜酸化窒素の単独吸入では CBF，ICP，$CMRO_2$ を増加させるが，これも過換気で抑制できる★13．

b. 術中コントロールを要するもの

- 血圧は normopressure に維持し，血圧上昇を招く低酸素血症および高二酸

▶$CMRO_2$：
cerebral metabolic rate of oxygen

▶CBF：
cerebral blood flow

▶ICP：
intracranial pressure

▶MEP：
motor evoked potential

★11
局所麻酔薬には $CMRO_2$ を低下させる可能性がある．

★12
デスフルランの脳血管拡張作用や CBF 増加作用は強いので，慎重に取り扱う．

★13
ただし ICP 亢進や空気塞栓が疑われたら使用を中止する．

化炭素血症は避ける.

- 血圧上昇時にはCa拮抗薬かプロスタグランジン製剤などの使用により降圧を図るが，急激な降下や過降下は招かないようにする.
- 血糖値は術中も150 mg/dL前後を維持する.
- 循環血液量は中心静脈圧（CVP）あるいは1回拍出量変化（SVV）などを指標として補液等の増減を調節し，循環動態の極端な変動をきたさないようにする.

▶CVP：central venouspressure

▶SVV：stroke volume variation

c. 術中モニタリング

厳密な血圧コントロールのため観血的動脈圧測定は必須

▶CPP：cerebral perfusion pressure

神経学的予後の悪化を防ぐためCPPは60 mmHg以上を目標に管理する

★14 肺動脈圧の変化から空気塞栓を予測できる.

- UIA保有者では厳密な血圧コントロールが要求されるので観血的動脈圧測定は必須で，上昇による破裂などを回避しつつ，神経学的予後に影響を及ぼさないという脳潅流圧（CPP）60 mmHg以上（平均血圧90 mmHg前後）を目標に管理する.
- 心疾患を有する症例，大量出血の予測される手術，術前より循環血液量減少のある症例，ショック状態の症例はCVP測定の適応となり，同様に不整脈のない限りSVVも有効である.
- 左心系の異常や心筋虚血による心機能異常のある症例，心不全で薬物投与を要する症例はSwan-Ganzカテーテルの適応となり，心拍出量や肺動脈圧測定により循環動態の安定化を保つ★14.
- 尿量も循環動態の指標の一つで，大量排尿時は血液量の低下を懸念し，同時に電解質バランスを保つように心がける.
- 高二酸化炭素血症を回避するため，カプノメーターによる呼気終末二酸化炭素分圧（$PETCO_2$）測定で換気状態を評価する．$PETCO_2$の急激な低下で肺梗塞や空気塞栓に気づくことも少なくない.
- 空気塞栓は突然の循環不全，低血圧，低酸素血症から疑われ，$PETCO_2$の急激な低下，胸壁での水車音聴取，TEEでは気泡確認，肺動脈カテーテルからは肺動脈圧の上昇と，それぞれのモニターで比較的特徴ある所見を呈する.
- 術中の突然の体動は術操作に危険なだけではなく患者の血圧上昇を招くので，筋弛緩モニターを指標として適切な筋弛緩状態を維持しなければならない.
- 鼓膜温や食道温は脳温に比較的近いと考えられることから深部体温として測定されており，脳内環境の一つの指標となる.
- 中枢神経系のモニタリングとしては脳波，MEP，体性感覚誘発電位（SEP），聴覚誘発電位（AEP）があげられ，それぞれ神経機能をモニタリングする[7]が，BISモニターは麻酔深度モニターとして有用であるものの周囲からの干渉を受けやすく不安定要素も大きいことを念頭においておく.
- 大脳皮質の酸素化状態を連続的に測定・評価できる局所脳酸素飽和度（rSO_2）では，測定部位によっては脳酸素代謝の状態を得ることができる.
- 経頭蓋ドプラーにより中大脳動脈の血流が直接測定・評価でき，微小塞栓や空気塞栓の検出もできる[20].

▶$PETCO_2$：end-tidal PCO_2

▶TEE：transesophageal echocardiography

▶SEP：somatosensory evoked potentials

▶AEP：auditory evoked potential

▶BIS：bispectral index

▶rSO_2：regional oxygen saturation

d. 術中検査

- 全身状態不良な症例では15～60分ごとに①血液ガス，②ヘマトクリット，③電解質，④血糖の測定を行い，必要に応じて補正を行う．

4 術後管理

- 術後は酸素化の低下や二酸化炭素の蓄積，循環動態の急激な変化をきたさないように管理する．
- 強い疼痛を放置しておくことはUIA保有患者にとって非常に危険なことなので，IV-PCAなどを用いた適切な術後鎮痛を図ることが肝要となる．

▶IV-PCA：
intravenous patient controlled analgesia

5 おわりに

- UIA保有患者の周術期管理は，①術中の血圧調整によって動脈瘤の破裂を未然に防ぐことが最重要事項であり，②二次的な脳梗塞発生を阻止するためにCPPを維持していき，③十分な術後鎮痛を図って血圧の過上昇を回避することが肝要となる．緊急手術で情報を凌駕する技量を発揮されることを願ってやまない．

（荻原幸彦，内野博之）

文献

1) White PM, et al. Can noninvasive imaging accurately depict intracranial aneurysms? A systematic review. Radiology 2000; 217: 361-70.
2) Asari S, et al. Natural history and risk factors of unruptured cerebral aneurysms. Clin Neurol Neurosurg 1993; 95: 205-14.
3) International Study of Unruptured Intracranial Aneurysms (ISUIA) Investigators. Unruptured intracranial aneurysms--Risk of rupture and risks of surgical intervention. N Engl J Med 1998; 339: 1725-33.
4) Bederson JB, et al. Recommendations for the management of patients with unruptured intracranial aneurysms: A statement for healthcare professionals from the Stroke Council of the American Heart Association. Stroke 2000; 31: 2742-50.
5) Yoshimoto T, Mizoi K. Importance of unruptured cerebral aneurysms. Surg Neurol 1997; 47: 522-6.
6) Vlak MH, et al. Prevalence of unruptured intracranial aneurysms, with emphasis on sex, age, comorbidity, country, and time period: A systematic review and meta-analysis. Lancet Neurol 2011; 10: 626-36.
7) Benzon HA, et al. Pediatric neurovascular lesions. In: Mongan PD, et al, eds. A Practical Approach to Neuroanesthesia. Philadelphia: Lippincott Williams & Wilkins; 2013. p.262.
8) Young BG, et al. An assessment of nonconvulsive seizures in the intensive care unit using continuous EEG monitoring: An investigation of variables associated with mortality. Neurology 1996; 47: 83-9.
9) Sonobe M, et al. Small unruptured intracerebral aneurysm verification study: SUAVe Study, Japan. Stroke 2010; 41: 1969-77.
10) 山崎友郷，ほか．未破裂脳動脈瘤の自然経過─SUAVe Studyを含めて．脳外誌 2012; 21: 288-97.

11) The UCAS Japan Investigators. The natural course of unruptured cerebral aneurysms in Japan cohort. N Engl J Med 2012; 366: 2474–82.
12) Ujiie H, et al. Hemodynamic study of the anterior communicating artery. Stroke 1996; 27: 2086–93.
13) Kim YW, et al. Cerebral aneurysms in pregnancy and delivery: Pregnancy and delivery do not increase the risk of aneurysm rupture. Neurosurgery 2013; 72: 143–9; discussion 150.
14) Kanani N, Goldszmidt E. Postpartum rupture of an intracranial aneurysm. Obstet Gynecol 2007; 109 (2 Pr2): 572–4.
15) Yamashiro S, et al. Improvement of quality of life in patients surgically treated for asymptomatic unruptured intracranial aneurysms. J Neurol Neurosurg Psychiatry 2007; 78: 497–500.
16) Suzuki T, et al. Determining the presence of thin-walled regions at high-pressure areas in unruptured cerebral aneurysms by using computational fluid dynamics. Neurosurgery 2016; 79: 589–95.
17) Yoshimura Y, et al. Statin use and risk of cerebral aneurysm rupture: A hospital-based case-control study in Japan. J Stroke Cerebrovasc 2014; 23: 343–8.
18) Hasan DM, et al. Aspirin as a promising agent for decreasing incidence of cerebral aneurysm rupture. Stroke 2011; 42: 3156–62.
19) Hasan DM, et al. Evidence that acetylsalicylic and attenuates inflammation in the walls of human cerebral aneurysms: Preliminary results. J Am Heart Assoc 2013; 2: e000019.
20) Sato k, et al. Effect of inhalational anesthesia on cerebral circulation in Moyamoya desease. J Neurosurg Anesthesiol 1999; 11: 25–30.

3-6 一過性脳虚血発作を生じている患者

- 近年の抗凝固薬・抗血小板薬などによる抗凝固療法の流布に伴い，手術予定患者に対する術前服薬コントロールが複雑化しており，麻酔科医の頭を痛める原因の一つとなっている．
- したがって一過性脳虚血発作を生じている患者の緊急手術では，手術を優先すべきか抗血栓療法を優先すべきかの判断を迫られるのみならず，すでに抗凝固療法を受けている場合もありうる．
- 緊急手術であるため時間をかけた準備は不可能で，その反面，臨床的には迅速な判断を要求されることより普段からの深い理解と対応策の検討が必要とされる．

1 一過性脳虚血発作（TIA）とは

a. TIA の定義

- 手足のしびれや運動障害，言葉の障害，片方の目が見えにくくなる一過性黒内障，同片側が見えなくなる同名半盲などの脳卒中症状が短時間で，通常は1時間以内に消失してしまう発作で，画像上に脳梗塞病変像を認めない病態を一過性脳虚血発作（TIA）とよぶ．

▶TIA：
transient ischemic attack

脳卒中症状が通常1時間以内に消失，脳梗塞病変を画像上認めない

b. TIA の病態

- TIA が生じる原因はさまざまで，脳の動脈の一過性閉塞，あるいは脳血流の部分的一過性の低下などが生じると脳梗塞様の症状が出現し，それらの原因が回復すると症状も回復するという特徴を有する．
- TIA 発症後の 90 日以内に脳梗塞を認めた症例の半数は，TIA 発症後 48 時間以内に脳梗塞を発症している[1)★1]．
- メタアナリシスより，TIA 発症後 90 日以内に脳卒中を発症する危険度は 15～20％と報告されている[3)]．
- TIA 発症 1 日後に治療を受けると 90 日以内の大きな脳卒中発症率は 2.1％で，TIA 発症 20 日後に治療を受けた場合に比べて脳卒中発症率が 80％低下し，入院期間の短縮や経費軽減，6 か月後の後遺症の低下などをもたらした[4, 5)]．

★1
TIA 発症 30 日以内の検討では，脳梗塞を発症した症例は，約半数が 24 時間以内に発症したという報告もある[2)]．

c. TIA の発生機序

- アテローム血栓性 TIA：頚部頚動脈，頭蓋内主幹動脈，あるいは大動脈弓のアテローム硬化性病変から，（血小板）血栓が頭蓋内脳血管に流れて症状を生じる．

- ラクナによる TIA：ラクナ梗塞が大脳基底核（内包後脚など近傍の錐体路）の一過性虚血を生じ，TIA を生じることがある★2.
- 心原性 TIA：心房細動を有している場合には，心臓由来の血栓（栓子）が脳血管に流入して TIA を生じる★3.
- 血行力学的 TIA：脳主幹動脈のアテローム硬化性病変が進行して，高度狭窄や閉塞が生じて病変末梢側の脳灌流圧が低下して脳虚血を生じる場合を血行力学的脳虚血とよび，このとき症状が一過性で回復すれば血行力学的 TIA とよぶ★4.

★2
日本人に多いタイプだと報告されている.

★3
急性心筋梗塞，左室内血栓，心臓弁膜症，人工弁置換術後などでも TIA を起こす.

★4
何らかの原因で一時的に血圧が下がった場合に，脳末梢への血流低下が起こり，TIA 後の脳梗塞発症が生じる.

d. TIA 後脳梗塞発症の危険度予測

- TIA 後の脳梗塞発症についての危険性の予測には，ABCD スコア，ABCD^2 スコア（ABCD スコアに糖尿病を追加）（表 1）★5 が有用と報告されている.

★5
TIA 後の脳梗塞発症リスクを予測するスコアで，年齢（A）・血圧（B）・症状（C）・症状の持続時間（D）・糖尿病の有無（D）の合計点数により，TIA 発症後 2 日以内の脳梗塞発症率を 0〜3 点（1.0％），4〜5 点（4.1％），6〜7 点（8.1％）としている.

TIA 後の脳梗塞発症の危険度予測には，ABCD/ABCD^2 スコアが有用

e. TIA に対する抗血栓療法[6)]

- TIA を疑う場合は可及的速やかに発症機序を確定し，脳梗塞発症予防のための治療を直ちに開始しなくてはならない（グレード A：日本脳卒中学会ガイドライン）.
- TIA 急性期ではアスピリン 160〜300 mg/日の投与が推奨される.
- 非心原性 TIA 後の脳梗塞発症予防には抗血小板療法が推奨され，アスピリ

TIA を疑う場合は迅速に発症機序を確定，抗血栓療法を直ちに開始

表 1 ABCD^2 スコア

A（age）：年齢	60 歳以上	1 点
B（Blood Pressure）：血圧	140/90 mmHg 以上	1 点
C（Clinical symptoms）：症状	体の片側麻痺 麻痺を伴わないろれつ障害	2 点 1 点
D（Duration）：症状の持続時間	60 分以上 10〜59 分	2 点 1 点
D（Diabetes）：糖尿病	あり	1 点
	合計	点

ABCD^2 スコアは，7 点満点で，点数が高いほど脳梗塞の発症リスクが高い.
（Johnson SC, et al. Lancet 2007; 369: 283-92 より）

Topics スタチン療法

過去 6 か月以内に脳卒中か TIA を発症した冠動脈疾患歴のない患者で，高用量のスタチン群はプラセボ群に対して脳卒中再発リスクを有意に抑制しており[7)]，スタチンの LDL コレステロール（LDL-Cho）低下と脳心血管疾患予防効果に関するメタアナリシスでは，LDL Cho が 1.0 mmol/L（38.6 mg/dL）低下すると脳卒中の発症が 16％低下するとの結果であった[8)].

ン 75〜150 mg/日，クロピドグレル 75 mg/日，シロスタゾール 200 mg/日，チクロピジン 200 mg/日などを投与する．

- 非弁膜症性心房細動（NVAF）を合併した脳梗塞・TIA に対する再発防止には，ワルファリンが第一選択となり，INR が 70 歳未満で 2.0〜3.0，70 歳以上で 1.6〜2.6 を目標とする．

▶NVAF：non-valvular atrial fibrillation

▶INR：international normalized ratio

f. 内頚動脈狭窄への対応[6)]

- 内頚動脈狭窄率が 70%以上の病変による TIA では頚動脈内膜剥離術（CEA）の施行が推奨され（グレード A），狭窄率 50〜69%の場合も年齢，性，症候などを勘案し CEA を考慮する（グレード B）．
- 狭窄率 50%以下の場合は積極的な CEA は行わない．
- 心疾患，高齢などの CEA ハイリスク症例では，頚動脈ステント留置術（CAS）も考慮する．

▶CEA：carotid endarterectomy

▶CAS：carotid artery stenting

内頚動脈狭窄率 70%以上では CEA の施行が推奨され，50〜69%の場合も CEA を考慮

2 TIA 患者の緊急手術

a. 術前評価

- 以下の項目を評価する．
  ①頭部 MRI（拡散強調画像で脳梗塞を検索する）．
  ② MR アンギオグラフィー（MRA）により太い動脈の動脈硬化の程度，高度狭窄や閉塞の有無を検索（内頚動脈狭窄やもやもや病などの有無を確認する）．
  ③頚部血管超音波検査による頚動脈の動脈硬化，狭窄，プラークなどを診断．
  ④心電図：心房細動の有無．
  ⑤慢性腎臓病の有無．
  ⑥糖尿病の有無とコントロール状況．
  ⑦高血圧の有無と内服薬について．
  ⑧喫煙の有無．
  ⑨脂質異常症の有無．

Column NASCET 法

大規模臨床試験 NASCET（North American Symptomatic Carotid Endarterectomy Trial）で使用された超音波検査による内頚動脈狭窄測定法の一つであり[9)]，血管造影の狭窄率の算出に対応した方法で，外科的治療の指標となる．他により簡便な ECST（European Carotid Surgery Trail）法などがある．

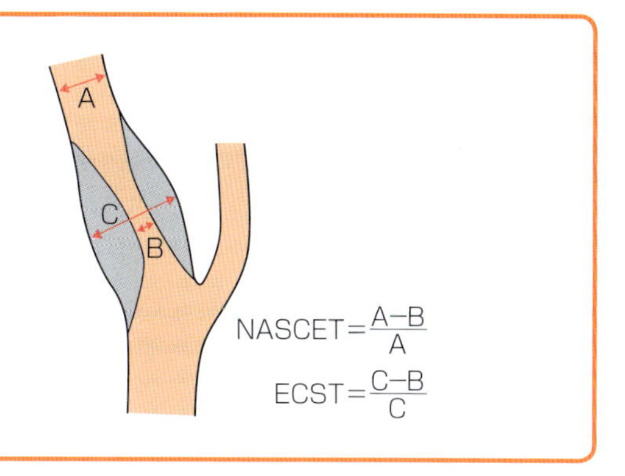

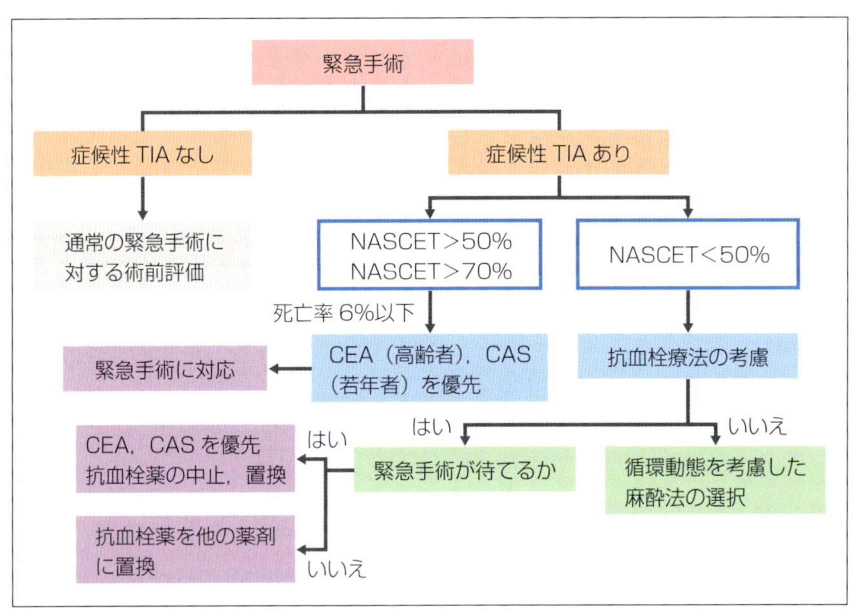

図1 TIA 患者の緊急手術アルゴリズム

b. 緊急手術への対策

- TIA を起こしている患者の緊急手術対応は，TIA の治療をどこまで行うかに依存しており，前述したように早期から治療を開始することで脳卒中発生率を軽減できる．
- TIA 後脳梗塞発症の危険度予測と治療方針の決定には $ABCD^2$ スコアを用いる．
- 脳画像上の多発性虚血病変，主幹動脈の病変合併，$ABCD^2$ スコア 6〜7 点などの症例では，1 年以内の脳卒中再発のリスクが高い．

c. 緊急手術への対応

- TIA を起こしている患者では基本的に手術は延期が望ましいが，待てない緊急手術は対応を迫られ，まずは TIA の原因を検索することが重要となる．
- 頚動脈狭窄は TIA の原因となる病態で無症候性のものとすでに脳梗塞や TIA を生じている症候性のものがあり，後者は再発作の危険が高く，より積極的な治療が必要になる．
- ガイドラインでも周術期の死亡率が 6%以下であれば頚動脈狭窄症候性頚動脈高度狭窄（NASCET 法 >70%）および中等度狭窄（NASCET 法 >50%）では，抗血小板療法に加えて，CEA の施行が推奨されている[6]．
- 無症候性では，CEA や CAS を行う★6 にあたり合併疾患，生命予後，他の因子や患者の希望などを考慮し，また，CEA や CAS 後の塞栓症，低潅流，過潅流などの合併症にも注意を払わねばならない．
- CEA や CAS を緊急手術に先んじて行う場合は，局所麻酔法を用いれば連続的な神経学的評価ができることから術後呼吸器合併症，術後高血圧による過潅流症候群，心合併症を軽減できる可能性がある★7．

★6
2004 年に行われた SAPPHIRE (Stenting and Angioplasty with Protection in Patients at High Risk for Endarterectomy) で CAS が CEA に劣らない成績であることが証明された[10]．

★7
したがって浅頚神経叢ブロックによる CEA や局所麻酔による CAS はメリットがあると考える．

表2　抗血小板薬・抗凝固薬の休薬：単独投与の場合

単独投与＼内視鏡検査	観察	生検	出血低危険度	出血高危険度
アスピリン	◎	○	○	○/ 3〜5日休薬
チエノピリジン	◎	○	○	ASA，CLZ置換 /5〜7日休薬
チエノピリジン以外の抗血小板薬	◎	○	○	1日休薬
ワルファリン	◎	○ 治療域	○ 治療域	ヘパリン置換★8
ダビガトラン	◎	○	○	ヘパリン置換

生検・出血低危険度の内視鏡：症例に応じて慎重に対応する．
出血高危険度の内視鏡：休薬が可能となるまでは延期が望ましい．
投薬の変更は内視鏡に伴う一時的なものにとどめる．
◎：休薬不要，○：休薬不要で可能，/：または，ASA：アスピリン，CLZ：シロスタゾール．

表3　抗血小板薬・抗凝固薬の休薬：多剤併用の場合

	アスピリン	チエノピリジン	チエノピリジン以外の抗血小板薬	ワルファリン，ダビガトラン
2剤併用	○/CLZ置換	5〜7日休薬		
	○/CLZ置換		1日休薬	
	○/CLZ置換			ヘパリン置換
		ASA置換/CLZ置換	1日休薬	
		ASA置換/CLZ置換		ヘパリン置換
			CLZ継続/1日休薬	ヘパリン置換
3剤併用	○/CLZ置換	5〜7日休薬		ヘパリン置換
	○/CLZ置換		1日休薬	ヘパリン置換
		ASA置換/CLZ置換	1日休薬	ヘパリン置換

○：休薬不要で可能，/：または，ASA：アスピリン，CLZ：シロスタゾール．

★8 ヘパリン置換

静注用未分画ヘパリン10,000〜20,000単位/日を持続投与するか皮下投与用未分画ヘパリン10,000〜15,000単位/日を12時間ごとに皮下に投与する．ヘパリン起因性血小板減少症（HIT）に配慮しながら，静注用未分画ヘパリンは術前3時間，皮下投与用未分画ヘパリンは術前6時間までに中止する．

- 全身麻酔管理で運動誘発電位（MEP）などのモニタリングを行う場合は，プロポフォール，フェンタニル，レミフェンタニルによる全静脈麻酔法を用いる．
- 上記内容をアルゴリズム化して図1に示した．

d.　抗血栓療法導入済み患者への対応

- 各危険度に対しての抗血小板薬・抗凝固薬の休薬への対応について，単独投与の場合および多剤併用の場合を表2と表3に示した．

▶すでに抗血栓療法を受けている患者が手術を受ける場合については，本章「3-12　抗血栓療法を受けている患者」（p.322）参照．

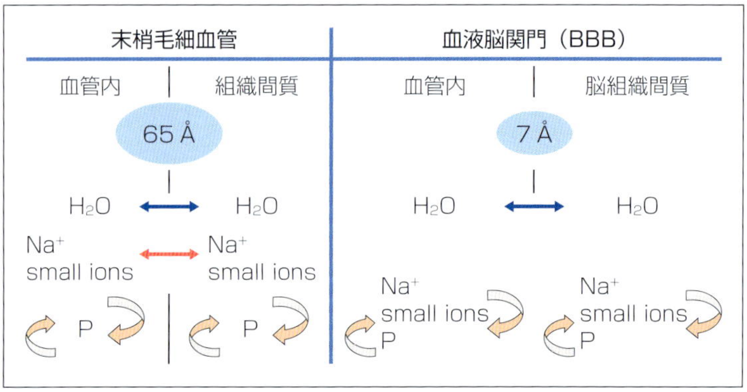

末梢毛細血管
血管内 | 組織間質
65 Å
H_2O ⟷ H_2O
Na^+ small ions ⟷ Na^+ small ions
P | P

血液脳関門（BBB）
血管内 | 脳組織間質
7 Å
H_2O ⟷ H_2O
Na^+ small ions P | Na^+ small ions P

図2 末梢血管–組織間と脳血管–脳組織間の水とイオン分子の移動の違い
末梢血管は水と小イオン分子(small ion)を通過させるが，BBBは水のみが通過可能である．

▶CBF：
cerebral blood flow

★9
正常値は50 mL/100g/分．心拍出量の15％の供給を受けている．

CBFを保持して脳組織の虚血を防ぐことを第一とする

▶BBB：
blood brain barrier

★10
術者は出血対策として高濃度の赤血球維持を要求することが多いが，血管の状況によっては逆に微小循環不全を生じて組織の虚血を惹起しかねないことも説明せねばならない．

3 術中管理

a. 術中管理のポイント

- 新たな脳梗塞を生じないように，脳血流量（CBF）★9を保持して脳組織の虚血を防ぐことを第一とする．
- したがって脳を保護するための輸液管理としては，等張性で循環血液量を正常に保つ（iostonic，normovolemia）ことによってCBFを維持しなければならない．
- ただし脳外科手術が行われる場合の術中輸液管理では，血液脳関門（BBB）を介した水の出入りの特殊性を認識して輸液と脳浮腫の関係を理解しておく必要がある．
- 末梢血管壁では水とイオンなどの分子量の小さな物質を通過させるが，BBBでは水のみが通過可能なため，血清浸透圧の低下をきたさないような輸液管理を行う（図2）．

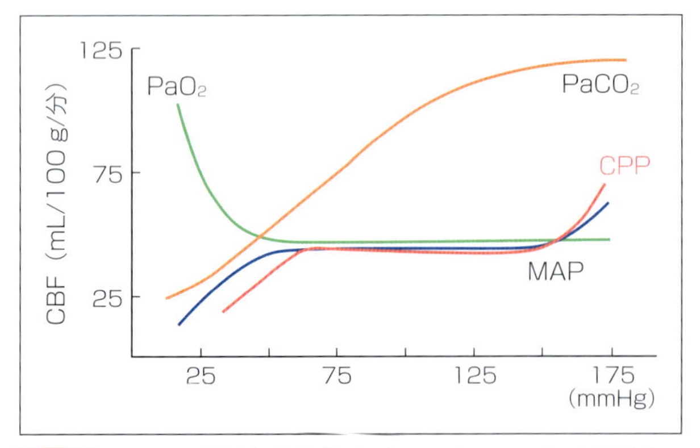

図3 CBFと動脈血酸素分圧（PaO_2）および二酸化炭素分圧（$PaCO_2$）の関係
MAP：mean arterial pressure，CPP：cerebral perfusion pressure.

b. CBF

- CBFは血圧やPaO_2，$PaCO_2$の変化によって増減する（図3）ので，血流減少とならないようなそれぞれのコントロールを心がける．

c. 脳組織への酸素供給

- 赤血球の変形能はヘマトクリット30％（多くはこのときHb＝10 g/dL）で最大となり微小循環を経ての酸素供給を維持できるので，少なくともこの値を保たねばならない★10．
- 脳はグルコースの酸化的代謝過程を経て高エネルギーリン酸塩を生成し[11]，この塩を

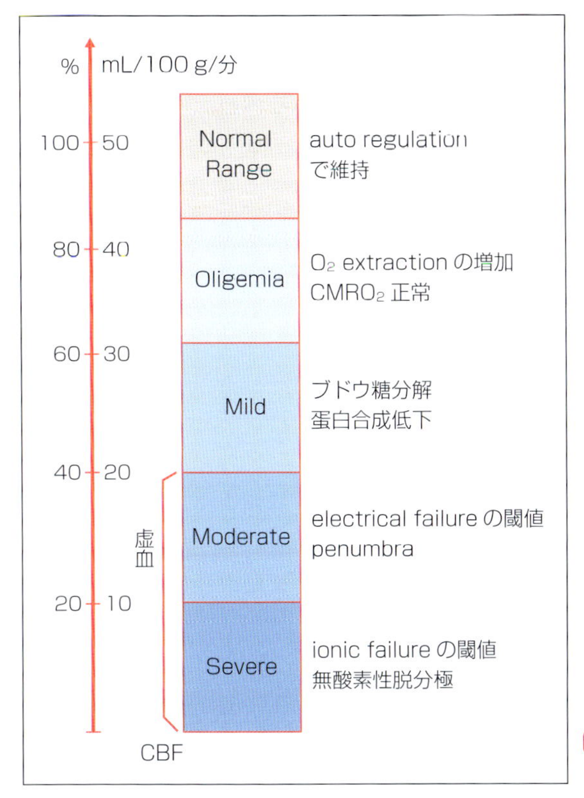

図4 脳血流と生理的変化
(Hossmann, KA. Crit Care Med 1988; 16: 964-71[16]より)

貯蔵しないため，脳代謝は結局のところ血液によって運搬されてくるグルコースおよび酸素に依存している．

- 脳は体重の2%の重量であるが全酸素供給量の20%を消費し，体温1℃の低下につき脳酸素消費量（$CMRO_2$）★11は7%低下する．

d. 脳潅流圧（CPP）★12と脳自動調節能（autoregulation）★13

- CPPは動脈の脳へ入る部分での平均血圧と頭蓋から出てくる部位での静脈圧との較差を表し，臨床ではCPP= 平均血圧（MAP）－平均頭蓋内圧（mICP）で代用する★14．
- CBFは脳自動調節能によって一定に保たれ，これによりCPPを一定に保つことが可能となっている[13]．
- CPPが50 mmHg以下では酸素供給不足により脳は虚血状態に陥る．
- CPPを保つ血圧指標として内頚動脈高位で測定する断端圧が推奨され，MAPで70 mmHg以上を目標に管理を行う．

e. 脳の"血流-代謝カップリング"

- 正常脳におけるCBFと$CMRO_2$の比は14：18と一定で，この血流-代謝のカップリング現象によって灰白質と白質の脳血流量の違いが生じている★15．
- このカップリングにより，大脳皮質の代謝の需要に応じてCBFは増大され，障害を受けた部位や反応性に乏しい部位ではCBFが減少する．

▶$CMRO_2$：cerebral metabolic rate of oxygen

★11
正常値は3.5 mL/100 g 脳組織（成人）．

▶CPP：cerebral perfusion pressure

★12
正常値はおおよそ100 mmHg前後．

★13
健常成人における脳自動調節能は，収縮期血圧で下限が50 mmHg，上限が150 mmHgである[12]．

▶MAP：mean arterial pressure

▶mICP：mean intracranial pressure

- CBF が 18～20 mL/100 g/分以下で臨床的な脳虚血といわれる状態になる(図 4)[16].
- CBF が 10 mL/100 g/分以下になると ATP の枯渇や細胞の脱分極が生じて代謝不全となり，この状態が続くと脳の不可逆的な変性が起こる（図 4）.
- 高血圧患者では自動調節範囲が右方にシフトするので，健常者では正常と考えられる血圧でも脳虚血を起こすことがある[17].

f. 温度

- 脳温を適正に保つことは，麻酔管理における脳保護法として重要となる.
- 低体温になると CBF は 1℃につき約 6%低下する★16.

g. 血液粘稠度

- Hb 濃度が低下すると，血液粘稠度は低下し，CBF は増大する[18].
- すなわち，Hb 濃度低下に伴う動脈血酸素含量の減少により酸素運搬量は低下するが，CBF が増大して動脈血酸素含量の低下を埋め合わせるという状況があり，脳への酸素運搬量の正味の変化はない.

★14
ICP と静脈圧がともに低いときは，その時点の体血圧を脳灌流圧と考える.

★15
平均動脈圧が 50～150 mmHg の範囲で CBF が自動調節能によって一定のレベルに維持される[14]のは，灰白質が細胞体から成っており，神経線維から成る白質に比べて活発な代謝を行っていることに起因すると考えられている[15].

▶ATP：
adenosine triphosphate

★16
脳虚血または頭蓋内圧亢進を治療するための低体温療法は過去にも検討されており，最近再び関心がもたれている.

4 脳保護のためコントロールすべきパラメーター

a. 血糖値

- すでに脳虚血が存在すると高血糖によって細胞内アシドーシスの増強，細胞死を招く情報伝達系の賦活化が起こり，脳障害がさらに助長されるので，血糖値は 60～150 mg/dL のあいだで調節し，高血糖を避ける.

b. 血圧のコントロール

- 高血圧（脳浮腫の助長）および低血圧（脳虚血の助長）を避け，低酸素血症および高二酸化炭素血症による血圧の変動も抑える.
- 高血圧では Ca 拮抗薬，プロスタグランジン製剤，硝酸薬などにより降圧をする.

c. 体温

- 高体温は脳障害を助長するため避けるべきで，脳温に比較的近いとされる鼓膜温や食道温を指標とする.
- 脳保護を目的とする場合は軽度低体温（34～35℃）を用いる.

d. ヘマトクリット

- ヘマトクリットを 32～34%に維持して血液の粘稠度を下げて，CBF を増加させる.
- ヘマトクリットが低すぎると脳の低酸素状態を招来し，脳障害を誘発する可能性があるとされるので，25%を目安にして輸血を考慮する.

e. アシドーシスと電解質の補正

- 大量の尿が排泄されるときは電解質（Na^+ や K^+）バランスや循環血液量の低下，また尿崩症の発生に注意を払う．

（荻原幸彦，内野博之）

文献

1) Lisabeth LD, et al. Stroke risk after transient ischemic attack in a population-based setting. Stroke 2004; 35: 1842–6.
2) Chandratheva A, et al. Population-based study of risk and predictors of stroke in the first few hours after a TIA. Neurology 2009; 72: 1941–7.
3) Wu CM, et al. Early risk of stroke after transient ischemic attack: A systematic review and meta-analysis. Arch Intern Med 2007; 167: 2417–22.
4) Rothwell PM, et al. Effect of urgent treatment of transient ischaemic attack and minor stroke on early recurrent stroke (EXPRESS study): A prospective population-based sequential comparison. Lancet 2007; 370: 1432–42.
5) Luengo-Fernadez R, et al. Effect of urgent treatment for transient ischaemic attack and minor stroke on disability and hospital costs (EXPRESS study): A prospective population-based sequential comparison. Lancet Neurol 2009; 8: 235–43.
6) 日本脳卒中学会 脳卒中ガイドライン［追補 2017］委員会，編．脳卒中治療ガイドライン 2015［追補 2017］．
http://www.jsts.gr.jp/img/guideline2015_tuiho2017.pdf
7) Amarenco P, et al. High-dose atorvastatin after stroke or transient ischemic attack. N Engl J Med 2006; 355: 549–59.
8) Baigent C, et al. Efficacy and safety of more intensive lowering of LDL cholesterol: A meta-analysis of data from 170,000 participants in 26 randomised trials. Lancet 2010; 376: 1670–81.
9) Oates CP, et al. Joint recommendations for reporting carotid ultrasound investigations in the United Kingdom. Eur J Vasc Endovasc Surg 2009; 37: 251–61.
10) Yadav JS, et al. Protected carotid-artery stenting versus endarterectomy in high-risk patients. N Engl J Med 2004; 351: 1493–501.
11) Paulson OB, et al. Cerebral autoregulation. Cerebrovasc Brain Metab Rev 1990; 2: 161–92.
12) Cremer OL, et al. Long-term propofol infusion and cardiac failure in adult head-injured patients. Lancet 2001; 13; 357: 117–8.
13) Petersen KD, et al. Intracranial pressure and cerebral hemodynamic in patients with cerebral tumors: A randomized prospective study of patients subjected to craniotomy in propofol-fentanyl, isoflurane-fentanyl, or sevoflurane-fentanyl anesthesia. Anesthesiology 2003; 98: 329–36.
14) Leech P, et al. Intracranial volume--pressure relationships during experimental brain compression in primates. 2. Effect of induced changes in systematic arterial pressure and cerebral blood flow. J Neurol Neurosurg Psychatry 1974; 37: 1099–104.
15) Albrecht RF, et al. Cerebral effects of extended hyperventilation in unanesthetized goats. Stroke 1987; 18: 649–55.
16) Hossmann KA. Resuscitation potentials after prolonged global cerebral ischemia in cats. Crit Care Med 1988; 16: 964–71.
17) Drummond JC, et al. Cerebral physiology and the effects of anesthetics and techniques. In: Miller RD, ed. Miller's Anesthesia. 5th ed. Philadelphia: Churchill Livingstone; 2000, p.695–733.
18) Statler KD, et al. Isoflurane improves long-term neurologic outcome versus fentanyl after traumatic brain injury in rats. J Neurotrauma 2000; 17: 1179–89.

急性腎不全患者

▶AKI：
acute kidney injury

- 緊急手術患者の急性腎障害（AKI）の原因について深く考察する必要はない．
- 手術を受ける時点での腎機能を推定し，患者への説明を行い，腎毒性のある薬剤の使用を避け，薬剤投与量の調整をするべきである．
- 麻酔は全身麻酔を中心に計画し，筋弛緩モニターは必ず使用する．スキサメトニウムとモルヒネの使用は避け，スガマデクスは慎重に使用する．

1 急性腎不全患者の特徴

a. 急性腎不全（ARF）から急性腎障害（AKI）へ

★1
Acute Dialysis Quality Initiative Group の略で，集中治療医と腎臓専門医から成るグループである．

▶RIFLE：
Risk, Injury, Failure, Loss and End-stage renal disease

★2
Acute Kidney Injury Network の略で，世界各国の腎臓学会，集中治療学会の代表者から成る組織である．

★3
Kidney Disease Improving Global Outcomes の略で，腎疾患に関するガイドラインを作成する国際組織である．

- 急激に腎機能の低下をきたす病態は，かつて急性腎不全（acute renal failure：ARF）とよばれていた[1]．
- ARF の診断には明確な基準はなく，このため予防や治療に関する臨床試験間の比較や疫学的検討には常に困難が伴うという状況であった．
- 2000 年代になり，国際的に統一した ARF の定義を創設しようという機運が高まり，ADQI Group★1 から RIFLE 基準[2]が，AKIN★2 から急性腎障害（AKI）という用語と AKIN 基準[3]が提唱された．
- 現在はその 2 つの基準を統合する形で 2012 年に KDIGO★3 から発表された AKI の診断基準（表 1）[4]を用いることがスタンダードであろう．

b. AKI の原因

- AKI の原因は多岐にわたるが，鑑別は ARF と同様に，腎前性，腎性，腎後性に分けて考える必要がある[5]．
- 尿路閉塞による腎後性 AKI は各種画像検査で診断する．膀胱カテーテルの

表 1 AKI stage 分類

Stage	血清クレアチニン値	尿量
1	baseline から 1.5～1.9 倍の上昇 あるいは 0.3 mg/dL 以上の上昇	0.5 mL/kg/時未満が 6～12 時間持続
2	baseline から 2.0～2.9 倍の上昇	0.5 mL/kg/時未満が 12 時間以上持続
3	baseline から 3 倍以上の上昇 血清クレアチニン値の 4.0 mg/dL 以上への上昇 あるいは 腎代替療法の導入	0.3 mL/kg/時未満が 24 時間以上持続 あるいは 無尿が 12 時間以上持続

(Kellum JA, et al. Kidney Int Suppl 2012; 2: 1–138[4]より)

閉塞など麻酔科医にも対処可能な腎後性 AKI も存在する.

- 腎前性ではイレウスや出血あるいは心不全や肝硬変による有効循環血液量の減少，大動脈解離などによる腎血管の閉塞等が原因になる．循環血液量を適正化することが治療に直結する．また大量輸液，尿のアルカリ化を必要とする横紋筋融解症や腫瘍崩壊症候群などの疾患も存在するため，麻酔科医は AKI の原因に留意すべきである.
- 腎性の原因として多いのは薬剤（NSAIDs，抗菌薬，造影剤）やミオグロビンである.
- AKI の原因によって麻酔法が変わることはない．AKI に対する特異的治療は存在せず支持療法が中心である.

▶NSAIDs：nonsteroidal anti-inflammatory drugs

AKI の原因によって麻酔法が変わることはない

c. AKI の予後

- AKI は入院患者全体の約 1%に発生するが，緊急手術を受ける患者の AKI 発生率はそれより高率であろう．腎代替療法（RRT）の導入は 11.8%，死亡率は 12.4%と AKI は患者の予後を悪化させる.
- AKI による死亡のリスクファクターは高齢，男性，心血管疾患・高血圧・悪性腫瘍・糖尿病・慢性腎臓病の既往，KDIGO の stage，RRT の導入である[6].
- 小児でも同様の傾向があり，PICU 入室患者の 26.9%に AKI が発症し，RRT 導入は 1.4%，死亡率は 5.5%であった．ショック・循環不全・中枢神経系の問題で入室した患者，血液疾患患者，KDIGO の stage 2 あるいは 3，RRT 導入，人工呼吸管理，血管作動薬の使用が死亡のリスクファクターであった[7].

▶RRT：renal replacement therapy

▶PICU：pediatric intensive care unit

2 急性腎不全患者への対応

a. 術前の対応

- 手術を受ける時点の正確な腎機能の把握が重要である．イヌリンクリアランスの測定手技は煩雑で時間を要するため，多くの場合は**表 2**[8]に示すような推定糸球体濾過量（eGFR）を用いることが多い.

正確な腎機能の把握が重要

▶eGFR：estimated glomerular filtration rate

表 2 推定糸球体濾過量の計算式

血清クレアチニンを用いた推算式	
男性	$eGFR (mL/分/1.73\ m^2) = 194 \times 血清\ Cre^{-1.094} \times 年齢^{-0.287}$
女性	$eGFR (mL/分/1.73\ m^2) = 194 \times 血清\ Cre^{-1.094} \times 年齢^{-0.287} \times 0.739$
シスタチン C を用いた推算式	
男性	$eGFR (mL/分/1.73\ m^2) = (104 \times CysC^{-1.019} \times 0.996^{年齢}) - 8$
女性	$eGFR (mL/分/1.73\ m^2) = (104 \times CysC^{-1.019} \times 0.996^{年齢} \times 0.929) - 8$

（日本腎臓学会，編．CKD 診療ガイド 2012．東京医学社；2009[8]より）

腎毒性のある薬剤の使用は避け，薬剤投与量の調整をする

Column 麻酔科医の心構え：術前の eGFR

- eGFR　50 mL/分/1.73 m^2 以上
  腎機能正常患者と同様の管理でよい．
- eGFR　30～50 mL/分/1.73 m^2
  術中に大きなトラブルがない限りは維持透析になる可能性は低い．
  腎毒性のある薬剤（**表 3**）[9]はその使用を避け，薬剤投与量は腎機能に合わせて減量する必要がある．薬剤投与量については，日本腎臓学会の「CKD 診療ガイド 2012」を参照する[8]．
- eGFR　30 mL/分/1.73 m^2 以下
  術中の経過によっては維持透析になる可能性が十分にあるために，患者とその家族への説明は必須である．また周術期の RRT 導入の可能性もある．

表 3　腎機能障害をきたしやすい薬剤

抗菌薬	アミノグリコシド系，ペニシリン系，セフェム系，アムホテリシン B，ST 合剤
抗腫瘍薬	シスプラチン，マイトマイシン C，アドリアマイシン，メトトレキサート
消炎鎮痛薬	NSAIDs，phenacetin，アセトアミノフェン，COX-2 阻害薬
ヨード含有造影剤	
免疫抑制薬	シクロスポリン，タクロリムス
抗リウマチ薬	金製剤，ペニシラミン
降圧薬	ACEI，ARB
抗甲状腺薬	プロピルチオウラシル

ST：sulfamethoxazole-trimethoprim, NSAIDs：nonsteroidal anti-inflammatory drugs, COX-2：cyclooxygenase-2, ACEI：angiotensin converting enzyme inhibitor, ARB：angiotensin II receptor blocker.
（宇田　晋．レジデントのための腎臓病診療マニュアル．第 2 版．医学書院；2012．p.416-20[9]より）

- eGFR で腎機能を評価する場合に注意すべき点が 2 つある．

①**血清クレアチニンは筋肉量や食事の影響を受ける**

- 血清クレアチニンは筋肉に存在するクレアチンの最終代謝産物のため，筋肉量や食事での肉の摂取量の影響を受ける．女性や高齢者では血清クレアチニンが低値を示すために eGFR は高値となり腎機能を過大評価する．筋肉量が多いスポーツ選手などはこの逆となる．その場合は蓄尿を用いたクレアチニンクリアランスを計算するか，筋肉量に依存しないシスタチン C の GFR 推算式を用いればよい．

②**急性期のクレアチニンの変動**

- 腎機能を低下させるようなイベントが起きた時点から血清クレアチニン値が上昇して定常状態に達するまでには時間差があり，通常 4～5 日かかる

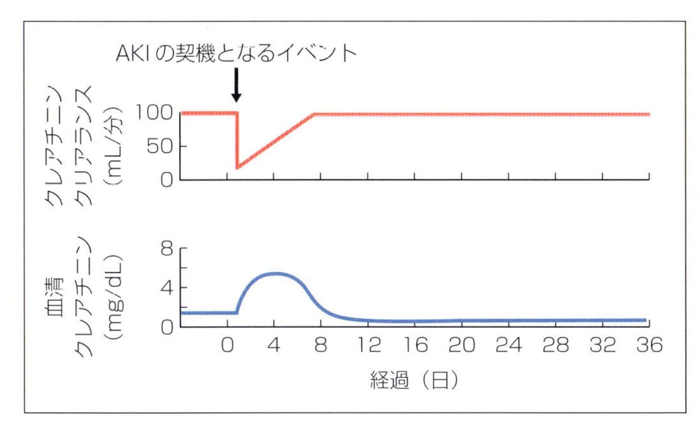

図1 AKIにおける血清クレアチニンの推移
AKIの契機となるイベントにより糸球体濾過量が低下する．血清クレアチニン値はそのクリアランスが低下することで徐々に上昇する．腎機能とクリアランスが改善すると，血清クレアチニン値も低下し，ベースラインに回復する．
(Myers BD, et al. N Engl J Med 1986; 314: 97–105[10]より)

（図1）[10]．したがって血清クレアチニン値が上昇傾向の段階におけるeGFRは腎障害の程度を過小評価していることに注意が必要である．

- 麻酔法について，とくに制限はない．
- 尿毒症患者は血小板機能や第III因子活性が低下しており[11]，それは通常の術前検査（血小板数，PT，APTT，フィブリノゲンなど）では異常を示さない．
- 患者の血小板機能がはっきりしないAKI患者の緊急手術の場合，さらには周術期に抗凝固療法を要するRRTを導入する可能性のある場合には，全身麻酔を主体に麻酔計画をしたほうが無難といえよう．
- 麻酔準備として，通常のモニタリングと尿量測定に加え，動脈ラインを用いた動的モニタリングとしての1回拍出量変動（SVV），脈圧変動（PPV）なども一助となる．
- 内科的治療に抵抗性の高カリウム血症，溢水による高血圧，尿毒症，代謝性アシドーシスを認める場合は，周術期のRRTも必要となるため，術前にバスキュラーアクセスを確保しておくほうがよいかもしれない．

▶PT：
prothrombin time

▶APTT：
activated partial thromboplastin time

全身麻酔を主体に麻酔計画をする

▶SVV：
stroke volume variation

▶PPV：
pulse pressure variation

b. 術中の対応

輸液

- 術中の輸液についてはAKIだからといって必ずカリウムフリーの輸液（生理食塩水やソリタ®-T1号輸液など）にする必要はなく，等張液を選択して構わない．大量輸血を要する場合はカリウム除去フィルターを使用する．
- 生理食塩水はNa 154 mEq/L，Cl 154 mEq/Lでブドウ糖や緩衝剤（乳酸，酢酸，重炭酸）を含まないため，大量の負荷で高ナトリウム血症，高クロール血症，低血糖や代謝性アシドーシスの危険性がある．
- ソリタ®-T1などのいわゆる1号液は，Na含有量が少なく，医原性低ナトリウム血症の危険性がある．

麻酔に使用する薬剤

- 麻酔に使用する薬剤で注意する必要があるのは，一部の筋弛緩薬，塩酸モル

高カリウム血症時にはスキサメトニウムの使用は避ける

▶M-6-G：morphine-6-glucuronide

腎機能低下患者の鎮痛薬として塩酸モルヒネは避ける

スガマデクスの使用には注意が必要

ヒネとスガマデクスである．

- スキサメトニウムは1 mg/kgの使用で血清カリウム値が0.5 mEq/L上昇するといわれており，AKIの高カリウム血症時には使用を避ける．
- パンクロニウムとベクロニウムも腎機能低下患者で作用が遷延する．
- ロクロニウムは腎機能低下患者であっても通常量を使用できる．
- いかなる筋弛緩薬も適切なモニタリングのもとで使用しなければならないのは，腎機能低下のない患者と同様である．
- 塩酸モルヒネの代謝産物であるM-6-Gは腎排泄であるが，M-6-Gは塩酸モルヒネの3～4倍の活性をもち，強力な鎮痛作用，呼吸抑制作用を発揮する．腎機能低下患者の鎮痛薬として塩酸モルヒネは避けたほうがよい．
- スガマデクスは腎排泄である．スガマデクスを投与して抜管後に再挿管が必要になった場合に注意が必要である．健常者における検討[12]で，スガマデクスによる拮抗後は，ロクロニウムの作用発現までの時間が延長した．

AKIの予防および治療に推奨される薬剤

- AKIの予防および治療で有効性が証明されているものはない[13]．心房性ナトリウム利尿ペプチドや早期の血液浄化療法の開始はエビデンスに乏しく，利尿薬，ドパミンは推奨されない．

表4　術中の対応

高カリウム血症
① 8.5%グルコン酸カルシウム（カルチコール®）：心筋の電位活性を安定化させて，不整脈誘発のリスクを軽減 心電図異常（T波激高，PQ時間延長，QRS幅増大）を認めた際は最優先で使用する． カルチコール® 10 mLをゆっくり静注する
②グルコース・インスリン療法 10%ブドウ糖500 mLにヒューマリンR® 5単位（ブドウ糖10 gに対して，速攻型インスリン1単位の割合で混合）を1～2時間で点滴静注する．低血糖に注意
③ 7%もしくは8.4%炭酸水素ナトリウム（メイロン®） メイロン® 40～100 mLを5分～1時間かけて静注する．無尿の場合はナトリウム負荷になるので注意
④陽イオン交換樹脂（カリメート®，ケイキサレート®） カリメート®あるいはケイキサレート® 15～30 gを経口投与する．注腸の場合は，カリメート®あるいはケイキサレート® 30 gを微温湯100 mLに溶解して投与する
⑤腎代替療法
代謝性アシドーシス
① 7%もしくは8.4%炭酸水素ナトリウム（メイロン®） メイロン®の必要量は以下の式を用いて算出する 7%の場合：必要量（mL）＝不足塩基量（mEq/L）×0.25×体重（kg） 8.4%の場合：必要量（mL）＝不足塩基量（mEq/L）×0.2×体重（kg）
②腎代替療法

（加藤謙一．ICUハンドブック．第2版．中外医学社；2012．p.357-93[14]より）

術中に生じうる電解質異常への対応

- 適宜血液ガス分析，電解質測定を行い，必要があれば補正する．術中に生じうる高カリウム血症などへの対応は**表 4** を参照する[14]．

c. 術後の対応

- AKI 患者の術後に特化した注意点はない．
- AKI が悪化し続ける場合は腎代替療法の適応となるが，その適応は，①利尿薬に反応しない溢水，②高カリウム血症あるいは急速に血清カリウム値が上昇する場合，③尿毒症症状（原因不明の意識障害），④重症代謝性アシドーシスに限るべきであろう．

（伊藤秀和，祖父江和哉）

文献

1）Smith HW. The Kidney: Structure and Function in Health and Disease. New York: Oxford University Press; 1951.
2）Bellomo R, et al. Acute renal failure - definition, outcome measures, animal models, fluid therapy and information technology needs: The Second International Consensus Conference of the Acute Dialysis Quality Initiative (ADQI) Group. Crit Care 2004; 8: R204–12.
3）Mehta RL, et al. Acute Kidney Injury Network: Report of an initiative to improve outcomes in acute kidney injury. Crit Care 2007; 11: R31.
4）Kellum JA, et al. Kidney Disease: Improving Global Outcomes (KDIGO) Acute Kidney Injury Work Group. KDIGO Clinical Practice Guideline for Acute Kidney Injury. Kidney Int Suppl 2012; 2: 1–138.
5）濱野高行．AKI 患者へのアプローチ．深川雅史，ほか編．レジデントのための腎臓病診療マニュアル．第2版．東京：医学書院；2012． p.201.
6）Yang L, et al. Acute kidney injury in China: A cross-sectional survey. Lancet 2015; 386: 1465–71.
7）Kaddourah A, et al. Epidemiology of acute kidney injury in critically ill children and young adults. N Engl J Med 2017; 376: 11–20.
8）日本腎臓学会，編．CKD 診療ガイド 2012．東京：東京医学社；2012． p.100–28.
9）宇田　晋．薬剤による腎障害．深川雅史，ほか編．レジデントのための腎臓病診療マニュアル．第2版．東京：医学書院；2012． p.416–20.
10）Myers BD, Moran SM. Hemodynamically mediated acute renal failure. N Engl J Med 1986; 314: 97–105.
11）Roizen MF, Fleisher LA. 合併疾患に対する麻酔の影響．武田純三，監修．稲田英一，ほか監訳．ミラー麻酔科学．原著第6版．東京：メディカル・サイエンス・インターナショナル；2007． p.795–893.
12）Cammu G, et al. Repeat dosing of rocuronium 1.2 mg kg-1 after reversal of neuromuscular block by sugammadex 4.0 mg kg-1 in anaesthetized healthy volunteers: A modelling-based pilot study. Br J Anaesth 2010; 105: 487–92.
13）AKI（急性腎障害）診療ガイドライン作成委員会，編．AKI（急性腎障害）診療ガイドライン 2016．日腎会誌 2017; 59: 419–533.
14）加藤謙一．腎障害と血液浄化療法．三宅康史，編．ICU ハンドブック．第2版．東京：中外医学社；2012． p.357–93.

3-8 バセドウ病

1 バセドウ病について

a. バセドウ病とは[1]★1

- 甲状腺ホルモンが過剰に分泌されて，甲状腺機能が亢進している状態．
- 抗 TSH 受容体抗体（自己抗体）によって甲状腺ホルモン系へのネガティブフィードバックがかからなくなり，甲状腺ホルモンが過剰に分泌される．
- 女性に多い．
- アミオダロンの長期投与で甲状腺機能障害を発症することがあるが，機能亢進，機能低下どちらもきたしうる★2．

b. 症状

- 頻脈，多汗，手指振戦，下痢，筋力低下，体重減少などの甲状腺中毒症状[3]．

c. 治療

- バセドウ病の治療法は長年変わっていない[4]．
- 第一選択は抗甲状腺薬であるプロピルチオウラシル（チウラジール®）やメチマゾール（＝チアマゾール〈メルカゾール®〉）であるが，無効な場合や副作用★3がある場合には放射性ヨウ素治療や手術適応となる★4．

d. 甲状腺クリーゼ

- 未治療ないしコントロール不良の甲状腺基礎疾患があるところに何らかの誘因（表 1）[5]が加わって多臓器不全に陥る緊急症．
- 上記基礎疾患があるうえでヨード造影剤を用いても発症することがある．
- 発熱，頻脈または上室性不整脈，中枢神経症状，消化器症状が特徴的（表 2）（Column 参照）．
- クリーゼはホルモン値と相関しないため，血液検査では甲状腺機能亢進症とクリーゼを鑑別することはできない[6]．
- 甲状腺クリーゼの診断基準による確診と疑い例の予後に差はないため早期に治療を開始する．

2 バセドウ病と麻酔

a. 術前評価

- 手術侵襲によってクリーゼとなるおそれがあるため，術前に甲状腺機能をコン

★1 バセドウ病とグレーブス病

1840 年にこの病気を報告したドイツ人医師 Basedow に因んで，バセドウ病とよばれているが，英語圏では 1835 年に世界で初めて報告したイギリス人医師 Graves の名前からグレーブス病とよばれている．

▶TSH：
thyroid stimulating hormone

★2

アミオダロン重量の約 35％はヨウ素（ヨード）であり，1 日投与量である 200 mg の錠剤からは 6 mg の無機ヨウ素が全身に放出される．食物に含まれるヨウ素含有量は 0.3 mg/日くらいであるため，アミオダロン内服はヨウ素の過量摂取となる[2]．

★3

抗甲状腺薬の副作用として有名なものに，無顆粒球症や肝障害がある．

★4

最近では初期治療において抗甲状腺薬と無機ヨードを併用すると，抗甲状腺薬単独療法に比べて早期にホルモン値が低下するという報告が多くなされている[2]．

トロールすることは必須であり，コントロールができていない場合は手術を延期する★5.

- チェック項目として以下があげられる.
  - 甲状腺ホルモン値，症状の有無→手術の可否を決定
  - 心機能，不整脈の有無→循環作動薬やモニタリングの準備
  - バセドウ病では貧血や凝固異常を合併している→必要なら輸血を準備
  - 重症筋無力症合併の有無→筋弛緩薬の使用や麻酔薬に注意
  - 甲状腺腫があれば気道閉塞の有無→気道確保対策★6
- 手術当日も抗甲状腺薬の内服を継続する.

表1 甲状腺クリーゼの誘因

甲状腺に関する要因	甲状腺以外の要因
• 抗甲状腺薬の中断 • バセドウ病でのヨード使用	• 大手術（とくに甲状腺手術） • 外傷（とくに頚部） • 感染 • 妊娠，出産 • 糖尿病性ケトアシドーシス • 強い精神ストレス • 脳血管障害 • 肺血栓塞栓症 • 激しい運動 • チロシンキナーゼ阻害薬の使用 • 小手術（抜歯など）

(Papi G, et al. Front Endocrinol (Lausanne) 2014; 5: 1-11[5]より)

b. 術中モニタリング

- コントロール良好な甲状腺疾患では，手術内容に応じた通常のモニタリングでよい.

Column 甲状腺クリーゼの診断基準

日本での診断基準（**表2**）は，以前からの診断基準である Burch and Wartofsky's scoring system（口腔温，循環不全，中枢神経症状，消化器/肝障害，誘因の5項目について点数化したもの）と体温や心拍数などがだいぶ異なっている．しかし人種による違いを考慮した結果であると考えられている[5].

表2 甲状腺クリーゼの診断基準（第2版）

必須項目	甲状腺中毒症の存在 (FT3 および FT4 の少なくとも一方が高値)
症状	1. 中枢神経症状 2. 発熱（38℃以上） 3. 頻脈（130 回/分以上） 4. 心不全症状 5. 消化器症状
確実例	必須項目および以下を満たす a. 中枢神経症状＋他の症状項目 1 つ以上，または b. 中枢神経症状以外の症状項目 3 つ以上
疑い例	a. 必須項目＋中枢神経症状以外の症状項目 2 つ，または b. 必須項目を確認できないが，甲状腺疾患の既往・眼球突出・甲状腺腫の存在があって，確実例条件の a または b を満たす場合

(日本甲状腺学会．http://www.japanthyroid.jp/doctor/img/crisis2.pdf)

★5
甲状腺クリーゼは適切な治療を行っても致死率が約 10% であるため[5]，特別な事情がない限り妥協をしてはいけない.

★6
緊急気管切開は，甲状腺腫大による解剖学的要因と組織の血流増加のためしばしば困難である[6].

術前に甲状腺機能をコントロールすることは必須

クリーゼになるリスクのある症例では，心血管系のモニタリングが必要

- バセドウ病を伴う甲状腺腫瘍の手術など，クリーゼになるリスクのある症例では，観血的動脈圧などをはじめとした心血管系のモニタリングが必要．

c. 術後

- リスクの低い症例でとくに問題がなければ一般病棟帰室でよい．
- 甲状腺摘除術後は術後出血による気道閉塞に注意．

3 バセドウ病患者の緊急手術

- 甲状腺ホルモンは時間外にチェックできない施設が多いため甲状腺機能のコントロールが良好かどうか，しっかり問診を行う．以下，コントロール不良なバセドウ病患者の管理について述べる．

a. 術前管理

- 可能な限りの検査（心電図，心臓超音波検査，血液検査，バイタルチェック）と甲状腺疾患の経過や症状に関する問診を行う．頸部の腫脹があればCT 検査も行う．
- 抗甲状腺薬を投与し，投与時間から1時間あけてヨードの投与★7 を行う（表 3）[5,7] ★8．
- 頻脈があれば術前から β 遮断薬を投与する★9（表 3）[5,7]．
- 下痢のため頻脈を呈していることもあるので心臓超音波検査で血管内容量を評価する．

b. 術中管理

- 気道狭窄が疑われる症例では気道確保デバイスを用いて必要に応じ覚醒下導入を行う．
- 頻脈，冠攣縮や虚血のイベントに備える．
- 執刀前までに（侵襲が加わる前までに）十分な麻酔薬を投与する．
- 代謝が亢進しているため BIS™ などで麻酔深度をモニタリングする．
- 重症筋無力症を合併している可能性があるため，筋弛緩モニターを使用する．
- 交感神経を刺激する薬剤の使用は避ける．
- クリーゼによる高熱や頻脈は悪性高熱症と鑑別を要する★10．

c. 術後管理

- 術中クリーゼのイベントがなくても術後はモニタリング可能な集中治療室へ入室とする．
- 甲状腺クリーゼは術後 6～18 時間までに最も起こりやすいといわれているため[3]，集中治療室での管理を継続する．
- 甲状腺中毒をきたしている甲状腺を摘除してもすぐに改善しない．T4 の半減期は 7～8 日であるため，治療を継続する[8]．

（徐　民恵，祖父江和哉）

★7

抗甲状腺薬投与から1時間あけずにヨードを投与すると，ヨードが新たな甲状腺ホルモンの基質として利用されてしまう．

★8

ICU に入るような重篤な甲状腺クリーゼに用いる抗甲状腺薬としては，メチマゾールよりも PTU（プロピルチオウラシル）が好まれる．投与後 24 時間での T3 値低下が，PTU 投与後では 45%，メチマゾール投与後では 10～15%だからである．一方，通常の甲状腺機能亢進症では PTU よりもメチマゾールが好まれる．これは作用時間が PTU よりも長く，投与開始から1週間後の T3 がより正常に近づくということと，肝障害が PTU よりも少ないからである．

★9 β 遮断薬の種類

プロプラノロールは T3 への変換を抑制するといわれているが，エスモロールやランジオロールにそのような効果があるかは不明である．

★10

悪性高熱症では代謝性アシドーシス，高二酸化炭素血症，筋強直がみられるが，甲状腺クリーゼではみられない．また甲状腺クリーゼでは血清 CK の上昇がないが，悪性高熱症では上昇する[3]．

表3　甲状腺クリーゼの治療法[*1]

	治療法，投与方法	補足
循環管理	• 適切な輸液，利尿薬，循環作動薬	• β作用のある薬剤は避けるほうがよい
β遮断薬	• プロプラノロール（静注）：0.5〜1 mg を 10 分間で投与後，1〜2 mg/10分を数時間ごとに投与 • プロプラノロール（経口）：60〜80 mg を 4〜6 時間ごとに投与 • エスモロール：250〜500 μg/kg を投与後 50〜100 μg/kg/分で持続投与 • ランジオロール：1〜10 μg/kg/分で持続投与	• プロプラノロールは高濃度で T4 から T3 への変換を阻害 • 心不全症例では心機能に注意しつつ，心拍数が落ち着くところまで投与する
抗甲状腺薬 (thionamide)	• PTU 200 mg を 4 時間ごとに投与あるいはメチマゾール 20 mg を 4〜6 時間ごとに投与	• PTU は T4 から T3 への変換を抑制する[*2]
ヨード[*3]	• 抗甲状腺薬投与から 1 時間あけて投与 • ヨウ化カリウム丸 50 mg を経口で 6 時間ごと • 複方ヨード・グリセリン（ルゴール液）を 10 滴 6 時間ごと	• 1 時間あけないと，ヨードが新たな甲状腺ホルモンの基質として利用されてしまう
グルココルチコイド	• ヒドロコルチゾン 100 mg を 8 時間ごと	• グルココルチコイド代謝促進による相対的副腎不全に対して投与
リチウム	• 300 mg を 6〜8 時間ごとに投与	• 甲状腺ホルモンの前駆物質放出を阻害
アセトアミノフェン		• NSAIDs は蛋白結合を阻害することにより FT4, FT3 を増やすため避ける
血漿交換	• 有効との症例報告が散見される	

[*1] 甲状腺機能亢進状態では薬物代謝が亢進しているため，投与する薬剤量は多くなる．[*2] T4 が末梢で脱ヨウ素化されて T3 となる．[*3] ルゴール液は院内調剤するため，1 滴中のヨード含有量が異なる．おおよそ 4〜6 mg/滴のヨードが含まれる．
PTU：プロピルチオウラシル，NSAIDs：非ステロイド性抗炎症薬．
（Papi G, et al. Front Endocrinol (Lausanne) 2014; 5: 1–11[5)] ／Ross DS. https://www.uptodate.com/contents/thyroid-storm[7)] より）

文献

1）吉田　明．甲状腺疾患と女性の健康．予防医学 2016; 58: 57–61.
2）Ross DS. Amiodarone and thyroid dysfunction. UpToDate®. https://www.uptodate.com/contents/amiodarone-and-thyroid-dysfunction
3）Fleisher LA, Mythen M. Anesthetic Implications of Concurrent Diseases. In: Miller RD, ed. Miller's Anesthesia. 8th ed. Philadelphia: Elsevier, Churchill Livingstone; 2015. p.1156–225.
4）水越常徳．甲状腺・副甲状腺の内科的治療─バセドウ病ヨード併用療法．北外誌 2016; 61: 24–8.
5）Papi G, et al. Clinical concepts on thyroid emergencies. Front Endocrinol (Lausanne) 2014; 5: 1–11.
6）Gurvitch DL. Thyrotoxicosis. In: Yao FSF, ed. Yao & Artusio's Anesthesiology: Problem-Oriented Patient Management. 6th ed. Philadelphia: Lippincott Williams & Wilkins, a Wolters Kluwer business; 2008. p.753–66.
7）Ross DS. Thyroid storm. UpToDate®. https://www.uptodate.com/contents/thyroid-storm
8）Wall RT. Endocrine Disease. In: Hines RL, Marschall KE, eds. Stoelting's Anesthesia and Co-Existing Disease. 6th ed. Philadelphia: Elsevier Saunders; 2012. p.376–406.

3-9 HELLP症候群

- HELLP症候群は，妊婦において溶血（Hemolysis），肝酵素の上昇（Elevated Liver Enzymes），血小板数の低下（Low Platelets）を呈する病態である．
- HELLP症候群単独では超緊急手術（カテゴリー1）が必要となることはまれであるが，重症例では血小板の減少などが急激に進行することもあるので，手術が決定されたならすみやかな対応が求められる．
- HELLP症候群の妊婦では，全身麻酔に伴うリスクも局所麻酔に伴うリスクも通常の妊婦における麻酔のリスクに比べてはるかに高くなる．したがって，全身麻酔を選択するにしても局所麻酔を選択するにしても，その病態に応じた繊細な麻酔管理が要求される．
- HELLP症候群は一般的に妊娠終結によって治癒に向かうと考えられているが，妊娠終結によって直ちに肝機能や血小板数が軽快するとは限らないので術後管理にも十分な注意が必要である．

1 術前管理

a. 病態および疫学

- 発症頻度は全妊娠の0.2〜0.6%，妊娠高血圧症候群★1の妊婦の4〜12%と報告されている．発症時期は，2/3は妊娠中に1/3は産褥期に発症する．
- 母体の重篤な合併症として，DIC（15%），胎盤早期剥離（9%），急性腎不全（3%），肺水腫（8%），肝被膜下血腫（1%），母体死亡（1%）などがある[1]．
- 診断基準としてはSibaiの診断基準（表1）が一般的に用いられている[2]．
- 重症度分類としては，Martinのクラス分類（表2）が有用である[3]．

★1
日本妊娠高血圧学会は，2016年に妊娠高血圧症候群の英文表記をPIH (pregnancy-induced hypertension) からHDP (hypertensive disorders of pregnancy) に変更することを決定し，2017年からその定義・臨床分類の改訂を検討中であるが，HELLP症候群は妊娠高血圧症候群の関連疾患として付記される方針である

▶DIC：
disseminated intravascular coagulation（播種性血管内凝固症候群）

表1 Sibaiの診断基準

溶血	血清間接ビリルビン値>1.2 mg/dL 血清LDH>600 U/L 病的赤血球の出現
肝機能	血清AST(GOT)>70 U/L 血清LDH>600 U/L
血小板数減少	血小板数<10万/mm³

LDH：lactate dehydrogenase，AST：aspartate transaminase.
(Sibai BM, et al. Am J Obstet Gynecol 1993; 169: 1000-6[2]より)

表2 Martinの重症度分類

	血小板数	AST，ALT	LDH
Class I	<5万/mm³	>70 IU/L	>600 IU/L
Class II	5万〜10万/mm³	>70 IU/l	>600 IU/L
Class III	10万〜15万/mm³	>40 IU/L	>600 IU/L

AST：aspartate transaminase, ALT：alanine transaminase, LDH：lactate dehydrogenase.
(Martin JN, et al. J Matern Fetal Neonatal Med 2013; 26: 1201-6[3]より)

表 3 NICE による帝王切開の緊急度の分類

カテゴリー	原文	和訳
1	immediate threat to the life of the woman or fetus	母体あるいは胎児に生命の危険が差し迫っている状況
2	maternal or fetal compromise which is not immediately lifethreatening	母体あるいは胎児の状態が悪化しているが，生命の危険が差し迫っているとまではいえない状態
3	no maternal or fetal compromise but needs early delivery	母体や胎児の状態は安定しているが，早期の分娩が望まれる状態
4	delivery timed to suit woman or staff	母体あるいはスタッフの都合に合わせて分娩すればよい状況

(Wee MY, et al. Int J Obstet Anesth 2005; 14: 147–58[6] より)

表 4 帝王切開決定から娩出までの時間に関する推奨

1. カテゴリー 1 および 2 の帝王切開，とくにカテゴリー1 は手術の決定後，可能な限りすみやかに手術を行うべきである
2. カテゴリー 2 の帝王切開の大半は，多くの場合，手術決定から 75 分以内に手術を行うべきである
3. 緊急帝王切開を決定する際には，母体と胎児の状態を同時に考慮すべきである．ある状況においては，緊急帝王切開自体がリスクであることを認識すべきである
4. 分娩施設の実績を評価するためには，下記に示す手術決定から児娩出までの時間を用いる
   - カテゴリー 1 の帝王切開は 30 分以内
   - カテゴリー2 の帝王切開は 30 分以内，および 75 分以内
   - ただし，これらの時間はあくまでも施設の監察および評価のためにのみ用いるべきで，個々の症例に対する集学的チーム医療の能力を判断するために用いるべきではない

(Gholitabar M, et al. BMJ 2011; 343: d7108[7] より)

b. 分娩管理の方針

- HELLP 症候群の妊婦の分娩管理に関しては，日本妊娠高血圧学会による診療指針★2 が参考となる[4]．
- 妊娠 34 週以降に HELLP 症候群が発症した場合，胎児肺が成熟していれば早期分娩が最良の治療法である．妊娠高血圧症候群の厳重な管理を行い，母体の病態の安定をはかり分娩とする．
- 妊娠 34 週未満では，母体の病態が安定していれば，胎児の肺成熟目的にステロイドを投与し，24～48 時間待機してから帝王切開術を行う．
- HELLP 症候群の緊急帝王切開に限らず，緊急帝王切開に適切に対応するためには手術にかかわる医療スタッフ（産科医，麻酔科医，病棟看護師，新生児科医）で，手術の緊急度を正しく共有することが重要である[5]．帝王切開の緊急度を共有するためには NICE のカテゴリー分類が有用である（表 3）[6]．
- 手術決定から手術開始までの時間は，一律の基準を設けるのではなく症例ごとに決定されるべきであるが，NICE による推奨を示す（表 4）[7]．

★2
日本妊娠高血圧学会は 2009 年に「妊娠高血圧症候群（PIH）管理ガイドライン」を出版したが，2015 年にはその改訂版として「妊娠高血圧症候群の診療指針」を出版している．

▶NICE：
National Institute for Health and Care Excellence

c. 高血圧の治療

- HELLP 症候群の約 80％は高血圧を発症し，子癇の予防目的で降圧薬による

Advice HELLP 症候群の緊急帝王切開の緊急度

HELLP 症候群の帝王切開は多くの場合，緊急手術として申し込まれるが，HELLP 症候群のみが理由の場合は，カテゴリー1 として対応しなければならないようなことは非常にまれである．分娩管理の方針でも示したとおり，母体の病態の安定化をはかってから，あるいはステロイド投与により胎児の肺の成熟を待ってから帝王切開を行うような場合は，緊急度は必ずしも高くなくカテゴリー3 である．病態が急激に進行している場合には，分娩終結による病態の悪化を防ぐための緊急帝王切開が申し込まれることがあるが，その場合でもカテゴリー2 である．したがってたとえ産科医から HELLP 症候群の帝王切開術が超緊急手術（カテゴリー1）として申し込まれたとしても，麻酔科医はそれを鵜呑みにして短絡的に全身麻酔を選択して母体に全身麻酔のリスクを負わせることは避けなければならない．

血圧コントロールが必要となる[4]．妊娠中の降圧目標は 140〜160/90〜110 mmHg 未満とする．具体的には，ニカルジピンを 0.5 mg/時から開始し，目標に達するまで増量する（最大量 2 mg/時）．分娩後の降圧目標は 140/90 mmHg 未満とし，ニカルジピンを 1 mg/時から開始して目標に達するまで増量する（最大量 6 mg/時）．

- HELLP 症候群では 9%に子癇が合併するといわれている．このため，マグネシウムによる子癇予防を行う．15〜20 分かけて 4〜6 g のマグネシウムの静脈内投与を行い，引き続き 1〜2 g/時で持続投与する．分娩後も少なくとも 24 時間は投与する．

d. DIC の治療

- HELLP 症候群の約 20%に DIC を併発するため，凝固・線溶系の検査を行い，DIC の治療をすみやかに行う．DIC 治療には以下のものがあり，優先度を考慮しながら選択する[7]．
  - 新鮮凍結血漿（FFP）：凝固因子の補充とともに不足した生理的凝固線溶阻害因子（アンチトロンビン，プロテイン C，α2-プラスミンインヒビターなど）の補充を目的として輸血する．通常，フィブリノゲン 100 mg/dL 以下，凝固因子活性 30%以下，アンチトロンビン活性 70%以下の場合，FFP の適応となる．
  - 濃厚血小板：出血傾向を認める場合や血小板数<2 万〜4 万/mm^3 の場合には血小板輸血を考慮する．帝王切開前には血小板数を 5 万/mm^3 以上を目標とする．
  - アンチトロンビン（ATIII）製剤：血中アンチトロンビン活性 70%以下の場合，アンチトロンビン製剤を補充する．
  - セリンプロテアーゼ阻害薬：凝固・線溶系の抑制を目的として，セリンプロテアーゼ阻害薬による酵素阻害法が有効である．ガベキサートメシル酸（20〜39 mg/kg/日），もしくはナファモスタットメシル酸（0.06〜0.20 mg/

▶FFP：fresh frozen plasma

産科 DIC の治療の優先度

HELLP 症候群の早期から重篤な産科 DIC が進行していることはまれであるが，分娩前に産科 DIC が重症化しつつある場合は，分娩終結による病状の進行を目標に早期に分娩（帝王切開）を完遂させ，児を娩出した後に産科 DIC の治療に専念すべきである．帝王切開術中に産科 DIC が重篤化した場合も，まず児を娩出した後に産科危機的出血への対応指針に則って迅速に対応することが求められる．多くの場合，最初に行うべき処置はフィブリノゲンの補充であるが，ともすると産科医から DIC の治療のためのさまざまな指示が矢継ぎ早に飛んでくる．麻酔科医はそれらの指示に振り回されることなく，コマンダーとして各種治療の優先度を的確に判断して現場を統括することが期待されている．

kg/日）を持続点滴で投与する．

- 抗トリプシン作用：抗トリプシン作用をもつウリナスタチンは，抗ショック作用が強く，急性循環不全に対して有効である．

e. 術前評価

- 分娩管理の方針に示したとおり，HELLP 症候群と診断されても即座に帝王切開が必要となるわけではない．しかし血小板減少などの病状が急激に進行する例もあるので，いったん，帝王切開が決定されたなら迅速な対応が要求される．術前評価は，緊急度を確認したうえで，許容される時間を有効に活用して行う．
- 血小板数および凝固検査は，HELLP 症候群の治療方針，および麻酔法の選択に重要である．しかし，血小板数の減少や凝固異常が急激に進行することもあるので，麻酔法の選択は直前の検査結果に基づいて行う★3．
- HELLP 症候群では気道の浮腫により，挿管困難（気道確保困難）や誤嚥性肺炎のリスクを伴うので，術前に気道を適切に評価することは重要である．
- HELLP 症候群の妊婦では肺水腫を合併することが少なくないので，術前の胸部 X 線写真があれば術後管理の参考になる．しかし，全身麻酔を選択すべきか局所麻酔を選択すべきかの判断に胸部 X 線写真が必ずしも必要なわけではないので，緊急時には胸部 X 線写真は省略可能である．術前の心電図検査も緊急時には省略可能である．
- HELLP 症候群の妊婦では，全身麻酔に伴うリスクも局所麻酔に伴うリスクも通常の妊婦における麻酔の個々のリスクに比べてはるかに高くなる．したがって麻酔法は，挿管困難のリスク，硬膜外血腫のリスク，最終飲食の時間，手術の緊急度などを総合的に判断して選択する．

★3
凝固検査の結果が得られるまでに時間がかかる施設では，最新の検査結果を待っているあいだにさらに病態が悪化することもある．また病態の進行が早い場合には，前の検査の結果自体が信頼できない場合もある．検査に振り回されずに柔軟に対応することが重要である．

麻酔に伴うリスクは通常の妊婦に比べてはるかに高いため，麻酔法は種々のリスクや緊急度から総合的に判断する

2 術中管理

a. 全身麻酔

- 一般的に帝王切開のための全身麻酔では，通常に比べて挿管困難（気道確保困難）のリスクが高いことが知られているが，HELLP症候群では毛細血管の透過性の亢進により気道の浮腫を伴うことが多く，挿管はさらに困難となることがある．また一度でも挿管に失敗するとCICV（cannot intubate, cannot ventilate）となり低酸素血症や誤嚥のリスクが高まるので注意が必要である[8]．
- 血小板数が減少している場合には，麻酔導入時や覚醒時の急激な循環動態の変化により頭蓋内出血を発症するリスクを伴う．したがって，HELLP症候群の妊婦に対する帝王切開でも，全身麻酔は可能な限り避けるべきである★4．
- 低蛋白血症の患者では，薬剤の使用量を減量すべきである．
- コリンエステラーゼが低下している患者では，スキサメトニウムの作用は延長することがある．
- 子癇予防の目的でマグネシウムが投与されている場合には，筋弛緩薬との相互作用に注意が必要である．手術中の筋弛緩薬の追加投与の是非や，抜管時の筋弛緩薬の拮抗の是非を判断するために筋弛緩モニターを活用する．
- 観血的血圧測定は血圧の継続的モニターを可能にするだけでなく，血液ガス分析や凝固機能検査のための採血を可能にするので有用である．

b. 局所麻酔

- HELLP症候群の妊婦に対して局所麻酔を選択する場合は，血小板数減少に伴う硬膜外血腫のリスクが懸念される★5．
- 硬膜外麻酔の安全性を担保するために必要な血小板数に関しては議論が続いているが[10]★6，HELLP症候群の患者では血小板減少が急激に進むことがあるので，穿刺直前の血小板数を確認すべきである．凝固機能異常のリスクの

★4
HELLP症候群の妊婦に対する帝王切開術で全身麻酔が適応となるのは，子癇発作や意識レベルの低下などで局所麻酔が実施困難な場合，高度の肺水腫で人工呼吸管理が必要な場合，血小板数減少で硬膜外血腫のリスクが高い場合などであるが，緊急度のみが理由で全身麻酔の適応となることはまれである．慌てて全身麻酔を導入して頭蓋内出血を起こすことのないように注意が必要である．

★5
硬膜外血腫よりも，全身麻酔の導入時や抜管時の急激な循環動態の変化に伴う頭蓋内出血のほうが，より深刻な合併症である．

★6
以前は血小板数が10万/mm^3未満の場合には硬膜外麻酔は禁忌とされていたが，最近ではこの基準は8万/mm^3未満に緩和されている．血小板数が5万/mm^3未満の場合は絶対的禁忌と考えられるが，血小板数が5万〜8万/mm^3の場合は，リスクとベネフィットを勘案して慎重に選択すべきである．

> **Advice　HELLP症候群の妊婦に対する帝王切開で全身麻酔を選択する場合の注意点**
>
> 帝王切開の麻酔法として全身麻酔を選択する場合，麻酔薬の児への影響を可能なかぎり少なくするために麻酔導入から児娩出までの時間を可能な限り短くすることが推奨されてきた．しかし，HELLP症候群の妊婦では麻酔深度が十分でないときに麻酔を導入して手術を開始すると，急激な血圧上昇による頭蓋内出血のリスクを伴う．したがって，通常の導入薬と筋弛緩薬に加えて，麻酔導入時の血圧上昇を抑えるために，麻薬（フェンタニル，レミフェンタニル）やβ遮断薬（エスモロール）などを積極的に用いて，十分な麻酔深度を提供してから手術を開始する[9]．ただし，ケタミンは血圧上昇のリスクを伴うので避けるべきである．

高い患者で neuraxial block を選択する場合は，硬膜外麻酔よりも脊髄くも膜下麻酔のほうが安全である．

3 術後管理

a. 産科管理

- HELLP 症候群は一般的に妊娠終結によって治癒に向かうと考えられているが，妊娠終結によって直ちに肝機能や血小板数が軽快するとは限らない．したがって，分娩後も腎不全や DIC 病態に進展しないか，肝機能や血小板数だけでなく，腎機能や凝固・線溶系の検査も実施する．また血圧，尿量，蛋白尿などの観察も定期的に行うべきである．

b. 麻酔管理

- 局所麻酔で管理した場合は，術後も硬膜外血腫に伴う症状を注意深く観察すべきである．疑わしい場合は画像診断を行い，専門医にコンサルトする．血腫を認めた場合は，遅滞なく血腫除去術を行う．
- 硬膜外麻酔で管理した場合は，硬膜外カテーテルを抜去する時期についても慎重な判断が必要である．多くの場合，血小板数は分娩後に回復するが，ごくまれにさらに減少することもあるので，分娩後なるべく早い時期に抜去する．

（角倉弘行）

文献

1) Audibert F, et al. Clinical utility of strict diagnostic criteria for the HELLP (hemolysis, elevated liver enzymes, and low platelets) syndrome. Am J Obstet Gynecol 1996; 175: 460-4.
2) Sibai BM, et al. Maternal morbidity and mortality in 442 pregnancies with hemolysis, elevated liver enzymes, and low platelets (HELLP syndrome). Am J Obstet Gynecol 1993; 169: 1000-6.
3) Martin JN Jr, et al. Hellp syndrome and composite major maternal morbidity: Importance of Mississippi classification system. J Matern Fetal Neonatal Med 2013; 26: 1201-6.
4) 日本妊娠高血圧学会，編．HELLP 症候群・関連疾患．妊娠高血圧症候群の診療指針 2015 ―Best Practice Guide．東京：メジカルビュー；2015．p.143-52.
5) 角倉弘行．緊急帝王切開の緊急度分類と麻酔法の選択．臨床麻酔 2012; 36（臨増）: 333-43.
6) Wee MY, et al. The National Institute of Clinical Excellence (NICE) guidelines for caesarean sections: Implications for the anaesthetist. Int J Obstet Anesth 2005; 14: 147-58.
7) Gholitabar M, et al. Caesarean section: Summary of updated NICE guidance. BMJ 2011; 343: d7108.
8) del-Rio-Vellosillo M, Garcia-Medina JJ. Anesthetic considerations in HELLP syndrome. Acta Anaesthesiol Scand 2016; 60: 144-57.
9) Sumikura H, et al. Rethinking general anesthesia for cesarean section. J Anesth 2016; 30: 268-73.
10) Lee LO, et al. Risk of epidural hematoma after neuraxial techniques in thrombocytopenic parturients: A report from the Multicenter Perioperative Outcomes Group. Anesthesiology 2017; 126: 1053-63.

3-10 敗血症患者

- 敗血症の診断基準が2016年に改訂され，それに伴い敗血症の定義や治療法の推奨度の変更が行われた．
- 敗血症患者の治療の基本は早期の適切な感染源のコントロールである．早期の介入・治療によって，敗血症患者の予後の改善が期待される．
- 多くの介入点が存在するためさまざまな医療連携が必要となる．
- ガイドラインを参考に，施設の現状に沿った指針の作成が求められる．

1 疫学と病態生理

- 敗血症性ショックの患者死亡率は40%を超える[1]．
- 感染により生体防御反応としてさまざまなメディエータが放出され，末梢血管拡張に伴う相対的循環血液量減少や敗血症起因性心筋機能不全（sepsis induced myocardial dysfunction）が発生し，ショック状態に陥る[2]．
- 感染により炎症性サイトカインが生成・放出され，細胞や組織にダメージを与え，細胞・代謝異常に関与する[3]．

2 術前管理：急性期の治療

早期の感染対策と，適切な循環管理が治療の中心

- 早期の感染対策（抗菌薬投与，感染巣コントロール）と，適切な循環管理（心拍出量や酸素供給の改善，組織の酸素需給バランスの維持）が治療の中心となる[2]．
- 日本版敗血症診療ガイドライン2016（J-SSCG2016）[2]やSurviving Sepsis Campaign Guideline（SSCG）2016[4]や敗血症患者の麻酔に関する総説[5,6]は敗血症の旧定義の文献に基づくものも多く，解釈には注意が必要である．
- 気道や循環動態，麻酔に必要なAMPLE★1などの病歴や諸検査（血液，微生物，画像）を評価し対応する★2．

a. 初期蘇生[2,4]

- 敗血症による組織潅流低下や敗血症性ショックに対しては早期の輸液蘇生が有効である．
- 敗血症では著明な血管内容量減少を認めることが多く，肺水腫の明確な徴候がない限り，大量の輸液蘇生が必要となる．具体的には，初期の3時間以内に30 mL/kgの輸液を行う[4]などの推奨がある．
- 適宜エコーを用いて心機能や血管内容量を評価することが望ましい．前負荷，心収縮力などを評価してから適切な循環作動薬を選択し輸液負荷を行う．
- 組織潅流を保つため，平均血圧65 mmHg以上を目標に輸液蘇生と血管収縮

★1
A：allergy，M：medication，P：past history and pregnancy，L：last meal，E：events and environment．アレルギー，服用薬，既往歴・妊娠，最終の食事，受傷機転や受傷現場の状況．

★2
以前はearly gold-directed therapy（EGDT）が敗血症患者において有用という報告があった[7]．一方，その後の有用性報告が限定的だったため，新しい日米のガイドラインでEGDTは推奨されていない．

薬の投与を行う．

- 大量の晶質液を使用しても，血管内容量の減少が続く場合や，低アルブミン血症の状態ではアルブミン製剤の使用を検討する[2]．
- 組織灌流の指標に血中乳酸値を参考にする．
- 輸液製剤の種類は生理食塩水や晶質液が推奨され，アルブミン製剤のガイドライン上の推奨度は低い★3．

★3
人工膠質液（ヒドロキシエチルデンプン 70000〈ヘスパンダー®〉，ヒドロキシエチルデンプン 130000〈ボルベン®〉）投与は推奨されていない．

b．循環作動薬[2, 4]

- ノルアドレナリン（NAD）が第一選択薬として推奨される．
- NAD の使用量が多い場合，バソプレシン（上限：0.03 U/分）やアドレナリンの追加投与を検討する．
- 頻脈になる可能性が低い，もしくは徐脈傾向にある患者にはドパミンを考慮する★4．
- NAD などの血管収縮薬は，数時間程度（<2 時間以内）ならば，末梢静脈からの投与を安全に行える報告があり，時間的制約がある場合は末梢持続投与も考慮する[8]．
- 十分な輸液と NAD 投与を行っても循環動態の維持が困難で，心機能が低下している場合はドブタミンの使用も考慮する．

★4
低用量ドパミン投与を腎保護目的には投与しない．

3 麻酔管理

a．導入，維持

- 循環動態の変動，誤嚥のリスクを考慮に入れた麻酔導入を行う．
- 多くの麻酔薬は血管拡張や心収縮力抑制に働くことに留意する．輸液負荷や血管収縮薬増量などで，麻酔薬や陽圧換気による血圧低下に対処する[5]．
- 維持麻酔薬については静脈麻酔，吸入麻酔どちらのアウトカムが優れているかは定かではない[5]．各麻酔科医が慣れた方法で行う．
- 重症敗血症では最小肺胞濃度は低下する可能性がある．重度な肺障害の患者では，静脈麻酔薬のほうが脳内の安定した効果部位濃度を維持しやすい可能性がある．BIS™ などを用いて麻酔深度をモニタリングすることが望まれる[5]．
- 術中術後の循環動態の変動には適宜ショックの分類をあげて鑑別する必要がある．
- 敗血症での伝達麻酔は相対禁忌になる可能性がある[5]．
- 中心静脈カテーテルが術前から留置されていた場合，先端位置や逆血有無を使用前に確認することが望ましい[9]．カテコラミン投与経路なども担当麻酔科医は自ら確認する．
- 敗血症は，間接的に肺損傷を起こし，急性呼吸促迫症候群（ARDS）に進展する可能性がある．肺保護戦略を意識した呼吸管理が望まれる．人工呼吸器関連肺障害や人工呼吸器関連肺炎の予防や治療を考える[3, 10]．

▶BIS：bispectral index

循環動態の変動にはショックの鑑別を行い循環管理する

▶ARDS：acute respiratory distress syndrome

- 敗血症を伴う ARDS の場合，プラトー圧 30 mmH$_2$O 以下，1 回換気量が予測体重で 6〜8 mL/kg の低換気療法が推奨されている．PEEP 値はプラトー圧が 30 cmH$_2$O 以下で，循環動態に影響を与えない範囲で設定する[2,10]．
- 病歴，既往歴，術式，抗菌薬投与歴，輸液・輸血量など術後管理に必要と思われる項目を担当者に申し送る[5]．手術中に発生した感染検体の培養の必要性を確認する．

▶PEEP：positive end-expiratory pressure

b. 周術期の抗菌薬

- 術中抗菌薬の二回目以降の投与は，手術時間が使用中の抗菌薬の半減期の 2 倍以上になった場合や 1,500 mL 以上の出血を認めた場合に適応となる[11]．使用抗菌薬が条件を満たした場合，再投与する必要がある．
- 手術開始でなく，前回の抗菌薬投与からの時間を考慮する．肝機能・腎機能などにより投与間隔の延長がないか，中枢神経系や肺など抗菌薬が狙った臓器への移行性が十分か，などをチェックする．
- SANFORD GUIDE®などで，使用している抗菌薬の特性・投与間隔を適宜確認する．

4 術後管理

a. 意識・鎮静・鎮痛

- 投与している鎮静・鎮痛薬の種類を把握する．鎮静薬（プロポフォール，ミダゾラム，デクスメデトミジンなど），そして鎮痛薬（NSAIDs やアセトアミノフェン，麻薬性鎮痛薬，プレガバリンや三環系抗うつ薬など）をそれぞれの特色を認識して使用する．
- 24 時間以上の人工呼吸管理を行った患者で，鎮痛が不十分な場合，30 日死亡率が上昇する可能性がある．痛みの評価を行い，適宜鎮痛を行う[12]．
- 適宜鎮静を中断して意識レベルを確認する．鎮静薬を必要最小限にすることで ICU 滞在日数を減らす可能性がある[2,4]．
- 鎮痛・興奮・譫妄に対する PAD ガイドラインがある[13]．

▶NSAIDs：nonsteroidal anti-inflammatory drugs

▶PAD：pain, agitation, and delirium

b. 呼吸[2,4,10]

- 呼吸数，酸素化，現在の酸素投与法や投与量を評価する．
- X 線，エコー，CT などで胸水，気胸，無気肺の鑑別が可能である．肺炎，肺水腫，ARDS の鑑別と治療が必要になる場合がある．
- 挿管管理されている場合，VAP 予防に 30〜45°のヘッドアップが推奨される．
- 呼吸器離脱プロトコールの作成と抜管基準を設けておく必要がある★5．
- 原疾患，呼吸器系，心血管系，中枢神経系など総合的に判断して抜管するかを検討する．抜管前には自発呼吸トライアルを行う．
- 長期挿管症例に対しては抜管前にステロイド薬の予防投与を行うと，抜管後の喉頭浮腫，再挿管の頻度が減少する可能性がある．

▶VAP：ventilator-associated pneumonia

★5
抜管時の指標としては，呼吸数 f（回/分）を 1 回換気量 Vt（L）で割った rapid shallow breathing index（<100）や最大吸気陰圧（<−20 cmH$_2$O）などがある．

c. 循環

- 血圧管理目標を確認し，適宜その薬剤の適用を考える．

d. 腎臓[2,3]

- 敗血症による急性腎障害から尿量低下をきたすことが知られている．大量輸液や昇圧により組織潅流を是正し，尿量を確保することが管理目標となる．
- 腎前性，腎性，腎後性に分けるなどして，尿量低下の鑑別を行う必要がある．しかし，敗血症患者で多尿をきたす報告もあるため注意が必要である[14]．
- 敗血症性 AKI はその他の病態に起因する AKI と比較し重症化しやすく，死亡率も高い．敗血症性 AKI を早期に診断し，その進展を予防する．
- ドパミンや心房性ナトリウム利尿ペプチドを敗血症性 AKI の予防・治療目的に投与しないように推奨されている．
- 高度な代謝性アシドーシス，高カリウム血症，溢水などでは血液浄化療法の早期導入を検討する．循環動態が不安定な場合は持続が望ましい．
- 敗血症におけるエンドトキシン吸着カラム PMX-DHP の推奨は弱い．

▶AKI：acute kidney injury

敗血症性 AKI を早期に診断し，その進展を予防する

▶PMX-DHP：polymyxin B-immobilized direct hemoperfusion

e. 胃・腸管

- 敗血症では，代謝変動が起こり，異化が亢進する．適切な栄養介入が，これらの生体反応を制御し，予後を改善する可能性がある．
- 数日のうちに経口摂取で十分なエネルギーを摂取できない場合は，早期（48 時間以内）に経腸栄養を開始することが推奨される．ただし早期経腸栄養の有効性や安全性には不明確な点も多い[2,4]．
- ICU 管理を要する敗血症患者には経静脈栄養より，経腸栄養が優先される[2,4]．
- 経腸栄養に耐ええないもしくは誤嚥のリスクが高い場合，胃内容物残存量のモニタリングを考慮する必要がある[4]．
- 免疫調整経腸栄養剤の有効性は現在のところ明らかではない[10,15]．
- 誤嚥のリスクが高い患者では，経管栄養チューブは胃幽門側を超えることが望ましい[2]．
- 重症化以前に栄養障害を認める，または入院 1 週間以内に経腸栄養が開始できない場合は，リフィーディング症候群に注意しながら経静脈栄養を開始する[2]．
- 腸管イレウス，排便状況などを把握する．必要ならば緩下剤の処方や麻薬など便秘の原因を除去する．腎機能に留意した投薬を意識する．

ICU 管理を要する敗血症患者には経静脈栄養より，経腸栄養が優先される

f. 血液・凝固

- 輸血開始基準と注意点を**表 1** に記す．
- 敗血症ではアンチトロンビンの消費が亢進しているがアンチトロンビン製剤の使用は推奨されていない．敗血症は人工心肺使用手術でのヘパリン抵抗性の原因となるため，その場合は ATIII 製剤の投与を検討する必要がある[16]．
- 赤血球，血小板，凝固成分の低下は産生低下，利用障害，溶血，出血，薬剤

敗血症ではアンチトロンビン製剤の使用は推奨されていない

▶ATIII：antithrombin III

表1　輸血開始基準

	基準	注意点
赤血球濃厚液	Hb<7.0 g/dL	心不全，虚血性心疾患，低酸素，急性出血がある場合はこの限りではない
新鮮凍結血漿	PT-INR，aPTTの延長などの凝固因子欠乏 活動性出血の存在 外科的侵襲処置が行われる場合	その他の場合でのFFP投与は推奨されない
血小板	明らかな出血がない場合には血小板数10,000/mm³未満 出血のリスクがある場合には血小板数20,000/mm³未満 手術など侵襲的処置を行う，もしくは活動性出血が認められる場合	予防投与 予防投与 血小板数50,000/mm³以上を目標とする

PT-INR：prothrombin time-international normalized ratio，aPTT：activated partial thromboplastin time，FFP：fresh frozen plasma.

▶DIC：disseminated intravascular coagulation

▶HIT：heparin-induced thrombocytopenia

性などを鑑別にあげることができる．たとえば，血小板減少では，敗血症によるDICだけでなく，ヘパリンによるヘパリン起因性血小板減少症（HIT），テイコプラニンなど薬剤性によるものも鑑別にあげる必要がある．

- HITの場合，ナファモスタットメシル酸塩やアルガトロバンなど抗凝固薬を変更する．

g. 内分泌[2,4]

血糖管理

- J-SSCG2016では144〜190 mg/dL，SSCG2016では<180 mg/dLを目標にインスリン治療を行うことを推奨している．低血糖に注意する．
- 毛細管血を用いた簡易血糖測定の推奨は低く，動静脈血を用いた血液ガス分析装置による血糖測定の使用が推奨される．少なくとも4時間ごとの血糖測定が望まれる[2]．

ステロイド

- 相対的副腎不全のステロイドとステロイドカバーは分けて考える必要がある．
- ステロイド投与は副腎機能不全やステロイド治療歴がある場合，相対的副腎不全を鑑別にあげ，投与を検討する[2,4]．
- 敗血症性ショック患者では，コルチゾールの分泌不全（相対的副腎不全）や，糖質コルチコイド活性が低下する「重症関連コルチコステロイド障害」が生じる[2]．
- 輸液蘇生と循環作動薬で循環動態が保たれている場合，ステロイド（ヒドロコルチゾン）を投与するべきでない．輸液蘇生や循環作動薬に反応しない場合，ショックからの早期離脱目的に200〜300 mg/日の少量ステロイド療法が推奨されている[2,4]★6．

★6
ステロイド投与で高ナトリウム血症など電解質異常が認められることがある．

h. 感染症

- 感染の原因，臓器，感染症を疑う根拠を明確にする．

- 抗菌薬の選択の根拠を明確にして菌をターゲットにできているかを確認する.
- 可能ならば,培養結果から抗菌薬の狭域化を菌の感受性を保つために行う.疾患によって治療期間を設定し,時が来れば投与終了を検討する★7.

★7
免疫グロブリンは,J-SSCG 2016 ではその予後改善効果の根拠が不十分とされ,SSCG2016 では推奨されていない.

i. 予防

潰瘍予防[4]

- SSCG2016 で消化管出血のリスクのある敗血症,敗血症性ショックの患者にストレス潰瘍予防を推奨している.消化管出血のリスクがない場合にはストレス潰瘍予防の推奨はない.ファモチジンは腎排泄,オメプラゾールは肝代謝酵素 CYP で代謝されることなどに注意する.

消化管出血リスクのない敗血症にはストレス潰瘍予防の推奨はない

▶CYP:
cytochrome P450

静脈血栓症予防[2]

- 敗血症患者は静脈血栓症の高リスクであるが,鎮静・人工呼吸管理下などで臨床症状がマスクされやすい,D-ダイマーが高値になるような背景病態があることを認識して,静脈血栓症の早期診断・治療介入を行う.
- リスクレベルに応じて抗凝固療法,弾性ストッキング着用,間欠的空気圧迫法を行う.
- 抗凝固療法でヘパリンを使用する場合,出血性合併症と HIT に注意する.
- 侵襲処置前や検査で凝固延長が認められる場合には薬剤性静脈血栓症予防の中断を検討する.その他の理由で抗凝固療法を行っている場合は追加での抗凝固療法は不要である.

▶HIT:
heparin-induced thrombocytopenia

ドレーンなど

- 感染制御や早期リハビリ介入を促すためにドレーン,動静脈ライン,尿バルーンカテーテルなどの適応を日々確認し,適応がない場合,抜去を検討する.

治療目標

- 患者,患者家族と治療目標や予後について話し合う.治療目標は集中治療室入室後 72 時間以内に,なるべく早期に示す[4].

5 まとめ

- EGDT の推奨度の変更など,今後もこれまで推奨されていた治療の推奨度が大きく変わる可能性がある.
- 既存のガイドラインや症例報告を元に,自施設の現状に合わせたマニュアルを作成することが望ましい.

(甲斐沼篤,佐和貞治)

文献

1) Singer M, et al. The Third International Consensus Definitions for Sepsis and Septic Shock (Sepsis-3). JAMA 2016; 315: 801–10.

2) 西田　修，ほか．日本版敗血症診療ガイドライン 2016.
http://www.jaam.jp/html/info/2016/pdf/J-SSCG2016_ver2.pdf
3) Chousterman BG, et al. Cytokine storm and sepsis disease pathogenesis. Semin Immunopathol 2017; 39: 517–28.
4) Rhodes A, et al. Surviving Sepsis Campaign: International Guidelines for Management of Sepsis and Septic Shock: 2016. Intensive Care Med 2017; 43: 304–77.
5) Eissa D, et al. Anaesthetic management of patients with severe sepsis. Br J Anaesth 2010; 105: 734–43.
6) Chen JP, et al. Expert consensus on the perioperative management of patients with sepsis. World J Emerg Med 2015; 6: 245–60.
7) Rivers E, et al. Early goal-directed therapy in the treatment of severe sepsis and septic shock. N Engl J Med 2001; 345 (19): 1368–77.
8) Loubani OM, Green RS. A systematic review of extravasation and local tissue injury from administration of vasopressors through peripheral intravenous catheters and central venous catheters. J Crit Care 2015; 30: 653. e9–17.
9) 岡澤佑樹，ほか．麻酔導入時の薬剤投与を契機に指摘し得た末梢挿入型中心静脈カテーテルの血管穿孔．日本臨麻酔学会誌 2017; 37: 172–5.
10) 日本集中治療医学会/日本呼吸療法医学会 ARDS 診療ガイドライン作成委員会．ARDS 診療ガイドライン 2016．日集中医誌 2017; 24: 57–63.
11) Bratzler DW, et al. Clinical practice guidelines for antimicrobial prophylaxis in surgery. Am J Health Syst Pharm 2013; 70: 195–283.
12) Yamashita A, et al. Risk factors and prognosis of pain events during mechanical ventilation: A retrospective study. J Intensive Care 2017; 8; 5: 17.
13) Barr J, et al. Clinical practice guidelines for the management of pain, agitation, and delirium in adult patients in the intensive care unit. Crit Care Med 2013; 41: 263–306.
14) 廣津聡子，ほか．多尿を合併した敗血症性ショックの 1 例．日集中医誌 2017; 24: 49–50.
15) 佐和貞治．敗血症に対する免疫調節経腸栄養の効果と多価不飽和脂肪酸生合成の栄養化学．日集中医誌 2014; 21: 127–9.
16) Finley A, Greenberg C. Heparin sensitivity and resistance: Management during cardiopulmonary bypass. Anesth Analg 2013; 116: 1210–22.

3-11 RhD（−）型血液の患者

- 日本ではRhD（−）型（血液）の頻度はきわめて低く，約0.5%といわれている．したがって，RhD（−）型の血液製剤のストックは十分でなく，大量出血などの緊急時には同型の血液製剤が不足する可能性がある．
- RhD（−）型の患者の麻酔管理を行う際には，術前の準備から，RhD型異型輸血を行った場合の対応まで，各病院の血液内科あるいは輸血部医師との緊密な連携が不可欠である．

1 RhD異型輸血に関する基本的事項

a. RhD血液型

- 1940年，Landsteinerらは，ヒトとアカゲザル（Rhesus monkey）の赤血球に共通する抗原が存在することを発見した．
- その後，この抗原の有無によって分類される血液型は，Rhesus monkeyの頭文字をとってRh血液型と命名された．
- 現在，Rh血液型には40種類を超える抗原があることがわかっているが，C, c, D, E, e, の5種類の抗原が臨床的に重要であるとされている．
- その中でもD抗原の抗原性が最も強いため，一般的に赤血球上のD抗原陽性の血液型をRhD（+）型，D抗原陰性の血液型をRhD（−）型と表している．

b. 遅発性溶血性輸血副作用

感作されていないRhD（−）型の患者にRhD（+）型の赤血球輸血を行うことは可能

- ABO式血液型と違い，RhD（−）型の人もD抗原に対する自然抗体をもたないため（表1），RhD（−）型の人へRhD（+）型の赤血球を輸血しても，初回投与の場合直ちに大きな問題が生じるわけではない．
- しかし，RhD（+）型の赤血球輸血によってRhD（−）の人は感作され，しばらくすると，抗D抗体が産生されるようになる★1．
- その後，再びRhD（+）の赤血球が輸血されるとそれら赤血球表面上のD抗原と抗D抗体が結合し，免疫記憶B細胞が刺激され，IgG同種抗体が急激に増加し，肝・脾などの網内系でマクロファージによって貪食される血管外溶血が引き起こされる（図1）．
- この反応は通常，遅発性であり遅発性溶血性輸

★1
抗D抗体の産生は胎児新生児溶血性疾患，遅発性溶血性輸血副作用などを引き起こす原因となる．

表1 各血液型における赤血球表面上の抗原と血漿中の抗体

血液型	赤血球		血漿	
	A抗原	B抗原	抗A抗体	抗B抗体
A型	+	−	−	+
B型	−	+	+	−
O型	−	−	+	+
AB型	+	+	−	−
	D抗原		抗D抗体	
RhD(+)	+		−	
RhD(−)	−		−	

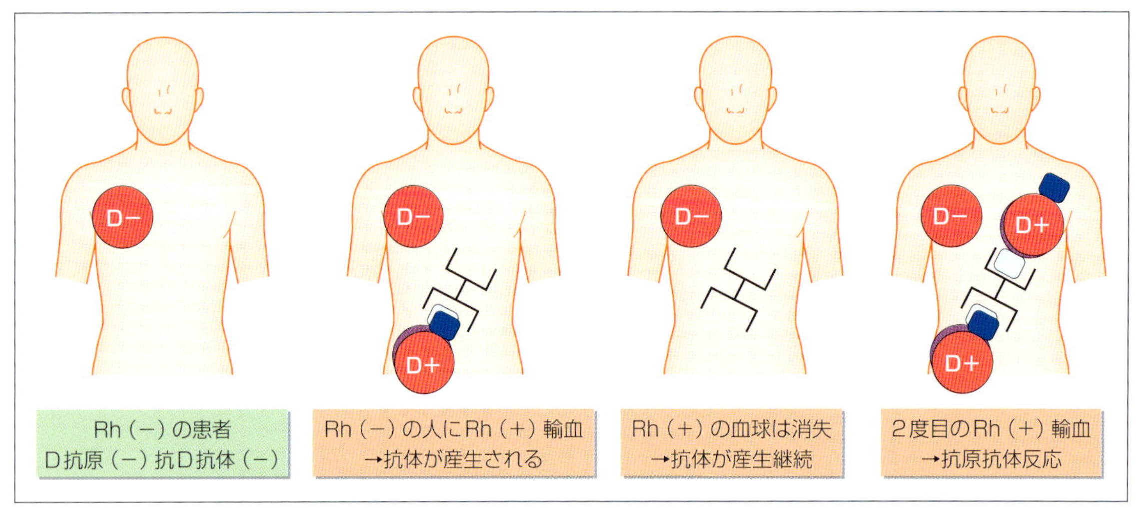

図1 感作されたRhD（−）型の患者にRhD（+）型の赤血球を輸血するときに起こる抗原抗体反応

感作されたRhD（−）型の患者にRhD（+）型の赤血球を輸血すると遅発性溶血性輸血副作用が起きる

▶DHTR：
delayed hemolytic transfusion reaction

▶LDH：
lactate dehydrogenase

血副作用（DHTR）とよばれる．通常輸血後3〜14日程度経過してから，発熱・貧血の進行・血色素尿・黄疸・LDH上昇などの症状がみられるようになる[1]．

- 通常はABO型不適合輸血の場合のような重篤な状態には陥らないことが多く，無治療で経過観察するが，なかには血管内溶血が起こり，腎不全によって死亡した症例も報告されている．

2 RhD（−）型の患者に対する緊急手術の麻酔管理上の注意点

a. 術前評価

- 抗D抗体を有しないRhD（−）型の患者にRhD（+）の赤血球を輸血しても直ちに問題は生じないが，過去にRhD（+）型の赤血球輸血歴や妊娠歴がある場合，すでに抗D抗体が体内に存在する可能性がある．
- 近年，分娩後に抗D抗体Igの投与が一般化しており，抗D抗体の産生は投与前の時期の1/10（0.5〜0.7%）以下まで抑制されている．このおかげで分娩後の患者で抗D抗体をもつ例は非常に少なくなった．

輸血歴，妊娠歴のチェックは必須

- いずれにしてもRhD（−）型の患者の術前評価ではこうした既往について確認しておく必要がある．異型輸血歴あるいは妊娠歴がある場合，RhD（+）型の赤血球輸血は避けるべきである．あるいは緊急手術の後も輸血・妊娠の可能性がある患者の場合も感作を防ぐため，RhD（+）型の赤血球輸血は可能な限り避けるべきである．
- 可能であれば抗D抗体を測定する．抗D抗体陽性であれば当然RhD（+）型の輸血は避けるべきであるが，感作されていても抗体が検出されない場合もある．

表2　輸血療法の実施に関する指針（改定版）（抜粋）

1. Rho（D）抗原が陰性と判明したときは，Rho（D）陰性の血液の入手に努める
2. Rho（D）陰性を優先して ABO 血液型は異型であるが適合の血液（異型適合血）を使用してもよい．特に患者が女児又は妊娠可能な女性で Rho（D）陽性の血液を輸血した場合は，できるだけ早く Rho（D）陰性の血液に切り替える
3. なお，48 時間以内に不規則抗体検査を実施し抗 D 抗体が検出されない場合は，抗 D 免疫グロブリンの投与を考慮する
4. 注：日本人での Rho（D）陰性の頻度は約 0.5% である
5. 事由の説明と記録
   急に輸血が必要となったときに，交差適合試験未実施の血液，血液型検査未実施等で O 型赤血球を使用した場合あるいは Rho（D）陰性患者に Rho（D）陽性の血液を輸血した場合には，担当医師は救命後にその事由及び予想される合併症について，患者又はその家族に理解しやすい言葉で説明し，同意書の作成に努め，その経緯を診療録に記載しておく

（厚生労働省医薬食品局血液対策課．平成 17 年 9 月〈平成 26 年 11 月一部改正〉．http://www.mhlw.go.jp/new-info/kobetu/iyaku/kenketsugo/5tekisei3a.html より）

b. 術前準備

- 緊急手術においては RhD（－）型の血液が十分に調達できる可能性は高くない．
- こうした事情をふまえ，厚生労働省医薬食品局血液対策課が制定した「輸血療法の実施に関する指針」では，RhD 抗原が陰性であることが判明した場合の対応として表 2 のように記載されている．

c. 輸血必要時の対応

- 前述の指針にあえて緊急時に RhD（－）の患者に RhD（＋）の赤血球を使用してもよいと明示していないことに若干の疑問は残るが，日本麻酔科学会と日本輸血・細胞治療学会，2 学会合同の「危機的出血への対応ガイドライン」には，「RhD 陰性の場合は抗 D 抗体がなければ ABO 同型 RhD 陽性血を使用してよい」と明記されている．
- RhD（－）型の赤血球が調達できない場合は，患者に感作が起こるような既往歴がなければ RhD（＋）型の赤血球を輸血する．

d. 新鮮凍結血漿あるいは血小板製剤の場合

- 血小板表面には D 抗原は存在しない．しかし，血小板製剤の中にはわずかであるが赤血球が混在している可能性がある．したがって，RhD（－）の患者に RhD（＋）の血小板製剤を輸血すると，赤血球の場合と同様に感作を起こす可能性がある．
- Cid らは RhD（＋）の血小板輸血を受けた RhD（－）の患者 485 名について，輸血後平均 77 日の時点で 7 名（1.44％）の患者が抗 D 抗体陽性であったと報告している[2]．
- 新鮮凍結血漿製剤も赤血球あるいはその分解産物が混在している可能性が否定できず，実際 RhD（＋）新鮮凍結血漿を用いた血漿交換後に感作が起こ

血小板や新鮮凍結血漿でも感作されることがある

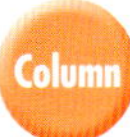

計画的 RhD 異型輸血の一例

スペインの Gonzalez-Porras らは，大量出血や RhD（－）型の赤血球が不足している場合に，抗 D 抗体を保有せず事後出産・再輸血の可能性が少ない女性や男性に限って RhD（＋）型の赤血球を輸血可能であるとのルールを策定した[3]．その結果，554 名の患者が RhD（－）型の赤血球輸血を受けた一方で，351 名が合計 1,032 単位の RhD（＋）型赤血球輸血を受けた．この結果，25.6%の RhD（－）型の赤血球を節約することができた．溶血反応を示した患者は 1 名もいなかったとしている．RhD（－）型の頻度が圧倒的に少ない日本ではこうした運用の必要性がさらに求められるかもしれない．

抗 D 人免疫グロブリンはどのくらい輸血後の感作を予防することができるのか？

1971 年の報告になるが，Pollack らは RhD（－）のボランティア 178 名に対して，RhD（＋）の赤血球を投与し，その後の感作発生の状況と，抗 D 人免疫グロブリン 267±3 μg/mL の投与が感作をどれぐらい防ぐのか調べた[4]．それによると，感作発生率と赤血球の投与量には正の相関があり，40 mL 投与した場合約 60%の患者で感作が発生した．また，抗 D 人免疫グロブリンはその発生を約半分に減らすことができた．われわれが直面するような大量出血の場合，はるかに多い量の輸血を行うことになるので，抗 D 人免疫グロブリンがどのくらい効果があるのかわからない．一方，大量出血，循環不全が起こるような状況では患者の免疫機能もかなり抑制されている可能性があるため，予想外に感作される確率は低いのかもしれない．

った症例が報告されている．

3 RhD（−）型の患者に RhD（＋）型の血液を輸血した後の対応

- RhD（－）型の患者に RhD（＋）型の血液を輸血し感作を受けたとき，その後患者が妊娠した場合には胎児新生児溶血性貧血を，再度 RhD（＋）の血液を輸血した場合には遅発性溶血性輸血副作用を引き起こす可能性が高くなる．
- 感作が起こる頻度は，高いもので 80～90%，低いもので 0～30%と報告によってかなりばらつきがあるが，担癌患者など免疫能の低下している患者，高齢者では感作される確率は低いようである．
- 一般に輸血された RhD（＋）型の赤血球の量が多ければ感作される確率も高いようである．
- D 抗原による感作を防ぐため，輸血後の抗 D 人免疫グロブリンの投与が推奨されているがその妥当性についてはさまざまな論争がある．
- 日本の RhD 異型輸血に関する数少ない報告の中でも，あえて抗 D 人免疫グ

表 3 Ayache らが提唱した，RhD 異型輸血後の対応に関する指針

1. RhD（－）の患者に RhD（＋）の赤血球を投与した場合，すべての患者で感作予防を検討すべきである
2. 抗 D 人免疫グロブリンの投与は輸血後 72 時間以内に開始すべきであるが，それ以後でも行う意味がまったくないわけではない
3. RhD（＋）赤血球 1 mL に対し 20 μg の抗 D 人免疫グロブリン投与で十分である（ちなみに日本の抗 D 人免疫グロブリン製剤は 1 瓶あたり約 250 μg の抗 D 人免疫グロブリンを含有している）
4. 投与時の疼痛も少なく，便利で，即効性のため静脈内投与が好ましい（日本の製剤は筋肉内投与用である）
5. 大量の RhD（＋）型の赤血球を輸血した場合，赤血球交換輸血を行えば抗 D 人免疫グロブリンの必要量を減らすことができるかもしれない
6. 投与によって悪寒，発熱，頭痛などの副作用が現れることがあるが，抗ヒスタミン薬，解熱鎮痛薬，ステロイドで対処可能なことが多い
7. RhD（＋）型血小板を輸血した場合，125～300 μg の抗 D 人免疫グロブリンの投与で十分と考えられる
8. D＋赤血球あるいは抗 D 人免疫グロブリンの残存を調べてもよいが，それが抗 D 人免疫グロブリンの投与が必要か否かの判断材料となるかどうかは不明である
9. 輸血後少なくとも 8 か月は血清学的検査によって抗 D 抗体産生の有無を観察するべきである

（Ayache S, et al. Transfusion 2008; 48: 1990–9[5] より）

ロブリンを投与しなかったとするものもある．そもそも，日本では RhD 型不適合輸血後の感作予防に対して抗 D 人免疫グロブリンは適応ではない★2．

- また，輸血した RhD（＋）血液をすべて中和するためには RhD（＋）赤血球 1 mL に対し 20 μg の抗 D 人免疫グロブリン投与が必要といわれており，大量輸血の場合通常使用量の何倍もの投与が必要となる．
- RhD 不適合輸血を行った場合にはその後の抗体産生の経過を追跡する必要がある．
- Ayache らは感作予防に関する総説の中で，**表 3** のような方針を提案している[5]．

（藤原祥裕，加藤栄史）

★2
欧米諸国では RhD 不適合輸血後の感作予防目的での抗 D 人免疫グロブリンの使用が適応として認められているようである．

RhD（－）異型輸血後は遅発性溶血性輸血副作用の症状と抗 D 抗体のチェックが必要

文献

1）小嶋俊介，ほか．溶血性輸血副作用．臨床検査 2013; 57: 876–83.
2）Cid J, et al. Low incidence of anti-D alloimmunization following D+ platelet transfusion: The Anti-D Alloimmunization after D-incompatible Platelet Transfusions (ADAPT) study. Br J Haematol 2015; 168: 598–603.
3）Gonzalez-Porras JR, et al. Prospective evaluation of a transfusion policy of D^+ red blood cells into D-patients. Transfusion 2008; 48: 1318–24.
4）Pollack W, et al. Studies on Rh prophylaxis. 1. Relationship between doses of anti-Rh and size of antigenic stimulus. Transfusion 1971; 11: 333–9.
5）Ayache S, Herman JH. Prevention of D sensitization after mismatched transfusion of blood components: Toward optimal use of RhIG. Transfusion 2008; 48: 1990–9.

3-12 抗血栓療法を受けている患者

- 近年，各種の血栓性疾患予防のため，抗血栓療法を受けている患者が急増している．
- 抗血栓療法には，抗血小板薬★1 と抗凝固薬★2 が用いられる．
- 抗血栓療法を受けている患者では，止血機能が低下している可能性があり，手術・麻酔に伴う出血性合併症の危険が高くなる一方で，周術期の抗血栓療法中断は，血栓性疾患の増悪を引き起こす可能性がある．そのため，周術期の抗血栓療法の継続・中断についてそれぞれのリスクとベネフィットを勘案して方針を決定する必要がある．
- しかしながら，緊急手術では抗血栓療法を中断して止血機能の回復を待つだけの時間的余裕がないことが多く，止血機能が低下した状態で手術・麻酔に臨まざるをえない状況も想定される．
- 近年，副作用が少なくより効果的に血栓性疾患を予防できる新しい抗血栓薬が使用可能となってきている．
- ある種の抗凝固薬は，拮抗薬によって作用をリバースすることが可能である．

★1 抗血小板薬
白色血栓が問題となる動脈性血栓（脳梗塞，心筋梗塞など）の予防に用いられる．

★2 抗凝固薬
赤色血栓が問題となる静脈性血栓（心房細動，深部静脈血栓など）の予防に用いられる．

1 緊急手術の術前評価

- 以下の項目について評価し，①周術期抗血栓療法をどのように管理していくか，②どのような麻酔管理を行うか，③手術による出血にどのような対応をするか，を総合的判断のもと計画する．
  - 抗血栓療法の内容
  - 抗血栓療法を受ける理由となった原疾患の病状
  - 術前の止血機能評価（凝固機能検査，臨床症状）
  - 手術による出血のリスク評価
  - 止血機能低下に伴う麻酔管理上のリスク評価
  - 全身状態の把握（とくに腎機能，栄養状態，肝機能）
  - 区域麻酔あるいは血管穿刺の必要性とリスクの評価
- 最も重要なことは，抗血栓療法の急速な拮抗はいつも血栓性疾患の増悪のリスク増大と隣り合わせであることである．患者にもそのことは十分説明しておくべきである．

抗血栓療法中断のリスクとベネフィットを検討することが重要

2 麻酔管理

- 抗血栓療法を受けている患者の緊急手術に対する麻酔管理を行う場合，止血機能の低下により，手術に伴う予想外の出血量増加や，術後出血による再手術，各種区域麻酔手技・血管穿刺手技に伴う出血性合併症などの危険性が増大する．術者と協議のうえ，後述するような手段によってできる限り止血機能を正常に回復させる努力をすべきである．それが不可能な場合は，以下の点に十分注意する．

手術に伴う出血量の増加

- 静脈路，輸血製剤を十分に確保したうえで手術に臨むとともに，できる限り出血量あるいは出血性合併症のリスクが少なくなるような術式を選択する．

血管穿刺時の出血量増加ならびに止血困難

- 各種血管内留置カテーテルに伴う出血性合併症のリスクが増大する．穿刺時には超音波ガイド下に行うことは言うまでもないが，熟練した術者が施行するなどして動脈誤穿刺などをできるかぎり回避すべきである．また，穿刺後，カテーテルの抜去後は局所の観察，十分な圧迫止血によって血腫の増大を予防する．

脊髄幹麻酔に伴う硬膜外血腫，下半身対麻痺の危険性の増大

- 脊髄幹麻酔に伴う硬膜外血腫は最も麻酔科医の関心が高い合併症である．後述する指針に従って，脊髄幹麻酔を行うか否か，カテーテル抜去のタイミングなどを検討する．

神経ブロックに伴う各種出血性合併症リスクの増大

- 脊髄幹麻酔以外の神経ブロックでも各種の出血性合併症が報告されている．血腫による，血圧低下，ショック，気道狭窄，神経傷害などの報告がある．とくに重要臓器が近辺にある場合，深部のブロックで圧迫止血が困難な場合などはブロック施行の適否につき十分検討すべきである．

3 脊髄幹麻酔と抗血栓療法

- 抗血栓療法を受けている患者に対する脊髄幹麻酔の施行は最も注意を払わなければならない．以下，各抗血栓療法と脊髄幹麻酔との関連について，2010年に公表されたASRAガイドラインの一部を引用する[1]．

▶ASRA：
American Society of Regional Anesthesia and Pain Medicine

a. 抗血小板薬

- NSAIDsは硬膜外麻酔・脊髄くも膜下麻酔の施行に伴う硬膜外血腫のリスクを増加させないし，実施のタイミング，カテーテル抜去を考慮する必要もない．
- NSAIDsの投与を受けている患者が術後，他の血液凝固に影響を及ぼす薬剤を内服する予定がある場合，硬膜外・脊髄くも膜下麻酔は行わないことを推奨する．
- チエノピリジン系抗血小板薬は最終投与から硬膜外・脊髄くも膜下麻酔施行までチクロピジンは14日，クロピドグレルは7日空けるようにする．

b. 抗凝固薬

未分画ヘパリン

- 未分画ヘパリン皮下注5,000単位を1日2回投与では硬膜外・脊髄くも膜下ブロックの施行は制限されない．

- 出血のリスクはヘパリンの投与をブロック後まで遅らせることによって減らせるかもしれない．衰弱した患者が長期にわたって投与を受ける場合リスクが増えるかもしれない．
- 1日10,000単位以上のヘパリン，1日3回以上のヘパリン投与の安全性は確立されていない．
- ヘパリン血小板減少症が発生することがあるので，4日以上ヘパリンの投与を受けている患者は血小板数を測定する．

低分子ヘパリン

- 抗Xa活性の測定は出血リスクを予測できない．
- その他の血液凝固を阻害する薬物の併用は硬膜外血腫のリスクを増す．
- カテーテル挿入時の出血は必ずしも手術の延期を必要としないが，術後低分子ヘパリンの投与を遅らせたほうがよいかもしれない．

術前

- 低分子ヘパリンの予防的投与を受けている患者では，投与後少なくとも10～12時間後まで硬膜外・脊髄くも膜下麻酔の穿刺を延長すべきである．
- 高用量の低分子ヘパリン（エノキサパリン1.5 mg/kg/日，ダルテパリン120 U/kg/日）の治療的投与を受けている患者では少なくとも24時間穿刺を延期すべきである．
- 手術の2時間前に投与を受けた患者では穿刺時に血中濃度がピークに達するため，穿刺を行わないことが推奨される．

術後

- 低分子ヘパリンの投与を受けている患者に硬膜外・脊髄くも膜下麻酔を安全に実施することができるかもしれないが，投与量，術後初日の投与タイミングを考慮する必要がある．
- 1日2回投与は硬膜外血腫のリスクを増やす．低分子ヘパリンの術後初回投与は術後24時間は行わない．
- カテーテルは初回低分子ヘパリン投与前に抜去する．抜去後2時間は低分子ヘパリンは投与しない．
- 1日1回投与の場合，術後の初回投与は術後6～8時間，2回目投与は初回投与後24時間以上空けるようにする．カテーテルの抜去は低分子ヘパリン投与後10～12時間空けるようにする．

ワルファリン

▶INR：international normalized ratio

- 最近ワルファリンの内服を中止した患者に硬膜外・脊髄くも膜下麻酔を行う際は注意が必要である．INRと実際の凝固機能に乖離がある可能性がある．
- 少なくとも4～5日前にワルファリンの内服を中止すべきである．また，INRは正常化されていなければならない．
- 他の血液凝固能に影響を及ぼす可能性があるにもかかわらずINRに影響を及ぼさない薬剤を併用すべきでない．
- 感受性が高い患者では投与量を調節する．

- 手術前にワルファリンの最初の投与が行われたのならINRをチェックする必要がある.
- 硬膜外麻酔が実施されている最中に低用量のワルファリンの投与を受ける場合は毎日INRを測定する.
- ワルファリンによる抗凝固療法が開始されたのなら，INR＜1.5のときにカテーテルを抜去する.
- 1.5＜INR＜3のとき，他のINRに影響を与えず血液凝固に影響を及ぼす可能性のある薬剤を使用していないことを確認したうえで，注意深く抜去する．INRの値が落ち着くまで神経学的モニタリングを行う.
- INR＞3の場合，ワルファリンを減量あるいは中止する.

新しい抗凝固薬（NOAC〈DOAC〉）

▶NOAC：non-vitamin K antagonist oral anticoagulant

▶DOAC：direct oral anticoagulant

- 侵襲的鎮痛手技に関するNOACの中止に関するエビデンスはほどんどない.
- 2015年に公表された，抗血栓療法を受ける患者に対する侵襲的慢性疼痛治療に関するガイドラインでは以下のように記載されている[2].
  - Rosencherらは半減期の2倍が，血栓性疾患予防との兼ね合いから合理的と主張.
  - 侵襲的鎮痛手技を受ける患者は高齢者であったり，血液凝固に影響を与える薬剤を使用していたりして，抗凝固薬に感受性が高い可能性がある.
  - 半減期の2倍経過しても25%の薬剤は体内に存在，5倍なら3%のみ.
  - 本ガイドラインでは半減期の5倍休薬することを推奨.

4 抗血栓療法のリバース

- 術前評価を通じて，抗血栓療法による止血機能の低下が麻酔管理上大きな障害になると判断される場合には，抗血栓療法による止血機能の低下を可能な限り回復させる努力をする.

a. 抗血小板薬

- 残念ながら，現時点で抗血小板薬の作用を拮抗する薬剤で臨床上使用可能なものは存在しない.
- さまざまな論争はあるが，血小板濃厚液あるいは血小板浮遊血漿が抗血小板薬の作用をある程度拮抗するという報告が複数ある.

b. 抗凝固薬

ワルファリン

- ワルファリンを内服している患者に緊急手術を行う場合，術前に必ずPT-INRを測定する .
- 予定手術の場合，手術の4日前にワルファリンの投与を中止すれば，ほとんどの場合PT-INRは正常に回復するが，緊急手術の場合そのような時間的余裕がない場合がほとんどである.

▶PT-INR：prothrombin time-international normalized ratio

プロトロンビン複合体濃縮製剤

プロトロンビン複合体濃縮製剤は，第 II，VII，IX，X 因子のうち３つないしすべてを高濃度に含む製剤で，血友病の患者の治療に用いられる．本剤は大量出血に伴う凝固因子の枯渇，各抗凝固薬による止血機能異常などの治療のため有効であったとする報告が複数存在する．ワルファリン，フォンダパリヌクス，直接 Xa 阻害薬による抗凝固作用は本剤でリバース可能であるとする報告が複数存在する[3)]．

- ワルファリンの抗凝固作用を拮抗するためには，ビタミン K，新鮮凍結血漿（FFP），プロトロンビン複合体濃縮製剤（Topics 参照），遺伝子組換え活性型第 VII 因子があげられる．
- ビタミン K を静脈内投与しても直ちに凝固機能が回復するわけはなく，PT-INR が正常に回復するには 6～8 時間程度必要である．
- FFP は投与すれば直ちに INR は回復するが，FFP を準備し溶かすのに時間がかかる．
- PT-INR の延長が著しい場合，凝固機能を回復させるためには大量の FFP を投与しなければならず，心臓に対する容量負荷の増大が懸念される場合もある．
- プロトロンビン複合体濃縮製剤はワルファリンの抗凝固作用を迅速に回復させることができる[4)]．

未分画ヘパリン

- プロタミンはヘパリンと結合することによってその抗凝固作用を失活させる．
- その効果は ACT（活性化全血凝固時間），APTT（活性化部分トロンボプラスチン時間）で評価する．
- プロタミン自体には抗凝固作用があるため，過度の投与は逆に止血機能を抑制する．

低分子ヘパリン

- プロタミンは低分子ヘパリンによる抗凝固作用を部分的にしか中和しない．

フォンダパリヌクス

- プロタミンはフォンダパリヌクスによる抗凝固作用を中和しない．

直接トロンビン阻害薬

- イダルシズマブ（プリズバインド®）はダビガトランの抗凝固作用を直ちに中和する．

直接Xa阻害薬

- 現在直接Xa阻害薬に特異的な拮抗薬が欧米では利用可能になりつつあると聞くが，国内では利用不可能である[5]．

（藤原祥裕）

文献

1) Horlocker TT, et al. Regional anesthesia in the patient receiving antithrombotic or thrombolytic therapy: American Society of Regional Anesthesia and Pain Medicine Evidence-Based Guidelines (Third Edition). Reg Anesth Pain Med 2010; 35: 64–101.
2) Narouze, et al. Interventional spine and pain procedures in patients on antiplatelet and anticoagulant medications: Guidelines from the American Society of Regional Anesthesia and Pain Medicine, the European Society of Regional Anaesthesia and Pain Therapy, the American Academy of Pain Medicine, the International Neuromodulation Society, the North American Neuromodulation Society, and the World Institute of Pain. Reg Anesth Pain Med 2015; 40: 182–212.
3) Schultz NH, et al. The reversal effect of prothrombin complex concentrate (PCC), activated PCC and recombinant activated factor VII against anticoagulation of Xa inhibitor. Thromb J 2017; 15: 6.
4) Lankiewicz MW, et al. Urgent reversal of warfarin with prothrombin complex concentrate. J Thromb Haemost 2006; 4: 967–70.
5) Siegal DM, et al. Andexanet Alfa for the Reversal of Factor Xa Inhibitory Activity. N Engl J Med 2015; 373: 2413–24.

3-13 新生児（非心臓疾患）

▶NICU：neonatal intensive care unit

- 術前診断や麻酔関連デバイスの進歩によって，新生児の手術を安全に行うことが可能になってきた．さらにNICUなど周術期管理を行う部門の発展が患者予後の改善に寄与している．
- 新生児の手術は多くが緊急手術である．麻酔管理上必要な情報を収集するための十分な時間が確保できないこともまれではない．
- 新生児が手術を必要とする疾患には先天性のものが大部分を占める．特徴的な疾患を理解しておく必要があるが，心疾患を合併することもまれではないため，麻酔管理を行ううえで血行動態を把握することは重要である．

1 新生児の特徴

a. 循環

- 胎児循環は完全に線維閉鎖するには2〜3週間かかる．低出生体重児，感染，アシドーシス，高二酸化炭素血症，低酸素血症，胎便吸引症候群，低体温などで，機能的に閉鎖した卵円孔，動脈管，静脈管が再開通することもある．
- 新生児の心筋配列は成人と比較するとかなり未発達である．また筋小胞体の未熟が理由で心筋のカルシウム貯蔵は非常に低下している．イオン化カルシウムに収縮を大きく頼っている新生児心筋では，吸入麻酔薬のカルシウムイオンチャネルの抑制作用により，大きく収縮力は低下する．

小児の心拍出量は心拍数に依存する

- また酸素消費量は体重あたりでは成人よりも著しく大きいため★1，酸素運搬を増大する目的で心拍出量が増加している．ただし1回心拍出量はほぼ不変であるため，安静時でも心拍数が多い．

★1
成人安静時の酸素消費量2 mL/kg/分に対して，新生児では6 mL/kg/分である．

- 先天性心疾患を合併している場合も非心臓手術を先行しなければならないことが多い．重要なポイントは動脈管に依存している疾患および過剰肺血流疾患の管理である．前者はプロスタグランジンの投与を継続しなければならず，後者は肺血管抵抗を維持することを心がけなければならない（表1）[1]．

表1 肺血管抵抗に影響する因子

項目	肺血管抵抗上昇	肺血管抵抗低下
酸素（吸入濃度）	低い	高い
二酸化炭素（分圧）	高い	低い
pH	低い	高い
PEEP	高い	低い
ヘモグロビン	高い	低い
血管作動薬	収縮薬	拡張薬
その他	交感神経刺激，咳	

（竹内 護，ほか監修．改訂版 小児心臓麻酔マニュアル．メディカルフロントインターナショナルリミテッド；2017. p.99[1]より改変引用）

b. 呼吸および気道

- 酸素消費量が大きいことで分時換気量が増大しているが，これは呼吸回数の増加で補われている．
- 肋間筋は未熟で肋骨が水平に並んでいるた

め，胸郭を拡大する動作は大部分が横隔膜の収縮により保たれている．

- 新生児は肺血管抵抗が高く，右心室の重量も左心室とほぼ同じであるが，3か月～6か月の経過で肺血管抵抗は成人並みに低下する．
- 舌が比較的大きく，下顎が未発達のため挿管は比較的難しい★2．

c. 肝機能および腎機能

- 蛋白合成能やグリコーゲンの貯蔵は胎生期から備わっているが，グルクロン酸抱合の能力はUGTファミリーなどの代謝酵素活性が低いため，投与された薬物の代謝は成人よりも著しく低い．
- 酸化代謝に関与するCYPファミリーの活性も低く，これらは5か月から2歳程度にならないと成人のレベルに達しない．
- 正期産の新生児でも糸球体濾過量は30 mL/分/1.73 m^2 程度といわれており，麻酔関連の薬剤の洗い出しも低下しているため，とくに腎排泄の薬剤には注意が必要である（図1）[3]．

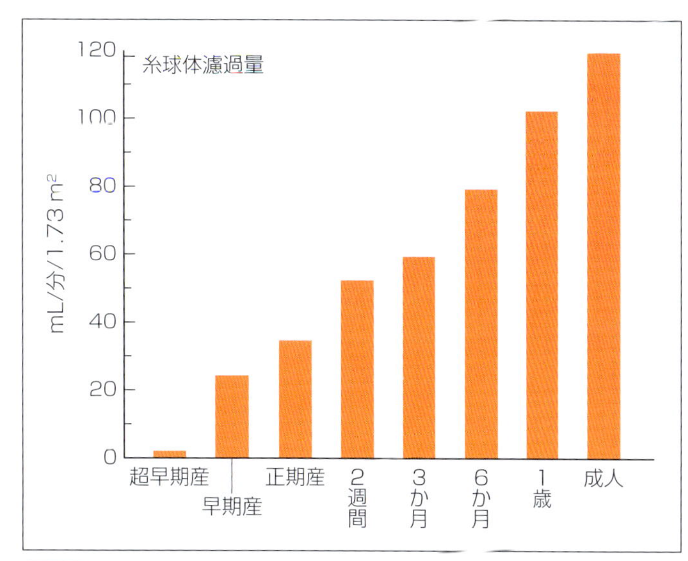

図1 年齢による糸球体濾過量の変化
(Miller RD, ed. Miller's Anesthesia. 8th ed. Elsevier Saunders; 2015. p.2757-99[3]より)

★2
小児の中枢気道の最も狭い部分は声門下輪状軟骨部であり，喉頭は紡錘形とされてきたが，近年の研究で成人と同様に最狭部は声門であると報告されている[2]．

新生児の薬物の代謝・排泄は著しく制限されている

d. 体温調節

- 生後3か月まではシバリングよりも細胞性の褐色脂肪細胞による熱産生を利用する．
- 皮下は薄く，脂肪も少なく，体重あたりの体表面積が大きいため，全身麻酔により体温調節機能は変調し，外気温に影響を受けやすい．

e. 体格の構成と薬物分布

- 新生児は体重の70％が水分であり，脂肪や筋肉は成人と比較するとその割合は低い．また6か月を経過すると筋肉量はまだ成人に到達しないが，水分や脂肪の割合はほぼ成人と同様になる．
- 水分量が多いため薬物の分布容積は大きく，とくに水溶性薬剤は初回投与量が多く必要である（例：抗生物質の大部分）．
- 脂肪組織へ移行する薬剤は血中濃度が上昇しやすく，前述した肝腎機能の未熟さにより効果は持続しやすい．また結合蛋白であるアルブミンや α1酸性糖蛋白も成人と比較すると低値であるため，薬剤の効果は遷延する．総合すると分布容積の問題よりも代謝，排泄や結合蛋白のほうが強く関与し，一般的に新生児では薬剤の必要量は少ない．

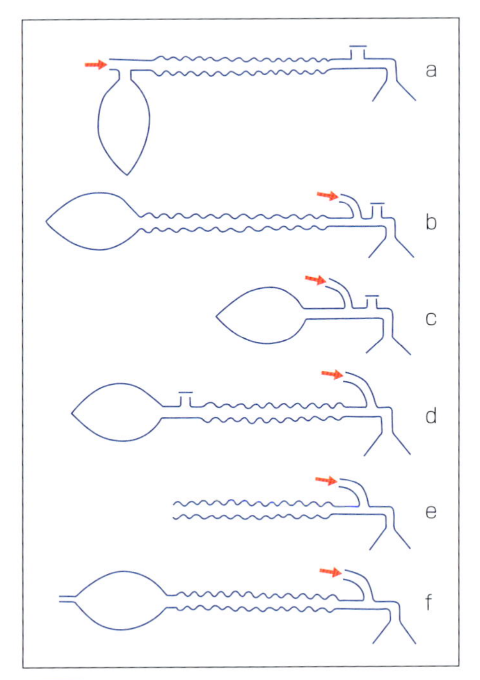

図2 Mapleson 呼吸回路

→は新鮮ガス流入を表す．a の排気弁を改良したものが non-rebreathing 回路，d は日本で一般的にみられる Jackson-Rees 回路であるが，文献によると厳密には f が Jackson-Rees にあたる．

(Willis BA, et al. Br J Anaesth 1975; 47: 1239-46[4]より)

Topics GAS study

鼡径ヘルニアの手術が必要な生後6か月までの小児を無作為に脊髄くも膜下麻酔と全身麻酔群に分けて，将来の発達を観察した研究．患児が2歳の時点で両群に有意差はない．5歳になったら再評価される予定である[5]．

f. 麻酔薬の中枢神経毒性

- 吸入麻酔薬や静脈麻酔薬などが幼若な実験動物に対して学習障害をきたし，中枢神経組織ではアポトーシスが観察されている．
- 臨床では，後方視的検討で小児期に複数回の全身麻酔を受けた子どもの学習障害の発生頻度が高くなるという報告がある．しかしそもそも手術を受けるかどうかで患者の背景に違いがあること，学習や発達には社会環境などが影響することなど交絡因子が多い．

2 麻酔管理

a. 術前評価

- ほとんどの場合が緊急手術であるため，情報は不足する．
- 妊娠歴，出産歴などを聴取する．
- 身長，体重を入手し成長曲線に当てはめる．
- 心臓超音波検査はほぼ必須である．新生児で手術となる疾患の多くは先天性であり，心疾患を合併することも多い．

b. 麻酔回路

- Mapleson D，non-rebreathing 回路，通常の circle 回路などが使用できる（図2）[4]．
- Mapleson D，non-rebreathing 回路は手術室の麻酔薬汚染や人工呼吸器が使用しにくいという問題がある．
- circle 回路を用いて新生児に人工呼吸を行う場合はコンプレッションボリューム★3 に注意してコンプライアンスの低い回路を使用する（図3）[6]．
- 人工鼻は死腔となるため新生児に適したサイズを選択する★4．

c. 全身麻酔の導入

- 可能な限り静脈路を確保してから導入を行う．新生児の吸入麻酔薬の MAC は高いが，前述したカルシウムイオンチャネルの抑制により著しい心収縮力の低下を招くことがまれではない．
- 必要なら動脈ラインを確保する．とくに心疾患を合併する場合は必須である．
- 口腔内容および気管内容を除去可能なサイズの吸引チューブを用意する．
- full stomach では可能な限り胃管を挿入し内容を除去してから迅速導入を行う．容易に低酸素になるため事前に十分酸素化することは必須である．軽度鎮静の意識下挿管も行われる．

circle 回路を用いる場合はコンプレッションボリュームに注意して低コンプライアンスの回路を使用する

▶MAC：minimum alveolar concentration（最小肺胞濃度）

- 気管チューブは3.0 mmもしくは3.5 mmのカフなしチューブ，あるいは3.0 mmマイクロカフ付きチューブ★5を使用する．新生児の声門から気管分岐部までの距離は4 cmである．声門で3 cmもしくは口角で9 cmで大部分の症例はチューブ先端が適切な位置となる．

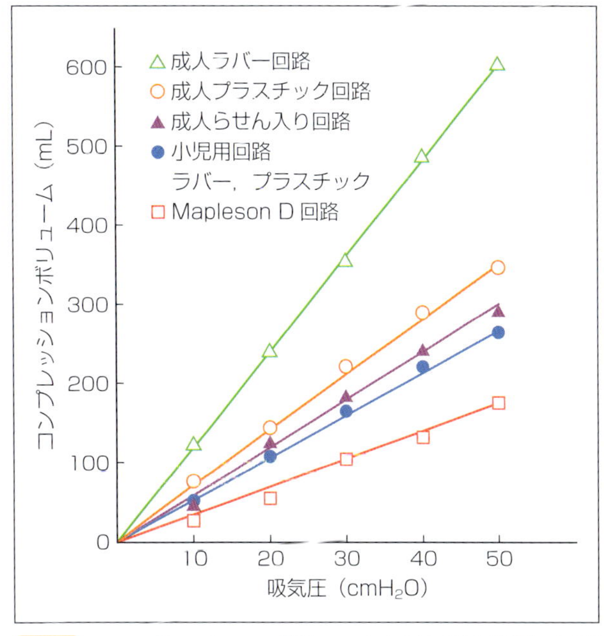

図3 コンプレッションボリュームと吸気圧の関係：回路による差異

（Coté CJ, et al. Anesthesiology 1983; 59: 442-6[6]より改変引用）

d. 全身麻酔管理

- セボフルランのMACは3.3％と高いが，前述したように心筋への感受性が高いため高用量の使用は難しい．
- フェンタニル，レミフェンタニルなどのオピオイドは安全に使用可能である．在胎60週までは術後無呼吸のリスクがあるといわれており，術後抜管を予定する場合はその使用は限定する必要がある．レミフェンタニルは新生児でも通常どおり代謝が行われるとされており，抜管症例には適しているかもしれない．
- 筋弛緩薬も代謝・排泄が遅延するため臭化ロクロニウムの必要量は少ない[7]．新生児は正常でも筋弛緩モニターでフェードが認められる．
- 心拍出量は心拍数に依存しており，おおよそ100回/分を下回っている場合はアトロピンなどで治療したほうがよい．
- 人工呼吸は呼吸回数を25～35回/分程度を目安とする．酸素消費量が高く機能的残気量が小さいため，チューブの屈曲・閉塞などで容易に低酸素に陥る．
- 輸液は通常の細胞外液でよい．ブドウ糖添加酢酸リンゲル液が低血糖や低ナトリウム血症を予防でき，利用可能である．腎機能が未熟であるためカリウムフリーの輸液が好まれてきたが，4 mEq/L程度の濃度の輸液で問題となることはまれである．
- 正期産の新生児で循環血液量は200～300 mL程度である．輸血が必要となることもまれではないため，準備は必要である．通常は赤血球濃厚液と新鮮凍結血漿が，それぞれ2単位あれば十分である．

e. 術後管理

- 抜管するか挿管のまま帰棟するかを手術前から綿密に計画する．
- 挿管・人工呼吸を継続する場合はNICUなどの新生児管理が行える部門と事前に協議を行っておくことが重要である．
- 鎮静薬・オピオイドは効果が遷延しやすい．

★3 コンプレッションボリューム

ガスの圧縮と回路の可塑性による換気量のlossのこと．細径で素材が硬いものはコンプライアンスが低い．

★4

1回換気量50 mLまでに対応した，気管チューブスリップジョイントと交換するタイプが市販されている．

★5 マイクロカフ付きチューブ

ポリウレタン製の非常に薄い素材のカフが付いた小児用気管チューブが市販されている．

3 新生児期に手術となる疾患特有の注意点

a. 新生児壊死性腸炎

- 低出生体重児が多いため，明らかなフリーエアが認められるなどの状態でなければ内科的にNICUで管理される．また手術を行うとしても，ドレナージのみとすることもある．
- 胎児仮死，新生児呼吸窮迫症候群，動脈管開存などがリスクファクターであり，手術になった場合重篤な状態であることも多い．体温調節や輸液管理が重要であることは同様である．
- 人工呼吸されていない場合はfull stomachであることに留意し，術後も人工呼吸管理を継続する．

b. 横隔膜ヘルニア

- 近年では胎児期診断されることが多い．
- Bochdalek孔によるヘルニアが最もポピュラーである．腹部臓器の胸郭への脱出により，full stomachの状態に留意する．また肝臓が胸腔へ脱出していることもあり，静脈還流障害による低血圧などが生じることもある．重症度は左肺の低形成の程度に左右される．
- 意識下挿管もしくは迅速導入が選択されるが，近年では状態を安定させてから手術を行う施設もあり，NICUで挿管管理されていることもある．
- 呼吸管理が非常に重要だが，しばしば重症例では人工呼吸器のみでの対応が困難となる．一酸化窒素吸入，HFO，ECMO★6導入も考慮する．肺高血圧を合併している場合は肺血管抵抗を低下させる管理を考慮する（**表1**）．
- 術後は鎮静，人工呼吸継続を行う．

c. 食道閉鎖

- VACTERL連合★7との関連が示唆される．他の合併先天異常を評価する．とくに先天性心疾患の精査は必須である．
- 気管食道瘻の存在のため，マスク換気は換気不十分となったり，胃膨満が生じる可能性がある．施設によって方針は異なるが，最初に胃瘻を造設する場合を除き，換気方法は事前に検討しておく．迅速導入もしくは意識下挿管などで対応する．気管食道瘻が比較的高い位置にある場合はチューブを気管分岐部あたりに位置させることで換気が瘻孔へ流入するのを防ぐことが可能である．しかしながら気管食道瘻の位置が分岐部近傍にある場合，消化管へ換気が漏れるため腹部の状態に留意する．とくに瘻孔が大きい場合は先に胃瘻を作成することも外科医と協議する．また術前から誤嚥性肺炎をきたしている場合もある．

▶HFO：
high frequency oscillation（高頻度振動換気）

▶ECMO：
extracorporeal membrane oxygenation（体外式膜型人工肺）

★6
新生児では頚部の動静脈からアクセスする．

★7 VACTERL連合
以下の先天奇形を伴うことが多い疾患群．V：vertebral（椎体），A：anal（肛門），C：cardiac（心臓），TE：tracheoesophageal（気管食道），R：renal（腎），L：limb（四肢，とくに橈骨）．

他の合併先天異常の評価，とくに先天性心疾患の精査は必須

Column 低出生体重児とNa

40年ほど前に行われた研究では，Naを負荷した輸液を投与したほうがNICUにおける脳出血の頻度が高かったと報告されたが，後に行われた研究で1,500 g以下の低出生体重児を対象にしてもNaを負荷するかしないかで，とくに差はなかった[8]．

- 食道吻合を行った場合，術後は基本的に鎮静とする．ロングギャップ症例では筋弛緩薬も併用するなど，絶対安静を方針とする場合もあるため，外科医と協議を綿密にする．

d. 臍帯ヘルニア/腹壁破裂

- 発生学的には異なるが病態は非常に類似する疾患で，大部分の腹腔臓器（主に腸管）が腹腔から脱出する．多くは出生前診断で推察される．脱出臓器が腹膜に覆われるものが前者で，腹膜の欠損があるのが後者である．
- とくに腹壁破裂で大量不感蒸泄による脱水が生じ，電解質異常なども伴う．
- 脱出臓器を完納することによる腹圧上昇のため術後人工呼吸はほぼ必須である．

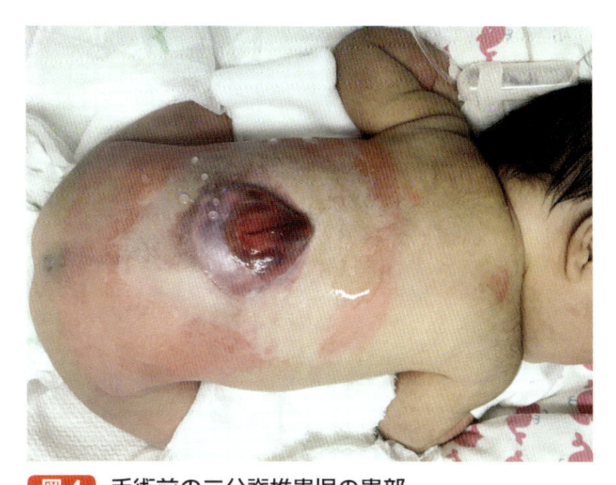

図4 手術前の二分脊椎患児の患部

麻酔導入などで仰臥位とする場合は患部周囲をタオルなどで囲み，直接患部を圧迫しないように注意する．

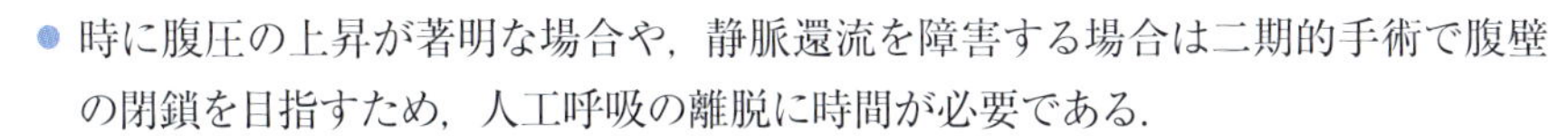

- 時に腹圧の上昇が著明な場合や，静脈還流を障害する場合は二期的手術で腹壁の閉鎖を目指すため，人工呼吸の離脱に時間が必要である．

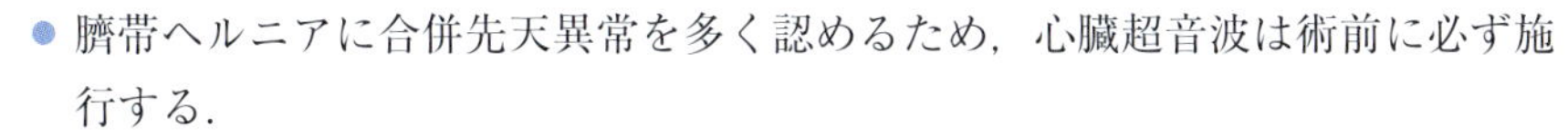

- 臍帯ヘルニアに合併先天異常を多く認めるため，心臓超音波は術前に必ず施行する．

e. 二分脊椎/髄膜瘤

- 胎児診断が可能となり，手術を予定できることもある．
- 術前・術後の患部ケアは重要で，腹臥位を基本とするが，タオルなどで患部の圧迫を回避する工夫が必要となる（図4）．
- 麻酔導入時の体位は，仰臥位の場合タオルなどでドーナツを作成し患部圧迫しないよう施行するか，もしくは側臥位で導入する方法もある．
- 出血や髄液の漏出など，循環血液量不足には十分注意し適切な輸液や電解質管理を行う．また術中体温管理方法についても事前に十分検討しておく．
- 水頭症を合併することも多く，VPシャントが同時に行われたり二期的に施行されることがある．
- ラテックスアレルギーとの関連が示唆されており，麻酔や手術関連機材はラテックスフリーのものを使用する．

▶VP：ventriculoperitoneal

（戸田雄一郎）

文献

1) 竹内　護，ほか．血管抵抗に影響する因子．竹内　護，森松博史，監修．改訂版 小児心臓麻酔マニュアル．東京：メディカルフロントインターナショナルリミテッド；2017. p.99.

2) Dalal PG, et al. Upper airway dimensions in children using rigid video-bronchoscopy and a computer software: Description of a measurement technique. Pediatr Anaesth 2008; 18: 645-53.

3) Coté CJ. Pediatric anesthesia. In: Miller RD, ed. Miller's Anesthesia. 8th ed. Philadel-

phia: Elsevier Saunders; 2015. p.2757–99.
4) Willis BA, et al. Rebreathing in a T-piece: Volunteer and theoretical studies of the Jackson-Rees modification of Ayre's T-piece during spontaneous respiration. Br J Anaesth 1975; 47: 1239–46.
5) Davidson AJ, et al. Neurodevelopmental outcome at 2 years of age after general anaesthesia and awake-regional anaesthesia in infancy (GAS): An international multicentre, randomised controlled trial. Lancet 2016; 387: 239–50.
6) Coté CJ, et al. Wasted ventilation measured in vitro with eight anesthetic circuits with and without inline humidification. Anesthesiology 1983; 59: 442–6.
7) 森田　潔，ほか．小児での使用．武田純三，編．ロクロニウムの基礎と臨床．東京：真興交易医書出版；2007．p.94–102.
8) Lupton BA, et al. Serum sodium concentration and intraventricular hemorrhage in premature infants. Am J Dis Child 1990; 144: 1019–21.

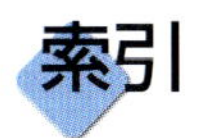

索引

ページ数の太字は項目の詳述箇所を示す．

和文索引

く

け

こ

さ

し

に

ね

の

は

ひ

ふ

へ

ほ

ま

み

む

め

も

や

ゆ

数字・欧文索引

E

F

G

H

I

J

K

L

M

N

O

P

中山書店の出版物に関する情報は，小社サポートページを御覧ください．
https://www.nakayamashoten.jp/support.html

新戦略に基づく麻酔・周術期医学

麻酔科医のための リスクを有する患者の周術期管理

2018 年 5 月 30 日　初版第 1 刷発行 ©　〔検印省略〕

専門編集——横山正尚

発行者——平田　直

発行所——株式会社 中山書店
〒 112-0006 東京都文京区小日向 4-2-6
TEL 03-3813-1100（代表）　振替 00130-5-196565
https://www.nakayamashoten.jp/

装丁——花本浩一（麒麟三隻館）

印刷・製本——株式会社シナノ

Published by Nakayama Shoten Co.,Ltd.　Printed in Japan
ISBN 978-4-521-74327-1
落丁・乱丁の場合はお取り替え致します．

・本書の複製権・上映権・譲渡権・公衆送信権（送信可能化権を含む）は株式会社中山書店が保有します．
・JCOPY〈(社)出版者著作権管理機構 委託出版物〉
本書の無断複写は著作権法上での例外を除き禁じられています．複写される場合は，そのつど事前に，(社)出版者著作権管理機構（電話 03-3513-6969，FAX 03-3513-6979，e-mail: info@jcopy.or.jp）の許諾を得てください．

本書をスキャン・デジタルデータ化するなどの複製を無許諾で行う行為は，著作権法上での限られた例外（「私的使用のための複製」など）を除き著作権法違反となります．なお，大学・病院・企業などにおいて，内部的に業務上使用する目的で上記の行為を行うことは，私的使用には該当せず違法です．また私的使用のためであっても，代行業者等の第三者に依頼して使用する本人以外の者が上記の行為を行うことは違法です．

集中治療と救急医療の幅広いニーズにこたえる新シリーズ!!

救急・集中治療アドバンス

◉編集委員（50音順）
藤野裕士（大阪大学）
松田直之（名古屋大学）
森松博史（岡山大学）

救急・集中治療
アドバンス
重症患者における
急性肝不全・急性腎傷害・代謝異常
中山書店

B5判／並製／4色刷
各巻平均300頁
各本体予価10,000円

本シリーズの特色▼

❶集中治療と救急医療の現場で対応が求められる急性期の病態を中心にとりあげ，実際の診療をサポート
❷最近の傾向，最新のエビデンスに関する情報もわかりやすく解説
❸関連する診療ガイドラインの動向をふまえた内容
❹ポイントを簡潔かつ具体的に提示
❺写真・イラスト・フローチャート・表を多用し，視覚的にも理解しやすい構成
❻専門医からのアドバイスや注意点などを適宜コラムで紹介
❼補足情報などのサイドノートも充実

◎シリーズの構成と専門編集

急性呼吸不全　藤野裕士　定価（本体10,000円＋税）
重症患者における炎症と凝固・線溶系反応　松田直之　定価（本体10,000円＋税）
重症患者における急性肝不全・急性腎傷害・代謝異常　森松博史　定価（本体10,000円＋税）

［以下続刊］

中山書店　〒112-0006 東京都文京区小日向4-2-6　TEL 03-3813-1100　FAX 03-3816-1015
https://www.nakayamashoten.jp/

複雑な麻酔器とモニター画面を前に，呆然とたたずむ君へ

麻酔ポケットマニュアル

研修医や麻酔科医をめざす若手向けマニュアル．麻酔科で求められるのは広くて深い知識ばかり．冒頭の「ポイント」で要点を頭に入れたら，索引から知りたいページへGO！

編●中尾慎一
（近畿大学）

新書判／並製／2色刷／384頁
定価（本体4,000円＋税）
ISBN978-4-521-74370-7

冒頭にある「ポイント」でテーマの要点がつかめる

4.3 筋弛緩

Point

- 近年，ロクロニウムやスガマデクスの登場により，筋弛緩薬使用の調節性や安全性が高まってきたが，挿管や手術に対して適切な筋弛緩作用を得るためや，残存筋弛緩作用による合併症を防ぐためにも筋弛緩モニターは必要である．
- 筋弛緩モニターの原則は，末梢神経を刺激して，これに対する筋収縮の状態を観察することである．

1 なぜ筋弛緩モニタリングが必要か

2 筋弛緩モニタリングのための神経刺激

1.2 麻酔器と麻酔回路

Point

- 多くの教育病院では，麻酔器はさまざまなモニターと一体化されて運用されており，初学者が初めて目にすると，一見複雑な構造に圧倒されがちである．まずは役割別に一つ一つ眺めていくのがよい．
- 最初に「麻酔器部分」と「生体モニター，電子カルテ・電子チャートシステム部分」を見分ける（図1.2.1）．とくに後者のモニター類については，生体情報の何がどこに表示されるかを，研修初日のうちに確認しておく．

1 麻酔器の役割

2 麻酔器の構造（図1.2.2，1.2.3）

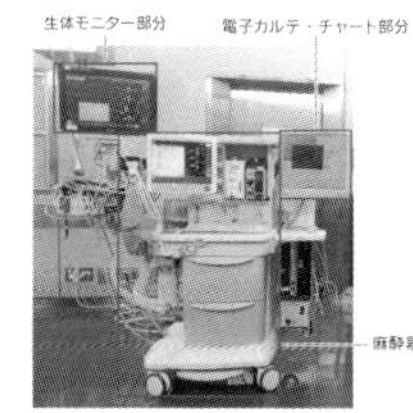

図1.2.1 麻酔器の全体像

Column
モニター監視での注意点

充実の付録！

付録
1 脳神経系（JCS, GCS）
2 心血管系（周術期の心血管系危険因子／非心臓手術の術式による周術期危険度分類／CCSの狭心症重症度分類）
3 呼吸器系（肺の区域）
4 ワクチンの種類と手術までに休薬が望ましい期間
5 重症加算
6 代表的な薬剤の持続投与法
● 略語一覧
● 索引

読み方付き略語一覧で手術中に飛び交う専門用語に自信がもてる

知りたい頁がすぐに見つかる膨大な索引！

中山書店 〒112-0006 東京都文京区小日向4-2-6 TEL 03-3813-1100 FAX 03-3816-1015
https://www.nakayamashoten.jp/

周術期に焦点を絞り，
実診療をサポート!!

新戦略に基づく
麻酔・周術期医学

◎本シリーズの特色

1 麻酔科臨床の主要局面をとりあげ，
実診療をサポートする最新情報を満載．

2 高度な専門知識と診療実践のスキルを簡潔にわかりやすく解説．

3 関連する診療ガイドラインの動向をふまえた内容．

4 新しいエビデンスを提供するとともに，先進的な取り組みを重視．

5 写真，イラスト，フローチャート，表を多用．
視覚的にも理解しやすい構成．

6 「Advice」「Topics」「Column」欄を設け，経験豊富な専門医からのアドバイスや最新動向に関する情報などを適宜収載．

7 ポイントや補足情報など，随所に加えたサイドノートも充実．

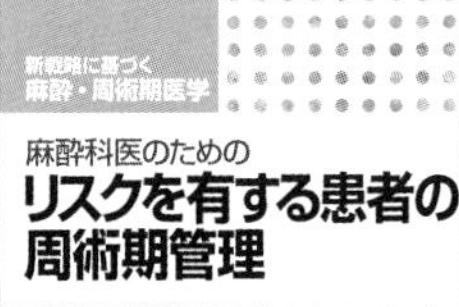

●B5判／並製
●各巻250～320頁
●本体予価 12,000
～15,000円

◉監修
森田　潔（岡山大学）
◉編集
川真田樹人（信州大学）
廣田和美（弘前大学）
横山正尚（高知大学）

◎シリーズの構成と専門編集

◆麻酔科医のための**循環管理の実際**
専門編集：横山正尚（高知大学）　定価（本体 12,000 円+税）

◆麻酔科医のための**気道・呼吸管理**
専門編集：廣田和美（弘前大学）　定価（本体 12,000 円+税）

◆麻酔科医のための**周術期の疼痛管理**
専門編集：川真田樹人（信州大学）　定価（本体 12,000 円+税）

◆麻酔科医のための**体液・代謝・体温管理**
専門編集：廣田和美（弘前大学）　定価（本体 12,000 円+税）

◆麻酔科医のための**周術期の薬物使用法**
専門編集：川真田樹人（信州大学）　定価（本体 15,000 円+税）

◆麻酔科医のための**区域麻酔スタンダード**
専門編集：横山正尚（高知大学）　定価（本体 12,000 円+税）

◆麻酔科医のための**周術期のモニタリング**
専門編集：廣田和美（弘前大学）　定価（本体 12,000 円+税）

◆麻酔科医のための**周術期危機管理と合併症への対応**
専門編集：横山正尚（高知大学）　定価（本体 12,000 円+税）

◆麻酔科医のための**リスクを有する患者の周術期管理**
専門編集：横山正尚（高知大学）　定価（本体 13,500 円+税）

中山書店　〒112-0006 東京都文京区小日向4-2-6　TEL 03-3813-1100　FAX 03-3816-1015
https://www.nakayamashoten.jp/